数典寻源　传承古代中医学术思想
实践创新　启迪现代中医辨治思路

中医

释勘评注外科明隐集

▲
中医师临床必备丛书

高振英 编著

学苑出版社

图书在版编目（CIP）数据

释勘评注外科明隐集／高振英编著. 一北京：学苑出版社，2015.1

ISBN 978-7-5077-4641-9

Ⅰ.①释… Ⅱ.①高… Ⅲ.①中医外科学-中国-清代②《外科明隐集》-注释 Ⅳ.①R26

中国版本图书馆 CIP 数据核字（2014）第 250445 号

责任编辑：陈 辉 付国英

出版发行：学苑出版社

社 址：北京市丰台区南方庄 2 号院 1 号楼

邮政编码：100079

网 址：www.book001.com

电子信箱：xueyuanpress@163.com

销售电话：010-67601101（销售部）、67603091（总编室）

经 销：新华书店

印 刷 厂：北京市广内印刷厂

开本尺寸：787×1092 1/16

印 张：30.75

字 数：440 千字

版 次：2015 年 1 月第 1 版

印 次：2015 年 1 月第 1 次印刷

定 价：98.00 元

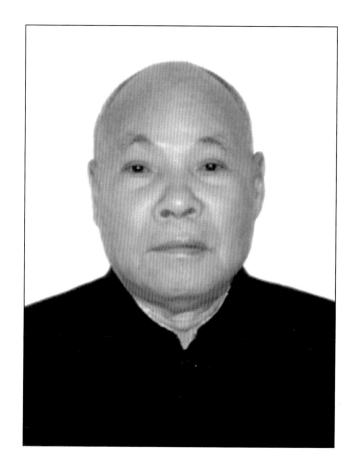

高桂林先生

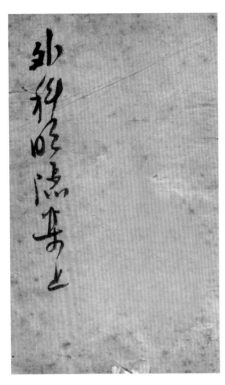

《外科明隐集》书影

外科

序

醫者義也義者乃係合乎全體
大用之理也為醫之道宜當深
求遠鑑窮追盡性非是草率苟
論之事也古者選醫擇人而用
非老誠諳練仁德素著精明毉
達者不可任今人驕狂懶慢自
矜自誇貪婪無禮不懂仁義多

猜善疑之輩若得醫門之一二
便覺其能每多悮證按習醫之
道關乎性命多有不易之處有
才須得有功有專須得有悟有
才無功不能近道有專無悟不
能成名四者缺一恐難盡細愛
命君子好名德者務須勤專每
逢好而不專之人定是半途而

序

慮故而聖人云道也者不可須
臾離也可離非道也為醫之道
若能明徹儒理多讀醫書儒醫
貫通則精妙自生熟能生巧悟
可達情得失之中倍加意思則
一理貫通百理全明外科雖是
醫門隅岐之道亦宜辨分經絡
細參形色深明治法熟讀歌句
可備臨疾達用之妙余今歷閱
瘡科三十年餘寔非祖傳又無
師授况且幼而失學論孟猶未
及讀止係中年好醫兼之專工
勤誦聊悟瘡科之一二竊恩前
賢遺著外科其中諸因之理或
有粗意未盡其細者余今故將
内外三因之情究細成歌以備

二

序

好醫君子易於讀誦又於陰逆
歌論之間擇要加註外增險頑
敗三歌並而為五名曰五瘡五
疵者分論症之輕重形象也三
因之中辨解十三因著句歌自
括以分受災各原分名曰風寒
暑濕燥邪火毒鬱爽氣滯血瘀
陰虛等因原歌之中聊言治法
加以註解暑陳大概以備同道
君子習誦得便漸可近乎道矣
余今擇古餘意備錄情形治法
原為餘服悟讀之用非可臨疾
察症之用也此論若係近在如
今巧學醫者之上一毫亦無用
慮今近時巧學之醫止用兩張膏

三

序

藥專凭一門蝕法内服之劑其
尚未得聞乎焉能用得著此等
絮繁之論哉其言亦有一篇理
說瘡患原生在内服之藥用他
何幹竟將誠中形外之語棄於
内服之藥方能扶危得安患者
化外宣知生死反掌之時全凭
若至存亡兩界之際外上之藥
即有奇珍異寶亦是無用之物
即便就是潰後性命已然無憂
外上之藥法不應症亦是虛投
妄費究情確理總是成名不容
易容易難成名也

光緒壬寅年

何景才題

四

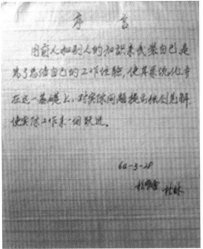

外科明隐集抄本序言

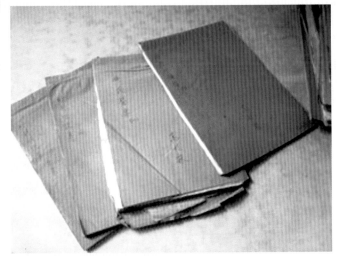

各种抄本和实习笔记

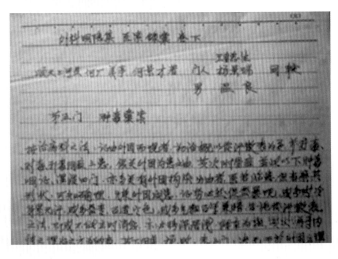

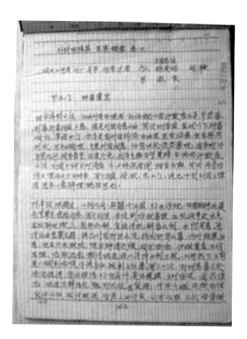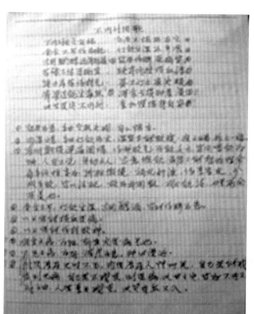

外科明隐集抄本正文

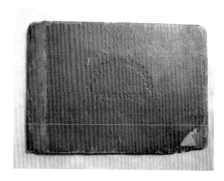

华北国医学院十三届毕业生同学录

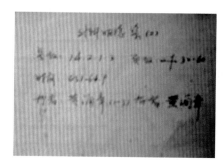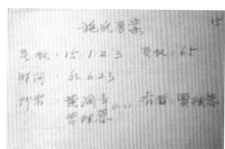

抄录本卡片

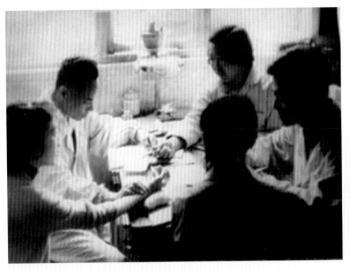

高桂林先生在门诊带学生实习

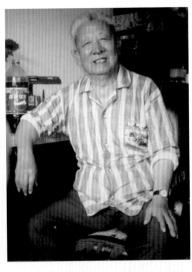

笔者的恩师：天津著名老中医苏翔远主任医师

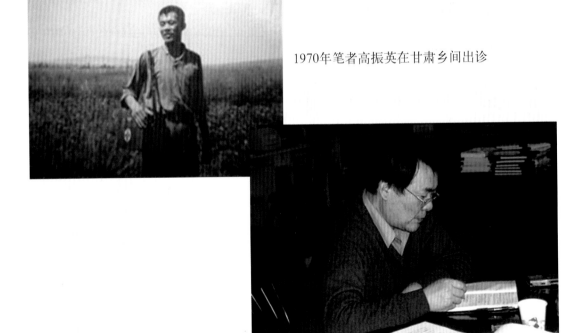

1970年笔者高振英在甘肃乡间出诊

2013年笔者高振英在写作

钱　序

当振英师弟 50 多年后站在我面前的时候，我真难以从他那双鬓染霜的面庞上找到那个翩翩少年的样子了。50 多年前当我即将毕业走出北京中医学院（现北京中医药大学）的大门，进行毕业实习时，有幸由学校安排去了护国寺中医门诊部（现在的护国寺中医医院）向高桂林（高振英的父亲）先生学习中医内科。恩师高桂林 1947 年毕业于华北国医学院，是施金墨先生的弟子，他对中医内科的造诣很深，对中医的辨证施治方面，从理论到实践，不仅思维缜密而且思路清晰，分析病案言简意赅，遣方用药简约、疗效好，尤其他对肝脏病的诊治和研究水平很高。

高老师说，中医皮科是一门中医多学科相互渗透，对中医基础要求很高，而且实践性又相当强的临床学科。多年后当我在中医皮科工作比较得心应手后，才真正感到高桂林先生给我打下的内科功底是多么的重要。在跟随高老实习的那个时候，除了正常上班时跟师学习，每到周末还要到老师家中上课。实习结束后，分配工作到了新单位，高老师仍然关心我的工作成长，他对我的点滴进步都非常高兴，我也一直与老师保持联系，有时还利用周末去老师府上登门求教。

回想自己 50 多年的成长和工作历程，深感老师的栽培和倾注的心血对我的一生影响之大。老师怀着将祖国传统医学传承给后人，培育人才的理想，无私地把自己的智慧结晶言传身教给我，我只有通过兢兢业业的工作和点滴的业绩来回报老师和中医前辈的厚望。

我在实习阶段见到的振英师弟那时大概只有十三四岁吧！1970年他随北京医疗队和支援甘肃的北京医务人员的队伍去了酒泉地区，在基层卫生单位一干就是十几年，各科临床都干到了，还亲身经历了两例人间鼠疫疫区处理的全过程，积累了很多的临床经验和丰富的人生经历。当他把《释勘评注外科明隐集》的书稿拿来请我为之作序时，我在这40多万字中，不仅看到他在中医外科（皮肤科）方面的探索和成绩，也仿佛看到了他在西北大漠上那低矮的干打垒的土坯房中昏暗油灯下的夜读和笔耕。这几十万字是他在临床实践中摸索和总结出来的，是经过大量的病例观察结合学习何景才前辈医疗经验而自己体会出来的。书中也浸透着恩师和弟子们的辛勤汗水：他们利用周末仅有的一点休息时间，去北京图书馆借阅《外科明隐集》，并一字一句地抄录下来，这种学习和工作一干就是三年，我对恩师的求真和探索敬业精神由衷敬佩，凭着两代中医人的努力终使这本书作为中医外科（皮肤科）临床学的重要著作面世。期望这本书的出版能使更多的中医同行和中医学子们从中受益。

我是新中国中医学院的第一届毕业生，当时在国家主席刘少奇的倡导下，在周总理的亲切关怀下于1956年首次成立了4所中医学院：北京中医学院、上海中医学院、广州中医学院、成都中医学院。因为我的外祖父是辽宁丹东很有名望的老中医，所以我带着继承老一代中医事业的宏愿，报考了并毕业于北京中医学院。经过50多年的临床磨炼，尤其是在随赵炳南恩师学习中医皮科临床的实践中，对中医皮科有了更深刻的认识和体会，也积累了自己在临床工作中的经验。

中医各科临床面对的疾病种类不同，诊治方法各异，都有一个共同的主导思想，这就是绝对不能离开中医最根本的辨证施治。阴阳、气血、八纲是一个辨证系统，你面对病人和所患疾病要从这个系统中找到他的问题，这就是疾病诊治的突破口，这个突破口找到了就有了解决问题的钥匙。

中医临床实践中很多皮肤病都可能涉及到内科问题，比如皮肤瘙痒可能只是表面现象，真正的问题是体内的脏腑机能失调，气血不和，阴阳失衡。所以，单说皮肤病方面的治疗其实很困难，它不仅牵涉到五脏六腑的问题，甚至可能还有精神系统的问题（如抑郁、焦虑）。本书中这类病例是很丰富的，很多皮肤病的治疗都可以从中找到答案或受到启发。

随着社会的发展进步，经济繁荣，使人们的生活水平不断提高，吃的东西种类多，诱惑力强，人们往往不注意自身健康，使得糖尿病等代谢类疾病发病率大幅上升。各种娱乐活动名目繁多，鱼龙混杂，人们也往往缺乏自身保护，使得新中国成立后至1962年，在全国范围内已灭绝的性病又死灰复燃。最近几年，中医皮肤科又改为中医皮肤性病科。这些变化，都使中医皮肤科面对的疾病更加复杂多变。而且这些患病人群的主体又大多是在30～35岁的青壮年，他们是各行各业的骨干和社会劳动力的中坚力量，为他们提供健康服务也是我们义不容辞的社会责任。

　　我非常高兴地看到，振英师弟在退休后仍然在中医典籍和病案的编修战线上笔耕不辍，并参加中医科研和教育普及工作，我们还将继续战斗在同一条战线上，为使祖国传统医学发扬光大而携手。

　　我衷心期待，本书能给更多的中医同道以启迪，给更多的患者带来福音。

北京中医药大学教授、主任医师

钱文燕

2014 年 11 月

伊　序

  《外科明隐集》，清代何景才撰。书分上下两篇。上篇三卷，本《医宗金鉴·外科心法》之论，辑其外科病症辨治歌诀，及何氏自撰歌诀。《金鉴》所述，早有定评。何氏所撰，多有创意，如论疮科病因；"将内外之情究细成歌"；论外因，六淫之外，更有"八风"；论内因，七情之外，更有六欲；论危重症，于阴症、逆症之外，外增险、顽、败三症，名曰五怯。更详析病因为十三，曰风、寒、暑、湿、邪、燥、火、毒、郁、痰、气滞、血瘀、阴虚，更为完备。于疔毒治疗，详辨因、形、症、治、应忌诸项；论用药，剖析蟾酥、麝香敷毒，滥用穿山甲坏疗。凡此种种，条分缕析，明隐发覆，皆为作者殚精竭虑，从经验得来，弥足珍贵。而一一编为歌诀，也俱见作者苦心。下篇医案二卷，以经治验案，与上卷论述相印证。何氏本为清末河北大厂一回族乡村医生，身处草泽，而志存高远，总结其三十余年临证经验，公之于世，诚为难得。但作者当时限于财力，印数不多，流传不广，识者惜之。

  北京当代名医高桂林先生，早年以优异成绩毕业于北京四大名医之一施今墨先生创办的华北国医学院，雅擅内外诸科，名动京华。他慧眼识珠，于20世纪60年代，即不辞劳苦，与学生抄录《外科明隐集》全书，惜于动乱中毁损。高先生晚年，经与学生回忆整理，复原其中大部分内容，熻火余烬，真乃人间幸事。其哲嗣高振英医师，出身医学世家，学养深厚，事业有成。虽学西医，但继承家学，热心岐黄，近年整理中医古籍，多有创获。他秉承父志，就《外科明隐集》传本，精心校勘、标点，订正讹误；并结合现代中西医临床实践，在高桂林先生讲稿基础上，详加注释、阐析；更参考有关文献，对原著综合分析，提出自己看法，书名《释勘评注外科明隐集》，可谓名副其实。其书文通字顺，化深为浅，化难为易，烛隐抉微，方便后学。振英学兼中西，又长期担任编辑工作，在注释中，发挥专长优势，相信对弘扬中医学术，对中西医互补，必有助益。昔日深藏图书馆的秘籍，如今化身千百，流通四方，功莫大焉。

　　多年以来，我与振英医师，切磋医学，获益匪浅。有感于他对中医学术，对中医古籍整理的一片热忱，故乐为之序。

中国中医科学院研究员、主任医师

伊广谦

2014 年 11 月

前　言

　　中医外科在清代二百余年间有了很大的发展，出现了大量外科类著作，尤其一些外科专著更为丰富，例如出现了多种大型综述性外科巨著，在提高和普及外科医疗技术方面发挥了重要作用。其中有代表性的影响深远者如：《外科大成》4卷，祁坤撰于1665年，迄今三百年间刊行近20次；《御纂医宗金鉴》之《外科心法要旨》（1742年）即以该书为蓝本，后者更有不同刊本约30种；《洞天奥旨》（1694年）16卷，又名《外科秘录》，陈士铎述，反映了陈氏医治化脓性感染的丰富经验和理论知识，该书之现存版本有17种之多；《外科证治全生集》，1卷，王维德撰于1740年，由于在治疗外科疾病上极力主张"消贵托畏"，反对手术，因此深受崇尚保守治疗医患的推崇，在病人心目中颇有影响，而二百年间之刊印竟达50余次，可能是外科书刊印率之最高者；《疡医大全》40卷，顾世澄撰于1760年，是历代外科学内容最为丰富的一部巨著，150余万字，对外科学术发展有着广泛而深入的影响；《疡科会粹》，10卷，孙震元撰于1802年，是继《疡医大全》之后的又一部巨著，全书110余万字，可惜只存抄本而流传未广；《疡科心得集》是高秉钧30余年外科临床经验和心得的总结，在论述外科化脓性感染病因方面以重视天行时气为特点；《外科真诠》2卷，邹岳撰于1838年，其内容亦多作者经验之总结，影响也比较广泛。

　　应该说,《外科明隐集》就是在这样一个中医外科和相应的出版事业取得一定发展的大背景下问世的。《外科明隐集》成书于清光绪二十八年（1902），是一部刚一面世就被束之高阁的中医奇书，作者何景才是清朝末年河北大厂县的一名回族乡村医生，他把自己在乡村治疗疾病的经验和体会编纂成这部极具特色的外科经典——《外科明隐集》。本书的最大特色就是临床实践极其丰富，治疗方法独特，理论与实践融会贯通，对痰证、疸症等有精辟见解和解决办法，行文中附有精彩歌诀，科学且优雅，通俗易懂，对于临床指导性强。例如1925年清末代皇帝溥仪退居天津"关起门来做皇帝"，患了是"白刃疔"唇疗（一说是"鼻疗"），有破相之忧。当时由溥的老师陈宝琛、朱益藩二人介绍赵炳南前往诊病。赵炳南采取外用提疗之法，并内服清热解毒托里透脓的中草药。三天后栓出脓尽，一周后基本痊愈没留疤痕，这个治法就来源于《外科明隐集》。这部书在赵炳南老先生的读书目中位于前三。本书的另一个特色就是它的批判性，何景才虽然只是一名乡村医生，但他以为，"外科虽是医门隔岐之道，亦宜辨全经络、细参形色、深明治法、熟读歌名，可备临疾达用之妙。余今历阅疮科三十年余，实非祖传又无师授，况且幼而失学，论孟犹未及读，止系中年好医，兼之专工勤诵，聊悟疮科之一二。窃思前有粗意未尽其细者，余今故将内外因之情究细成歌，以备好医君子易于读诵。"他对《医宗金鉴》中的外科诸论歌增补、改著、加注，并提出自己的意见和见解，是建立在大量临床经验基础上的，在封建社会中敢于扬起批判的旗帜，在继承中求新存疑，科学精神难能可贵。

　　清代外科学家围绕化脓性感染，脓已成是否早期手术切开引流，以及非药石所能治愈的外科疾病是否用手术治疗等学术争鸣，尤为激烈并形成了学派。这一争鸣因非手术学派占有优势，从而明显地促进了外科保守治疗经验的积累。主张脓已成应予早期切开引流和运用外科手术治疗一些非药石所能治愈的疾病的外科学家，由于外科手术的其他条件尚不成熟，在争鸣中多处于劣势，从而在外科学家中保守的学术思想日益趋于浓厚。而何景才在《外科明隐集》中却并未受到这种思潮的影响，完全是依病情而定，需要手术切开的就及时进行和引流，并辅以相应的药物治疗，体现出以人为本认真求实的科学态度。

　　由于当年何景才是举债借钱出书，所以该书只印了200册，书也主要是送了亲朋好友，世人难以见到。20世纪60年代，家父高桂林先生（护国寺中医医院中医主任医师）为了临床教学和研究，多方寻找《外科明隐集》，后得知北京图书馆存有此书，但只能馆内阅读不能借阅。于是就和自己的学生历经3个寒暑利用周末（那时每周只有周日一天休息）在北京图书馆全文抄录，并结合临床对本书的治疗思想等进行了深入研究，为此书句读、补评、加注，并取得一些科研成果。"文革"之中大部分抄本被付之一炬，许多临床的辑录和病案也消失在文革的动乱中。文革之后师生依靠回忆和整理，复原其中的大部分成果。家父在晚年，边回忆边继续结合现代中医的临床发展继续总结和研究。我在"文革"后期随北京医疗队赴甘肃工作，我手边有《外科明隐集》的部分抄本，其中的很多治疗方法和方剂我都在临床中多次使用，并在当地的西医学习中医班和赤脚医生学习班上，向学习中医的西医同行和乡村医生推荐，临床上都取得过很好的疗效。由于我是学西医的，所以家父常常和我一起沟通中西医的外科临床问题，家父的教诲使我的中医基础理论和中医临床知识都有了长足的进步。特别是在甘肃工作时，北京医疗队的杜玉堂先生（隶属北京广安门中医医院）、徐参先生（隶属北医三院），在皮肤病的理论和治疗上都给过我诸多帮助、指导，使我有较多的临床积累和理论的升华，至今我仍深怀感激之情。本书内容丰富，不仅涉及中医基础理论、临床各个方面，还对医患关系多有阐述，对临床工作大有裨益，是广大病患的福音。本书通俗、实用、富于创新，适合临床医生、医学生、中医爱好者阅读。

　　2013 年 9 月是家父高桂林去世 6 周年，我以此书的出版告慰九泉之下的父亲。

高振英

2013 年 8 月 31 日于北京

本 书 说 明

1. 本书以何景才所著《外科明隐集》为蓝本，全书卷次、辅文和正文顺序未加变更，全部予以保留。原文整体结构和内容均依原书，使读者能窥其原貌。

2. 本书编写体例，分为原文、校勘、阐释、选注、小结等项。至于原文取用多少为一段落，根据笔者对正文的理解、教学目的和取材而定。原文括号中的楷书为何景才先生对正文的自注，在原书中为小一号的字。

原文：按何景才原著辑录，由本书作者加以句读，并将繁体字改为简体字（仿宋体）。原书为竖排本，现改为横排本，原书"出于左"统改为"出于上"；"出于右"改为"出于下"。

校勘：参阅《外科正宗》《医宗金鉴》《疡医大全》等中医文献和中医外科临床实践，对原著文字有出入之处，予以勘校。对于少数出入不大的字词，均保持原貌。

阐释：根据原文之意，结合现代中医临床实践，在高桂林先生为学员讲课时的讲稿的基础上，择其重点、要点作了阐释。

选注：选用对原文有阐发性的各家学说、临床病案并佐以编著者的学术观点。

小结：参考中医外科文献、临床实践经验，对原著作了综合分析，并对其中的不同观点，提出本书作者的看法，相当于是对原著的评说。

3. 编著者加的注解，在校勘、选注和正文中均有，用"作者注"标出。

4. 本书中《医宗金鉴》、医宗金鉴、金鉴为同一著作。

目　录

外科明隐集（上）

外科明隐集（下）

附　　录

外科明隐集

（上）

【原文】

外科明隐集序

医者，义也。义者乃系合乎全体大用之理也。为医之道宜当深求远鉴，穷追尽性，非是草率苟论之事也。古者选医择人而用，非老诚谙练、仁德素著精明豁达者不可任。今人骄狂傲慢、自矜自夸、贪婪、无礼，不懂仁义，多猜善疑之辈。若得医门之一二便觉其能，每多误证。

按习医之道关乎性命，多有不易之处。有才须得有功，有专须得有悟，有才无功不能近道，有专无悟不能成名，四者缺一恐难尽细。爱命君子好名德者，务须勤专。每逢好而不专之人，定是半途而废。而圣人云，道也者不可须臾离也，可离非道也。为医之道若能明彻儒理、多读医书、儒医可达情。得失之中，倍加意思，则一理贯通，百理全明。外科虽是医门隅岐之道，亦宜辨全经络，细参形色，深明治法，熟读歌名，可备临疾达用之妙。余今历阅疮科三十年余，实非祖传又无师授，况且幼而失学，《论》《孟》犹未及读，止系中年好医，兼之专工勤诵，聊悟疮科之一二。窃思前有粗意，未尽其细者。余今故将内外因之情究细成歌，以备好医君子易于读诵。又于阴逆歌论之间，择要加注，外增险、顽、败三歌并而为五，名曰五怯①。五怯者分论症之轻重形象也，三三因之中辨解十三因，著句歌括以分受灾名原。分名曰：风、寒、暑、湿、燥、邪、火、毒、郁、痰、气滞、血、瘀、阴虚等因。原歌之中聊言治法，加以注解，略陈大概，以备同道君子习诵得便，渐可近乎道矣。余今择古余意，备录情形治法。原为余暇悟读之用，非可临疾察症之用也。此论若系近在如今巧学医者之上一毫亦无用处，近时巧学之医，止用两张膏药，专凭一门独法。内服之剂，其尚未得闻乎，焉能用得著此等絮繁之论哉。其言亦有一篇理说，疮患原生在外内服之药用他何干，竟将诚中形外之语弃于化外，岂知生死反掌之时，全凭内服之药方能扶危得安。患者若至存亡两界之际，外上之药即有奇珍异宝，亦是无用之物，即便就是溃后性命已然无忧，外上之药法不应症亦是虚投妄费，究情确理，总是成名不容易，容易难成名也。（光绪壬寅年何景才题）

【阐释】

什么是医？什么样的人可以为医？医者应该具有何种的德行？怎样才能成为德艺双馨的医者？古今中外的医者无不在思考和实践着这些问题？医者，义也。义者乃系合乎全体大用之理也。为医之道宜当深求远鉴穷追尽性，非是草率苟论之事也。古者选医择人而用，非老诚谙练、仁德、素著精明豁达者不可任，这是何景才先生的回答。为医者，绝非是找个吃饭挣钱的饭碗和职业，更不是聚财的门道。习医之道关乎性命，多有不易之处。有才须得有功，有专须得有悟，恃己有才而不能潜心研究医学则难以达到高的境界，难以掌握真才实学，有专门的技艺但缺乏悟性同样不可能成为一代名医，这四者缺一不可。爱命君子好名德者，务须勤专。每逢好而不专之人定是半途而废，而圣人云，道也者不可须臾离也，可离非道也。为医之道若能明彻儒理、多读医书、儒医可达情。得失之中倍加意思则一理贯通百理全明。医者成才德艺缺一不可。德艺双馨的医者越多，医患关系会越和谐，是不争的事实。

【校勘】

①原为"疰"，应为"怯"。康熙字典 771 页：原字"去劫切"（广韵），"病劣，与怯同"（集韵）。"怯"的含义大概可归纳为三：1. 五不男之一。指男子阳痿而影响生育。参五不男条。2. 指虚劳证。因虚劳气血虚衰，心常恐惧，故之为怯证。3. 胆小，恐惧。《灵枢·论勇》："愿闻勇怯之所由然。"此处取 2 合文义。

【选注】

《疡医大全》：功过格：医士贫富一体，细心审察定方，疗一轻疾，不取酬。（一功。）疗一关系性命重疾，虽取酬。（准十功。）不取酬者。（准百功。）若待极贫人，并能施药不吝，照钱数记功。（虽一剂药不满十文，亦准一功。）倡募刻一济人善书。（随缘乐助易，倡首劝募难，故特记五十功，助者以施之多寡记功。）为师就一人学业，品行兼全。（准百功。）遇贫人危疾，助医药钱米。（百钱，准一功。贫人偶为之者，虽十钱、五钱与百钱同论。）疫疠设局施药施医。（百钱，准一功。）普施应病丸散膏药。（百钱，准一功。）刻施经验良方。（百钱，准一功。）秘一经验方。（二十过。）误一门人。（五十过。）

《疡医大全》：医家不弗钱功德：诊脉不轻率。用药极慎重。虽贵药勿减分两，遇急病请到即行。不因钱少银低迟滞。不因饮酒宴乐推辞。不因严寒暑雨，惮于远赴。不因错认病证，曲自回护。认病不真实，必令邀医会议。细心询问病由，不可以病试药。不用霸道药，求其速效。不用相反药，迟其痊愈。（疾本易治，故意延之，以图浓谢，外科尤甚，造恶莫大焉。）不因重病险疮，背勒浓谢。不与同道水火，误及病患。（上二条医家尤多犯，此弊最宜痛戒。）不妄惊病家。不哄用假药。（丸散尤戒。）不轻忽贫贱病患。肯捐药救治贫病。施效验方。禁打胎药。不先待药资到手，然后发药。不定乘车轿费人财物。不图省便，将药同器浸制。不因行得高抬声价难人。不方秘，不传假方与人。

【小结】

评价社会公德水平的两个重要方面就是看师德和医德的兴衰。师德是看为师的群体是引人向善还是向恶，是关乎把什么样的价值观留给子孙后代，把什么样的风气留给后人，这是关乎民族生死存亡的大事。与人为恶的阶级斗争观使人之间充满仇怨，"文革"动乱误导一个民族走入无视法制和公理的深渊。把这些给国家和民族造成深重灾难的歪理邪说加载教育的载体中，用所谓导师的教导毒害人民，这是对师德的最大亵渎。可以说，"文革"动乱给中华民族造成的灾难是有史以来民族灾难之最，其影响不仅是国民经济面临全面的崩溃，最重要的是民族文化和信念支撑的垮塌，民族精神的迷惘，医德和师德从此走向歧路。医德在商业利益的诱惑和驱动下，不仅离道德准则渐远，也渐渐背离了科学，医生被谩骂、打压、砍杀使袭医之风几乎成为常态，更不可思议的是很多患者不仅不同情医生，反而拍手称快，令人不解，令从医者心寒。一位急诊室的护士讲："前生做错事，今生做护士"的说法在护理行业几成共识，繁重的工作压力，患者不理解的目光，令护士们的身心受到极大伤害，但我们也应看到何景才在上文讲的那些缺医少德的现象就在我们的身边时时发生。关注社会进步的时候，应该记住只有师德和医德的正向回归才可能有全社会公德水平的回归。

【原文】

医按序

外科之艺，不易习学者，有多难之处。世传不能久，因子不能读父书，虽有秘方，久而自然湮没；儒家不能入，因前书图方繁乱过多，而不得确定入门之道；内医不能专，因开割砭刺人每惊骇。诸难不易之间，致有乱道之辈，偷门得入。识字无几，冒充医道，其情原因生心贪婪，不顾天理，行险滥治，不以生命为重，行此残忍之事，久而反觉德能。患者每被其害，余忧斯道，长夜焦躁，并非忧己之困钝不通，实为后世受患者，难逢明医，每遭贪俗之害，因而每常痛恨。虑为性命起见，夜不顾寝，深参患理，至今三十年余。朝夕临症，心察目睹，成此前集，因论四要简法方药，开刺确法，实为后贤得门易入，以杜后世乱道俗风，后振医宗正路。但愿内医代行此道，儒贤启怜入门，德莫大焉。余著前集云虽简便，近在初学者，恐仍不易，复将向日以来治过应效等症，特著上下二集，各自分门汇录为十，名曰医按①录汇。将险阴四症集为上册，即四要各症；将杂患六门集为下册，备录以预后贤。临疾察情用法，可得其便，仍恐不致其细，又于每按之后加以愈理致切注论，以备好善君子。久而则可明于因情药性等，义渐可入于德乡矣。

一、前后集中所有方内药味多有未言分量钱数者，用时宜当按①其症理所偏，宜轻重用之。假如遇治一症风寒毒邪，四因兼现均等，药味分量亦俱宜用均等。四因之内，如风盛别轻者，荆芥、防风宜当多加钱数；如寒盛别轻者，肉桂、干姜宜当多加钱数；如毒盛别轻者，银花、地丁宜当多加钱数；其余等理皆然。如此药味应轻以一二钱为则，药味应重者以三四钱为则，勿可以定法之理为拘，全在医之通变也。

一、前集方歌并此集散方内有所用药名，每将一字单言者，初学之医未免恐有不明之外，特此分明其义。每言二活者，即羌活、独活也；二胡者，即柴胡、前胡也；参术者，即人参、白术也；桂附者，即肉桂、附子也；荆防者，即荆芥、防风也；芎归者，即川芎、当归也；乳没者，即乳香、没药也；芍地者，即芍药、地黄也；陈半者，即陈皮、半夏也；麦味者，即麦冬、五味子也；芪桂者，即黄芪、肉桂也；余皆如然。

一、前后集中之药，无论绵溃通溃诸患，溃后各症所用滋补等药，如地黄必宜熟地。黄芪、甘草、罂②粟壳必宜蜜炙。苍白二术、赤白二芍必宜土炒。其余溃前肿毒等症，除罂②粟壳应用蜜炙，余者皆宜生用。勿可不慎而致不效，反有所伤也。

一、每用酸枣仁治神祛多睡之症必宜生用，若治神虚不眠之症，必宜炒透，令胡黄色方妙。

一、每用罂②粟壳治诸疼之患，借其乖速之性以助滋阴通阳之力。或治滑肠泄利之症，亦系借其佐助补敛之力。务必去净其子，将壳用蜜炙透方可，否则有害。现在药铺卖剂每或省工为事，将生的发付，不知医者治病之难，病者受害，终仍不知错之何所。余治杨性一女，烦闷不眠，用归脾汤，明写炒枣仁，药肆以生枣仁称③给。服后反加不眠，察其枣仁，始知其故，复将原方枣仁炒黄胡色捣用，三四剂病皆消除。又治王姓一友，并李姓一妇，虚疼兼泄之疮，方内所开蜜炙粟壳，药铺只以生整粟壳发给，煎药时病家将壳揉碎并子同煎，病者服下，等时抽搐肢冷，神昏将死，幸而速用绿豆汤、甘草汤解之，方苏。后有友人云，其邻居有儿女三幼，因煮罂②粟子而为戏，饮其汤，三者死其二，始知罂②粟子或生食或炒食皆无害，唯煮食饮汤则能害人。为医用方若失察照，倘有错误隐冤之理，何得所白。

此前后集中之序俱是开合医理、致要等节，皆非余谈浮语，读者勿为卷外之闲序云。

【阐释】

外科医生，不易成才，原因很多：世传不能久，久而自然湮没；儒家不能入，亦不得入门之道；内医不能专，因开割砭刺令人惊骇，俗称"血晕"；诸难不易之间，致有乱道之辈偷门得入，致有诸多乱象，以致患者难逢明医，每遭贪俗之害，即便今日此情仍时发。何景才为此朝夕临症，心察目睹，编成此前集，实为后贤得门易入，以杜后世乱道俗风，后振医宗正路之善举。之后何氏所论之五条是用药之临证之验，后生医者须知用药如用兵之理，每用方药须知其名、别名、药性、药味、主治、配伍、炮制，等等。

【校勘】

①原为"桉"，应为"按"。

②原为"英"，应为"罌"。

③原为"秤"，应为"称"，量轻重的意思。

【选注】

《疡医大全》：昔苏文忠公云：药虽进于医手，方多传于古人。粤自轩岐而降，代有传人，博览群书，方称国手。或谓望而知其病者，谓之神；闻而知之者，谓之圣；问而知之者，谓之工。至于诊脉浅深，呼吸至数，而后能疗治者，得巧之道焉。夫如是则临证施治，宣通补泻，岂徒按古人成方，遂可毕乃事哉！故神明变化，运用之妙，存乎一心，而规矩准绳，则又不能舍方书而私心自用也。

人之所病，病疾多，而医之所病，病道少，操少道应多疾，以愈为剧，以生为死，拙者失理，恬而不怪。故《易》曰：勿药有喜。《礼》曰：医不三世，不服其药。诚慎之也。

【小结】

大凡疮症，《内经》云："皆属于火"。人身立命，就是这一个火字，火即气，气有余便是火，气不足便是寒。气有余之疮，即阳症，必由阻滞而成，用药故要清火养阴，活血行气，方用桂枝汤倍白芍，加麦芽、香附、枝子主之。气不足之疮，即阴症，必由阳不化阴而成，法当大补元阳，方用桂枝汤倍桂，加麦芽、附子、香附主之。此乃调和气血之妙法，原不在芩、连、银花、山甲、大黄之类，专以清火。要知气血壅滞，方得成疮，调气即是行气，调血即是行血，桂枝重在调阳，白芍重在调阴，气有余则阴易亏，故倍芍药加枝子，气不足则阴更盛，而阳愈弱，故倍桂而加附子。切勿以此方为伤寒之方，非疮科之方。仲景以此方，冠一百一十三方之首，而曰调和阴阳，试问人身阴阳调和，焉可病乎？焉可生疮乎？既有手法，又可与内因同治，应是外科之所长。

【原文】

医案序

一、内科病久、外科溃后，医者用方必以人参为君，而诸虚之证，服之实能立见影响。医者投方意在得效受功，病家服药望求下喉病除。不知用整参者与捣碎大有悬殊。向来药铺卖方专以全参整给病家，岂知确情，只可整入铫①中煎熬服用。按其整参坚而干实，初煎犹然未软，只得微力。次煎亦不过得其半力，药虽应症，而因人参整用未得全效。医者终未悟其致理。但愿后贤临症开方，务将人参之下，附加"捣碎"二字，病者服之得其全力，岂非医、病二家并得其益焉。

一、本堂立论，用葱白汤催汗之法，必宜用于服药之后，胜强用酒为引多矣。酒之为引性烈而刚，用治暴患，恐有助邪伤真之理，按诸经本草论葱之力，性阳而柔，又云发汗药中得葱白能行周身，余用此法每必得汗，如不见汗，遂次连服，兼以探吐，即能见汗。古贤云，探吐之法，即得汗散之功。二理并论之说是否，临症试则可明。

一、仁人君子有心济世，求读医书，勿可虚功自误，必须择书之虚实，然后用功为要。医书流传甚多，来由有真有假，非同别书可比，论其真假之理，未入书门之人实难考较。按前代以致现今，著医书者，有实功尽理之书，有以财买名之书。何为实功尽理之书？其书出于前贤精明医理，屡经多见，不忍堙没其法，刊传济众，其乃近乎仁德者之所为。何为以财买名之书？其书出于富家，杂采群方，而为己能，哪②管贻误永世。仍有效尤者，其乃不知愧颜者之所为。按，望名虚谬之书，甚有二三十部之多。察其各书方论，互相同法者数数，或有理论不通者，或有强才妄言者，每至临症投方，多有不验者。以久病用之不效，犹可另治，以暴患用之不效，每致误命。奉劝今之求入医门者，无论何等医书，必以语皆通贯、首尾豁达者读之，庶无妄误。

一、凡治症莫远前代明医成方，如遇方病微异者，亦当照其古法加减，必有成效。余治症一世，从来未舍古方，更且获验捷速，可知古人机深意奥。故而本集皆以古方著载，并未自立一方，何岂今人每以自出己见为能，而废先贤遗法，究竟此等忘本追俗之狂夫终难成其大器焉。

一、初入医门之儒贤，不明成方药性者，未免难进此道。若欲明于医方药性之道，必以汪切庵之医方《本草合篇》读求乃为致明易简之道，勿可妄购他书而成望洋之误也。

此医案原分十门，每门俱各占一篇之首。现在刻成俱皆连抄，不分随案，俱有注论或一二段至三四段不等，概应让缩一头之字为式。现已刻成，只将首段让缩，其余之字俱顶满格，实系抄录者之错。读者量必包涵③一二，如有翻刻者必皆更下，以免贻笑远方为感。

余因幼年家寒失学，示暇读书，即务食店，勤行之碌，择间追习疡科，强颜不耻求问，即长父忘弟幼，归家改务农田，忙劳，日可三餐，旷误则无所济，患者日寻积门，何忍言情问礼，贫者艺药并施，富者疮愈任谢。非望善有余庆，只知为善最乐。近年五十有五，一子性函庸钝，虽然世运未通，实感亲友仰敬，故将前后医集，承众资力相助付梓，刊成以望寿世。按此医案十门，犹觉理之为尽，有能续著每案者，即吾同志之友。有能印施此书者，即吾同德之友。施善书只能劝贤，难以愚施医书不但济德，犹可全生。劝善之德，全生之德，孰轻孰重贤者自有定鉴。吾教劝善施德经语多与圣道相合，而曰人生尘世不可空碌而回。行德之道有四：有财帛功德，有身体功德，有舌喉功德，有传音功德。余幼年家寒，长运不通，犹知以身体功课达报造化之灵明，不知积财多贯者果何所用。（光绪二

十八年菊月何景才附序）

【阐释】

人参是指植物人参的根，具有大补元气、补脾益肺、生津止渴、安神增智的功效，其实人参的全草均可入药，都具有较高的药用价值。人参的根茎，即主根顶端细长部分称为参芦，俗称"芦头"，古代医家认为参芦具有涌吐、升提的作用，适用于体虚痰饮壅盛以及泄泻日久脱肛等症。现代药理研究证实，参芦并无涌吐作用，而且和人参作用没有差别，因此现在参芦和人参一同入药。人参叶：是人参的叶片，具有解暑邪、生津液、降虚火的功效，适用于暑热口渴、热病伤津、胃阴不足、虚火牙痛等。人参的须根即参须，具有和人参相同的功效，但药力较弱，价格低廉。过去药用全参则必须打碎才可通过煎制服用，而现在的饮片使用极其方便，更为便捷的是饮片加工成散剂或其他剂型。

葱白汤催汗之法所用的葱白，其气味辛辣，性温，有发汗解热、散寒通阳的功效。现代药理研究表明，葱白有发汗解热的功效，可健胃、利尿、祛痰，对痢疾杆菌、葡萄球菌及皮肤真菌也有一定的抑制作用。何景才在临床使用葱白催汗效差时加用探吐法可以加强催吐效果。

求医的仁人君子有心济世，求读医书，勿可虚功自误，必须择书之虚实，然后用功为要，这是何氏告诫后人的读书之要。医书流传甚多，来源有真有假，非同别书可比，论其真假之理，未入书门之人实难考较。但是有一点笔者真切悟出：临床用书必为有临床实践经验者所写，否则勿买勿读。前代以至现今，著医者，有实功尽理之书，有以财买名之书，不一而足。医书贩假误人，是用人的生命作商品，伤天害理。何氏奉劝"今之求入医门者，无论何等医书，必以语皆通贯、首尾豁达者读之，庶无妄误"，这样的要求显然太低了。古人讲，真传一句话，假传万卷书，万法无需多参，潜心修炼即可。真理往往平铺直叙简明扼要。关键是学习者能得其要领。因此，读书不在多，而在精和悟，才能得其真传。

【校勘】

①原为"硐"，应为"铫"（diào）。铫子是煎药或烧水用的器具，形状像比较大的壶，口大有盖，旁边有柄，用沙土或金属制作而成。

②原为"那"，应为"哪"。

③原为"含",应为"涵"。

【小结】

医生开处方时,所用的中药需要炮制的、另包的都应该注明,还有的需要打碎、捣碎、切片的也必需在药物后面说明,比如人参须捣碎才便于煎熬出有效成分。珍珠母、石决明不仅要打碎还需要先煎。鹿角、羚羊角则需要锉成粉用。如果医生不注明,药店或药房往往就会整药给病人,怎能保证疗效呢?这对于医生就是笔下毫厘之力、举手之劳,处方是否为病人着想全在细微之处。求医的仁人君子如何选择医书、读好医书?勿可虚功自误,必须择书之虚实,然后用功为要,这是何氏告诫后人的读书之要。笔者20世纪60年代末曾购得温州医学院钱礼所著《腹部外科学》,其中的名句"先肚子疼后发烧的一般都是外科病,先发烧后肚子疼的一般是内科病(文意)",堪称至理名言,是处理外科急腹症的经验之谈,对临床指导意义非常大,诊断准确率高,病人少受痛苦,减少治疗费用,这样的书值得读,终身受益。这本《腹部外科学》成为笔者的案头书,不仅可以随时拜读,它还像一位长者在你面前,耐心答疑,把你领入外科学术的神圣殿堂。在少林寺有一画像,远看是佛,近看,左边是老子,右边是孔夫子。这画的含义我以为,世间佛的道理如果你觉得深奥难懂,那老子和孔子之学你应该是要认真学,才能明白做人之理。

【原文】

辨俗论

一、医学之道知名莫若明理须当知治，知治犹宜辨法。其原总因病无常理，药无常方之说。近今每有一等浮滑乖巧之辈，功专知名某某口诵三五方歌，便觉得能，偏巧遇着他病之家，闻知信然，亦不管自己得的是什么病症，便将一命付之其手，行险妄治，命遭枉陷，休说病家不知道怎么死的，连治病之人还不知怎么死的哩。如此之病家，如此之医家，真是"两贤"相遇。

二、举世之人，皆知得病乱投医之语，若是投着有一二成之医者，还算病人之万幸，若是投着不知天良有愧之辈，专以大胆行险混治得效受功，倘若治死亦没赔本，如此之错据吾思之，亦不竟在冒充妄治之人上，多半是病家不明其自误也，看起来得病乱投医不如得病须择医为最要也。

三、前贤著录外科之书，立有图章证式，附证治法，成方虽为指明者之师，又是陷愚者之阵。余论何致反复之说，明者得其书，熟读深悟久而自能入道成名，愚者虽有其书，亦不过临证翻察照书投方，岂知证有定名，犹无定理者之说。方设已尽，证终未效，束手无法，自然远斯道矣。余今故而立此多增歌句少言图方之法，引指贤者由明理而入道，以免愚者简功之误也。每闻愚者云某家有好医书方法，某方治好过某证，此俱愚者凭书而误艺也，若只凭书为妙不以功课入道，书铺伙友皆为百行通矣。

辨俗歌

医门原与圣道通，奥若渊海义无穷。奸诈骄狂休令任，实学远鉴不夸能。临疾三思犹当慎，脉理九候细察情，古人千学恐未尽，

今医一观便觉成。好而不专弱庸浅，专而兼悟定高明。得病投医更
且要，医掌之中关死生，君子守正无妄误，小人行险每贪功，病家
如果皆明鉴，庸医俗子怎托空。

医学之事关乎性命之德，乃贵贱通用之道。山野乡僻常有怀才
之人，而文理欠学者，意欲求医之明，每因文深所误。余因虑及入
道疑难，故成此书，每多直言无文，虽系有益于庸众，确乃贻笑贤
贵矣。

【阐释】

医学之事关乎性命之德，乃贵贱通用之道。历朝历代的仁人君子，都把
从医济世活人当成不能为良相治理国家造福万民之后的不二选择。现代的孙
文、鲁迅也走过这样的路。然而学医尤其要成为一代名医，除有过人的智慧、
锲而不舍的执着、科学求实的精神，还要有悲天悯人的大爱情怀，为求名利之
人尽管可能有一时的成功，但是难得恒久。

【选注】

《医学正传》：夫医之为道，民命死生所系，其责不为不重。籍或不经儒
术，业擅偏门，懵然不知，正道不反，几于操刃以杀人乎！粤自神农尝百药，
制本草，轩岐着《素问》，越人作《难经》，皆所以发明天地人身阴阳五行之
理，卓为万世医家祖，不可尚已。厥后名医代作，蹑圣门而探玄微者，未易悉
举。又若汉·张仲景、唐·孙思邈、金之刘守真、张子和、李东垣辈，诸贤继
作，皆有着述，而神巧之运用，有非常人所可及也。其所以辨内外、异攻补而
互相发明者，一皆祖述《素》、《难》而引申触类之耳。其授受相承，悉自正
学中来也。

《针灸甲乙经》：臣闻通天地人曰儒，通天地不通人曰技，斯医者虽曰方
技，其实儒者之事乎。班固序《艺文志》，称儒者助人君，顺阴阳，明教化，
此亦通天地人之理也。又云：方技者，论病以及国，原诊以知政。非能通三才
之奥，安能及国之政哉。

【小结】

范仲淹说："古人说，'常善用人，故无弃人，常善用物，故无弃物'。有
才学的大丈夫，固然期望能辅佐明君治理国家，造福天下，哪怕有一个百姓未

能受惠，也好像自己把他推入沟中一样。要普济万民，只有宰相能做到。现在签词说我当不了宰相，要实现利泽万民的心愿，莫过于当良医。如果真成为技艺高超的好医生，上可以疗君亲之疾，下可以救贫贱之厄，中能保身长全。身在民间而依旧能利泽苍生的，除了良医，再也没有别的了。"

这就是后世相传"不为良相，愿为良医"的由来。那些胸怀大志的儒者，把从医作为仅次于致仕的人生选择，正是因为医药的社会功能与儒家的经世致用（即治国平天下）的思想比较接近。元代戴良说得好："医以活人为务，与吾儒道最切近"。

【原文】

外科明隐集卷一

增补金鉴外科诸论歌

余①乃僻乡愚夫，一无医职，二未成名，三欠儒文，何敢成名。妄行增改，余虽沮鄙深知得罪之理，只可伏恳诉明。

按，高宗纯皇帝念及生民之疾难，谕旨医院成书，传播天下。虑恐后世之人不得深入医门之细，生民不得同登寿域之乡，书名曰《医宗金鉴》，所著诸门症，理按内科等法无处不精，无微不细，诚为万代归宗之总束，医门封印之尽法，止于外科略有未尽细者。余今揣思外科属隅岐小门，成书之时，或者不以为意，或者院使御医二老先生委之于众医官②所著，故致疏于其细，亦未可定。余今情甘领罪直指外科诸论中之致误等处，以戒后世庸俗妄治误命之咎。论理系得罪前代医臣，究细系得罪陈实功矣。按金鉴外科多系照着正宗所著，其中又有洞明致细之处，如经络论、脉理论、辨疼、辨肿、辨脓、砭法、溃疡主治等歌论，实称奥妙，可谓出于经验之致精者，后学不可忽失，宜当宗指。余所妄言是否，得罪深重，非敢展己之能，实为性命起见，叩望尚能赦宥，感恩实出幸外矣。

【阐释】

对《外科明隐集》成书影响最大的两本书是《外科正宗》和《医宗金鉴》，《外科正宗》成书于公元1617年。明·陈实功（若虚，毓仁）著。四卷。所叙疾病百余种，每病列病理、症状、诊断、治法、成败病案，最后选列方剂。既重视内治，也强调外治，既主张早期手术，又反对滥施针刀。对截肢术、下颌正复术、死骨剔除术、鼻息肉摘除术、痔漏手术等均有所发展。在学术思想上，陈氏兼顾内外，较重外治，强调"开户逐贼"，"使毒外出为第一"，常用刀针和腐蚀药清除坏死组织，以扩创引流。在护理上主张加强营养，反对无原则禁忌。在当时外科普遍重视内治的气氛中，他的这些主张，具有革新倾向；载方丰富，集唐以来外科外敷内服方药之大成；创造和记叙了当时多种外科先进技术，如截肢、鼻息肉摘除、气管缝合、咽喉部异物剔除术，以及用枯痔散、枯痔钉、挂线法治疗痔瘘等方法；记载多种肿瘤，其中对乳癌的描述和预后判断，全面具体，切合实际。其所创之和荣散坚丸、阿魏化坚膏，能缓和恶性肿瘤"失荣"患者之症状，延长其存活期。后世对《外科正宗》的评价甚高，《四库全书总目提要》评为："列证最详，论治最精"。中医外科学历史上最具影响的学术流派是明清时期的正宗派和全生派、心得派。"正宗派"就是以明·陈实功的《外科正宗》为代表。

《医宗金鉴》（以下简称《金鉴》）由清代（1742 年）吴谦所著。全书为一部综合性医学专著，该书从整体形式上继承了中华民族二千年来传统的医学模式，较系统地总结了历代医学先师的实践经验，其中不乏独树一帜之处。尤其书中对于痔瘘疾病病因病机的认识及内外兼治的学术思想和实践经验，对吾辈后人教益非常。我在临床中体会和受益最大的当属对痔疮的认识和治疗。《金鉴》认为，尽管痔的类型繁多，风湿燥热乃病源之所在，而产生风湿燥热的因素又是多方面的。在痔瘘范围内，有"醉饱入房"、"忧思太过"、"勤苦劳役"、"负重远行"、"产后用力太过"、"久泻久痢"等。《金鉴》指出，醉饱入房可致"精气脱泄，热毒乘虚下注"而患痔。忧思太过可"蕴积热毒，愤郁之气致生风湿燥热，四气相合"而生痔。因此，《金鉴》不仅是中医的理论巨著更是前人临床经验之总汇，足以使吾等后辈膜拜。以上两本著作成书有先后，《金鉴》继承了正宗的理论和实践经验是很正常的，并在此基础之上有发展。外科明隐集敢于结合自己的临床体会对前人的著作之"疏于其细"之处提出不同意见，这在当时的历史条件下无疑是勇敢和可贵的科学精神。

【校勘】

①"余"是指《外科明隐集》之作者何景才，他是清朝末年河北大厂县的一名回族乡村医生，他把自己在乡村治疗疾病的经验和体会编纂成这部极具特色的外科经典，该书是一部刚一面世就被束之高阁的中医奇书，以致后人知其者甚少。

②《医宗金鉴》是一部医学丛书，共九十卷，十五种。吴谦等主编。是

乾隆年间由政府组织编写的大型医学丛书，刊于 1742 年。全书采辑自《内经》至清代诸家医书。《外科心法要诀》的作者祁宏源，清代医家，浙江山阴县人。其祖祁坤为太医院判，精于外科。宏源家学渊源，亦精于外科医理，奉敕与吴谦同修《医宗金鉴》，其中之《外科心法》多为其家之经验，并以其祖之《外科大成》为蓝本修订而成。

【选注】

《外科正宗》：痈疽发背为何生，好好身躯出此形。内被七情干脏腑，忧愁思虑总关心。外又六淫伤气血，风寒暑湿火相临。膏粱浓味多无忌，劳伤房欲致亏阴。故将五脏多乖变，自然六腑不调匀。

《医宗金鉴》：痈疽原是火毒生，经络阻隔气血凝。外因六淫八风感，内因六欲共七情，饮食起居不内外，负挑跌扑损身形，膏粱之变营卫过，藜藿之亏气血穷。疽由筋骨阴分发，肉脉阳分发曰痈，疡起皮里肉之外，疮发皮肤疖通名。阳盛焮肿赤痛易，阴盛色黯陷不疼，半阴半阳不高肿，微痛微焮不甚红。五善为顺七恶逆，见三见四死生明。临证色脉须详察，取法温凉补汗攻。善治伤寒杂证易，能疗痈疽肿毒精。

【小结】

本书是在外科明隐集的基础上对中医疡科的一种再认识和提高，是对何景才先生临床经验和理论的进一步深化。当代医学的进步紧紧结合着现代科学技术的进步和发展，使人们认识皮肤疾病综合了皮肤分子基因学、细胞病理学、纳米药理学、生物物理学、分子免疫学、医学心理学等学科，很多疾病的临床表现和治疗方法与何景才所处的时代大相径庭，现代较为完善的医疗体系和抗生素、激素等药物的广泛应用，给传统中医留下的工作空间越来越小，留下来或推出去的难以治愈的病愈发难治。在这种困难的情况下，传统的中医出路何在？我相信，你读了本书后会有很多感慨。西医诊断皮肤病的主要依据就是看皮损的情况，记得当年徐参先生给我讲过这样的话，如果皮损判断不准治疗难以见效。但是中医除了观察患者的皮损情况，更重要的是通过望、闻、问、切四诊，要摸准病人的阴阳、表里、寒热、虚实。所以同样的皮损可能治疗的方法是不同的，其理就是如此，这就是中西医的最大不同。家父高桂林擅长中医内科的肝脏病的治疗，他为何对外科明隐集情有独钟呢？我读完外科明隐集才知其奥妙：中医各科的理论基础是相同的，何景才对中医经典的阐述丰富、理论联系实际、通俗易懂。所以对何景才先生的理论和经验的阐述，加上将家父临床经验和理论的汇总，用我的浅陋之见着力打造得以完成此书。本书的最大特色就是临床实践经验丰富，中西医结合经验并著、治疗方法独特，对痰证、疽症等有精辟见解和解决办法，行文中附有精彩歌诀，科学且优雅，通俗易懂，对于临床指导性强。不仅涉及中医基础理论、临床各个方面，还对医患关系多有阐述，对临床工作大有裨益，也是广大病患的福音。

【原文】

金鉴总论歌

痈疽原是火毒生（痈疽二字可以同呼，不可同论。痈者乃系属阳，红肿疼热之疮也。疽者乃系属阴，皮色不变，起发迟缓之疮也。痈既为阳，疽既为阴岂可以"原是火毒生"总言为提纲，此歌首句便则糊泥，阴阳之理尚若后学初入医门率此而宗皆以火毒之理为治，投施寒凉降消之药，肉脉受其凝滞，阴愈盛而阳愈败，气血受其克伐，消不得消，溃不得溃，症虽败坏，医者终不省耶。勿可不惜此句。余将痈疽分格为句以别阴阳，非应并论成歌附后），经络阻隔气血凝。外因六淫八风感，内因六欲共七情，饮食起居不内外，负挑跌扑损身形，膏粱①之变荣卫过，藜藿之亏气血穷（自饮食起居至藜藿之亏，俱属不内不外之因。天气不正、降染之灾为外因。自不慎重之患为不内不外之因。由人情所关成病为内因，医者临症俱当辨晓明确，否则非属精于医学者也，以前六淫八风、七情、六欲、内外三因。余另有成著究细等歌以备读记）。疽由筋骨阴分发，肉脉阳分发曰痈（以上二句方使发明痈阳疽阴深浅之理）。疡起皮里内之外，疮生皮肤疖通名（此二句将疮疡疖分居皮肤肉之间为论，实属错谬矣。疮者乃系外科阴阳大小一概总称之字也。何可以浅居定位而言之疮疖二字，确可言形定处，大约之理总是疖疡二症皆生皮肉之间。疡略小而疖略大，疡有头而聊尖，疖头圆而高纵，从此二者虽然俱属阳症中之轻患，但当以大小尖圆形状②之为分，可也。疡者乃外科中致轻之患也，参古之义可知其确。古人不言疮科而言疡科者乃系避重就轻，恐其病家闻而恶厌之意，况且古用易字为阳加以广旁，可明其患之轻而属阳也，非是疡与疮二者同义之说。也莫若将此二句删而不论也，无甚误）。阳盛焮肿赤疼易，阴盛色黯陷不疼（余将色黯陷不疼改色常漫肿平，接增二句云，久见现热疼难转，失治溃后怯病成，方可合乎阴症之象）。**半阴半阳不高肿，微疼微焮不甚红**（原歌以前之论，俱系分确阴阳深浅大概之理。余将其外有名难分阴阳数症成歌，续加此下以奉习者可明，症情多繁并非一论之理也）。

【阐释】

金鉴将痈疽同呼同论，何景才认为不可。痈者乃系属阳，红肿疼热之疮也。疽者乃系属阴，皮色不变，起发迟缓之疮也。他认为痈既为阳，疽既为阴岂可以"原是火毒生"总言为提纲，此歌首句便则是谬误。将疮疡疖分居皮肤肉之间为论，亦属错谬。疮者实际上是外科阴阳大小一概总称之字，不是以部位深浅定位而言之疮疖二字。如果描绘疮疖外形定处，大约之理总是疖疡二症皆生皮肉之间。疡略小而疖略大，疡有头而聊尖，疖头圆而高纵。何景才认为，疡者乃外科中致轻之患也，古人不言疮科而言疡科者乃系避重就轻，恐其病家闻而恶厌之意，况且古用易字为阳加以疒旁，可明其患之轻而属阳也，非是疡与疮二者同义之说。

【校勘】

①原为"膏粱"，应为"膏粱"。

②原为"形壮"，应为"形状"。

【选注】

《外科启玄·明疮疡色脉形症当参相应论》（明·申斗垣）：疮疡者，因气血不和，感受六淫七情而生；或厚味、房劳过度，致令肌体空虚，染不正之气所有。经云：诸痈肿筋挛骨痛者，此寒气之肿，八风之变也。

《洞天奥旨·卷一·疮疡阴阳论》（清·陈士铎）：疮疡最要分别阴阳，阴阳不分，动手即错。

《医宗金鉴·外科心法要诀·痈疽阳证歌》（清·吴谦等）：阳证初起焮赤痛，根束盘清肿如弓。七日或疼时或止，二七疮内渐生脓。痛随脓减精神爽，腐脱生新气血充。嫩肉如珠颜色美，更兼鲜润若榴红。自然七恶全无犯，应当五善喜俱逢。须知此数纯阳证，医药调和自有工。

《医宗金鉴·外科心法要诀·痈疽阴证歌》（清·吴谦等）：阴证初起如粟大，不红不肿疙瘩僵。木硬不痛不焮热，疮根平大黯无光。七朝之后不溃腐，陷软无脓结空仓。疮上生衣如脱甲，孔中结子似含芳。紫黑脓稀多臭秽，若见七恶定知亡。须知此属纯阴证，虽有岐黄命不长。

【小结】

痈疽皆因营卫不和，气血凝结，经络阻隔而生，故曰经络阻隔气血凝也。其因有三，内因、外因、不内外因。外因者，由于春之风，夏之暑湿，秋之燥，冬之寒也，当其时而至，则为正气，非其时而至，或过盛，则为淫邪。现代气候变化除有全球气温上升形成非其时有其气的淫邪外，还兼以"雾霾"等人类现代文明带来的邪毒之气。凡此六淫为病，皆属外因。痈疽诊治之先，必先分阴阳。易溃易敛，顺而易治，以其为阳症也。阴盛者，初起色黯，不红，塌陷，不肿，木硬不疼，则难溃难敛，逆而难治，以其为阴证也。半阴半阳者，漫肿不高，微痛不甚，色不甚红，此症属险，若能随症施治，不失其时，则亦可转险为顺，否则逆症凶险。现代医学认为：痈疽是发生于体表、四肢、内脏的急性化脓性疾患。疮面浅而大者为痈，多由外感六淫，过食膏粱厚味，外伤感染等致营卫不和，邪热壅聚，化腐成脓所致。证见局部肿胀、焮热、疼痛及成脓等。这种认识与传统中医很接近：疮面深而恶者为疽，是气血为毒邪所阻滞，发于肌肉筋骨间的疮肿。现分为有头疽和无头疽两类。临证有虚实之分。实证治宜清热疏风，解毒活血。可内服仙方活命饮，外用金黄膏贴敷；虚证又有阴虚和气血两虚之不同，前者内服竹叶黄芪汤；后者内服托里消毒散；外治法同实证。

【原文】

本堂增补改著总论歌

总论歌出金鉴中，余陋增加补续情。统言大概提纲理，后学精慧道自生。痈肿多由火毒起，高肿疼热症属轻。疽发深险色不变，平漫久迟渐热疼。细情另有三因理，总关经络气血凝。外因六淫八风感，内因六欲共七情。饮食起居不内外，负挑跌扑损身形。膏粱①之变荣卫过，藜藿之亏气血穷。疽由筋骨阴分发，肉脉阳分发曰痈。阳盛焮肿赤疼易，阴盛色常漫肿平。久渐现热疼难转，失治溃后怯病成。半阴半阳不高肿，微疼微焮不甚红。时邪宽延形色恶，附冷拘紧溃异脓。患由外因厉气中，促生暴溃是其情。疔毒原生如粟米，麻痒木硬不知疼。三五日内自溃绽，顶陷内坚难化脓。表里互现七恶犯。旁肿起疱走黄名。瘿瘤难辨阴阳理，久累缠绵缓慢形。流注多由病后现，三五联络久方疼。形色似阳高肿起，非比痈毒圆热同。痰疱结核分深浅，丹毒疥癣各有形。症有相似须格辨，学无尽理在勤功。五善见三能可愈，七恶逢四多难生。临症色脉须详察，治法温凉补汗攻。善治伤寒杂病易，能疗痈疽肿毒精。

【阐释】

痈疽除了从阴阳、形色加以辨别外，两症发病机理也不同。疽由筋骨阴分发，痈从肉脉阳分发。阳盛焮肿热痛明显，阴盛色泽如常，局部肿不明显，多呈现平坦漫肿之势，病程长了才逐渐出现热疼，失治溃后则迁延难治。痰是指发于皮里膜外、筋肉骨节之间，或软或硬，或按之有囊性感的包块，属有形之证，多为阴证。临证中以痰取名的疾病，归纳起来大致有两类：一类是疮疡性病变如流痰、子痰等；一类是囊肿性病变如痰包、痰核等。还有一些疾病虽不以痰命名，但其病因与痰有关，如气瘿、肉瘿等。痰包、结核、丹毒、疥癣、各自的形态和临床体征不同，需要相互鉴别，病症不同治疗的方法各异。学无尽理需要勤功，特别要掌握五善、七恶的诊疗方法，学会利用观察患者的外在形色和情志的变化推演其脏腑、经络、气血、阴阳的变化。同时注意临症详察色脉变化，从而得出正确的诊断，制定温凉补泻汗攻的治疗方案。善治伤寒杂病不易，能疗痈疽肿毒则更难。

【校勘】

①原为"膏粱"，应为"膏粱"

【选注】

《外科精义·论荣卫色脉参应之法》（元·齐德之）：脉应于内，色应于外。其色之与脉，当相参应。故曰：能合色脉，可以万全也。凡为医，先须调明色脉，况为疮科，若于此不精，虽聪惠辩博，亦不足委也。

《洞天奥旨·疮疡辨脓论》（清·陈士铎）：诊脉所以治内病也。若疮疡则辨证而不必辨以疮疡之病在外也。虽然有诸中必现于外，安在诊其里，不可以知其表哉！况疮疡之毒皆出诸脏腑乎。既是脏腑内病，焉可徒辨证而不辨脉乎！

《疡医大全·卷六·论阴阳法》（清·顾世澄）：凡诊视痈疽，施治，必须先审阴阳，乃医道之纲领。阴阳无谬，治焉有差！医道虽繁，可以一言蔽之者，曰阴阳而已。

《洞天奥旨·卷一·疮疡阴阳论》（清·陈士铎）：疮疡最要分别阴阳，阴阳不分，动手即错。

【小结】

古代医家主张，欲为疡科名家，须多读内科方书。盖外科之难治，在内伤阴证。然亦不外表、里、阴、阳、虚、实、寒、热八字。能明此八字，生死难易，胸中自然了了。夫人身营卫，环周不息，一有壅逆，即肿硬作痛，而生外疡。外科书分五善七恶，以定吉凶，无非在阴阳两字推求。谓五善不宜少四，七恶不宜有三。阳多即吉，阴盛即凶。若善恶兼见，可死可生，是在善治者得治则生，失治则死真是至理名言。可见，中医前辈在痈疽疮疡等症的预后判断上，是既宏观又微观，既有定性的判断又有量化的分析，可谓中医的大智慧。

【原文】

金鉴阴症歌

症初起如粟大，不红不肿疙瘩僵，木硬不疼不焮热，疮根平大黯无光（既是阴症，何言如粟不肿疙瘩僵？阴症者，漫肿无头，初疼隐隐，起发迟缓者是也。若是初如粟米，不疼不热，必定麻痒促发，多是疔毒。本属险症，此歌以阴险并论，恐难近乎致细。本堂故增险症一论，以便易于明治）。七朝之后不腐溃，陷软无脓结空仓（阴阳二症，以急缓形色为分。七朝之后即便不溃，也不准就算阴症。痈肿阳毒之症，尚有半月之外尤然未溃者多矣。疮即属阳，而患者真气素弱，起发便不应期，岂可以七朝之后，即定阴阳之理者乎？陷软无脓结空仓之句，多似逆症之象，焉可合乎阴症。疮患即溃，软腐不脱，内陷空塌，始终无脓者必死，岂可与阴症并论乎？以下余不嫌耻陋，另著阴症一歌，以奉同道）。

本堂改著阴症歌

阴症为疽理当详，不红不热皮色常，初肿不高宽漫硬，隐胀渐次疼难当。原生深险附筋骨，总关阴凝脉滞伤，缠绵不消难溃腐，郁久为阳现淡光。外透隐红内残坏，未溃神衰面白黄。已溃脓多稀腥秽，内陷宽染似空囊。久成劳怯流败汁，荣卫亏尽命终亡。早逢名医开法当，滋补未失或无妨。症因房劳风寒中，或由病后血伤凉。跌扑闪挫损筋脉，初失调治成此疮。痰壅气道肿绵硬，发必肩背足太阳。遇明得法早或效，逢庸妄误迟多伤。以上实属纯阴症，岐黄难以定生亡。

【阐释】

诊断阴症的依据可以从以上《金鉴》和何景才的歌诀中看出，临床表现复杂而且丰富，发病的原因有房劳、寒凉、外伤、失治等。倘若初如粟米，不疼不热，必定麻痒促发，多是疔毒，以此可与疔毒相鉴别。阴阳二症，一般可通过急缓形色判断。如以七朝或半月等为限看是否腐溃来定阴阳，显然过于机械，有时会误判影响诊治。还要结合全身状况四诊合参来定论。如果出现内陷软塌无脓结空仓之象，就并非阴症，而要考虑逆症、险症了。

【选注】

《外科正宗》：纯阴初起不知疮，粟米之形疙瘩僵，不红不肿不知痛，少热少焮少提防。七朝之后身体倦，疮根平大喜浇汤，顶不高兮根不活，色不光兮腐不穰。陷软无脓空结聚，脉浮散大细飞扬，饮食不餐身战战，尝汤止许意忙忙。疮上生衣如脱甲，孔中结子似含芳，脓多臭秽身难便，举动怆惶韵不长。疮形成紫黑，面色变青黄；精神昏愦多鼾睡，言语无人自发扬，口干多舌强，痰喘定身亡。此属纯阴俱不治，百人百可到泉乡。

《疡医大全·痈疽论》：朱丹溪曰：痈疽，乃阴阳相滞而生，气阳也，血阴也，血行脉中，气行脉外，相并周流，寒与湿相搏，则凝滞行迟为不及；热与火抟之，则沸腾行速为太过。气得邪而郁，津液稠黏，为痰为饮，积久渗入脉中，血为之浊，此阴滞于阳也；血得邪而郁，隧道阻滞，或溢或结，积久渗出脉外，气为之乱，此阳滞于阴也；百病皆由于此，不止痈疽而已。故痈肿初起，便热痛肿大者，可治；不痛热肿大而陷者，不治也。

【小结】

《疡医大全》说："凡诊视痈疽，施治必须先审阴阳，乃医道之纲领。阴阳无谬，治焉有善。医道虽繁，可以一言蔽之者，曰阴阳而已。"阴阳是八纲辨证中的纲领，欲使外科疾病的辨证正确，首先必须辨清其阴阳属性，明确是阳证还是阴证，这样治疗上才不会发生原则性错误。阴证、阳证的要点有：

1. 发病缓急：急性发作的病属阳；慢性发作的病属阴。

2. 病位深浅：病发于皮肉的属阳；发于筋骨的属阴。

3. 皮肤颜色：红活焮赤的属阳；紫暗或皮色不变的属阴。

4. 皮肤温度：灼热的属阳；不热或微热的属阴。

5. 肿形高度：肿胀形势高起的属阳；平坦下陷的属阴。

6. 肿胀范围：肿胀局限，根脚收束的属阳；肿胀范围不局限，根脚散漫的属阴。

7. 肿块硬度：肿块软硬适度，溃后渐消的属阳；坚硬如石，或柔软如棉的属阴。

8. 疼痛感觉：疼痛比较剧烈的属阳；不痛、隐痛、酸痛或抽痛的属阴。

9. 脓液稀稠：溃后脓液稠厚的属阳；稀薄或纯血水的属阴。

10. 病程长短：阳证的病程较短；阴证的病程较长。

11. 全身症状：阳证初起常伴有形寒发热，口渴，纳呆，大便秘结，小便短赤，溃后症状逐渐消失；阴证初起一般无明显症状。酿脓期常有骨蒸潮热、颧红，或面色光白、神疲、自汗、盗汗等症状，溃脓后更甚。

12. 预后顺逆：阳证易消，易溃，易敛，预后多顺（良好）；阴证难消，难溃，难敛，预后多逆（不良）。

辨阴证阳证是以类比的方法将常见的一些症状，概括地分别归纳为阴阳两类。在辨证过程中，不要仅着眼于局部的病变和某一点上，而要进行全面的和全身状况的分析，尤其要注意动态的观察疾病的全过程。由于每一个病的症状表现复杂，而且病情又在不断发展和变化，所以一个病所表现的症状，往往是许多症状综合在一起，因而就不会表现出单纯的阳证或阴证，而是阴中有阳，阳中有阴；且疾病的属阴属阳不是固定不变的，而是随着病情的变化而转化，有因误治而阳证转为阴证的，有初起阳证日久正虚而变为阴证的，亦有因治之得法而阴证变为阳证的。如有头疽初起本届阳证，因病处脓血大泄而正虚不复，从而由阳转阴；反之，因治之得法，经使用补托之法，病邪由里向外，使正气渐复，阴证又转为阳证。

外科疾病多有局部症状及体征，因此辨证不仅要辨全身症状，还要辨局部症状。如流痰发病缓慢，局部不红不热，化脓也迟，溃后脓稀薄如痰，不易收口，以阳证阴证来辨属阴证疮疡。但结合全身症状来辨，病的后期，如见日渐消瘦，精神委顿，面色无华，形体畏寒，心悸，失眠，自汗，舌淡红，苔薄白，脉细或虚大者，属气血两亏证；如见午后潮热，夜间盗汗，口燥咽干，食欲减退，或咳嗽，痰中带血，舌红少苔，脉细数者，属阴虚火旺证。因此，在辨阴证阳证的过程中，不能被一时的表面现象所迷惑，不仅要看到局部的病变更要了解全身脏器的状况，还要掌握疾病的全部过程，以动态的眼光去辨别病情。只有这样，才能做出正确的辨证，实施有效的治疗。

【原文】

本堂改唐五善歌

心善精神多爽健，语言清和舌润鲜。寤寐调均无焦闷，不生嫌躁喜交谈。肝善身轻体常便，无懊少怒不惊烦，指甲不青红润色，溲便坐卧俱平安。脾善唇润知香味，饮食如常喜加餐，呕哕恶逆全不犯，卧居衾帷不腥羶。肺善音洪声响亮，喘嗽皆无不生痰，身皮光柔肤泽润，呼吸之气自息安。肾善午后无烧热，火升水降齿不干，小水清白不短涩，咽喉润泽睡安然。

本堂改唐七恶歌

一恶神昏心愦乱，舌根僵硬苔①枯②干，言语呢喃声音懔，身旁无人自妄谈。二恶体重筋强直，目现邪光正视难，疮肿多棱溃紫血，惊悸怒闷是伤肝。三恶形衰体消瘦，疮形陷沿旁肿坚，溃久不敛脓稀泻，呕恶不食脾败端。四恶毛焦皮枯槁，喘促气逆韵不圆，呼息

鼻翘双扇动，痰涌肺绝命归泉。五恶容惨黑焦暗，咽干燥渴似燎烟，
囊缩遗溺肾气绝，牙齿忽黑死之原。六恶身胖肢浮肿，伤胃作鸣呕
呃繁，滑泻不止脉散漫，亡阳项缩肩上端。七恶疮势斜长陷，或如
剥皮鳝一般，污汁腥秽日渐盛，身体烧热肢厥寒。

【阐释】

辨外科疮疡的善恶，是指判断外科疾病病状和预后的好坏。所谓"善"
就是好的现象，"恶"就是坏的现象；五善是五脏的功能正常，全身状况良
好，患者的自我感觉良好，医生的客观所见没有不良的感知信息，在病程中出
现善的症状者，表示预后较好；七恶既有患者的自我感觉不好，也有医生所见
疮疡局部的和全身症状的恶的种种表现。出现恶的症状者，表示预后较差。善
恶大多指全身症状的表现，也伴有部分的局部疮疡的表现。

【校勘】

①原为"胎"，应为"苔"。

②原为"枯"，应为"枯"。

【选注】

《太平圣惠方·卷六十一》（北宋·王怀隐）：动息自宁，饮食知味，一
善也；便利调匀，二善也；脓溃肿消，色鲜不臭，三善也；神采精明，语声清
朗，四善也；体气和平，五善也。烦躁时嗽，腹痛渴甚，或泄利无度，或小便
如淋，一恶也；脓血大泄，肿焮尤甚，脓血败臭，痛不可近，二恶也；喘粗短
气，恍惚嗜睡，三恶也；目视不正，黑睛紧小，白睛青赤，瞳子上视者，四恶
也；肩项不便，四肢沉重，五恶也；不能下食，服药而呕，食不知味，六恶
也；声嘶色脱，唇必清池，面目四肢浮肿，七恶也。

《外科精义·痈疽善恶法》（元·齐德之）：凡患疮疽之时，五善之中咋
见一二善证，疮亦回矣；七恶之内，忽见一二恶证，宜深惧之。

《外科启玄·明疮疡五善七恶论》（明·申斗垣）：然疮有七恶，而观其
皮肤紧急，脉无止数，微有神气，善会调摄者，亦可保其生命，此凶中变吉
也。然疮虽有五善，见其皮肤肉缓，又不能善会调养，多欲多劳，亦伤生命，
此吉内生凶。后学者不可不知也。

《洞天奥旨·疮疡善恶论》（清·陈士铎）：疮疡不论大小，专论善恶。

盖大者有生之机，小者有死之兆也。惟是大小易见，而善恶难知。不止善恶者，安知吉凶乎？故善恶必须辨也。大约善有五，恶有七。吴先言其善者，起居安适，无躁动之状，一善也；大小便如常，无诸痛苦，二善也；凡服药饵，随手奏效，肿易平复，无脓血之多，三善也；神清气爽，言语响亮，四善也；饮食健旺，易于消化，口不大渴，五善也。有此五善，虽疮疡形大，而病实轻吉之征也。吴再言其恶者，口大渴呼饮，烦躁不常，腹中时痛，口中时咳，大便作泻，小便成淋，此恶之一也；脓少血多，不肿而痛，皮肉腐坏，臭气难闻，疮口低陷，沿开广阔，此恶之二也；喘粗气短，不足以息，恍恍惚惚，如见鬼祟，此恶之三也；黑睛紧小，白睛青赤，长多斜视，上视，此恶之四也；手足无措，神气昏暗，面目炭色，此恶之五也；见食厌恶服药呕吐，不能饮食，此恶之六也；声哑面肿，鼻黑唇青，此恶之七也。有此七恶，虽疮疡形小，而病实重凶之征也。凶者多死，吉者多生。虽然生死何常之有，往往吉变为凶，生变为死，大约皆酒色害之也。夫吉兆既可变为凶，岂凶征独不能变为吉？生兆既可变为死，岂死征独不可变为生？要在人善于悔悟，而条理又得其宜，亦可挽回于万一也。夫调理者，慎劳绝欲居其半，节食择药亦居其半也。倘病人心自悔悟，而药饵乱投，恐非转凶起死之法。大约疮疡恶证，脉无止歇而有胃气者，必可救援。故一现恶证，急用参、芪以救之，则胃气不亡，可变凶为吉，转死为生也。惟是恶证之现，皆胃气欲绝也。吴欲使绝者不绝，参芪必宜，断不可畏首畏尾应多用而少用之。

【小结】

历代医家总结出的"五善七恶"辨证方法，给外科疾病判断预后提供了可遵循的思路。判断预后的好坏，既要观察局部症状的好坏，又要结合全身症状的善恶，两者必须综合参看，加以分析，才能进行全面的判断。"五善七恶"辨证方法是中医外科的经验总结，是临床工作中实用的诊断方法。作为临床医生要重视每一个细小的线索，那很可能成为你诊断决策的重要依据。

【原文】

本堂改著逆症歌

逆症顶陷终无脓，屡肿延宽渐漫平，久逆溃孔斜深陷，患色残淡汁冷清，神亏气败命火竭，即有灵丹恐难生。肿坚突胬多棱角，红筋陷露核叠重，溃若泛莲深如壑，恶臭之中兼臊腥，此必肝旺脾损其，医不明理妄费功。溃后污汁遂日盛，或至疼痛反加增，血尽精亡出此象，终归冥路逃焉能。破绽枯涩旁微肿，内干紫躁火烧形，心肾已绝咽枯渴，陀邅虽在功难成。肿促形异暴消散，症虽觉轻毒内攻，真阳正气不胜邪，命在呼吸倾刻终。肉肿疮陷脓似脂，顽腐不脱臭气冲，溃流恶血如败肺，腐后成漏管深通，绵溃内似葡萄嵌，新肉板片泻直倾（以上概言患处形迹逆恶之状①）。

　　脐肿翻突掌无纹，遗尿自利并撮空，眼光透露精神短，身缩寻衣唇吻青。面若涂脂皮枯槁，唇白腹胀定难生。阳症指甲青必绝，阴症颧红命必终。鼻生烟煤谵妄语，头低项软憔悴容，面色土黄耳枯黑，人中抽缩沟坦平，口张气出无回返，鼻孔相扇随息行，汗出如珠不易散，发直如麻痰胶凝，神气离乱目直视，满面黑气惨天庭。肾囊缩隐昏闷睡，眼眶迷漫黑气浓，久病脉盛暴病微，但逢以上悉属凶（以上概言内情形势逆恶之状①）。

　　金鉴逆症原歌，其中似有阴险等句，同为一论之义，后贤宗习恐难精细。余今增加改著此歌，以分前患形后症理，以奉同道者临疾察辨。

【阐释】

　　逆症是指病情未按疾病寻常的发展方向进行，而是由于邪盛正衰，致使病情逆转，是发展变化中的疾病走向，是一种不良的发展趋势。恶证则是指病情的性质本来就是恶性的。因此逆症有逆向发展变化之意。恶证与逆证的共同点，是人体感受病邪后，由于正气虚衰，气血不充，在邪正相争过程中，正不胜邪，而以病邪占据了优势地位。临床可见：发生疮疡后，其在初起时，由于正气（自身抗病能力）不足，不能令毒外出，故顶塌根散；已成之时，由于气虚不能成其形，血虚不能华其色，正虚不能载毒外出，故疮顶软陷，肿硬紫暗，不脓不腐；溃后，因气血不足，无以酝酿成脓，托毒外出，故肉坚无脓，肿痛不减；收口之际，因气血大衰，脾土败坏，无以助长新肉，出现种种逆证。如毒邪扩散，内侵脏腑，则恶证频现，预后不佳。临床上应注意，即使见到预后良好的善证、顺证，也不能疏忽，应时刻防止转成预后不良的恶证、逆证；若见到恶证、逆证，也不可惊惶，应及时进行救治，如治疗得当，也能转为善证、顺证。只要治疗得法，病情的发展和转归应该是可控的。

【校勘】

①原为"壮"，应为"状"。

【选注】

《外科正宗·察形色顺逆第十一》（明·陈实功）：凡看人病，兼视其形色，后与脉病相参，诚识于始，以决其终，百无一失矣。何以知之？阴病见阳色，腮颧红献；阳病见阴色，指甲呈青，此二者俱死。又身热脉细，唇吻反青，目珠直视者死。面如涂脂，色若土黄，油腻黑气涂抹者死。唇舌干焦，鼻生烟煤，眼神透露者死。形容憔悴，精神昏短，身形缩小者死。喘粗气短，鼻睛露，语言谵妄者死。循衣摸床，遗尿失禁，撮空者死。头低项软，眼视无神，歇歇短气者死。皮破无血，肉绽烂斑，麻木不知痛痒者死。齿黄色如煮豆，唇白反理无纹，耳黑枯焦不听，人中缩而坦平，口张气出无回闭，鼻煽相随呼吸行，汗出如珠不散，痰若胶而坚凝，白血红如肺色，指甲弯而带青，神昏神浮、神乱神离，缁衣生满面，黑气惨天庭，逢之都没命，法在此中评。

《洞天奥旨·疮疡顺逆论》（清·陈士铎）：疮疡最易知者，阴阳也，其次宜知顺逆。大约阳证多顺，阴证多逆。顺着生，逆者亡。故知顺逆，既知阴阳；知阴阳，即知生死矣。然而顺逆不易知也，其顺逆之中，有顺而实逆，有逆而反顺，此即阳症是阴，阴症是阳之说也。苟不知顺逆之真，何知顺逆之假乎？余有辨顺逆之真法，如疮疡之初起，顶高根活，色赤发热，焮肿疼痛，日渐突起，肿不开散者，顺也；若顶平根散，色暗微肿，不热不疼，身体倦怠者，非逆而何？如疮疡之已成，疮形焮痛，反薄光亮，易脓易腐，饮食知味，二便调和，身温者，顺也；若肿坚紫，不作脓，不腐溃，疮顶软陷，口干作渴，心多烦躁者，非逆而何？如疮疡之已溃，脓稠色鲜，不臭，腐肉自脱，焮肿易消，身轻痛减者，顺也；若皮烂，肉坚不腐，肿仍不消，痛仍不减，心烦卧不宁者，非逆而何？如疮疡之溃后，脓厚稠黄，新肉易生，疮口易敛，饮食渐进，无有痛楚作痒者，顺也；若脓水清稀，腐肉虽脱，新肉不生，色败臭秽，饮食不进者，非逆而何？倘逆而变顺，生之机也，逆而不顺，死之兆也。

《医宗金鉴·外科心法要诀》（清·吴谦等）：顺证初起小渐大，憎寒壮热渐焮疼。气盛顶尖高肿起，血盛根脚收束红。阳证二七脓熟溃，阴证廿一脓始成。已溃腌气无溺气，腐脱新生饮食增。疮形虽大终无害，老少壮弱俱成功。

《医宗金鉴·外科心法要诀·痈疽逆证歌》（清·吴谦等）：逆证黍米不知疼，漫肿不热顶塌平。未老白头坚且硬，舌干烦躁不生脓。肉肿疮陷猪肝紫，遗尿直视并撮空，眼神透露精神短，身缩循衣唇吻青，面若涂脂皮枯槁，唇白腹胀定难生。已溃内坚皮破烂，腐后心烦脓水清，新肉不生多臭秽，头低项软憔悴容，阳病指甲青必绝，阴病颧红命必终。鼻生烟煤谵妄语，新肉板片泻直倾，面色土黄耳枯黑，人中抽缩沟坦平，口张气出无返回，鼻孔相扇随息行，汗出如珠不易散，血水如肺痰胶凝，肉绽烂斑神离乱，满面黑气惨天庭，绵溃内似葡萄嵌，眼眶弥漫黑气浓，以上无论肿于溃，但逢此证悉属凶。

【小结】

"顺"就是正常的现象，"逆"就是反常的现象。善、恶、顺、逆，系指病理过程的相对而盲，其中的"善"和"顺"并不是指生理功能的正常情况。外科疾病在其发展过程中，按着顺序出现应有的症状者，称为顺证；反之，凡不以顺序而出现不良的症状者，称为逆证。

《外科明隐集》对顺逆的判断与《金鉴》《外科正宗》《洞天奥旨》所论并无根本的不同，多是临床体验的差异，前者更为精细，而且前者将疮疡局部之顺逆与内情（即全身症状）之顺逆分别观察和判断，这是何景才氏的更为高明之处。

【原文】

金鉴辨肿歌

虚漫实高火焮红。寒肿木硬紫黯青。湿深肉绵浅起疱。风肿宣浮微热疼。痰肿硬绵不红热。郁结更硬若岩棱。气肿皮紧而内软，喜消怒长无热红。瘀血跌扑^①暴肿热，产后闪挫久瘀经。木硬不热微红色，将溃色紫已成脓。

【阐释】

肿是由各种致病因素引起经络阻塞，气血凝滞而成。临床上常根据肿势的缓急、形态、部位、色泽以及伴随症状，判断疾病的性质和轻重。

1. 辨肿的外形

局限性：如红肿高突不甚平坦，根脚收束，多见于实证、阳证。

弥漫性：如肿势平坦、散漫，边界不清，若见之阳证，为邪甚毒势不聚并呈发展趋势；若见之阴证，为气血不充，病程常会迁延。

全身性肿：如疮疡溃后而见头面、手足虚浮，为脓出过多，病久气血大耗，脾阳不振所致。

病变部位肿：如果病发在皮肤浅表、肌肉之间的，肿势高突而带焮红，一般发病较快，并有易脓、易溃、易敛的特点；如病发在筋骨、关节之间，肿势平坦而皮色不变，一般发病较缓，并有难脓、难溃、难敛的特点。

2. 辨肿的病因

火：肿而色红，皮薄光泽，焮热疼痛。

寒：肿而不硬，皮色不泽，不红不热，常伴有酸痛。

风：漫肿宣浮，或游走不定，不红微热，轻微疼痛。

湿：肿而皮肉重垂胀急，深则按之如烂棉不起，似有指下"扑噶"之声和水感，浅则水亮如水疱，搔破流黄水，浸淫皮肤。

痰：肿势或软如棉、馒，或硬如结核，不红不热（寒性）。

气：肿势皮宽内软，不红不热，常随喜怒消长。

郁结：肿势坚硬如石，或边缘有棱角，形如岩突，不红不热。

瘀血：肿而胀急，色初暗褐，后转青紫，逐渐变黄消退。

3. 辨肿的部位和色泽

由于发病部位的局部组织有疏松和致密的不同，肿的情况也各异，如病发于手掌、足底等处，因此处组织较疏和位置较低，肿势易于蔓延，其肿处每较他处为宽泛和明显；手指部因组织致密，故局部肿势不甚，但疼痛剧烈；大腿部由于肌肉丰厚，肿势虽甚，但外观不明显。一般浅表的疮肿以赤色为多；而病患在深部的，则以皮色不变者居多，乃至脓熟亦仅透红一点。如疔疮、有头疽等病，在未溃脓时，由红肿色鲜转向暗红而无光泽，由高肿转为平塌下陷，这是邪毒走黄或内陷之危象。

【校勘】

①原为"朴"，应为"扑"。

【选注】

《医宗金鉴》：人之气血，周流不息，稍有壅滞，即作肿矣。然肿有虚肿、实肿、寒肿、湿肿、风肿、痰肿，有郁结伤肝作肿，有气肿，有跌扑瘀血作肿，有产后与闪挫瘀血作肿，诸肿形势各异。如虚者漫肿；实者高肿；火肿者色红皮光，焮热僵硬；寒肿者其势木硬，色紫黯青；湿肿者，皮肉重坠，深则按之如烂绵，浅则起光水疱，破流黄水；风肿者，皮肤拘皱不红，其势宣浮微热微疼；痰肿者，软如绵，硬如馒，不红不热；郁结伤肝作肿者，不红不热，坚硬如石棱角，状如岩凸；气肿者，以手按之，皮紧而内软，遇喜则消，遇怒则长，无红无热，皮色如常；跌仆瘀血作肿者，暴肿大热，胖胀不红；产后与闪挫瘀血作肿者，瘀血久滞于经络，忽发则木硬不热微红，若脓已成而将溃者，其色必紫。诸肿形状如此，不可一概而论也。

【小结】

肿是由于人的气血壅滞引发。肿按病因而分有虚肿、实肿、寒肿、湿肿、风肿、痰肿，有郁结伤肝作肿，有气肿，有跌扑瘀血作肿，有产后与闪挫瘀血作肿，各种肿的形态各异，医生手触摸的感觉也不同。

【原文】

金鉴辨疼歌

轻疼肌肉皮肤浅，重疼深在筋骨间。虚疼无所时或缓（原歌云：虚疼饥甚不胀闭），喜人揉按暂时安。实疼饱甚多胀闭，畏人挨按疼难言。寒疼喜暖色不变，热疼焮疼遇冷欢。脓疼鼓胀按复起。瘀疼隐隐溃不然。风疼气疼皆走注，风刺气刺细心观。

【阐释】

疼和痛似乎是很难区分，却又泾渭分明。古汉语《广雅》中的解释就是：

疼，痛也。疼，因病、刺激或创伤而起的难受的感觉；痛：疾病、创伤等引起的难受的感觉。前者多指代皮肉的感觉，后者大多指心理情绪上的。本书提到的疼，实际上是指疼痛。疼痛由多种因素导致气血凝滞、阻滞不通而成，是疮疡最常见的自觉症状，疼痛增剧与减轻常为病势进展与消退的标志。由于患者邪正盛衰与疼的原因不一，发病部位的深浅不同，疼痛的发作情况也有所不同。临床上需辨别疼痛的成因，并根据疼痛的发作情况、疼痛的性质与肿势等结合分析病情。

1. 辨疼痛的病因

虚：疼并无明显的时间性和轻缓的规律性，喜欢人揉按能得暂时缓解。饥饿时加重。实：饱食后加剧疼痛，怕人揉挨按疼处，那样会使疼痛加剧。热：皮色燃红，灼热疼痛，遇冷则痛减。寒：皮色不红，不热，酸痛，得温则痛缓。风：痛无定处，忽彼忽此，走注甚速。气：攻痛无常，时感抽掣，喜缓怒甚。化脓：肿势急胀，痛无止时，如有鸡啄，按之中软应指。瘀血：初起隐痛，微胀，微热，皮色暗褐，继则皮色青紫而胀痛。

2. 辨疼痛的时间

卒痛：突然发作，疼痛急剧，多见于急性疾患。持续痛：痛无休止，持续不减，多见于阳证未溃时。痛势缓和，持续较久，多见于阴证初起。

3. 辨疼痛的性质

刺痛：痛如针刺，病变多在皮肤，如蛇串疮。灼痛：痛而有灼热感，病变多在肌肤，如疖、有头疽、颜面疔疮、丹毒等。裂痛：痛如撕裂，病变多在皮肉，如肛裂、手足皲裂较深者。钝痛：疼痛滞钝，病变多在骨与关节间，如流痰、附骨疽转入慢性阶段者。酸痛：又酸又痛，病变多在关节，如流痰。抽掣痛：除痛时有抽掣外，并伴有放射痛，传导于邻近部位，如乳岩、石瘿、失荣的晚期。啄痛：痛如鸡啄，并伴有节律性疼痛，病变在肌肉，多在阳证疮疡化脓阶段，如手部疔疮、乳痈等。

4. 辨疼痛部位

轻疼的病变在浅层的肌肉皮肤，重疼时病变多在深层的筋骨间。先肿后痛的病变浅在肌肤，如颈痈。先痛后肿者的病变深在筋骨，如附骨疽。痛发数处同时肿胀并起的或先后继者，为流注。肿势蔓延而痛在一处的时，多是毒已渐聚。肿势散漫而无处不痛时，提示毒邪四散，向四处蔓延发展。肿块坚硬如石用手推之不移，不痛或微痛，日久逐渐肿胀，疼痛处有抽搐感，同时牵引它处（掣痛）者，提示恶性肿瘤（岩）。

【选注】

《外科精义》（元·齐德之）：凡疮疽肿，大按乃痛者，脓深也；小按之便痛者，脓浅也。

《疡医大全·论疮疡痛痒麻木》（清·顾世澄）：经曰：诸痛痒疮疡者，皆属心火。火之为物，能消烁万物，残败百端故也。盖人之肌肤附近火灼则为疮，若肉近火则痛，微远则痒，此火之用也。或有痒痛如针尖轻刺者，犹飞迸火星灼之然也。

张景岳曰：凡痈毒肿，赤痛之甚者，虽内治之法，已具于前，然煎剂功缓，而痛急难当者，必须外用敷药，既欲其止痛，必欲其败毒，则无如降痈散之神妙也。又曰：脓出反痛者，虚也。

李东垣曰：夫疮疽之证候不同，寒热虚实，皆能为痛，止痛之法，殊非一端，世人皆谓乳没珍宝之药，可住疼痛，殊不知临病制宜，自有方法。盖热毒之痛者，以寒凉之剂折其热，则痛自止也；寒邪之痛，以温热之药熨其寒，则痛自除矣。因风而有痛者，除其风；因湿而痛者，导其湿；燥而痛者，润之；塞而痛者，通之；虚而痛者，补之；实而痛者，泻之；因脓郁而闭者，开之；恶肉侵溃者，引之；阴阳不和者，调之；经络秘涩者，利之。临机应变，方为上医，不可执方而无权也。（《十书》）

澄曰：痈疽疼痛有五种，初起者，气凝血聚也，宜活血行气。已成跳痛者，此肉腐作脓也，宜内托排脓。将溃误敷凉药痛者，宜用芳香之药淋之；已溃脓出反痛者，虚也，宜补气血；溃后秽气所触而痛者，宜乳没解之，其痛自止。

【小结】

疼痛是外科疾病的常见症状之一，有时疼痛作为症状来反映疾病的性质和根源，有时疼痛就是疾病本身，所以对于疼痛的成因、性质、发作时的情况，以及与肿胀等其他症状的关系的把握非常重要。对于诊断和治疗疾病有重要的指导性。

【原文】

金鉴辨脓歌

痈疽未①脓宜消托，已成当辨有无脓，按之坚硬无脓象，不热无脓热有脓。大软应知脓已②成，半软半硬脓未成，按之即起脓已②有，不起无脓气血穷。深按速起稀黄水，深按缓起坏污脓。实而疼甚内是血，内是气兮按不疼。轻按即疼知脓浅，重按方疼深有脓。薄皮暴起其脓浅，皮不高阜脓必浓。稠黄白脓宜先出，桃红红水次第行。肥人脓多瘦人少，反此当究有变凶。稠黄气实虚稀白，粉浆污水定难生，汗后脓秽犹可愈，脓出身热治无功。

【阐释】

痈疽还未成脓时一般属于初期，可以用消托之法令初起的痈疽消散或吸收。如果痈疽继续发展已成，就应诊断其是否成脓。辨脓的有无、形质、色泽、深浅和气味，是外科医生的基本功，是有一套技巧和方法的，还有以下应注意的问题。

1. 辨脓有无

有脓：按之病变之处灼热痛甚，指端重按一处其痛更剧。如肿块已软，按指抬起肿处即复（即应指），而脉数者，为脓已成。无脓：按之微热，痛势不甚，肿块仍硬，指起不复（不应指），脉不数者，为脓未成。

2. 辨脓的方法

手触法：将两手食指的指端轻放于疑似脓肿之处，相隔适当的距离，然后以一手指端稍用力反复按压，如另一手指端即感觉有一种波动，称为应指；经多次及左右指相互交替试验，应指明显者为有脓。在检查时注意两手指端应放于相对的位置，并且在上下左右四处互相垂直的方向检查。若脓肿范围较小，则用左手拇、食两指固定于脓肿的两侧，以右手的食指按压脓肿中央，如有应指的为有脓。

透光法：此法并非适用所有的化脓之处的检查，一般适用于肢体部分容易用手电光投射之处，如指部（趾）部。医生用左手遮着患指（趾），同时用右手把手电筒放在患指（趾）下面，对准患指（趾）照射，然后注意观察指

（趾）部上面，如见深黑色的阴影为有脓。不同部位的脓液积聚，则其阴影可在不同的部位显现，如蛇眼疗、甲根后的脓液积聚，可在指甲根部见到轻度的遮暗；蛇头疗脓液在骨膜部，则沿指骨的走向有增强的阴影，而周围则清晰；在骨部的沿着骨有黑色遮暗，并在感染区有明显的轮廓；在关节部的，则关节处有很少的遮暗；在腱鞘部的，有轻度遮暗，其走向沿整个手指的掌面；全手指尖部、整个手指的脓肿则呈一片显著遮暗。如尚未化脓时，则见清晰潮红。点压法：手指部的脓肿在脓液很少的情况下，可用点压法检查，简便易行。用大头针尾或火柴头等小的圆钝物，在感染区域轻轻点压，如测得有局限性的剧痛点，显示已有脓肿形成，而剧痛的压痛点即为脓肿部位。穿刺法：深部疮疡，当脓已成而脓液不多，用按触法辨脓有困难时，可采用注射器穿刺抽脓方法。这种方法不仅可以用来辨别脓的有无，而且可以用来采集脓液标本。在操作时必须注意严格消毒，以及穿刺部位进针的深度等。

3. 辨脓的部位深浅。辨脓的部位深浅，可为切开引流进刀深浅提供重要依据。若深浅不辨，浅者深开，则损伤正常组织，增加患者痛苦；深者浅开，则达不到引流目的。脓在浅部：肿块高突坚硬，中有软陷，皮薄灼热焮红，轻按便痛而应指。脓在深部：肿块散漫坚硬，按之隐隐软陷，皮厚，不热或微热，不红或微红，重按方痛而应指。

4. 辨脓的形质、色泽和气味。

脓的形质：如脓稠厚者，为元气较充；淡薄者，为元气虚弱。如先出黄的稠厚脓液，次出黄稠滋水，为将敛佳象。如脓由稠厚转为稀薄，为体质渐衰，一时难敛。如脓成日久不溃，一旦溃破，脓质虽如水直流，但其色不晦，其气不臭，非为败象。如脓稀似粉浆污水，或夹有败絮状物质，而色晦腥臭者，为气血衰竭，是属败象。

脓的色泽：如黄白质稠，色泽鲜明，为气血充足，属于佳象；如黄浊质稠，色泽不洁，为气火有余，尚属顺证；如黄白质稀，色泽洁净，气血虽虚，未为败象。如脓色绿黑稀薄，为蓄毒日久，有损筋伤骨的可能。如脓中夹有瘀血色紫成块者，为血络损伤。如脓色如姜汁，则每多兼患黄疸，病势较重。

脓的气味：一般略带腥味，脓液稠厚，大多是顺证；脓液腥秽恶臭的，其质必薄，大多是逆证，而且常是穿膜损骨之征。

5. 辨脓的注意事项

对手部和面部疮疡辨有脓无脓时，应注意患部是否用碘酒涂搽，因用后皮肤易起空壳，不能误认为内有脓液，应仔细按之看有无波动感；辨脓的有无，可结合各病的发病日期，如痈一般化脓约 7 天，暑湿流注约为 4 天，手足疔疮约 10 天左右，乳痈约为 10 天，流痰需 6 个月至 1 年以上。但应注意，如用抗生素治疗后不能消散者，化脓的时间则均可延迟。股四头肌处的肿疡，按之似有波动感，但此处的验脓必须在上下左右四处互相垂直的方向，或取脓肿患部侧倒，或患者暂时直立位检查，如有脓液，可向低位流动充盈，待确诊有波动感时，方可手术切开。一般肿疡波动冲击感有力者多为厚脓，患者气血尚充实，溃后愈合较快；波动冲击感无力者多为薄脓，患者气血不足，溃后愈合较慢。

【校勘】

①原为"末"，应为"未"。

②原为"巳"，应为"已"。

【选注】

《疡科纲要·卷上·外疡总论·第八节论脓之色泽形质》（张山雷）：故以脓之形质言之，则宜稠不宜清，稠厚者，其人之元气必充，淡薄者，其人之本真必弱。惟脓成于内，日久不泄，攻孔深巨，蕴酿多时，则其质多不稠厚，决而去之，如水直流，色泽不晦，气臭不恶，尚是正宗，未为败象。……以脓之色泽言之，宜明净，不宜污浊。色白质稠，而清华郎润者，正气之充，最是佳境。黄浊稠厚，而色泽鲜明者，气火有余，宜投清理。即或脓质不稠，色白或黄，纯净莹洁者，亦必顺证。

《外科证治全生集·痈疽总论》（清·王洪绪）：然毒之化，必由脓，脓之成必由气血，气血之化必由温也。

《外科精义》（元·齐德之）：凡疮疽肿，大按乃痛者，脓深也；小按之便痛者，脓浅也。

《疡医大全·论辨脓法》（清·顾世澄）：李东垣曰：夫疮肿之疾，毒瓦斯已结者，不可论内消之法，即当辨脓生熟浅深，不可妄开，视之可否，不至于危殆矣。凡疮疽肿大，按之乃痛者，脓深也；小按之便痛者，脓浅也；按之不甚痛者，未成脓也；若按之即复者，有脓也；不复者，无脓也，非也，必有水也。以手掩其上，大热者，脓成而自软也；若其薄皮剥起者，脓成也；其肿

不甚热者，脓未成也。(《十书》)

经曰：脓血交黏，用药可全，色鲜红活，腐肉易脱，气败血衰，神仙叹哉。

齐氏曰：若发肿部软而不痛者，血瘤也。发肿日渐增长，而不大热，时时牵痛者，气瘤也。气结微肿，久而不消，后亦成脓，此是寒热所为也。留积经久，极阴生阳，寒化为热，以此溃者，必多成瘤。

伍氏曰：疮肿赤色，按之色不变者，此脓已成也；按之随手赤色者，其亦有脓也；按之白色，良久方赤者，此游毒已息，可就赤白尽处灸断，赤肿自消。凡以手按之。若牢硬，未有脓也；若半软半硬，已有脓也。又按肿上下不热者为无脓；热甚者，为有脓，宜急破之。

澄曰：凡肿疡按之软陷，随手起者，为有脓；按之坚硬，虽按之有凹，不即随手起者，为脓尚未成，不可轻易决破。又曰：凡大按乃痛者病深，小按便痛者病浅；按之处陷不复者无脓，按之处即复者有脓；按之不复者可消，若按之都牵强者未有脓也。按之半软者，有脓也。又以手按上下，不热者无脓，若热者有脓。凡觉有脓，急当破之；无脓但气肿，若有血，慎之，慎之，不可针破也，用诸拔毒之药敷散。四围坚，中间软者，此为有脓也；一边软，亦可有脓。都坚硬者，此为恶核，或有气也；都软者，此为有血或血瘤也，当审坚硬虚实为要。若坚疽积久，后若更变热中有软处，当软处切不可针破也；软疽者，只温暖裹衣置之耳。若针灸刺破，不可疗矣。

【小结】

脓因皮肉之间热胜肉腐蒸酿而成，由气血所化生，是肿疡在不能消散的阶段所出现的主要症状。疮疡的出脓是正气载毒外出，所以疮疡在局部诊断时辨脓的有无至关重要。如疮疡已成脓，还应该辨脓的部位深浅，以便进行适当的处理。在脓成溃后，必须用望诊来观察脓的形质、色泽，用闻诊来嗅辨脓水的气味变化，以判断体质的盛衰、病情的顺逆。

【原文】

本堂改著增补辨痒歌

初起肿痒搔即疼，总因心火毒与风（诸疮初肿，刺痒不休，搔即红热则疼，总属心火内毒之由，即系内经所云：诸疮疼痒皆属心火之说也。若非疼极作痒之痒，勿可认为毒火。即是属火，应有红热，若无红热，决非毒火。内经之说文简义奥，明言疼痛而兼痒方为心火，后学不解其奥，但闻是痒，便疑心火，投法不应，反怨经旨错谬。学者宜当细加解辨，勿可终日[①]不省也）。**溃后患旁红粟痒，多属外风血燥生**（疮溃未愈，孔旁遍起红粟疙瘩作痒，原因外风所袭或食发风之物，血燥之故）。**溃脓瘀腐沤作痒，塞闷不舒是其情**（若是瘀腐堵塞作痒者，必定闷不舒畅）。**皮破腐烂延漫染，风毒侵血外因成**（皮破红粟肤烂延染而瘙痒者，乃属六淫外因之由，非疮溃受风之说也）。**溃久风郁生虫痒，肌红燥涩患不平**（疮溃敛迟，风郁血脉之分，久则生虫作痒，患处燥涩僵红皱纵不甚平正，有时燥痒难堪）。**痒而色黯无红热，破烂汁多阴毒凝**（皮破肤烂，痒极无度，汁水甚多，色黯肌冷，定属纯阴之毒，与风湿皮破作痒大有悬殊。大概总以阴阳形色为判，勿以一痒为论也）。**湿淫流染挟风痒，色黄淡宽水多腥**（风湿为痒，破烂延宽，色黄无热，汁水凝滞。若兼气虚，必致微腥，无甚深伤为异耶）。**脓尽作痒生新肉，痒若虫行气血充。痒各有因非一论，医不通明难奏功**（医者理宜权辨，投法或可有效。若止执一偏论，岂能病趁其心耶）。

【阐释】

痒是因风、湿、热、虫之邪客于皮肤肌表，引起皮肉间气血不和；或由于血虚风燥，肤失濡养而成。痒是皮肤病的一个主要自觉症状，疮疡的肿疡、溃疡过程中亦有发生。由于发生痒的原因不一，病变的过程不同，痒的情况也各有差异。

1. 辨痒的病因

风胜：走窜无定，遍体作痒，抓破血溢，随破随收，不致化腐，多为干性。如牛皮癣、白疕、瘾疹等。湿胜：浸淫四窜，黄水淋漓，易沿表皮蚀烂，越腐越痒，多为湿性，或有传染性。如急性湿疮、脓疱疮等。热胜：皮肤隐疹，焮红灼热作痒，或只发于暴露部位，或遍布全身，甚则糜烂、滋水淋漓，结痂成片，常不传染。如接触性皮炎。虫淫：浸淫蔓延，黄水频流，状如虫行皮中，其痒尤甚，最易传染。如手足癣、疥疮等。血虚：皮肤变厚、干燥、脱屑、作痒，很少糜烂滋水。如慢性湿疮、白疕、牛皮癣等慢性皮肤病。

2. 症状性痒

肿疡作痒：一般较为少见，如有头疽、疔疮初起，局部肿势平坦，根脚散漫，脓犹未化之时，可有作痒的感觉，提示毒势炽盛，病变有发展的趋势。特别是疫疔，只痒不痛，而病情更为严重。又如乳痈等，经治疗后局部根脚收束，肿痛已减，余块未消之时，也有痒的感觉，提示毒势已衰，气血通畅，病变有消散之趋势。

溃疡作痒：如痈疽溃后，肿痛渐消，忽然患部感觉灼热奇痒，常由于脓区不洁，脓液浸渍皮肤，护理不善所致；或因应用汞剂、砒剂、敷贴膏药等引起皮肤过敏所致。如溃疡经治疗后，引流已畅，四周余肿未消之时，或腐肉已脱、新肌新生之际，而皮肉间感觉微微作痒，这是毒邪渐化，气血渐充，助养新肉，将要收口的佳象。

【校勘】

①原为"目"，应为"日"

【选注】

《医宗金鉴·外科心法要诀·痈疽辨痒歌》（清·吴谦等）："初起作痒因风热，溃后脓沤或冒风。将敛作痒生新肉，痒若虫行气血充。"

《疡医大全·论疮疡痛痒麻木》（清·顾世澄）："经曰：诸痛痒疮疡者，皆属心火。火之为物，能消烁万物，残败百端故也。盖人之肌肤附近火灼则为疮，若肉近火则痛，微远则痒，此火之用也。或有痒痛如针尖轻刺者，犹飞迸火星灼之然也。然疮疡时炙之以火，溃之以汤，而痒转甚者，是微热助之所使也。有因而不痒者，是热令皮肤舒缓，腠理开通，阳气得泄，热气易散矣，故不痒也。有痒用冷水沃之，临时少退，良久复大痒者，乃寒主收敛，阳气郁结，不得散越，沸热内作，故复痒转甚也。又痒得抓而解者，抓主动，动为阳，阳属火化，故轻轻抓而能痒，亦火之微也。重重抓则痒去者，是皮肤抓得辛辣，而属金化，辛能散，故金化见火力而解，故不痒也。经曰：痛者为实，痒者为虚，非为虚寒之虚，乃火热微甚之意也。"

《外科证治全书》："白疕，一名它风，皮肤燥痒，起如疹疥而色白，搔之屑起，渐至肢体枯燥拆裂，血出痛楚，十指间皮厚而莫能瘙痒。因岁金大过，至秋深燥金用事，易得此证，多患于血虚体瘦之人。"

【小结】

痒属风，亦各有因。较为常见的是风邪客于皮肤，血燥不能荣养所致。凡肿疡初起，皮肤作痒者，为风热相搏。溃后作痒者，轻由脓沤，甚由疮口冒风，故突起疙瘩，形如小米。抓破之后，津水者，是脾湿；津血者，是脾燥。若将敛作痒者，缘初肿时肌肉结滞，气血罕来，及至将敛，气血渐充，助养新肉，故痒也。然必痒若虫行，方称美疾。其他如疥癣作痒，皆属风淫，虽也有这种虫行的痒感则属于另一类。

【原文】

金鉴总论治法歌

痈疽疮疡初如粟（前贤成书，本①为以启后蒙，易入医门之便，恐不尽意，复加歌词，以辨明义。何岂前后歌句每将痈疽并呼，大题目初言便错，辟如车未出门，院内则翻矣），麻痒煍疼即大毒（既系麻痒，决不煍疼，既系煍疼，定不麻痒，若是瘙痒兼疼，又非大毒。疼在患处者为轻症，疼隐半身，不知疼之所在者为重症。麻痒不疼，初如粟米为又重，恐系疔毒。岂可麻痒煍疼，不辨轻重，一呼而下之事乎。若能久临是患，辨明以上等理，方知此句初即错谬矣）。无论阴阳灸最宜（临疾用法，关乎死生，何可不论阴阳灸最宜？有前初如粟，兼之麻痒等说，再有以后灸法论中以烂蒜普灸之说，若遇初如粟米，麻痒将要走黄之疔毒，即以蒜艾遍灸，轻则肌肉糜烂，即便当时不死，终难效愈，重则束手待毙矣），灸后汤洗膏固护（此下②数句，后又有）。十日之后疮尚坚，铍针点破最宜先（以上二句，原论未指明确，何症十日之后可以应刺，大概总系用于项后肩背，绵溃等症。其余别肿溃出通脓者，皆当禁用。医学庸浅，恐为注解不明。宗此滥用，或逢初发高肿之患，刺之太早，虽无大伤，患者徒受残苦，毫无所益。若逢郁结坚肿，思虑伤脾或附骨阴疽，开刺太早，真气外泻，荣卫残伤，虽然再遇明者，恐难救治。病者岂非枉死？余今聊改此歌，以止患者免于妄误生命，并将以下原歌音韵不敷者，并改通韵，以便易记）。

本堂改著总论治法歌

总论治法为首先，医不明理患何痊。痈疽本属难辨解，理关阴阳非等闲。痈生红热疼高肿，清下解毒效称仙。疽发迟缓色不变，漫肿宽延疼渐添。初治表汗次温散，不消解凝托里兼。毒肿早灸③疽

烘熨，惟凭临症医辨权。初如粟米麻痒症，恐系疔毒当细参。附冷
拘紧表邪盛，呕恶心乱内毒繁。速宜汗散解毒剂，束敷之法莫迟延。
肿而坚胀郁虑症，舒气养荣缓治安。辨解轻重凭精奥，分别速缓在
达权，内用疏解与宣通，外宜敷药四围圈。轻症神灯照三支，平塌
之患补宜先，高肿不可过于攻，内热毒盛解当然。二便秘结宜通利，
内不滞涩患立安。溃后腐闭脓若少，药筒提拔脓要黏。瘀腐顽塞宜
开窍，新肉顿生自不难，余腐须用灵药去，频将汤洗忌风寒。生肌
散上将敛时，保养等条莫失严，切忌脓出投寒凉，夏宜明窗冬暖间。
肌肉长平将疮④敛，谨慎调理莫自宽，新肉如珠皮不敛，若失保养命
归泉。

【阐释】

医宗金鉴提出：无论阴阳灸最宜。何景才对此提出异议，认为：临疾用
法，关乎死生，何可不论阴阳灸最宜？有前初如粟，兼之麻痒等说，再有以后
灸法论中以烂蒜普灸之说，若遇初如粟米，麻痒将要走黄之疔毒，即以蒜艾遍
灸，轻则肌肉糜烂，即便当时不死，终难效愈，重则束手待毙矣。我以为这并
非危言耸听，如果不辨疮疡性质，一律用灸，对于将要走黄之疔毒会造成蔓延
之势，何景才依据临床经验大胆质疑，不惟名、不惟上、只惟实的科学精神令
后辈景仰和钦佩。疔疮等实热阳证，不宜灸之，以免以火济火（现代医学认
为炎症容易扩散）。痈疽疮疡何时应灸？何时应刺？其适应症如何？古代用法
到现代有哪些发展和变化？医者必须了解和掌握，做到与科技水平的发展同
步。针灸包括针法与灸法，两者各有其适应证。在外科方面，古代多采用灸
法，但近年来针法较灸法应用更广泛，很多疾病均可配合针刺治疗而提高临床
疗效。灸法是用药物在患处燃烧，借着药力、火力的温暖作用，可以和阳祛
寒、活血散瘀、疏通经络、拔引郁毒。如此则肿疡未成者易于消散，既成者易
于溃脓，既溃者易于生肌收口。灸法适用于肿疡初起坚肿，特别是阴寒毒邪凝
滞筋骨，而正气虚弱，难以起发，不能托毒外达者；或溃疡久不愈合，脓水稀
薄，肌肉僵化，新肉生长迟缓者。灸的方法主要有两类，一种是明灸，单纯用
艾绒作艾炷置于皮肤施灸，此法因有灼痛，并容易引起皮肤发生水疱，所以比
较少用；一种是隔灸，捣药成饼，或切药成片（如豆豉、附子等作饼，或姜、

蒜等切片），上置艾炷，于疮上灸之。此外，还有用艾绒配伍其他药物，做成药条，隔纸燃灸，称为雷火神针灸。豆豉饼灸、隔姜、蒜灸等，适用于疮疡初起毒邪壅滞之证，取其辛香之气，行气散邪。灸炷的大小，壮数的多少，须视疮形的大小及疮口的深浅而定，总之务必使药力达到病所，以痛者灸至不痛、不痛者灸至觉痛为止。治疗疮疡的铍针是一种古针具，属于九针之一，亦称铍刀、剑针。《灵枢·九针论》："铍针，取法于剑锋，广二分半，长四寸，主大痈脓，两热争者也"，铍针是形如宝剑，两面有刃的针具。多用于外科，以刺破痈疽，排出脓血。此外，在针灸的同时，根据病情应与内治、外治等法共同施治。

　　何景才对非药物外治法很重视，认为"毒肿早灸疽烘熨，惟凭临症医辨权"，应该说烘熨成本低、损伤少、疗效好，是治疗疮疡的首选，现代在疮疡的治疗中仍广泛应用。烘和熨是两种疗法各有各的适应症。

　　熨法是把药物加酒、醋炒热，布包熨摩患处，使腠理疏通、气血流畅而达到治疗目的的一种治疗方法。适用于风寒湿痰凝滞筋骨肌肉等证，以及乳痈的初起或回乳。用法：先制熨风散药末：取赤皮葱连须240克，捣烂后与药末和匀，醋拌炒热，布包熨患处，（也可将布包置于微波炉中，中火转1～2分钟取出敷患处）稍冷即换，有温经祛寒、散风止痛之功，适用于附骨疽、流痰皮色不变、筋骨酸痛。又如取皮硝（是芒硝的粗制品，主要成分是含结晶水的硫酸钠）80克，置布袋中，覆于乳房部，再把热水袋置于布袋上待其溶化吸收，有消肿回乳之功，适用于乳痈初起或哺乳期的回乳。需要注意的是，一般阳证肿疡禁用。

　　热烘疗法，是在病变部位涂药后，再加热烘，通过热力的作用，使局部气血流畅，腠理开疏，药物渗入，从而达到活血祛风以减轻或消除痒感、活血化瘀以消除皮肤肥厚等治疗目的的一种治疗方法。适用于鹅掌风、慢性湿疮、牛皮癣等皮肤干燥、瘙痒之症。用法：依据病情，选择相适应的药膏，操作时先将药膏涂于患部，须均匀极薄，然后用电吹风烘（或火烘）患部，每天1次，每次20分钟，烘后即可将所涂药膏擦去。但是，一切急性皮肤病禁用。

【校勘】
①原为"木"，应为"本"。
②原为"末"，应为"未"。

③原为"炙"，应为"灸"。

④原为"苍"，应为"疮"。

【选注】

《外科启玄·明疮疡痛痒麻木论》（明·申斗垣）：经云：诸痛痒疮，皆属于心。盖火之为物，能消烁万物，残败百端故也。盖人之肌肤附近火灼则为疮，近火则痛，微远则痒。……经云：痛者为实，痒者为虚。非为虚寒之虚，乃火势微甚之意也。

《疡医大全·卷六·论阴阳法》（清·顾世澄）：凡诊视痈疽，施治，必须先审阴阳，乃医道之纲领。阴阳无谬，治焉有差！医道虽繁，可以一言蔽之者，曰阴阳而已。

《洞天奥旨·卷一·疮疡阴阳论》（清·陈士铎）：疮疡最要分别阴阳，阴阳不分，动手即错。

《疡医大全》：齐德之曰：大凡生疽，皆只如黍粟粒许大，其状至微，人多不以为急，此蕴大患，宜速辨之，不可自忽。若能防止于未形，理之于未成，或朝觉而夕治，求治于良医，则必无危困矣。若因循慢忽，询于庸医，致令脓血结聚，委之于命，束手待毙，不已去道远乎！以致筋骨败遗，穿通脏腑，死者十有八九矣，可不慎与！盖疮疽之人，托命庸医，任意措置，危殆立至，若用良医，则可保痊愈，不可不择，辨之何难。若能饱读经书，久谙证候，汤药熟娴，洞明色脉，性情仁善，孝义忠信，临事不惑，处治有决，方为良医，委用勿疑。然后要在病患自克，不可恚怒悲忧，叫呼忿恨，骄恣性情，信任口腹，驰骋劳役，惟宜清静恬澹，耐烦为宜。（《精义》）

《疡医大全》：李东垣曰：疽初生如黍米大，痒痛有异，误触破之，即展四畔，赤肿沉闷，牵引胁肋疼痛，数日之后，渐觉肌肤壮热，恶寒烦渴，肿晕侵展，浆汁出，积日不溃，抑之则流血者，谓之发背疽也。发于脑者为脑疽，发于鬓眉髯者，以类呼也。又有其状无头，肿阔三四寸，如觉注闷疼痛，因循数日，皮光微软者，甚则亦令人恶寒发热，头痛烦渴者，谓之发背痈也。又有初生一头，色浮赤而无根，肿见于皮肤之间，大小一二寸者，疖也。三者，惟疽最重，此疾皆因滋味与浓衣，衣服浓暖则表易招寒，滋味过多则五脏生热，脏腑积热，则血脉不流而毒瓦斯凝滞，邪气伏留，热抟于血，血聚则肉溃成疮，浅则为疖，实则为痈，深则为疽矣。亦有因服金石发动而成，亦有平生不

服金石药而患者，乃由父母曾服饵者，其毒瓦斯流传子孙。此病初起认是疽，则宜速疗之。（《十书》）

【小结】

痈疽疮疡的治法分内治和外治两大类。内治之法基本与内科治法相同，从整体观念出发，进行辨证施治，但其中透脓、托毒等法，以及结合疾病应用的某些方药，则有显著的区别，这正是外科的特点。而外治中的外用药物、手术疗法和其他疗法中的药线、垫棉，则为外科所独有。在临床上轻浅小恙或某些皮肤疾病，单用外治可以获效，但大部分外科疾病必须内、外治并重。在具体应用时，必须根据患者的体质和不同的致病因素，辨别阴阳及经络部位，确定疾病的性质，然后立出内治和外治的法则，运用不同方药，才能获得满意的治疗效果。

【原文】

本堂增补内托治法歌

内托治法疮已成，起发迟缓不生脓，坚硬不疼不红热，或致溃后脓稀清。肌肉生迟口不敛（以前俱系本堂增加改句），大补气血调卫荣，佐以祛毒行滞品，寒加温热御寒风，肿消脓稠腐渐退，新生口敛内托功。

【阐释】

内托治法是用透托和补托的药物，使疮疡毒邪移深就浅，早日液化成脓，并使扩散的证候趋于局限，邪盛者不致脓毒旁窜深溃，正虚者不致毒邪内陷，从而达到脓出毒泄、肿消痛止目的的一种治法。临床应用时，分为透托法和补托法两类。临床常用的透托方剂，如透脓散；补托方，如托里消毒散。常用药物黄芪、党参、白术、当归、白芍、穿山甲、皂角刺等。透托法适用于肿疡已成，毒盛正气不虚，尚未溃破或溃而脓出不畅，多用于实证。补托法适用于肿疡毒势方盛，正气已虚，不能托毒外出，以致疮形平塌，根盘散漫，难溃难腐，或溃后脓水稀少，坚肿不消，并出现精神不振，面色无华，脉数无力等症者。临床应用时要注意，透脓法不宜用之过早，肿疡初起未成脓时勿用。补托法在正实毒盛的情况下不可施用，否则非但无益，反而能滋长毒邪，使病势加剧，而犯"实实"之戒。透脓散方中的黄芪，当湿热火毒炽盛之时，应去而不用。若正虚而兼精神萎靡、舌淡胖、脉沉细等阳气虚衰症象者，还宜加附子、肉桂以温补托毒。此外，因脓由气血凝滞、热胜肉腐而成，故内托法常须与和营、清热等法同用。

透脓散（《外科正宗》）：生黄芪、穿山甲（炒）、川芎、当归、皂角刺主治痈疽诸毒内脓已成，不易外溃者。

托里消毒散（《医宗金鉴》）：人参、黄芪、当归、川芎、芍药、白术、茯苓、白芷、皂角刺、桔梗、银花、甘草。用于疮疡体虚邪盛，脓毒不易外达者。

【选注】

《疡医大全》：洁古云：疮疡者，火之属，须分内外。若其脉沉实，当先疏其内、绝其源也。其脉浮大，当先托里，恐邪气入内也。有内外之中者，邪气至甚，遏绝经络，故发痈肿。经曰：荣气不从，逆于肉里，乃生痈肿，此因失托里，及失疏通，又失和荣卫也。治疮之大要，须明托里、疏通、行荣卫三法：托里者，治其外之内；疏通者，治其内之外；行荣卫者，治其中也。内之外者，其脉沉实，发热烦躁，外无赤痛甚，邪气深于内也。故先疏通脏腑，以绝其源（内疏黄连汤）。外之内者，其脉浮数，肿在外，形证外显，恐邪气极而内行，故先托里，以防其干也（内托复煎散）。内外之中者，外无恶之气，内亦脏腑宣通，知其在经，当和荣卫也（当归黄连汤）。用此三法之后，虽未瘥，必无变证，亦可使邪气峻减而易痊也。

【小结】

内托治法是用补益气血和透脓的药物，扶助正气，托毒外出，以免毒邪内陷的一种治疗大法。此法适用于外疡中期，正虚毒盛，不能托毒外达，疮形平塌，根脚散漫，难溃难腐的虚证。如毒气盛而正气未衰者，可仅用透脓的药物，促其早日脓出毒泄，肿消痛减，以免脓毒旁窜深溃；如毒邪炽盛的，还需加用清热解毒药物。

【原文】

本堂增补虚实治法歌

虚实治法须细详，临疾揣测莫慌惝^①。痈疽但凭形色理，高肿红热疼属阳。数日内外溃即敛，失于方药也无妨，起发迟慢疼无所（以前俱系本堂增加改句，以下原歌），药服托里自安康。发热恶寒身拘紧，无汗表散法称扬。肿硬口干二便秘，下利毒热自然凉。焮疼热盛烦燥渴，便和清热定舒畅。内脓不出瘀肉塞，用刀开割法相当。软漫无脓不腐溃，宜服温补助三阳。溃后新肉如冻色，倍加温热自吉祥。大汗亡阳桂枝附，自汗肢厥四逆汤（以下本堂加句），神虚不眠归脾妙（归脾汤），溃后虚痛定疼防（托里定疼汤）。

阴虚夜疼昼必缓，归芍知柏地黄汤（六味汤或丸，加当归白芍或加知母、黄柏）。内毒结肿痒疼症，九龙热下法最强（九龙丹）。肤患瘀凝砭石法，邪瘟头肿普济方（普济消毒饮，以下原歌）。脾虚溃后肌消瘦，脓水清稀面白黄。不眠发热疮口懒，食少作渴大便溏，宜服清补助脾剂，投方应症保无妨。

【阐释】

阴阳是八纲辨证中的纲领，欲使外科疾病的辨证正确，首先必须辨清其阴阳属性，是阳证，还是阴证，进一步明确病症虚实，治疗上也就有据可依，才不会发生原则性错误。《疡医大全》说："凡诊视痈疽，施治必须先审阴阳，乃医道之纲领。阴阳无谬，治焉有善。医道虽繁，可以一言蔽之者，曰阴阳而已。"因此，辨清疾病之阴阳属性是治疗疾病的总纲。

对于实证常用消法。消法是指运用不同的治疗方法和方药，使初起的肿疡得以消散，是一切肿疡初起的治法总则。此法适用于没有成脓的初期肿疡。具体应用时，必须针对病情，运用不同的治疗方法。如有表邪者解表，里实者通里，热毒蕴结者清热解毒，寒邪凝结者温通，痰凝者祛痰，湿阻者理湿，气滞者行气，血瘀者和营化瘀等。此外，还应结合患者的体质强弱，肿疡所属经络部位等辨证施治，适当加以不同的药物，则未成脓者可以内消，即使不能消散，也可移深居浅，转重为轻。若疮形已成，则不可用内消之法，以免毒散不收，气血受损，脓毒内蓄，侵蚀好肉，甚至腐烂筋骨，反使溃后难敛，不易速愈。

对于虚证常用补法。补法是用补养的药物，恢复正气，助养新生，使疮口早日愈合的一种治疗大法。此法适用于溃疡后期，毒势已去，精神衰疲，元气虚弱，脓水清稀，疮口难敛者。凡气血虚弱者，宜补养气血；脾胃虚弱者，宜理脾和胃；肝肾不足者，宜补养肝肾等。如毒邪未尽，切勿遽用补法，以免留邪为患，助邪鸱张，而犯实实之戒。补益法通常分为益气、养血、滋阴、温阳等四法。益气方剂如四君子汤；养血方，如四物汤；滋阴方，如六味地黄丸；温阳方，如附桂八味丸。常用药物：益气药，如党参、黄芪、白术、茯苓；养血药，如当归、熟地、白芍、鸡血藤；滋阴药，如生地、玄参、麦冬、女贞子、旱莲草、玉竹；温阳药，如附子、肉桂、仙茅、淫羊藿、巴戟肉、鹿角片等。

凡具有气虚、血虚、阳虚、阴虚症状者，均可用补法。适用于疮疡中后期、有气血不足及阴阳虚损者。若肿疡疮形平塌散漫、顶不高突、成脓迟缓、溃疡日久不敛、脓水清稀、神疲乏力者，可用补益气血法；若呼吸气短、语声低微、疲乏无力、自汗、饮食不振、舌淡苔少、脉虚无力者，宜以补气为主；若面色苍白或萎黄、唇色淡白、头晕眼花、心悸失眠、手足发麻、脉细无力者，宜以补血为主；若皮肤病皮损出现干燥、脱屑、肥厚、粗糙、皲裂、苔藓样变，毛发干枯脱落，伴有头晕目花、面色苍白等全身症状者，宜养血润燥；疮疡症见口干咽燥、耳鸣目眩、手足心热、午后潮热、形体消瘦、舌红少苔、脉细数者，以滋阴法治之；疮疡肿形散漫，不易酿脓腐溃，溃后肉色灰暗，新肉难生，舌淡，苔薄，脉微细，以温阳法治之。此外，乳房疮疡病兼冲任不调者，用补肾法以调冲任。

临床上一般阳证溃后多不用补法，如需应用，也多以清热养阴醒胃方法，当确显虚象之时方加补益之品。补益法若用于毒邪炽盛，正气未衰之时，不仅无益，反有助邪之弊。若火毒未清而见虚象者，当以清理为主，切忌大补。若元气虽虚，胃纳不振者，应先以健脾醒胃为主，尔后再进补。

【校勘】

①原为"慌惝"，现为"慌惘"。意为：心里惶惶然、迷糊、不是很清醒的状态。

【选注】

《疡医大全》：知其阴阳内外，则痈疡之概可类见矣。然此以外见者言之，但痈疡之发，原无定所，或在经络，或在脏腑，无不有阴阳之辨，若元气强则正胜邪，正胜邪则毒在腑，在腑者便是阳毒，故易发易收而易治；元气弱则邪胜正，邪胜正则毒在脏，在脏者便是阴毒，故难起难收而难治。此之难易，全在虚实，实者易而虚者难也，速者易而迟者难也。所以凡察痈疽者，当先察元气，以辨吉凶，故无论肿疡溃疡，但觉元气不足，必当先虑其何以收局，而不得不预为之地，万一见病治病，且顾目前，则鲜不致害也。其有元气本亏，而邪盛不能容补者，是必逆败之证，其有邪毒炽甚，而脉证俱实者，但当直攻其毒，则不得误补助邪，所当详辨也。（《全书》）

【小结】

辨阴证阳证是以类比的方法将常见的一些症状，概括地分别归纳为阴阳两类，而且大多是以疮疡为代表。在辨证过程中，不要拘泥于一点，要进行全面分析。由于每一个病的症状表现复杂，而且病情又在不断发展和变化，所以一个病所表现的症状，往往是许多症状综合在一起，因而就不会表现出单纯的阳证或阴证，而是阴中有阳，阳中有阴；且疾病的属阴属阳不是固定不变的，而是随着病情的变化而转化，有因误治而阳证转为阴证的，有初起阳证日久正虚而变为阴证的，亦有因治之得法而阴证变为阳证的。如有头疽初起本属阳证，因病处脓血大泄而正虚，从而由阳转阴；反之，因治之得法，经使用补托之法，病邪由里向外，使正气渐复，阴证又转为阳证，由虚转实。因此，在辨阴证阳证的过程中，不能被一时的表面现象所迷惑，要掌握疾病的全部过程，以动态的眼光去辨别病情。只有这样，才能做出正确的辨证，实施有效的治法。

【原文】

本堂增补针法歌

取脓除瘀用铍针，轻重疾徐在一心，皮薄针深伤好肉，肉厚针浅毒尤存。肿高且软针四五，坚肿宜针六七分，肿平肉色全不变，其患当有寸许深。（以下本堂加句）生熟应凭强弱理，休以日数远近分。用必见脓方为当，或多瘀汁不住滴。无脓血少开法错，患遭残楚冤何云。（以下原歌）背腹肋胁生毒患，扁针斜入始全身。要大开口针斜出，小开直出法相遵①。气虚先补针宜后，脓出症退效如神。（以下本堂改句）开刺得时方称道（原歌云：用在十日半月后），使毒外出不伤人，又有不宜用针处，瘿瘤冬月共骨筋。

以前金鉴原歌云，用在十日半月后之句，与总论治法歌之十日之后疮尚坚，铍针点破最宜先之句，似乎彼此相照。金鉴本系照着正宗所著，成书之时，总系失于细悟，是否之理，后学宗书妄治，混行开割，被害死者亦不知有多少人矣，庸俗但宗其书之传写，不揣真理之致切，杀人终不省悟，但愿仁人君子，择善而从。若用开针之法，必须当其时而用，务以见脓为定论（若明脓之有无，但凭辨脓歌论为准），学者倍加细悟，重怜性命，不只患者幸甚，医者并有幸甚焉。余故将"用在十日半月后"之句删去，中增数语以奉同道仁德者明鉴，开针蚀腐之道虽无凭据，确有真理。愚学不明，每常过用，其真理之义，全在禁得疼楚，不甚过痛为得当（开则见脓，必不甚疼）。若开后昏晕，久方复苏，或用蚀药，以致割刺腐肉（割除顽腐，也不甚疼），若致疼甚难忍，俱为妄误。每见俗子妄用开割，刀出命毙，尔仍公然无愧，推云书载之法，似如刽子手杀人有圣旨可凭之状②，仁者岂不恸哉！

【阐释】

铍针是治疗疮疡的一种古针具，属于九针之一，亦称铍刀、剑针。《灵枢·九针论》："铍针，取法于剑锋，广二分半，长四寸，主大痈脓，两热争者也。"铍针形如宝剑，是两面有刃的针具。多用于外科，以刺破痈疽，排出脓血。现代仍在临床使用，但更多的医生常常用外科手术刀代之，医生往往喜欢自己得心应手的器械。是否需要铍针开脓，主要看脓成否，如果脓未成，病患徒增痛苦，不仅一次不能将脓排净，痈疽还有向周边侵及感染的可能。因此，何时用铍针开割，并无十天半月之时限。开针是否得当，通过病患的感觉便可知晓。如果脓成用针，或割除顽腐，病人一般不疼或疼可忍受。如果疼痛难忍常常是治疗的时机不适当。为了让病患少受痛苦，医生要准确掌握疮疡痈疽是否脓已成的诊断技术。

【校勘】

①原为"尊"，应为"遵"。

②原为"壮"，应为"状"。

【选注】

《疡医大全》：经云：痈气之瘜者，当以针开除去之。又云：铍针末如锋锐，以取大脓。故曰取脓除瘜用铍针也。其轻重疾徐，自有一定，在人心度量用之，不可乱施。盖皮薄针深，反伤好肉，肉厚针浅，毒又难出。大抵肿高而软者在肌肉，针四五分；肿下而坚者在筋脉，针六七分；肿平肉色不变者，附于骨也，宜针寸许；若毒生背腹肋胁等处，宜偏针斜入，以防透膜。针既透脓，视疮口必有脓意如珠，斯时欲大开口，则将针斜出；欲小开口，则将针直出。所谓逆而夺之，顺而取之也。随以棉纸捻蘸元珠膏度之，使脓会齐，二、三时将拈取出，疮口贴太乙膏，四围敷乌龙骨。元气虚者，必先补而后针，脓一出则诸证悉退。再者，用针自有其时，不可太早，亦不可太迟，如十日之间，疮尚坚硬，用铍针当顶点破。半月后不作脓腐者，用铍针品字样，三孔开之，不问深浅，以知痛为住，随用药筒拔法拔之。又有不宜针者，如瘿瘤、结核之类，肚脐骨节近筋之处，及冬月闭藏之时，皆在所禁也。

【小结】

古代的铍针切割痈疽脓肿的方法就是现代的外科的切开法。就是运用手术刀把脓肿切开，以使脓液排出，从而达到疮疡毒随脓泄，肿消痛止，逐渐向愈目的的一种手术方法。它适应一切外疡，不论阴证、阳证，确已成脓者，均可使用。具体操作方法：使用切开法之前，应当辨清脓成熟的程度、脓的深浅、患部的经络位置等情况，然后决定切开与否，具体运用如下：

1. 选择有利时机

即辨清脓成熟的程度，准确把握切开排脓的有利时机。当肿疡成脓之后，脓肿中央出现透脓点（脓腔中央最软的一点），即为脓已成熟，此时予以切开最为适宜。若疮疡脓未成熟，过早切开，则徒伤气血，脓反难成。

2. 切口位置

以低位引流为原则，应使脓液畅流而不致袋脓（切口过高，致使脓液不能顺利排除，形成的如袋盛脓之象）。

3. 切口方向

一般疮疡宜循经直开（不要横断经络），刀头向上，免伤血络；乳房部应以乳头为中心，放射形切开，免伤乳囊；面部脓肿应尽量沿皮肤的自然纹理切开；手指脓肿，应从侧方切开；关节区附近的脓肿，切口尽量避免损坏关节；若为关节区脓肿，一般施行横切口，因为纵切口在疤痕形成后易影响关节功能，而且切口尽量避免越过关节。总之，除了特殊情况，一般均采用纵切。

4. 切开的深浅

不同的病变部位，进刀深浅必须适度，如脓腔浅的，或疮疡生在皮肉较薄的头、颈、胁肋、腹、手指等部位，必须浅开；如脓腔深的，或生在皮肉较厚的臀、臂等部位，稍深无妨，但总以得脓为度。如疮疡脓浅而深开，则内脓虽出，而健康组织受到损伤；脓深而浅开，则内脓排不畅，反致走泄。

5. 切口大小

应根据脓肿范围大小，以及病变部位的肌肉厚薄而定，以达到脓流通畅为度。凡是脓肿范围大，肌肉丰厚而脓腔较深的，切口宜大；脓肿范围小，肉薄而脓肿较浅的，切口宜小。

原则上切口不应过大，以免损伤好肉筋络，愈合后疤痕较大；但切口也不能过小，以免脓水难出，延长疮口愈合时间。

6. 手术方法

常规消毒后，术者以右手持刀，刀锋向外，拇食两指夹住刀口要进刀的尺寸，其余三指把住刀柄，并把刀柄的末端顶在鱼际上三分之一处，这样能使进刀准确有力，同时左手拇食两指按在所要进刀部位的两侧，进刀时刀口宜向上，在脓点部位向内直刺，深入脓腔即止，如欲把刀口开大，则可将刀口向上或向下轻轻延伸，然后将刀直出即可。如采用西医手术刀，可应用小号尖刀以反挑式之执刀法进行直刺，如欲把刀口开大，则可将刀口向上或向下轻轻延伸。

手术中需注意，在关节和筋脉的部位宜谨慎，以免损伤筋脉，致使关节不利。如患者过于体弱，应先内服调补药物待身体略微强壮后，再行手术，以免晕厥。凡颜面疔疮，尤其在鼻唇部位（面部危险三角区），忌早期切开，以防止疔毒走散，并发走黄危证。脓肿切开后，由脓自流或放置引流条，但切忌用力挤压，以免感染扩散、毒邪内攻。

【原文】

金鉴砭法歌

痈疽肿赤走不定，赤游丹毒红丝疗。时毒瘀血壅盛症，砭石治法最宜行。只须刺皮无伤肉，磁锋对患最宜轻。毒血遇刺皆出尽，肿消红散有奇功。

【阐释】

凡痈疽红肿色赤、游走不定及赤游丹毒、红丝疗走散、时毒瘀血壅盛等证，均可行砭石之法，但不可太深，只需刺皮无伤肉也。施术时用细磁器击碎，取有锋芒者一块，用一根竹筷，将头劈开，夹住瓷块，用二指轻捺竹筷梢，以磁锋对患处，悬寸许，再用一根稍重一些的筷子，频击竹筷头，令毒血遇刺皆出，至次日肿未全消，再量行原法砭之，以肿消红散为度。要点即只需刺皮无伤肉，如未愈可再砭至肿消红散。

【选注】

《疡医大全》：李东垣曰：夫上古制砭石大小者，随病所宜也。《内经》谓针石、砭石、针，其实一也。今时用镰者，从《圣济总录》丹毒论曰：法用镰割出血，明不可缓也。合扁鹊云：病在血脉者，治之以砭石。此举《素问》血实宜决之。又《气血形志论》曰：形乐志乐，病生于内，治之以砭石。盖砭石者，亦东方来，为其东方之民，其病多疮疡，其法宜砭石。砭石之用，自有证候，非止丹瘤也。但见肿起色赤，游走不定，宜急镰之，先以生油涂赤上，以镰镰之，要在决泄其毒。然而此法不可轻用，忌其太深。《内经》所刺皮无伤肉，以其九针之用，而各有所宜也。砭镰之法，虽治疮疽、不可轻用也。（砭镰论）

《疡医大全》：周文采曰：古人用砭石、针、刀镰，乃决疮毒之器械也。所谓疮毒之宜出血，可急去之意，不可延缓，恐毒势变走。《内经》云：病在血脉；决之于针石也。岐伯五治论云：砭针，乃磁石锋芒利快，决毒甚便，乃东方之民，善于此，用于疮疖、丹瘤，涂生油于赤肿之上，砭之出血。妙在合宜，亦不可过之耳。

【小结】

砭法又称砭镰法，俗称飞针，属于外治法的一种。过去是用带有锋芒的细瓷器碎块绑在竹筷子的一端，使锋芒对准患处，另用一根竹筷敲击，放出毒血或刺激患处，迫内蕴热毒随血外泄的一种治疗方法。现代医疗器械发展成用三棱针或刀锋在疮疡患处浅刺皮肤或黏膜放出少量血液，较过去的方法更方便效果也更好了。临床上用于急性阳证疮疡，如丹毒、红丝疔等。方法简便，先常规消毒，然后用三棱针或刀锋直刺皮肤或黏膜，迅速移动击刺，以患部出血或排出黏液、黄水为度。砭刺之法对于慢性的阴证、虚证禁用。注意砭刺不可刺得太深，以免伤及经络，刺后可再敷药包扎。

【原文】

本堂辨论隔蒜灸法应否歌

隔蒜灸法出古风，历代虚传为实情。每用不效缘①何故，其情总因理不通。不论阴阳与迟早，不分大小共重轻。灸患灸旁无定论，拿执错误当得能（正宗之书著灸法之说，但见是疮，无论痈疽阴阳轻重，即当一概灸之。若逢漫肿之症，更以烂蒜普灸，或用明灸，必以尽量方止。斯论若遇症法相应之患，或可十痊二三，否则被灸受害，何可尽数。庸俗之辈，但宗其书，不明其理，始终以此错谬而为得能。余论理之是否，后贤高明体试自可知也），后医寻章摘旧句，笔纸妄抄称妙灵。初言宜灸后言禁，颠倒其论总不明（前医妄作，后医妄传，无非寻章摘句，展己②之能而矣。岂以寿世为意耶！医宗金鉴本是照着正宗所著灸法之意，毫无删改。总未明首尾之错，假如疗门之论，初言云，在下宜灸上宜针，后又云，禁灸不禁针。辟如灸疮之论而言，无论阴阳一概可灸，十中必痊八九。何后又有粳米麦冬汤，可救误灸神昏闷肿喘促之用，即言无论阴阳灸最宜，何又有此误灸之方，其错谬之理，不证可知也）。受害死者冤何诉，庸医仍按古法宗。但愿高明加体试，效否方知是虚空（以上之论理之是否，明者久临多患，自然明策。庸者始未不省，而以书载为凭，患者受害，冤何得诉）。余忖灸理勿概用，阳痈久患在禁中。疗毒虚肿郁结症，瘿瘤时瘟灸立凶。头属三阳须戒忌，皮肉薄处也相同（大概不宜灸者，红肿疼热之阳痈。溃久未愈之虚漏，不甚麻木之疗毒，痰聚虚肿、郁结血衰、思虑伤脉等症。以致五瘿六瘤，时令邪瘟咸当禁忌，头面手足背指，即便应灸之症，须当戒之）。初起似疗麻痒症，宜灸患顶早方灵。风肿寒结木硬症，即施灸法理所应（风寒作肿少兼别症之患，必然木硬坚肿。遇暖则喜其患宜当灸之方效）。阴阳相半流注疬，速灸莫过或易轻（半阴半阳初肿隐痛以致流注，瘰疬见症之初，即以早灸为妙，不可急于强灸）。君若不信一概灸，十中定坏六七成。

【阐释】

隔蒜灸法是前人经验之总结，但是应用此法对适应症一定要了解，不能照本宣科凡肿必灸，否则会给病患造成不必要的痛苦。红肿疼热之阳痈。溃久未愈之虚漏，不甚麻木之疗毒，不可用此法的病症：痰聚虚肿、郁结血衰、思虑伤脉以致五瘿六瘤、时令邪瘟等症。头面手足背指，即便应灸之症，也应尽量采用它法。风寒作肿少兼别症之患，必然木硬坚肿。遇暖则喜其患宜当灸之。半阴半阳初肿隐痛以致流注，瘰疬见症之初，即以早灸为妙，但不可急于强灸。

【校勘】

①原为"绿"，应为"缘"。

②原为"已"，应为"己"。

【选注】

《医宗金鉴》：凡痈疽初起，七日以前，开结拔毒，非灸不可。不痛者灸至知痛，疮疼者灸至不疼。盖着毒则不痛，至好肉则痛，必灸至知痛者，令火气至好肉方止也。着皮肉未坏处则痛，着毒则不痛，必灸至不疼者，令火气着毒方止也。法以纸蘸水满覆患上，看纸先干处，即先灸之。但灸法贵于早施，如证起二、三日即灸，十证可全八九；四、五日灸者，十证可全六七；六、七日灸者，十证可全四五，愈早愈妙。其法不一，有隔蒜灸者，有当肉灸者，有用黄蜡灸者，有用附子灸、豆豉灸、蛴螬灸者。

……一壮灸至百壮，以效为度。至艾壮之大小，则量疮势以定之。然灸有应忌者，如肾俞发不宜灸，恐消肾液；手指不宜灸，因皮肉浇薄，恐皮裂肉努。至于头乃诸阳之首，诸书俱云禁灸，若误灸逼毒入里，令人痰喘上涌，反加大肿。然遇纯阴下陷之证，必当灸之，不灸则不能回阳。若半阴半阳之证，则仍当禁而不灸。

隔蒜炎法：大蒜切成片，约三钱，厚安疮头上，用大艾壮灸之，三壮即换一蒜片。若漫肿无头者，以湿纸覆其上，视其先干处，置蒜片灸之。两三处先干，两三处齐灸之。有一点白粒如粟，四围红肿如钱者，即于白粒上灸之。若疮势大，日数多者，以蒜捣烂，铺于疮上，艾铺蒜上灸之。蒜败再易，以知痛甚为效。凡痈疽流注、鹤膝风，每日灸二、三十壮，痈疽阴疮等证，艾数必多，宜先服护心散，以防火气入内。灸小儿，先将蒜置大人臂上，燃艾候蒜温，即移于小儿毒上，其法照前。经云：寒邪客于经络之中则血泣，血泣则不通，不通则卫气从之，壅遏而不得行，故热，大热不止则肉腐为脓。盖毒原本于火，然与外寒相搏，故以艾火、蒜灸之，使开结其毒，以移深居浅也。

《疡医大全》：程山龄曰：隔蒜艾灸，灸法胜于刀针。书云：不痛灸至痛，痛灸不痛时。凡治痈疽，疔毒流注，及一切无名肿毒，以大蒜切片安疮顶上，用陈艾炷安蒜上，香点灸之。其艾炷大小，看疮毒大小取裁。若痈疽之大者，以蒜捣饼敷上，必须不痛者灸至大痛而止，疼痛者，灸至不知痛而后止。若灸不透，反能为害。若内已有脓，则不须灸矣。（《十法》）

周文采曰：初起阴塌不起，便可用艾多灸，或隔蒜灸之，如痛灸至痒，如痒灸至痛，此最妙法也。若疽疮已成，亦可用火针烙开疮口，则易治也。（《集验》）

……又曰：痈疽初发小点，一二日间，急以大蒜头横切如钱，放顶上，顿小艾炷灸之，五壮而止。若形状稍大，以黄棉纸蘸酒全贴肿上，先于干处为筋脚，于先干处灸之，或两处先干，皆灸，但五七壮而止。又法：屈指从四围按之，过痛处是根，就是重按深入，自觉轻快，即此灸之，更于别处灸；若或大肿，即捣蒜为饼，焙干蘸醋灸热，更换频毳，或以熨斗火于蒜饼上熨之，更换热饼频熨。如觉患处走散，即以绵帛盖覆，勿令气泄，俟少间敷药。凡痈疽展大如龟之形，且看头向上下，先灸其前两脚，次灸其尾，或红筋走紧而长，从尽处灸之，须留头并后两脚勿灸。若尽灸之，不惟火气壅聚，使毒无从解散，又攻入里也。若辨认不明，以香白芷三分，汉椒、桑白皮各一分，连叶葱白十根，新水煎汤，入酸醋半盏，淋洗少顷，其筋自现，可以辨验头尾。

……李氏云：治疽之法，灼艾之功胜于用药，盖使毒瓦斯外泄，譬诸盗人人家，当开门逐之，不然则入室为害矣。凡疮初发一二日，须用大颗独蒜，切片三分，浓贴疽顶，以艾隔蒜灸之，每三壮一易蒜，疮溃则贴神异膏，如此则疮不开，大肉不坏，疮口易敛，一举三得。此法之妙，人所罕知。若头顶见疽，则不可用此法。（《五府极观碑》）

……伍氏曰：凡用蒜饼灸者。盖蒜味辛温有毒，主散痈疽，假火势以行药力也。有只用艾柱灸者，此可施于顽疽瘤发之类，凡赤肿紫黑，毒甚者，须以蒜艾同灸为妙。

【小结】

隔蒜灸，适用于疮疡初起毒邪壅滞之证，取其辛香之气，行气散邪。灸炷的大小，壮数的多少，须视疮形的大小及疮口的深浅而定，总之务必使药力达到病所，以痛者灸至不痛、不痛者灸至觉痛为止。凡针刺一般不宜直接刺于病变部位。疔疮等实热阳证，不宜灸之，以免以火济火；头面为诸阳之会，颈项接近咽喉，灸之恐逼毒入里；手指等皮肉较薄之处，灸之更增疼痛。此外，在针灸的同时，根据病情应与内治、外治等法共同施治。

【原文】

本堂补著总论灸法歌

隔蒜灸法古称强，屡用不效反致伤。遇症临施当细辨，休用明灸与患旁。大蒜薄切贴顶上，艾球大小量其疮。七壮二七勿过用，艾爆有声方称祥。若是误灸毒伤内，头项浮肿神昏慌[①]。痰涌吁吁喘嗽状[②]，急服粳米麦冬汤。黄腊宜灸溃烂患，蛴螬惟灸疳瘘疮。豆豉饼灸[③]将溃时，勿令疼甚在孔旁。附子饼灸虚风寒，疮口红活勿疼强。以上诸灸应辨用，投机必效错多伤。

【阐释】

隔蒜灸法是古代的治疗方法，尽管为诸多医家推崇，但是关键要选对适应症才能有良效。临床应用当细辨用于疳瘘恶疮、诸药不验者有奇效；明灸

（与隔灸相对应，即直接用艾对患处施灸）一般不应对患旁施灸，以避免炎症的扩散。隔蒜灸时大蒜切成薄片贴在患处顶部，艾球大小根据其疮大小而定。绿豆大为一壮可灸七壮，七壮后可换蒜片再灸七壮就可以了。艾爆有声表示温度比较好是祥兆。若是不可用灸的疗毒等阳症误灸造成热毒伤内，出现头项浮肿神志昏慌、痰涌吁吁喘嗽等症状时，应急服粳米麦冬汤。其他隔灸的适应症：黄蜡灸法适用于凡痈疽、发背、恶疮、顽疮等症的溃烂处；蛴螬灸法适于灸疳瘘疮。豆豉饼灸最宜用于痈疽发背，将溃未溃时，勿令疼甚，如有疮孔饼勿盖其上，若出现热疼应及时换饼；附子饼灸治溃疡气血俱虚，不能收敛，或受风寒袭扰，以致血气不能运行者，实有奇验，但应以疮口红活为度，避免过度用灸疼痛增强。以上诸灸法适当选用，不应过度治疗，以防造成不必要的伤害。

【校勘】

①原为"慌"，实为"慌"的伪字，故改为"慌"。

②原为"壮"，应为"状"。

③原为"灸"，应为"灸"。

【选注】

《医宗金鉴》：凡痈疽初起，七日以前，开结拔毒，非灸不可。不痛者灸至知痛，疮疼者灸至不疼。盖着毒则不痛，至好肉则痛，必灸至知痛者，令火气至好肉方止也。着皮肉未坏处则痛，着毒则不痛，必灸至不疼者，令火气着毒方止也。法以纸蘸水满覆患上，看纸先干处，即先灸之。但灸法贵于早施，如证起二、三日即灸，十证可全八九；四、五日灸者，十证可全六七；六、七日灸者，十证可全四五，愈早愈妙。其法不一，有隔蒜灸者，有当肉灸者，有用黄蜡灸者，有用附子灸、豆豉灸、蛴螬灸者。一壮灸至百壮，以效为度。至艾壮之大小，则量疮势以定之。然灸有应忌者，如肾俞发不宜灸，恐消肾液；手指不宜，灸因皮肉浇薄，恐皮裂肉努。至于头乃诸阳之首，诸书俱云禁灸，若误灸逼毒入里，令人痰喘上涌，反加大肿。然遇纯阴下陷之证，必当灸之，不灸则不能回阳。若半阴半阳之证，则仍当禁而不灸。

方法：隔蒜炎法大蒜切成片，约三钱，厚安疮头上，用大艾壮灸之，三壮即换一蒜片。若漫肿无头者，以湿纸覆其上，视其先干处，置蒜片灸之。两三处先干，两三处齐灸之。有一点白粒如粟，四围红肿如钱者，即于白粒上灸之。若疮势大，日数多者，以蒜捣烂，铺于疮上，艾铺蒜上灸之。蒜败再易，以知痛甚为效。凡痈疽流注、鹤膝风，每日灸二、三十壮，痈疽阴疮等证，艾数必多，宜先服护心散，以防火气入内。灸小儿，先将蒜置大人臂上，燃艾候蒜温，即移于小儿毒上，其法照前。经云：寒邪客于经络之中则血泣，血泣则不通，不通则卫气从之，壅遏而不得行，故热，大热不止则肉腐为脓。盖毒原本于火，然与外寒相搏，故以艾火、蒜灸之，使开结其毒，以移深居浅也。

二法：黄蜡灸法凡痈疽、发背、恶疮、顽疮，先以湿面随肿根作圈，高寸余，实贴皮上，如井口形，勿令渗漏，圈外围布数重，防火气烘肤，圈内铺蜡屑三、四分厚，次以铜漏杓盛桑木炭火，悬蜡上烘之，令蜡化至滚，再添蜡屑，随添以井满为度。皮不痛者毒浅，灸至知痛为度；皮痛者毒深，灸至不知痛为度。去火杓，即喷冷水少许于蜡上，俟冷起蜡，蜡底之色青黑，此毒出之征也。如漫肿无头者，亦以湿纸试之，于先干处灸之，初起者一、二次即消，已成者二、三次即溃。疮久溃不敛，四围顽硬者，即于疮口上灸之，蜡从孔入，愈深愈妙，其顽腐瘀脓尽化，收敛甚速。

三法：附子饼灸法。生川附子为末，黄酒合作饼如三钱厚，安疮上以艾壮灸之，每日灸数壮，但令微热，勿令疼痛。如饼干，再易饼灸之，务以疮口红活为度。治溃疡气血俱虚，不能收敛，或风寒袭之，以致血气不能运行者，实有奇验。

四法：豆豉饼灸法。痈疽发背，已溃未溃，用江西淡豆豉为末，量疮大小，黄酒合作饼，厚三分，置患处灸之，饼干再易饼。如已有疮孔，勿覆孔上，四布豉饼，列艾其上灸之，使微热，勿令肉破，如热痛急易之。日灸三度，令疮孔出汗即瘥。

五法：蛴螬灸法疳瘘恶疮，诸药不验者，取蛴螬剪去两头，安疮口上，以艾灸之，七壮一易，不过七枚，无不效者。

方剂：麦冬粳米饮主治：此方治痈疽阴疮，法当艾灸，或灸太过者，或阳疮不应灸而误灸者，以致火毒入里，令患者头项浮肿，神昏痰涌，吁吁作喘，急服此药，以清解火毒甚效。组成：麦门冬（去心）粳米（各三钱）水二钟，煎一钟，徐徐热服（方歌：麦门粳米各等分，能医灸后头项肿，神昏痰涌作喘声，水煎徐徐功最勇）。

《疡医大全》：李东垣曰：夫疽则宜灸不宜烙，痈则宜烙不宜灸。丹瘤肿毒，宜溃之，肿皮光软，则针开之，以泄其毒。治疮之手法，殆不过此，而各有所宜。故《圣惠方》论曰：认是疽疮，便宜灸之一二百壮，如绿豆许，火灸后觉似痛，经一宿，乃是火气下彻，肿内热气被火导之，随火而出，所以然也。若其疮痒，宜隔豉饼子灸之，其饼须以椒、姜、盐、葱相和捣烂，捏作饼子，浓薄如叠三钱为率，当疮头豉饼子上灸之，若觉太热即抬起，又安其上，饼子若干，更换新者尤佳。若其疮痛，即须急灸，壮数多为妙。若其脓已成者，慎不可灸，即便针开之，即得瘥也。若诸疮经久不瘥，变成漏者，宜用硫黄灸法灸之。其法：硫黄一块，看疮大小，口上安之，别取硫黄少许，放火上烧，用钗尖挑起，点硫黄令着三五遍，取脓水干差为度。若发背初生，即宜上饼灸法灸之；初觉背上有疮，疼痒颇异，认是发背，即取净土水和捻作饼子，径一寸，浓二分贴着疮上，以艾炷灸之，一炷一易饼子。其疮粟米大时，可灸七七壮；其疮如钱许大，日夜不住灸，以差为度。已上数方，并根据本方，一一亲验，所以载之。愚谓疮医自幼至老，凡所经验，必须写之。尝记痦、恶疮，诸医不验者，取蜣螂剪去两头，安疮口上，以艾灸之，七壮一易，不过一枚，无不效者。

又法：用乞火婆虫灸之同前法，累验之神效，人皆秘之，往往父子不传。又法：赤皮蒜捣烂捏作饼子，一如豆豉饼子灸法灸之，弥佳。（《十书精义》）蒋示吉曰：凡疮初起，不论阴阳，俱用灸火灸之，是开门逐贼法也。（《说约》）

【小结】

灸的方法虽多，但主要有两类，一种是明灸，单纯用艾绒作艾炷着皮肤施灸，此法因有灼痛，并容易引起皮肤发生水疱，所以比较少用；一种是隔灸，捣药成饼，或切药成片（如豆豉、附子等作饼，或姜、蒜等切片），上置艾炷，于疮上灸之。此外，还有用艾绒配伍其他药物，做成药条，隔纸燃灸，称为雷火神针灸。豆豉饼灸、隔姜、蒜灸等，适用于疮疡初起毒邪壅滞之证，取其辛香之气，行气散邪。附于饼灸适用于气血俱虚、风邪寒湿凝滞筋骨之证，取其温经散寒、调气行血。雷火神针灸适用于风寒湿邪侵袭经络痹痛之证，取其香窜经络，祛风除湿。至于灸炷的大小，壮数的多少，须视疮形的大小及疮口的深浅而定，总之务必使药力达到病所，以痛者灸至不痛、不痛者灸至觉痛为止。

　　凡针刺一般不宜直接刺于病变部位疔和疮等实热阳证，不宜灸法，以免以火济火；头面为诸阳之会，颈项接近咽喉，灸之恐逼毒人里；手指等皮肉较薄之处，灸之更增疼痛。此外，在针灸的同时，根据病情应与内治、外治等法共同施治。禁用针灸的人群：糖尿病人：由于糖尿病病人的血糖比较高，一旦形成伤口，即便是小小的针灸针眼也容易感染不容易愈合；凝血功能障碍人：例如血友病、血小板减少性紫癜等疾病，由于这些病人的凝血时间比较长，或者是难以凝血，导致针口容易流血不止；皮肤感染、溃疡、瘢痕和肿瘤部位不适宜针灸；白血病人不适宜针刺。

【原文】

本堂补著照烘拔蒸诸法歌

　　痈疽轻症七日中，神灯照法有奇功。疼甚肿硬若负石，急用桑柴炭火烘。项后毒邪两盛症，气少多湿血瘀凝。绵溃内坚数日外，铍针刺孔品字形。药筒提拔①功最效，脓鲜为顺紫黑凶（药筒提拔①之法，必须针刺孔内至疼方止。连针三四孔为效。其法虽出古传，必须择处而用。宜于项后背上，其余他处多属阳毒，或有不应拔之处。若用此法，气血必遭残伤，多有难负其痛者。纯阴之患，贴筋附骨，极其深险，其法用不及时，反增疼痛糜烂，贻害加重。惟是腰背项肩，经属太阳，多湿少气，每受邪令之灾，初则不甚疼痛，附冷拘紧，阴凝坚肿，继之绵溃胀重，其原之理，总乎气不胜邪，血脉以致瘀凝不行，湿伤卫道，故而项重肩强，毒邪得以施展，致有以上之态。针刺桶拔之法正合其理。邪盛血凝刺之不甚大疼，拔之无何大伤，连拔之次瘀除湿解，阳气得通，邪无所附，气血均和，脓汁自生，顽腐渐化。兼服补气回阳活瘀散凝之剂，法药并施，患得脱累，岂非王道有益之用。如此以上之症，若失其法，惟凭药力，延迟日久，而致血愈凝而气愈微，邪愈盛而肿愈坚，湿愈甚而重愈增。患至此际，深险坚固，脾胃损败，难得速效，以致而误性命。可知法胜于药，即此之谓。患者平素多虚之人，而后生此重患者，其法须当量用）。溃疮日久不收敛，牛胶膏贴酽醋蒸。蒸至热痒脓出尽，贯众汤洗膏固封。

　　以前仍有顺症阳症，阴阳相半内消治法四歌，习者不关紧要因未录刻，用者按金鉴抄习也可。

【阐释】

对于痈疽轻证，在发病初起七天左右，用神灯照法最合时。痈疽初起肿痛，重若负石，坚而不溃者，桑柴烘之，能解毒止痛，消肿散瘀。痈疽阴证，十五日前后，疮不起发，脓至深不能外溃，疮势坚硬，重如负石，毒脓内溃好肉，致生烦躁。或项后毒邪两盛症，气少多湿血瘀凝。绵溃内坚数日外难愈者，用铍针刺孔品字形至疼方止，再用药筒提拔①，令毒脓得门路而出。预后可从脓色质判定：脓鲜为顺紫黑凶。此法多用于疮生项后背上。对于痈疽、发背、痔漏、恶疮、臁疮、久顽不敛等疮，用牛皮胶膏贴、酽醋蒸。蒸至热痒脓出尽，再用贯众汤洗、外用膏药贴之。次日照前蒸洗，直至脓尽疮干。

【校勘】

①原为"枝"，应为"拔"。

【选注】

《医宗金鉴》：凡痈疽轻证，初起七日前后，神灯照法最宜。能使未成者自消，已成者自溃，不起发者即起发，不腐者即腐，实有奇验。将神灯照麻油浸透，用火点着，离疮半寸许，自外而内，周围徐徐照之，火头向上，药气入内，毒气随火解散，自不致内侵脏腑。初用三根，渐加至四、五根，候疮势渐消时，仍照之。但照后即用敷药，围敷疮根，比疮晕大二、三分为率。疮口用万应膏贴之。如干及有脓，用猪蹄汤润洗之。如已溃，大脓泻时，不必用此照法。

方法：神灯照法方。组成：朱砂、雄黄、血竭、没药（各二钱），麝香（四分）。共为细末，每用三分。红绵纸裹药搓捻，长七寸，麻油浸透听用。

《医宗金鉴》：凡痈疽初起肿痛，重若负石，坚而不溃者，桑柴烘之，能解毒止痛，消肿散瘀，毒水一出，即能内消。若溃而不腐，新肉不生，疼痛不止者，用之助阳气，散瘀毒，生肌肉，移深居浅，实有奇验。法用新桑树根，劈成条，或桑木枝，长九寸，劈如指粗，一头燃着吹灭，用火向患处烘片时，火尽再换。每次烘三、四枝，每日烘二、三次，以知热、肿溃、肉腐为度，此古法也。但桑柴火力甚猛，宜用于未溃之先，可以生发阳气，速溃速腐。若已溃之后，或疮口寒，或天气寒，或肌肉生迟者，亦须烘之，使肌肉常暖。法以桑木烧作红炭，以漏杓盛之，悬患上，自四围烘之疮口，或高或低，总以疮知热为度。每日烘后，再换敷贴之药。盖肌肉遇暖则生，溃后烘法，亦疡科所不可缺也。

《医宗金鉴》：痈疽阴证，十五日前后，疮不起发，脓至深不能外溃，疮势坚硬，重如负石，毒脓内溃好肉，致生烦躁。宜用药筒拔法为先，令毒脓得门路而出。豫将竹筒药水煮热；次用铍针置疮顶一寸之内，品字样放开三孔，深一寸或半寸，量疮之高下，取竹筒乘于疮孔上，拔出脓血，红黄鲜明者，为顺证，易治；若脓血紫黑者，为败证，难治。

方剂：煮竹筒方。组成：羌活、独活、紫苏、蕲艾、菖蒲、白芷、甘草（各五钱），连须葱（二两）。水十碗，熬数滚听用。次用鲜竹嫩竹一段，长七寸，径口一寸半，一头留节，刮去青皮，厚约分许，靠节钻一小孔，以杉木条塞之，放前药水内，煮数十滚，将药水锅置患人榻前，取筒倾去药水，乘热急合疮顶针孔上，按紧自然吸住。待片时药筒已温，拔去杉木塞子，其筒易落，外用膏药盖贴，勿令受风。脓血不尽，次日再煮，仍按旧孔再拔，治阴疮挤脓不受疼之良法也，勿忽之。如阳疮，则不必用此法，恐伤气血，慎之。

《医宗金鉴》：痈疽、发背、痔漏、恶疮、臁疮、久顽不敛等疮，用牛皮胶一块，水熬稀稠得所，摊厚纸上，每剪一块贴疮口。次用酽醋煮软布二块，乘热罨胶纸上蒸之，稍温再易，蒸至疮痒脓出至尽。豫用贯众二两，煎汤热洗，去胶纸，外用膏药贴之。次日照前蒸洗，直至脓尽疮干为度。

【小结】

以上的各种外治方法都是行之有效简便易行的，虽是古法但仍在临床应用，方法和手段都有发展和进步。神灯照法功能活血消肿、解毒止痛，适用于痈疽轻证，未成脓者自消，已成脓者自溃，不腐者即腐。桑柴火烘法功能助阳通络、消肿散坚、化腐生肌、止痛，适用于疮疡坚而不溃、溃而不腐、新肉不生、疼痛不止之症。烟熏法功能杀虫止痒，适用于干燥而无渗液的各种顽固性皮肤病。现代临床运用较少。注意点：随时询问患者对治疗部位热感程度能否承受，及时调整热源与皮肤的间距，避免引起皮肤灼伤。室内烟雾弥漫时，应开窗使空气流通。

热烘疗法，是在病变部位涂药后，再加热烘，通过热力的作用，使局部气血流畅，腠理开疏，药物渗入，从而达到活血祛风以减轻或消除痒感、活血化瘀以消除皮肤肥厚等治疗目的的一种治疗方法。适用于慢性湿疮、牛皮癣等皮肤干燥、瘙痒之症。用法：依据病情，选择相适应的药膏，如慢性湿疮用青黛膏，牛皮癣用疯油膏等。操作时先将药膏涂于患部，须均匀极薄，然后用电吹风烘（或火烘）患部，每天1次，每次20分钟，烘后即可将所涂药膏擦去。注意此法，禁用于一切急性皮肤病。

药筒拔法，是采用一定的药物与竹筒若干个同煎，乘热急合疮上，借助药筒负压吸取脓液毒水，具有宣通气血、拔毒泄热的作用，从而达到脓毒自出、毒尽疮愈目的的一种治法。适用于有头疽坚硬散漫不收，脓毒不得外出者；或毒蛇咬伤，肿势迅速蔓延，毒水不出；以及反复发作的流火（指发于小腿的丹毒）等。

临床用法：先用鲜菖蒲、羌活、紫苏、蕲艾、白芷、甘草各15克，连须葱60克，以清水10碗煎数十滚，待药浓熟为度，备用；再用鲜嫩竹数段，每段长23厘米，直径4.2厘米，一头留节，刮去青皮留白。厚约0.3厘米，靠节钻一小孔，以杉木条塞紧，放前药水内煮数十滚（药筒浮起用物压住），如疮口小可用拔火罐。将药水锅放在病床前，取筒倒去药水，乘热急对疮口合上，按紧，自然吸住，待片刻药筒已凉（约5～10分钟），拔去杉木塞，其筒自落。视其需要和病体强弱，每天可拔1～2筒或3～5筒。如坚肿仍不消，或肿势继续扩散，脓毒依然不能外出者，翌日可以再次吸拔，如此连用数天。如应用于丹毒，患部消毒后，先用砭镰法放血，再用药筒拔吸，待拔吸处血液自然凝固后，用纱布包扎，常应用于复发性丹毒已形成象皮腿者。

注意观察筒内拔出的脓血，若红黄稠厚者预后较好；纯是败浆稀水，气秽黑绿者预后较差。此外，操作时须避开大血管，以免出血不止。

古蒸法用于痈疽、发背、痔漏、恶疮、臁疮、久顽不敛等疮，现在也有应用。另外，与其相近的熨法现在使用比较广泛。方法是把药物加酒、醋炒热，布包熨摩患处，使腠理疏通、气血流畅而达到治疗目的的一种治疗方法。目前常因药物的炒煮不便，而较少应用，但临床上单纯热敷还在普遍使用。临床常用于风寒湿痰凝滞筋骨肌肉等证，以及乳痈的初起或回乳。用法：先制熨风散药末：取赤皮葱连须240克，捣烂后与药末和匀，醋拌炒热，布包熨患处，稍冷即换，有温经祛寒、散风止痛之功，适用于附骨疽、流痰皮色不变、筋骨酸痛。又如取皮硝80克，置布袋中，覆于乳房部，再把热水袋置于布袋上待其溶化吸收，有消肿回乳之功，适用于乳痈初起或哺乳期的回乳。但此法一般阳证肿疡禁用。

【原文】

外科明隐集卷二

辨因论诸歌

外因六淫歌

六淫为患外因原，春风秋燥冬之寒，夏暑热兼长夏湿（以上风、燥、寒、暑、热、湿为患者，名曰六淫，以下八节之气为患者名曰八风。六淫八风，皆为外因，即系天时不正，气运失常，本由阴阳造化感易所关，寒暑温凉，不应其时而至，或者过时而至，致有淫邪瘟疫之灾，染传人畜为患，其灾之受，不但人畜为然，草木无命之物，尤然感受。何况人畜秉天地阴阳之气而生者。以上六淫为患，曰正令之灾。以下厉疫瘟染为患曰邪令之灾，二者俱详见下句）。应时而至灾消潜（此言六淫八风，若能应其时而至者，瘟疫邪灾自然消化）。非时六淫即为患（此言六淫若是不及其时而先至者，为非时。其时人之毛孔腠理不密，易受其灾，乃为外因，正令之灾也。其细情详此下句），感冒伤中随所偏（受于皮肤为感，受于血脉为冒，受于经络为伤，受于脏①腑为中，凡六淫皆然，风寒暑为甚，故曰随所偏也）。过盛灾降为瘟邪（六淫之令，若是过期而至者，为过盛，主乎天地之间杀伐冤厉之气，不能全行消化，即能降染为灾，名曰不正之令，其灾中于人，又能分受为二。随暑热而受者，必由口鼻传入脏腑，积久暴发者为瘟疫内患。随风寒而降者，必由毛孔腠理，传入经脉生者，为邪令之疮疔。瘟邪二灾，大概原由，一因分受为二之理，人得其灾，从寒从热，而分瘟邪。其义总由阴阳乖变，运化随时，故而受灾，分现内瘟外邪者也），定主人畜受灾宽（非止人受为然也）。讲年另有阴阳理（此言受灾之本年），五运六气论司天（五运六气者，天时变化之总名也。此论出于王启玄先生，解注天元玉册，论天道之常变，按十干十二支四时八节，推运无穷，造化更易，灾疫随运而受，症发分异，俱属外因为患之由也。金鉴复加细详指确之论，推运察气机，深义奥，后人多系难明其理者。后人果能精学尽理其至之灾疫，亦可先知定式也。此外因之由，其原虽是与七情内因并六欲等情无关，人受其灾之后，专能搏染掺②伙，亦犹如江河之水，虽是味淡，入海归潮便可混一。人病来由，每有内外因勾引兼见为患者，总原天气人气，其义终是阴阳统一之道也）。

【阐释】

风、寒、暑、湿、燥、火六淫邪毒能直接或间接地侵害人体，发生外科疾病。《外科启玄》说："天地有六淫之气，乃风寒暑湿燥火，人感受之则营气不从，变生痈肿疔疖。"六淫只有在人体抗病能力低下时，才能成为发病的条件。但有时六淫邪毒的毒力特别强盛，超过了人体正常的抗病能力，也能造成疾病的发生和发展。六淫邪毒致病范围相当广泛，它包括现代医学生物性（细菌、病毒、原虫等）、物理性（高热、低热）、化学性（药物刺激）以及抗原抗体反应等多种因素引起的疾病。所致的疾病大多具有一定的季节性，如春季多风温、风热；夏季多暑热，易生暑疖、暑湿流注；秋季多燥；冬季多寒，易患冻疮、脱疽等。其次，六淫邪毒致病与环境有关，如北方多风寒，患脱疽、冻疮者多；南方多湿热，患足癣、疿子者多。再之，六淫邪毒致病，可一邪独犯，亦可合邪致病，且以后者多见。另外，六淫所致外科疾病，不像其所导致的内科疾病那样，有一个由表入里的次第转变过程，而多直接化火生毒，即使初起有畏寒、发热等症，亦有异于一般的表证。因此，六淫邪毒均可成为外科疾病的致病因素。在发病过程中，由于风、寒、暑、燥的邪毒均能化热生火，所以外科疾病的发生，尤以热毒、火毒最为常见，故《医宗金鉴·外科心法要诀》说："痈疽原是火毒生。"这里的"火"是毒邪之意，泛指可引起痈疽的一切致病因素。

【校勘】

①原为"臟"，应为"脏"。

②原为"搀"，应为"掺"。

【选注】

《疡医大全》：六淫之气发则为痈，为风癣疥癫之类。六淫者，风为四时不正，浩荡肃杀之气，发而最能中人。寒乃节候不调，疾风豪雨，冰雪严寒所伤，或口贪生冷之物。暑因亢酷日，烁火流金，湿热熏蒸而中。湿从坐卧久阴卑湿之地，或身骤临风雨潮气所侵。

【小结】

六淫包括风、寒、暑、湿、燥、火六种外来的致病邪气。六淫的致病有3大特点：一是与季节和居住环境有关；二是六淫属外邪，多经口鼻、皮毛侵入人体，病初常见表证；三是六淫常相合致病，而在疾病发展过程中，又常常相互影响或转化。六淫致病各有特点：

1. 风。风为阳邪，善行而数变，故发病迅速，多为阳证；风性燥烈，风性上行，多侵犯人体上部，如颈痈、抱头火丹等。风邪致病特点：其肿宣浮，患部皮色或红或不变，痛无定处，走注甚速，常伴恶风、头痛等全身症状。

2. 寒。寒主收引，寒胜则痛，寒邪侵袭人体而致局部气血凝滞，血脉流行失常，易患冻疮、脱疽等病。寒为阴邪，致病一般多为阴证，常侵袭人之筋骨关节，患部多表现为色紫青暗，不红不热，肿势散漫，痛有定处，得暖则减，化脓迟缓，常伴恶寒、四肢不温、小便清长等全身症状。

3. 暑。暑为热邪，行于盛夏，发病多夹湿邪。由于外受暑热，蕴蒸肌肤，汗出过多，或汗出不畅，以致暑湿逗留，易生痱瘩；复经搔抓，破损染毒，即可发生暑疖，甚至导致暑湿流注。暑为阳邪，具有热微则痒、热甚则痛、热胜肉腐等特征，故其致病多为阳证，患部焮红、肿胀、灼热、糜烂流脓，或伴滋水，或痒或痛，其痛遇冷则减，常伴口渴、胸闷、神疲乏力等全身症状。

4. 湿。湿为重浊之邪，以长夏感受者居多。湿性下趋，故生于下半身的外科疾病，多与湿邪有关。湿性黏滞，着而难去，为阴邪，致病每多缠绵难愈，或反复发作，湿邪致病，常与风、寒、暑、热兼夹为患，外科疾病中以湿热、暑湿致病多见，如臁疮、下肢丹毒、湿疮、囊痈、暑湿流注等。湿邪致病特点：局部肿胀、起水疱、糜烂、渗液、瘙痒，常伴纳差、胸闷腹胀、大便稀薄、四肢困倦、舌苔厚腻、脉濡或缓等全身症状。

5. 燥。燥邪为病，有凉燥与温燥之别，在外科病的发病过程中，以温燥者居多。燥为阳邪，易伤阴液，多致皮肤干燥皲裂，外邪乘机侵袭，易致生痈，或引起手足部疔疮等。燥邪致病特点：易侵犯手足、皮肤、黏膜等部位，出现患部干燥、枯槁、皲裂、脱屑等，常伴口干唇燥、咽喉干燥或疼痛等全身症状。

6. 火。火邪属热，热为火之轻，火为热之重，两者仅在程度上有差别，其患病大多由于直接感受温热之邪所引起，如疔疮、有头疽、痈、药毒、丹毒等。火为阳邪，其病一般多为阳证。致病特点：发病迅速，来势迅猛，局部焮红灼热，皮薄光泽，疼痛剧烈，容易化脓腐烂，或有皮下瘀斑，常伴口渴喜饮、小便短赤、大便秘结等全身症状。

总之，六淫邪毒均可成为外科疾病的致病因素。在发病过程中，由于风、寒、暑、燥的邪毒均能化热生火，所以外科疾病的发生，尤以热毒、火毒最为常见。

【原文】

外因八风歌

八风之名细参情（一年之内有四时，春夏秋冬分八节，应节之气曰风，其风之名有八，为医之道，宜当知之）。冬至正北大刚风（冬至节应十一月，按地支建子，北方严寒之令也）。立春凶风东北现，春分婴风应正东（春为一岁之首，土运已终，木旺发生之时也）。立夏东南弱风主，夏至正南大弱风（夏至火运方旺，令应正南，弱者，言其风之柔也）。立秋西南谋风是，秋分西方刚风名（正西金气当令，应见金风，草木结实，人气盛旺，时正灾消之际也）。立冬西北拆风起（岁运将终，藏气之令，拆风者，言气数致末①也），应时为顺万物生（八风若能应时而至，为节气，主顺，万物无伤）。不应其时生灾患，内受重病外生痈（八风不正，冤疬之气降染为患，名曰时令，如瘟疫黄病、毒痧霍乱吐泻等症，外生痈者，忽发暴现，异形宽染，初发之时，每常寒热往来，附冷拘紧，形神健盛，若系初发，便现神衰者，恐难救治。以上等因之势，俱属不关内因正令之症也）。

瘟疫二字，古者从温从疫。温者，春夏温热之时，受以外因、时令不正、冤疬等灾。役者，如上派下，大众应当差事之说。故而受此灾必然传染大众，并非一二家为然也。按患情之理，沿街闾巷，众病皆一者为邪令瘟灾，情郁成患，每病各样者，为内因杂病（灾病二字，理各有别）。

【阐释】

痈疽皆因营卫不和，气血凝结，经络阻隔而生，故曰经络阻隔气血凝也。其因有三，内因、外因、不内外因是也。外因者，由于春之风，夏之暑湿，秋之燥，冬之寒也，当其时而至，则为正气，非其时而至，或过盛，则为淫邪。

凡此六淫为病，皆属外因。亦有因八风相感，如冬至日正北大刚风，春分日正东婴儿风，秋分日正西罡风，立夏日东南弱风，立冬日西北拆风，应时而至，则生养万物，不应时而至，则杀害生灵万物，若人感受，则内生重病，外发痈疽。凡此八风为病，皆属于外，故亦曰外因六淫、八风感也。应时而至的正风是指万物生长、人类生存所需的气候条件，如不应时而至，过或不及都会使万物生长不利，作物欠收，人体致病。疫疠又名温病。是指由感染瘟疫病毒而引起的传染性病证。疫疠致病的一个特点是有一定的传染源和传染途径。其传染源有二：一是自然环境，即通过空气传染；二是人与人互相传染，即通过接触传染，其传染途径是通过呼吸道与消化道。疫疠致病的另一特点是传染性强，死亡率高。另一特点是它的温热性，指春、夏温热之时多发，在临床上应注意正确诊断和正确治疗。

【校勘】

①原为"未"，应为"末"，即年之终、气数尽之意。

【选注】

《疡医大全》：《灵枢·痈疽篇》云：血脉荣卫，周流不休，上应星宿，下应经数，寒邪客于经络之中则血泣，血泣则不通，不通则卫气归之，不得复反，故痈肿。寒气化为热，热甚则腐肉，腐肉则为脓，脓不泄则烂筋，筋烂则伤骨，骨伤则髓消，不当骨空，不得泄泻，血枯空虚，则筋骨肌肉不相荣，经脉败漏，熏于五脏，脏伤故死矣。《生气通天论》云：劳汗当风，寒薄为，郁乃痤。

《五常政大论篇》曰：委和之纪，其病支废，痈肿疮疡。卑监之纪，其动疡涌，分溃痈肿。赫羲之纪，其病笑疟疮疡。坚成之纪，其动暴折疡疰。少阳司天，火气下临，鼻窒疮疡。太阳司天，寒气下临，甚则肿身后痈。少阴司天，热气下临，甚则疮疡。地有高下，气有温凉，高者气寒，下者气热，故适寒凉者胀，适温热者疮，下之则胀已，汗之则疮已。

……经曰：诸痈肿筋挛骨痛者，此寒气之肿，八风之变也。

【小结】

八风之理就是适应自然界的规律，在《黄帝内经》中已有论述。八风在一年四季中应时而至时即为正，同时还应当察看风向的来路，作为预测气候正常与否的依据。凡是风来自当令的方位，比如说时值冬至，位临子方，气候以阴寒为特点，应当以北风凛冽为顺；时交春分，位临卯方，天气温和，应当以东风拂煦为顺；时交夏至，位临午方，天气炎热，应当以南风烘熔为顺；时交秋分，位临酉方，天气清凉，应当以西风萧肃为顺。这样的正位之风，又叫作实风，主生长，养育万物，反之，如果风从当令相对的方位而来，出现与季节相抵触的气候，叫虚风。它能够伤人致病，主摧残，危害万物。平时应密切注视这种异常气候，谨慎地加以预防。所以人应该时刻防避四时不正之气，免受它的危害，就像躲避箭矢礌石一样，从而使外邪不能内侵，保证机体健康。

【原文】

内因七情歌

七情内因分论宽情（病由七情而生者，为内因。内因者，病发种种，非一言可尽之事，故曰分论宽也）。病受脏腑治犹难（五脏为阴，六腑为阳，人失常，结郁为患，生于内者为病，发于外者为疮。非属外因促发暴现，急治则愈之比，故曰治犹难也）。喜过伤心因邪乐（邪乐者，指言损人利己①之快乐，伤天灭理之隐欢。乖极生变，久则现报。非是情快意顺之乐也。喜之一字，有伤有无伤，古人只言大概，余今草粗辨解也）。性残暴怒定伤肝（肝与胆相表里，胆为阳木，肝为阴木，素行残暴之人，肝胆二经，每受怒病）。思虑伤脾恐伤肾（脾为统血之源，属中州之土，谋虑不决，血涩而滞，生疮为患，每多难治。惊恐二字，并非一论，防怕后事者为恐，卒受暴触者为惊）。悲泣过度肺受牵（过受其恸者为悲，哭而有泪者为泣）。忧久气结暴惊缩（久受忧愁，则真气结滞，暴受惊骇，则真气缩伤）。此皆七情受病原（七情者，乃人情所关之事也，非比外因灾疫）。人能率性归忍道（率性之为道，乃圣人警戒之语也。勿恣意，勿妄行，勿仕性，勿过恶。一忍则诸事平，灾病自然不生）。戒欲远情病何缠（古人云：寡欲百年身康健，心清一世寿延绵。清心寡欲，灾病无门而来）。

【阐释】

本节论述了七情致病的机理。七情，即喜、怒、忧、思、悲、恐、惊七种情志变化。七情与脏腑的功能活动有着密切的关系，七情分属五脏，以喜、怒、思、悲、恐为代表，称为"五志"。七情是人体对外界客观事物的不同反映，是生命活动的正常现象，不会使人发病。但在突然、强烈或长期的情志刺激下，超过了正常的生理活动范围，而又不能适应时，使脏腑气血功能紊乱，就会导致疾病的发生，这时的七情就成为致病因素，而且是导致内伤疾病的主要因素之一，故称为内伤七情。七情致病，主要影响脏腑气机，使气血逆乱，导致各种病症的发生。其中主要有：怒则气上、喜则气缓、悲则气消、思则气结、恐则气下、惊则气乱。七情过激可直接影响内脏生理功能，而产生各种病理变化，不同的情志刺激可伤及不同的脏腑，产生不同病理变化。如《素问·阴阳应象大论》中所说，"怒伤肝"、"喜伤心"、"思伤脾"、"忧伤肺"、"恐伤肾"。情志波动，可致病情改变。情志活动的异常，能直接伤及内脏，影响脏腑气机，而导致疾病的发生。对已患的疾病也会有所影响，或使病情加重，加速恶化，甚至导致死亡。

七情作为致病因素，有别于六淫之邪从口鼻或皮毛入人体，而是直接影响有关的脏腑，情志因素不仅可以直接导致多种疾病的发生，而且对所有疾病的转归起着重要作用。

【校勘】
①原为"已"，应为"己"。

【选注】

《疡医大全》：陈实功曰：夫痈者，壅也，为阳，属六腑，毒腾于外，其发暴而所患浮浅，因病原于阳分中，盖阳气轻清，浮而高起，故易肿易脓，易腐易敛，诚为不伤筋骨易治之证。疽者，沮也，为阴，属五脏，毒攻于内，其发缓而所患深沉，因病原禀于阴分中，盖阴血重浊，性质多沉，故为伤筋蚀骨难治之证也。凡年壮气血胜毒则顺，年老毒胜气血则险。七情六欲发则为疽，为痰核、瘿瘤之类。七情者，喜伤心，怒伤肝，忧伤肺，思伤脾，悲伤于魂魄，恐伤肾，惊伤胆。六欲者，耳聪声音，眼观物色，鼻闻香气，舌贪滋味，心帷天地，意握万方。诸病诸疮，皆由于此等之情欲也。

【小结】

七情，即喜、怒、忧、思、悲、恐、惊七种情志活动。当精神刺激超越了病人自身的调节能力时，便可发生疾病。七情征候均见于内伤杂病。情志致病有三个特点：一是由耳目所闻，直接影响脏腑气机，致脏腑功能紊乱，气血不和，阴阳失调。如怒则气上，恐则气下，惊则气乱，悲则气消，思则气结，喜则气缓。二是与个人性格、生活环境有关。如性格急躁者，易被怒伤；而性格孤僻者，常被忧思所伤。三是不同的情志变化，所影响的内脏也不同。如喜伤心、怒伤肝、思伤脾、悲伤肺、恐伤肾。

临床实践证明，情志所伤，能够影响内脏的功能，这是肯定的，至于具体伤哪一内脏，引起何种气机变化，并不一定像上面所说的那样机械，只有详细审察病情，才能做出更为准确的诊断。

【原文】

内因六欲歌

六欲虽轻也内因（六欲为症，虽不干脏腑，也属内因）。眼观邪色损德深，鼻闻秽臭腥污气，耳听淫语并邪音，舌贪炙炮腥发味（非礼勿动，非礼勿听，非礼勿言。此皆圣戒省愚者之言。以免招祸，即此理也），此等异端皆自寻（正大光明，礼门义路，关乎圣道之事，为天理昭彰，良心不愧。若逢邪妄淫恶等事，皆为异端。正人君子，慎当戒止，以免伤名坏节，招灾受病）。心思过度伤经脉（心为生血之源，思参过度，自然逆伤经脉而生重患），意念妄生损气神（人秉精气神则能灵明干旋，精竭则怯①，神竭则昏，气竭则亡）。六欲为患伤德正，致令人身现报侵（六欲为患，伤德败正，病发内外，异形怪妄，即如内患应声，腹虫妄言已过疯伤尊长，如外患膝生人面，舌出尺许，疮生蛆虫等类，种种异妄怪症，难免不无冤谴循环相报之孽，故曰致令人身现报侵也）。

【阐释】

本节论述六欲成为致病内因的道理。耳听淫声，目视邪色，鼻闻过臭，舌食滋味，心思过度，意念妄生，皆损人神，凡此六淫为病，皆属内因，故曰内因六欲并七情也。六欲为症虽轻，不干脏腑但也属内因，是人的自制力不足所致，不仅伤名坏节还会招致灾病。心为生血之源，思参过度，自然逆伤经脉而生重患，意念妄生，精竭则怯，神竭则昏，气竭则亡。"六欲为患伤德正，致令人身现报侵"的道理似乎人人明白，但实行起来不易，所以种种异妄怪病症总会发生。

【校勘】

①原为"疷"，应为"怯"。

【选注】

《疡医大全》：张景岳曰：凡疮疡之患，所因虽多，其要惟内、外二字。证候虽多，其要惟阴、阳二字。知此四者，则尽之矣。然内有由脏者，有由腑者，外有在皮肤者，有在筋骨者，此又其浅深之辨也。至其为病，则无非血气壅滞，荣卫稽留之所致。盖凡以郁怒忧思，或淫欲丹毒之逆者，其逆在肝、脾、肺、肾，此出于脏而为内病之最甚者也。凡以饮食浓味，醇酒炙之壅者，其壅在胃，此出于腑，而为内病之稍次者也。

【小结】

六欲是指人的各种欲念，例如佛经《智度论》中说，人有六欲：一、色欲；二、形貌欲；三、威仪姿态欲；四、言语声音欲；五、细腻欲；六、人想欲。由六欲引起人的贪欲之心，是人体生理、心理不满足的根源。六欲的危害，历史有载：春秋战国时期的晋公因近女室太过，色欲攻伐而致病危不救；大观园中贾瑞因沉迷于凤姐形貌而一命呜呼；魏明帝好听槌凿声而寝室不宁、国事荒废。更有多少人因欲封王称帝，以居王威仪摄万民而成刀下之鬼，现代这种实例就更多了，艾滋病中以性接触染病者不在少数，多少事业有成之人都因管不住自己的下半身而英年早逝、饮恨黄泉。由此看来，六欲起自于心，七情感之于外，六欲是七情为病的生理基础，六欲不遂，便有七情之病。如果说六欲虽轻、六欲为症不干脏腑，看来是低估了六欲为症的危害了。

【原文】

不内外因歌

不内外因各有端，起居不慎热与寒（起居为患，多由寒热失戒，自不慎重）。贪食不节伤饥饱，停饮生湿五辛餐（内湿之患，多由停饮而生，湿盛专能致痰，痰之为患，非止一端）。过用醇酒消阴液（真阴亏损，津液涸竭，伤神败气而致夭亡，皆因嗜饮为殃，人自不觉年幼之人，恣意纵饮，虽系不能暂伤性命，每多任性妄为，骄狂傲慢，祸乱奸淫，伤亲害友，少成多败，皆以酒致。故而我回教戒止饮酒，也是两全其美也），**皆属伤脾受病宽**（贪食不节，停饮生湿，过用醇酒，皆能伤脾为患）。**劳碌不休负挑重，跌扑闪挫损血源**（以上俱能损血受病）。**强力房劳伤精气，昼不停止夜失眠**（以上俱能伤精败神）。**膏粱过饱生毒热**（有余之症为阳。郁火发病是也），**薄食亏损肿虚漫**（不足之症为阴。诸虚为患，肿必漫延）。**此等受灾不内外，素加谨慎身自安**（外因原属天时不正，内因原属人情所关，自己若能戒在则无病，自己若不戒在，则受病。此等之灾，皆为不内不外之由，人若素日戒在，此灾自然不入）。

以前五论，乃余补著金鉴内外三因之余情，发明古贤之未细者。以下乃余成著五怯十三因，以发古人之未发者。

【阐释】

本节论述不内外因的定义和致病机理。不内外因种类比较多，主要表现在人的生活饮食起居等生活习惯上。起居多表现为寒热失戒，自不慎重。贪食不节、不知饥饱，内湿之患，多由停饮而生，湿盛专能致痰，痰之为患，引发的病症甚多。过用醇酒消耗阴液，导致真阴亏损，津液涸竭，伤神败气而致夭亡。嗜饮为殃致人乱性难以自制，每多任性妄为，骄狂傲慢，现在常见的酒驾、酒后滋事、酒后乱性、违法乱纪等行为，伤人害己，为害社会已成公害。以上种种不良习惯皆能伤脾，并引发更多的灾病。劳碌不休负挑过重，跌扑闪挫伤损血源，过劳和伤损俱能损血受病。房室不节伤精气，昼不停止不仅导致失眠，更能伤精败神。贪食膏粱厚味生毒热（入量过多，能量过高，难以消导，过量积累），有余之症即为阳邪（易伤阴津的阳热证候），久之必生郁火发病。营养不良、身体亏虚为不足，诸虚属阴为患，肿必漫延。以上致病因素为不内外因，只要加强自身修养，谨慎起居身体自会安康。外因原属天时不正人所不能改变，内因原属人情和人体特异状况所限定，可以部分地加以调整。只有不内外因则由人自定，自己若能自律调整则无病，自己若不戒在，则受病。

以前五论，为何景才对《医宗金鉴》内外三因论述的补充和完善，都是源于自己临床实践的总结和对古贤之未细者的阐发。以下五怯十三因，则是其本人发古人之未发者，是一些创新之论。

【选注】

《疡医大全》：龚子才曰：痈疽者，皆由气血不和，喜怒不时，饮食不节，寒暑不调，使五脏六腑之气，怫郁于内，以致阴阳乖错，气血凝滞而发也。亦有久服丹石燥热之药，热毒结深而发也。但此疾多生于膏粱富贵之人，以其平昔所食肥腻炙，安坐不劳，嗜欲无节，以致虚邪热毒内攻，煎熬气血而成也。

……不内外因者，由于饮食不节，起居不慎。过饮醇酒，则生火，消灼阴液；过饮茶水，则生湿停饮；过食五辛，则损气血；伤饥失饱，则伤脾胃，凡此皆饮食之致病也。昼日过劳，挑轻负重，跌扑闪坠等类，损其身形；夜不静息，强力入房，劳伤精气，凡此皆起居之致病也。其起于膏粱厚味者，多令人荣卫不从，火毒内结；起于藜藿薄食者，多令人胃气不充，气血亏少，凡此亦属不内外因也。

《疡医大全》：经曰：诸痛痒疮，皆属心火者，盖心主血而行气，若气血凝滞，夹心火之热而主痈疽之类也。然所感有浅深，故所发有轻重大小之不同也。六腑积热，腾出于外，肌肉之间，其发暴甚，皮肿光软侵展广大者，痈也。五脏风毒，积热攻注于肌肉，其发猛恶，初生一头如新，白色焦枯，触之而痛应心者，疽也。热于皮肤之间，是以浮肿根小，不过二三寸者，疖也。夫痈生于六腑，若燎原之火，外溃肌肉；疽生于五脏，沉涩难疗，若陶室之燧，内溃骨髓。痈则易疗，惟难将息而迟瘥；疽则难疗而易痊复。诸疮之中，惟背疽疔疮，最为急证，其外莫如脑疽、肠痈、喉痈之类，亦其急者也。治痈疽之证，须要察其是实是虚，是冷是热，或重或轻，对证用药，无失先后次序。凡人年四十已上，头顶鬓颐背脊腰胁，或筋骨之上，所视不见之处，但稍有疮疖，便不可轻易待之。若视之怠慢，以为常疾，每见从微至险，丧命者多矣，便宜速急治之，庶几得救。譬之救火，初起则易救，至于燎原之势，不可扑灭矣。凡疮未破，毒攻脏腑，一毫热药断不可用；若已破溃，脏腑既亏，饮食不进，一毫冷药亦不可用，此是先后次第之要诀也。

又如以六气之外袭，寒暑之不调，侵入经络，伤人荣卫，则凡寒滞之毒，其来徐，来徐者，其入深，多犯于筋骨之间，此表病之深者也。风热之毒，其来暴，来暴者，其入浅，多犯于皮肉之间，此表病之浅者也。何也？盖在脏在骨者，多阴毒，阴毒其甚也；在腑在肤者，多阳毒，阳毒其浅也。所以凡察疮疡者，当识痈疽之辨。痈者热壅于外，阳毒之气也，其肿高，其色赤，其痛甚，其皮薄而泽，其脓易化，其口易敛，其来速者，其愈亦速，此与脏腑无涉，故易治而易愈也。疽者结陷于内，阴毒之气也，其肿不高，其痛不甚，其色沉黑，或如牛领之皮，其来不骤，其愈最难，或全不知痛痒，甚有疮毒未形，而精神先困，七恶叠见者，此其毒将发而内先败，大危之候也。

知其阴阳内外，则痈疡之概可类见矣。然此以外见者言之，但痈疡之发，原无定所，或在经络，或在脏腑，无不有阴阳之辨，若元气强则正胜邪，正胜邪则毒在腑，在腑者便是阳毒，故易发易收而易治；元气弱则邪胜正，邪胜正则毒在脏，在脏者便是阴毒，故难起难收而难治。此之难易，全在虚实，实者易而虚者难也，速者易而迟者难也。所以凡察痈疽者，当先察元气，以辨吉凶，故无论肿疡溃疡，但觉元气不足，必当先虑其何以收局，而不得不预为之地，万一见病治病，且顾目前，则鲜不致害也。其有元气本亏，而邪盛不能容补者，是必逆败之证，其有邪毒炽甚，而脉证俱实者，但当直攻其毒，则不得误补助邪，所当详辨也。（《全书》）

经曰：邪之所凑，其正必虚，着而不去，其病为实。

又曰：荣气不从，逆于肉里，乃生痈肿（营逆则血郁，气郁则热聚为脓，故为痈肿也）。热之所过，则亦痈肿（热胜则阳气内郁，故浮肿暴作，荣气亦逆于肉里，聚为痈脓之肿矣）。

又曰：寒伤形，热伤气，气伤痛，形伤肿。（热之阳气，则热结于肉分而故痛，寒之伤形，则寒薄于皮腠，所以坚凝而肿斯作也）先痛而后肿者，气先受伤，而形亦受伤也；先肿而后痛者，形先受伤，而气亦受伤也。故有形不痛者阳伤，无形有痛者阴伤，更有汗方发泄，寒水浴之，以致热郁皮里，湿邪凝结，甚为痤疖，轻为痱疮；亦有阳气不固，邪气入于陷脉，陷脉者谓寒邪陷缺其脉，积寒于中，经血稽凝，久瘀内攻，积于肉里，发为鼠。

又曰：膏粱之变，足生于大疔。

【小结】

不内外因就是除去内因、外因之外的其他致病因素，主要是指饮食不节（没有节制）起居不慎，健康习惯不好，没有生活规律和养生的意识，任意挥霍自身的体力和精力，使自身的免疫力下降，而导致疾病的发生。饮食、劳逸是人类生存的需要。但不知调节，也能成为致病因素，即所谓不内外因。主要包括以下致病因素和病症：饮食所伤证，是指饮食不节而致脾、胃肠功能紊乱的一类病证；劳逸所伤证，是指因体力或脑力过度劳累，或过度安逸所引起的一类病证；房室所伤证，是指性生活过度，或早婚，产育过多，导致肾亏而表现为生殖系统疾患的病症。不内外因完全是人类自寻自找的致病因素，因此也是完全可以免除的，关键在于人的自珍自重，提高健康意识和水平，加强自身修养，形成完美的健康的人格，才能得到健康的人生。

【原文】

五怯①总论歌

五怯原非有是名，阴顽险败逆略分，古医末载今详论，临症分别细留心。（怯者，乃病之衰危残败之谓也。余今粗分为五，以辨轻重急缓，命之有无相干）

阴者，乃初肿漫延，木胀隐疼，皮色不变，肿溃迟缓，贴筋附骨之患是也。

顽者，乃患生皮肤久不痊愈，无大伤碍，缠绵久累，终无甚害之患是也。

险者，乃善恶兼见，促发暴现，急治可愈，缓误则亡，生死难辨之患是也。

败者，乃阴险症中，失治起管成漏，脓水滴沥成痨，久累败坏之患是也。

逆者，乃脉见结促兼代，形现诸恶，神衰体羸②，深伤损甚之患是也。

症即分五，临症施法，亦当辨用。阴以缓治；顽以轻治；险以权治；败以久治；逆以不治。医者若不细辨情由，妄行施治，误人性命，坏自名声，故曰细留心也。

【阐释】

阴症、顽症、险症、败症、逆症均属病症中之衰危残败之症，难以治疗且易出危险，临床医生必须提起警觉，谨慎施治。此节提出五怯之说并详解。五怯之证均为临床中较为棘手的病。从病症的部位深浅来看，阴证部位较深，治疗难度大、病程长，常常需要内治与外治相结合，有时攻补还需兼施，治疗过程中也常会有反复。因此，此类病的治疗还要病患的配合，医护的通力合作才行。顽症的最大特点就是病程较长，还会有反复，病患的治疗耐心很重要，所以，这类病患除了治疗身体的疾病，还要兼顾心理的疏导，使之建立信心，配合医生治疗。疮疡的治疗操作的过程大多需要医患共同参与，尤其是患者要成为治疗的主体，主动配合治疗，自觉服从饮食服药的各种禁忌，否则治疗难以见效。险症治疗的两个关键，一是能够准确判断疾病的状况，二是能够抓住最好的治疗时机实施最恰当的，治疗。败证除了是阴证、险症的必然转归以外，往往产生于失治、误治之后，所以一种病症能够痊愈，从医生的方面看，一是医德高尚，二是医术过硬，所谓德艺双馨。逆症是病情严重，病程迁延，患者身体已经消耗太大，比如出现恶液质的状况，全身脏腑器官的功能都严重损害，出现疮陷色暗，时流污水，汗出肢冷，嗜卧语低等气血衰竭（阳脱）、全身状况衰微的情况时，预后往往不好。

【校勘】

①怯：原为"痁"。《康熙字典》《集韵》：痁，乞业切，音怯，病劣意，与怯通。原文谓，乃病之衰危残败之谓也，正和此意。故该此怯字，全书同。另外，怯也有体质虚弱之意，如，怯症，即指痨病。

②羸：原为"赢"（ying）。作满、有余讲，还有取胜之意，此处用赢应属误用。应为"羸"，羸即瘦弱、羸瘦、羸困（瘦弱困顿）、羸顿、羸弱、羸惫之意，在此作神衰体羸讲。

【选注】

《洞天奥旨》：世人皆谓疮疡生于肌肤，何必问其脏腑？谁知外生疮疡，皆脏腑内毒蕴结于中，而发越于外也。察其痛痒，痛则阳症，痒则阴疳。生在阳经而作痛，此纯病于阳也，内外具有泻味，自易成功。倘若生于阳而作痒，此阳虚而病阴也，补阴以化毒，而不可损阳以耗气也。生在阴经而作痒，此纯病于阴也，内外俱用补剂，无（不）难奏效。

盖疮疡有阴症，有阳症，有阴热阴寒，有阳热阳寒，有阴滞阳滞，有阴陷阳陷，有先阴变阳，有先阳变阴，各各不同也。病不同而何经辨之？生于背，为诸阳；生于腹，为诸阴。阳症必热，阴症必寒；阳症必实，阴症必虚；阳症之形秘高起而肿起，阴症之形必低平而陷下；阳症之色必纯红，阴症之色必带黑；阳症之初起必疼，阴症之初起必痒；阳症之溃烂必多脓，阴症之溃烂必多血。阴滞者，色紫黑而不变也；阳滞者，色微红而不化也。阴陷者，色黯黑而不起也；阳陷也，色红黄而一起也。先阳变阴者，始突而不平，初害痛而后害痒也。先阴后阳者，初平而溃，始患热而后恶寒也。阳中之阴者，若黑非淡，既浮而复消；阴中之阳者，虽淡面似赤，既平而实突。

若生于胃经，则气血俱多，初可用消，而终亦必佐之以补血气，则收功自速矣。然而，疮疡总宜急散，散之则阳、阴、表、里皆能速愈也。大约治阳毒之疮疡，宜散重而补轻；治阴毒之疮疡，宜散轻而补重。而万不可单纯用散剂而治之也！人之生疮疡者，虽因气血之不和，而不和者，乃气血之郁也。

经云：诸痛为实，诸痒为虚。邪实多是阳症，正虚多是阴疴。小痛而大痒者，阳中之阴大虚也；大痛而微痒者，阳中之阴少虚也；大痒而不能者，阴大虚而无阳也；微痒而不痛者，阴微虚而无阳也。更有麻木而不知痛痒者，为阴虚而不能通于阳，阳虚而不能运于阴也。治之法，宜于大痒之时，即用大补之药，而佐以化毒之品。故救大痒之阴疴，必须大补气血为主。

【小结】

正如本书所讲，怯者，乃病之衰危残败之症。本节将其分为阴症、顽症、险症、逆症、败症五种类型，以辨轻重急缓。人体感受病邪后，由于正气虚衰，气血不充，在邪正相争过程中，正不胜邪，而以病邪占优势地位，故发生疮疡后，其在初起时，由于正气不足，不能令毒外出，故顶塌根散；已成之时，由于气虚不能成其形，血虚不能华其色，正虚不能载毒外出，故疮顶软陷，肿硬紫暗，不脓不腐；溃后，因气血不足，无以酝酿成脓，托毒外出。肉坚无脓，肿痛不减；收口之际，因气血大衰，脾土败坏，无以助长新肉，故见种种逆证。如毒邪扩散，内侵脏腑，则恶证频现，预后不佳。

临床上应注意，即使见到预后良好的善证、顺证，也不能疏忽，应时刻预防转成预后不良的险证、逆证；若见到险证、逆证，也不可惊惶，应及时进行救治，如治疗得当，也能转为善证、顺证。病症在顺、逆之间的转化，也有渐变和突变之不同，其变化的发生不仅与患者自身的状况、体质强弱、病势盛衰有关，也与治疗是否及时，用药当否等相关。临床所见的一些阴证、顽症、败证也有的是由于失治、误治引发，所以，及时、准确、细致、周到的治疗才是好的治疗结果的保障。

【原文】

阴症歌

阴症初发缓不疼，皮色如常漫肿平，多因痰滞无红热，误跌胖肿渐热疼（误受跌扑闪挫作肿，类似痰滞之症，无非渐现红热，较比痰肿尤盛也）。多生肩臑臀膝股（指言跌扑等患之处），溃后臊臭脓稀腥。以上初肿阳和妙（初肿延漫，皮色不变，治法宜用阳和汤，解凝消滞，万不可用寒凉克伐之剂），溃后兼补自成功（溃后阳和汤尤可用之，当加以补剂或可收功）。又有风寒凝气血，肿多绵硬木黯青（风寒凝滞气血之分，症亦属阴，无非不致贴筋附骨，无红少热为异）。兼邪现表初治汗（风寒为患，兼有邪令者，初发必多附冷憎寒，治当重发其表，汗散屡施），后宜热消并温经（汗散之后，如不全消，宜以温经之法治之）。下部流气散寒妙（患居下部，多用流气饮等法，通散主之），各种异形治分明（病非一论，治当随疾辨用方妙）。生死反掌凭医处，误投寒凉败症增（以上皆属阴象，若用寒凉之药，反致转坏，医之咎也）。若省人命有关系，医学欠功免逞能（但是仁人君子，不明病由，不能滥治，若逢俗庸之徒，不懂症之情由，胆当混治，逞能行险，不知天良有愧，实堪痛恨）。

以前之阴症歌，乃察症轻重治法之提纲，其细切之理，另有改著阴症歌，又有附骨阴疽之成论，以备读诵。内经云：诸疮疼痒，皆属心火[①]，其语乃系只言属阳之诸疮而矣，非将阴疽、瘿瘤、痰肿、郁结、石疽、乳岩等症概言在内也。今人不精于学，始终不解内经之旨，多有将毒火二字认真，不管属阴属阳，无论患之形色，投方便用清降凉消之剂，患者每因被治所害，生阴疽者，命中想必应遭如此之劫数。

【阐释】

本节提出阴证确证及诊治的方法。阴阳是八纲辨证中的纲领，外科疾病的辨证正确与否，关键在于是否辨清其阴阳属性，是阳证，还是阴证，以正确地指导临床治疗。兹将辨别阴证、阳证的要点分述于下：

1. 发病缓急。急性发作的病属阳；慢性发作的病属阴。

2. 发病部位深浅。病发于皮肉的较浅属阳；发于筋骨的较深属阴。

3. 病变处皮肤颜色红活焮赤的属阳；紫暗或皮色不变的属阴。

4. 病变处皮肤温度灼热的属阳；不热或微热的属阴。

5. 肿形判断。高度肿胀形势高起的属阳；平坦下陷的属阴。

6. 肿胀范围。肿胀局限，根脚收束的属阳；肿胀范围不局限，根脚散漫的属阴。

7. 肿块硬度。肿块软硬适度，溃后渐消的属阳；肿块坚硬如石，或柔软如棉的属阴。

8. 疼痛性质。疼痛比较剧烈的属阳；不痛、隐痛、酸痛或抽痛的属阴。由于老年患者对疼痛的敏感性较差，还有部分患者耐受性强，可见对疼痛的反应，不同的人群之间差异较大，容易误判，所以还要结合其他因素审视才不致误诊。

9. 脓液稀稠。溃后脓液稠厚的属阳；稀薄或纯血水的属阴。

10. 病程长短。阳证的病程一般较短；阴证的病程一般较长。

11. 全身症状。阳证初起常伴有形寒发热、口渴、纳呆、大便秘结、小便短赤，溃后症状会逐渐消失；阴证初起一般无明显症状。酿脓期常有骨蒸潮热、颧红等慢性消耗性疾病的体征，或面色㿠白、神疲、自汗、盗汗等症状，溃脓后往往更甚。

12. 预后顺逆。阳证易消、易溃、易敛，预后多顺（良好）；阴证则难消、难溃、难敛，预后多逆（不良）。

【校勘】

①《黄帝内经》之病机十九条："诸痛痒疮，皆属于心。"原文引文有异，但总的含义还是相同的。《外科精要》亦云"诸痛痒疮疡，皆属心火。"此经文既是临床辨证治疗思路，也是中医外科理论中的金玉良言，中医同仁应共同探讨以兹发挥。心与诸痛痒疮理论极为深奥。心主火，五行之中心属丙丁

火，因此"诸痛痒疮皆属于心"与"诸痛痒疮疡皆属心火"有相同的含义。文中"疮"乃外科疾病的总称。《疡医大全》在疮字后面加上"疡"字则将外科病统称为"疮疡"。中医疮疡包括有五大部位，即五官病、肛肠病、脏腑痈疽病、皮肤病及其他各种外科病如痈、疽、疔、疖等，其中有明显痛痒症状者，大多数都属热证。

【选注】

《疡医大全》：凡诊视痈疽，施治必须先审阴阳，乃医道之纲领。阴阳无谬，治焉有善。医道虽繁，可以一言蔽之者，曰阴阳而已。

《外科启玄·明疮疡痛痒麻木论》："诸痛痒疮皆属心火，盖火之为物，能消烁万物，残败百端故也。若人质肌肤附近火灼则为疮，近火则痛，微远则痒……经云，痛者为实，痒者为虚，非为虚寒之虚，乃火热微甚之意。"因此说他们的发病机理多属火，而火在五脏属于心，故曰："诸痛痒疮，皆属于心"。

【小结】

辨阴证阳证是将常见的一些症状，概括地分别归纳为阴阳两类，而且大多是以疮疡为代表。在辨证过程中，要进行全面分析病情，特别要关注病患的全身状况，不要拘泥于一点。由于每一个病的症状表现复杂，而且病情又在不断发展和变化，所以一个病所表现的症状，往往是许多症状综合在一起，因而就不会表现出单纯的阳证或阴证，而是阴中有阳，阳中有阴；而且疾病的属阴属阳不是固定不变的，而是随着病情的变化而转化，有因误治而阳证转为阴证的，有初起阳证日久正虚而变为阴证的，亦有因治之得法而阴证变为阳证的。例如，有头疽初起本属阳证，因病处脓血大泄而正虚不复，从而由阳转阴；反之，因治之得法，经使用补托之法，病邪由里向外，使正气渐复，阴证又转为阳证。因此，在辨阴证阳证的过程中，不能被一时的表面现象所迷惑，要掌握疾病的全部过程，以动态的眼光去辨别病情。只有这样，才能做出正确的辨证，实施有效的治疗。

【原文】

顽症歌

顽症虽轻久不痊，病染肉脉身被缠（患居皮脉之分，随与筋骨脏腑无关，只是缠绵）。屡经医药终无验，遍治难平命无干（虽系经年累月，医药不效，终不至由此伤命，故曰命无干也）。气血不亏无败象（病虽久累，荣卫尤旧，而无衰败之象），非运穷即身不安（素行贫乏，指身为业之人，生此患者，总系运数应受缠绵之难，富豪之人，若生此患，总系患者命中不应享受清静安逸之福）。轻投善法终必愈（此即顽以轻治也。每遇如此之患，久治未愈，若到灾难应满，不治也能自好），贪功妄治病反添（以上之患，虽属轻症，病者不知其理，意欲速愈，或逢刻薄贪婪之徒，妄行混治，蚀腐恶法，致使肉脉筋骨遭其残害，轻中转重，而误生命。其咎何止怨医，岂非病家不明贤遇，自误自也）。

　　贪功妄治之事，乃俗庸之徒常法也。病家不明，每遭其害。据吾戒劝病家，若至临疾求医，有一准法，万无遗误。别听他自夸其能，云之好过某人某人，但只打听旁人，问他治坏过某人没有，如其没治坏过某人，求其调治，万无遗失。余常曰，治好了病的，不算其能，未治坏了人的，方算其能（速期定愈之人，每常行苟妄贪，过言己①能之人，每常行险误症）。

【阐释】

　　顽症虽轻久不痊是顽症的主要特征，迁延缠绵常常使患者失去耐心和自信，甚至有些医生也流露出厌烦的情绪。这些心态的变化直接影响疾病的治疗，往往是屡经医药终无效验，患者三番五次变换医生、医院、治疗方法，越发影响治疗的进程。中医有古训：效不更方。只要治疗平稳向好，就要坚持顺应下去。只要气血不亏无败象，一般轻投善法终必痊愈，此即顽以轻治也的道理。人体有着强大的自愈能力，每遇如此顽症，久治未愈，待机体的自愈机能足够强大时，不治也能自好，当然这其中需要用些内治之法，通过调补气血用自身的抵抗力战胜它。有些患者听信庸俗之徒的妄说，胡乱投医，使贪功妄治的人肥私，患者病未愈反添新病。医患双方都必须明确一点：摧毁人的身体自愈机能的最大隐患就是失去自信心。如何选择好医生，不是看广告、找医托，或是看医生的名衔听其自夸，而是打听一下他治坏过几人，没有治坏过人的医生才有可能是好医生。何景才的说法在理。

【校勘】

　　①原为"已"，应为"己"。

【选注】

《外科正宗》：凡人无病时，不善调理而致生百病，况既病之后，若不加调摄，而病岂能得愈乎。其调治有法，初起病时，先看病者元气虚实，次者疮之阴阳险否，然后用药调治，当攻即攻，可补便补，不可因循耽误，以致变态不虞也。且患者又当安定心神，相忘诸念，毋使怆慌，乃保神气不得变乱也。再顺天时，假如夏热坐卧不可为风，忌置水于榻前床下，冬寒须避起居，常要温和，非柴火不可开疮看视，常有寒侵致生多变，又未溃之先，毒瓦斯内作，倘有口干渴症者，凉物须当少少与之，以滋蕴热，至脓溃之后，生冷硬物一概禁之，不然伤脾损胃，脓必难成，致疮软陷，又难收敛。饮食须当香燥甘甜，粥饭随其喜恶，毋餐过饱，宜少、宜热、宜浓，方无停滞，又得易化故也。如大疮溃后，气血两虚，脾胃并弱，必制八仙糕，早晚随食数饼以接补真元、培助根本，再熬参术膏。如患者脾胃俱虚，饮食减少，胸膈不宽，饮食无味者，用白术膏三匙，人参膏二匙，清米汤空心化服，喜饮者酒化亦可。若精神短少，昏沉多睡，自汗劳倦，懒于动作者用人参膏三匙，白术膏二匙，亦酒化服；如肌肤粗涩，面苍不泽，或大便血少虚秘，以及皮干发槁者，同地黄膏各二匙和服，或饮阳春酒更妙。其功强健精神，顿生气血，开胃助脾，润肌荣骨，此二药功甚非小，大疮不可缺之，实非草药之比，病者当信用之，乃无更变。虚视者，又多反复不常，故有易愈难愈之态，实在乎得此失此之规也。

【小结】

所谓顽症即反复发作、迁延难愈之疾。古人对此这样认识和对待：选择好医生，怎样选？何景才的办法很实用：别听他自夸其能，云之好过某人某人，但只打听旁人，问他治坏过某人没有，如其没治坏过某人，求其调治，万无遗失。有病乱投医不是好办法，会造成过度检查、过度治疗、有损健康，还会让贪功妄治之俗庸之徒钻了空子。凡病要三分治七分养，调养护理十分重要，顽症更是如此，此节选注《外科正宗》的内容对病后调养非常实用。

【原文】

险症歌

险症多端须究情，察形观色细分明（险者，关乎性命之症。察形观色，揣理明情，细分阴阳，否则有误生命之咎也）。虚实阴阳与表里，顺逆善恶并五行（以上皆当医者应决之事）。风邪寒湿外因起，痰郁火毒属七情（风邪寒湿，天时外因之患。痰郁火毒，人情内因之患）。成中形外参脉理（参脉之情，以度症势之理），格物致知在意诚（治法之机，全在此理，为医道者，当明鉴之）。不内外因分由治，虽有成论宜问明（不内不外之因，虽是另有成论，临疾必当问明受病之来由为要）。治辨宣攻托补汗，解散温和利泻清（以上分别用药之法，首重辨疾，专用，万勿颠倒治法）。惟在临症医精妙（此即险以权治之理，若是迟误，或者妄治，命遂枉陌，皆属医之咎也），全凭经验素用功（经验与用功，二者缺一，便是庸医）。不识故误关系重，贪功妄治罪非轻（不识故误，贪功妄治，此等之徒，人面兽心，岂知天良有愧，哪管报应循环）。是病妄投非是药，病无死理药伤生（病者有不服药可愈，服药而反亡者，即此谓也）。世无明医冤死半（世界无明医，冤死之人就得过半），病有险症较医能（顺逆之症，非好则死，何必论医，若逢险症，自然较量医道之能）。投方应症病可愈，错用法药病反凶。时即不死归败症（错用方药，即便当时不死，气血衰羸①成劳，久累终必危亡），庸医病家互相蒙（此言病家始终不明，病者之冤，连庸医将人治死，还不知什么时候治坏了的哩，故曰庸医病家互相蒙）。为医若悟亏损理（若能悟得过亏损理来，还算天良之医，犹恐始终不悟也），多读医书艺自通（近世还有许多不认字的，更会能装先生，非是医道之中好掺假，总是病者之家未睡醒哩）。

【阐释】

　　本节论述何谓险症，险症如何化解。对险症需要把握几点：现病症是否险症？形成险症的原因为何？必须找明医（明白的医生而不是徒有虚名的医生）及时救治。虚实阴阳与表里寒热，顺逆善恶并五行都明晰了，是否险症即可知。如是，应辨明病因，是风邪寒湿外因，还是痰郁火毒属七情之内因抑或不内外因。选择的明白医生还应有临症精妙处置能力。即险以权治之理，若是迟误，或者妄治，命遂枉陌，皆属医之咎也。医生的高明之处全凭经验与用功，二者缺一，便是庸医。病有险症才能比较出医生水平的高低，因此，医疗资源尤其是较高水平的医院和医生尤显短缺，这也成为社会不公平的一个方面。在这种背景下庸医还有一定的市场，还有很多患者受到蒙骗和误治。一切有良知的医生，应该认真读书，提高技艺，用更优质的服务贡献给社会。

【校勘】

①原为"嬴"（ying，姓氏），应为"羸"（lei，"瘦"之意）。

【选注】

《洞天奥旨·疮疡顺逆论》（清·陈士铎）：疮疡最易知者，阴阳也，其次宜知顺逆。大约阳证多顺，阴证多逆。顺着生，逆者亡。故知顺逆，既知阴阳；知阴阳，即知生死矣。然而顺逆不易知也，其顺逆之中，有顺而实逆，有逆而反顺，此即阳症是阴，阴症是阳之说也。苟不知顺逆之真，何知顺逆之假乎？余有辨顺逆之真法，如疮疡之初起，顶高根活，色赤发热，焮肿疼痛，日渐突起，肿不开散者，顺也；若顶平根散，色暗微肿，不热不疼，身体倦怠者，非逆而何？如疮疡之已成，疮形焮痛，反薄光亮，易脓易腐，饮食知味，二便调和，身温者，顺也；若肿坚紫，不作脓，不腐溃，疮顶软陷，口干作渴，心多烦躁者，非逆而何？如疮疡之已溃，脓稠色鲜，不臭，腐肉自脱，焮肿易消，身轻痛减者，顺也；若皮烂，肉坚不腐，肿仍不消，痛仍不减，心烦卧不宁者，非逆而何？如疮疡之溃后，脓厚稠黄，新肉易生，疮口易敛，饮食渐进，无有痛楚作痒者，顺也；若脓水清稀，腐肉虽脱，新肉不生，色败臭秽，饮食不进者，非逆而何？倘逆而变顺，生之机也，逆而不顺，死之兆也。

《医宗金鉴·外科心法要诀·痈疽七恶歌》（清·吴谦等）：一恶神昏愦，心烦舌躁干，疮色多紫黑，言语自呢喃。二恶身筋强，目睛正视难，疮头流血水，惊悸是伤肝；三恶形消瘦，疮形陷又坚，脓清多臭秽，不食脾败难。四恶皮肤槁，痰多韵不圆，喘生鼻扇动，肺绝必归泉。五恶时引饮，咽喉若燎烟，肾亡容惨黑，囊缩死之原。六恶身浮肿，肠鸣呕呃繁，大肠多滑泄，脏腑败之端。七恶疮倒陷，如剥鳝一般，时时流污水，四肢厥逆寒。

【小结】

险者，关乎性命之症。须尽早通过察形观色，揣理明情，细分阴阳和病情吉凶，尽快否则有误生命之咎也。险症一是病情重、来势凶险，二是治疗难度大，三是必须尽早尽快处置，否则会失去治疗的最佳时机给病患带来危险。因此，要求选择好的医生（责任心强、医术高明者），才能化险为夷。

【原文】

败症歌

败症本坏阴险中，痈疽原来无痨名，若非庸医妄治过，定系失误自不明（败症者，阴症险症治坏者，或因失治或因养戒所致，起管成漏名曰疮痨，医曰败症）。病家不识医门理，只将一命付悬空，庸医素平三敢治，混蚀错刀药无情（不应蚀而蚀，不应开而开，不应汗下而妄行滥治，故曰三敢治）。初由行险偶侥幸，后无忌惮觉得能（庸医妄治，初起全由行险侥幸，以致渐次胆壮，见病便治，更无忌惮，反觉得①能）。病家迷痺愚贤鉴，患遭医试受残灯（残灯，乃症已败坏也。患遭医试，而成败症，其理多怨病家不认贤愚也）。气血泻久成管漏（起管成漏，原因气血虚极之故），津液沥败治无功（津液耗尽，真气已②竭，治也无功）。经年累月终难保，历受折磨痨瘁形。至危不省庸医错，归推寿命当数终（病至垂危，将笃犹然未省其理。上可推在寿数年尽，命该应死上去了。为庸医者真是有幸）。以命演手心何忍，浅败医门与屠同（俗子贪夫，冒充医道，妄行滥治，如此之辈，还不如刽子手哩，刽子手杀的是有罪之人，庸医竟敢杀无罪之人，故曰与屠同也）。苟图衣食伤天理，因贪失德损阴功（图吃为穿，贪骗财帛，误人性命，岂非损阴坏德）。既爱名利为美事，不能苦读难成名（古语云，要知今古事，多读圣贤书，今人独出己③见，窃得二本海上偏方，便觉则尽道矣。每常自夸其能。据吾看来，此等之徒，好比井底之蛙，始终也难以出得到井口之外，见天日之期矣）。

【阐释】

本节历数败证成因种种，尤其对庸医害人作了深刻的揭露和鞭笞。败症是指阴症、险症治疗不当或因失治或因养戒所致的病情转恶的病症，还有起管成漏名曰疮痨之症。不慎遇到庸医时，不应使用蚀法而蚀的、不应手术治疗而开刀、不应汗下而妄行滥治，就是庸医的三敢治，是治成败症的主要的罪魁祸首。所谓残灯，指症本已败坏，又遭多重庸医反复试治，而成败症，其理多怨病家不认贤愚，甚而愚昧无知或是为了省钱胡乱投医。误治的结果，使气血泻久成管漏、耗尽津液治也无功，经年累月历受折磨终成痨瘁。还有的病患至病危也不知是庸医的误治过错，却反当自己寿限当终，即是病患的悲剧也使庸医逃避了责任。那些图吃为穿，贪骗财帛，误人性命的庸医，损阴坏德会遭报应的。这些人贪图名利，可又不能苦读难成名，所以做出苟图衣食伤天理之事，自然不会有出头之日的。

【校勘】

①原为"德"，应为"得"。

②原为"巳"，应为"已"。

③原为"已"，应为"己"。

【选注】

《外科正宗》：古之以外科推为杂病之先，盖此伤人迅速，关系不浅，故特设于前也。且如痈疽、脑项疔毒大疮，情势虽出于外，而受病之源实在内也。及其所治，岂可舍于内而治外乎？所以外不起者内加托药，表热甚者内必清解，血虚宜用四物汤，气虚宜用四君子，脉虚足冷温中，脉实身热凉膈。以此推之，内外自无两异。但世以疮形言之，曰外科；治以气血言之，即内伤。凡医者治法，不可混于内理，以致生变症。

《外科心法要诀》：医者于临证之时，须详察色脉，宜温者温之，宜凉者凉之，宜补者补之，宜汗者汗之，宜攻者攻之，庶有济也。然外证痈疽，犹如内证伤寒，善治伤寒，则杂病无不易治；能疗痈疽，则诸疮无不精妙。盖以能辨表里、阴阳、虚实、寒热也。

【小结】

败症是指阴症、险症治疗不当或因失治或因养戒所致的病情转恶的病症，也包括起管成漏名曰疮痨之症。病患有病乱投医时常会遇到庸医，不应使用蚀法而蚀的、不应手术治疗而开刀、不应汗下而妄行滥治，就是庸医的三敢治，是治成败症的主要的罪魁祸首。庸医的误治不仅使病患经年累月历受折磨终成痨瘵，也给后续的治疗带来困难。所以说，败症大多数是可以避免的，病患要学会识别良医和庸医，识别的方法很简单，可以参照顽症歌，这样才能从根本上杜绝庸医的误治。在旧中国，"庸医"常与"俗医"并称，专指那些医术一般或低下的行医者。这样草率行世的人，其医德医术均不被期许。后来"俗医"已淡出常用语范围，为更强调医术低劣特征的"庸医"所取代，民国之前所说的庸医在指向对象上比较单一，基本专指中医，民国以后，西医的庸劣问题开始为社会关注，庸医指向范围因此扩大。早年的庸医指那些不知医经，徒持方药，不知表里阴阳，不辨寒热虚实，泥古不化，鲁莽试药，任意措置的行医者。虽门前凡悬有"妙手回春"、"医能寿世"等匾额锦旗，其下莫不有冤鬼。这些儒医有的进过学堂甚至医学院，读过几年书本儿，有的写笔好字，可能身怀养生绝招，交几位文人墨客，形成个氛围搭建个平台，大家一起来赚钱，实际是一起来行骗；还有的是庸医、医院、医托（其中有一些昧了良心的医药代表）组成联合体，推介所谓的秘方、特殊疗法、宫廷保健品，等等，也是"虽有其名，实为赚钱"；即使号称累世家传的世医，也未必所传得人；甚至有的媒体缺乏社会责任，为庸医行骗提供讲坛、骗人的医药广告，使庸医在科学的掩护下欺骗广大受众；现在街头巷尾以各种名目行医、养生者的泛滥不仅不会为人们的健康提供保障，稍不注意就会成为皮肤性病或传染病流行的场所。庸医类型的扩大化是庸医问题严重的一个表征，因此，有病求医要慎重。

【原文】

逆症歌

逆症生来危恶凶，命由造化医焉能（生逆症者，原关造化，性命应天，医能治病，不能挽命）。现逆即日归泉路，久逆五败宜分明（病发即死，为现逆。终不能逃为久逆）。肉死脾败皮死肺（肺主皮毛，脾主肌肉），血脉既死倾心经（心主血脉）。筋死肝败骨死肾（肝主筋，肾主骨，筋骨已死，肝肾败绝），逆现恶彰定难生。病家不晓医门理，妄耗资财治也空（病家不晓医理情实，还有病势将危，慌于求医，不认贤愚，偏巧遇着虻匠手，正在乏囊急需之际，哪管天良，便曰[①]能治，骗[②]得财帛而去，症终难保）。

此逆症歌，乃为分别症理情势而著，其症形致确者，另有改著逆症歌可查。以前五歌语多刻薄，情非刻薄，乃余激贤入道之意，后学君子，不可将前论对病家讲论。亦不可对庸医夸展，只可自警。若是每常以此为口诵浮谈，不悟己[③]浅，竟责人非，反将余之劝戒之意化为狂学矣。

【阐释】

本节论述逆症的发生机理及解决的办法。身患逆症能否治愈，则看个人造化，性命应天，医能治病，不能挽命。病发即死，为现逆。终不能逃为久逆。肺主皮毛，脾主肌肉，心主血脉。肝主筋，肾主骨，筋骨已死，肝肾败绝。病患家人大多数不晓医理病情，甚至有病即慌不择医，不认贤愚，偏巧遇着庸医、骗子，哪管天良，大包大揽只为骗钱，财帛到手，症终难保。

后世学医者，不可将前论对病家和庸医讲论，那只是医学生需要自知、自勉、自警之用。不可只是口诵浮谈，不悟己浅，竟责人非。否则，终将一事无成。

【校勘】

①原为"日"，应为"曰"。

②原为"谝"，应为"骗"。

③原为"已"，应为"己"。

【选注】

《外科正宗》：凡看人病，兼视其形色，后与脉病相参，诚识于始，以决其终，百无一失矣。何以知之？阴病见阳色，腮颧红献；阳病见阴色，指甲呈青，此二者俱死。又身热脉细，唇吻反青，目珠直视者死。面如涂脂，色若土黄，油腻黑气涂抹者死。唇舌干焦，鼻生烟煤，眼神透露者死。形容憔悴，精神昏短，身形缩小者死。喘粗气短，鼻睛露，语言谵妄者死。循衣摸床，遗尿失禁，撮空者死。头低项软，眼视无神，欷欷短气者死。皮破无血，肉绽烂斑，麻木不知痛痒者死。齿黄色如煮豆，唇白反理无纹，耳黑枯焦不听，人中缩而坦平，口张气出无回闭，鼻煽相随呼吸行，汗出如珠不散，痰若胶而坚凝，白血红如肺色，指甲弯而带青，神昏神浮、神乱神离，缁衣生满面，黑气惨天庭，逢之都没命，法在此中评。

【小结】

外科疾病在其发展过程中，按着顺序出现应有的症状者，称为顺证；反之，凡不以顺序而出现不良的症状者，称为逆证。在病程中出现善的症状者，表示预后较好；出现恶的症状者，表示预后较差。逆证（恶证），是人体感受病邪后，由于正气虚衰，气血不充，在邪正相争过程中，正不胜邪，而以病邪占优势地位，故发生疮疡后，其在初起时，由于正气不足，不能令毒外出，故顶塌根散；已成之时，由于气虚不能成其形，血虚不能华其色，正虚不能载毒外出，故疮顶软陷，肿硬紫暗，不脓不腐；溃后，因气血不足，无以酝酿成脓，托毒外出，故肉坚无脓，肿痛不减；收口之际，因气血大衰，脾土败坏，无以助长新肉，故见种种逆证。如毒邪扩散，内侵脏腑，则恶证频现，预后不佳。

临床上应注意，即使见到预后良好的顺证，也不能疏忽，应时刻预防转成预后不良的恶证、逆证；若见到恶证、逆证，也不可惊惶，应及时进行救治，如治疗得当，也能转为顺证。因此，遇到逆症就听天由命放弃治疗，或乱了手脚以致误投庸医都不可取。古代先贤对何谓逆症何谓不治之症论述极其精辟，无论医家还是病患都要相信科学充满自信地面对逆症，逆症就可能被转化而康复。

【原文】

十三因总歌

十三因分受病原，情形治法并相兼，风寒暑湿燥邪外，内因火毒郁与痰。气滞血瘀阴虚症，因非内外亦相关。发明古医未尽意，以备读者辨思参。

此十三因者，古贤虽未能特著歌论，诸书亦俱有散言、代言各因之理，余今择要共立歌词，加以注解，以风、寒、暑、湿、燥、邪为外因，火毒郁痰为内因。气滞血瘀二症，患居肉脉不关三因之情，阴虚之理，原属命门，虽非三因之说，其原更关致要，故而各分其细，辨解独受兼受，格分形色治法，发明古贤未发之意，以备读者考阅。

【阐释】

本节论述十三种致病因素。十三种致病因素各不相同，但引发的病情和采用得到治法相兼之处，风、寒、暑、湿、燥、邪是外因，火、毒、郁、痰是内因，气滞、血瘀、阴虚应属非内外因。对此十三种致病因素，古贤虽未能特著歌论，散在诸书中均有论述。余今择要共立歌词，加以注解，气滞血瘀二症，患居肉脉不关三因之情，阴虚之理，原属命门，虽非三因之说，但作为致病因素却至关重要。因此，在阐发古人原意的基础上，把自己的创新之意融会在后三因的阐释中，有以备后学。

【选注】

《外科正宗》：三因者，内因、外因、不内外因，此说从于先古，其词意尚有发而未尽者。内因者，皆起于七情蕴结于内，又兼浓味膏粱熏蒸脏腑，房欲劳伤亏损元气，乃五脏受之，其病由此内发者，但发之多在富贵人及肥胖者十有八、九。其见症，疮多坚硬，根蒂深固，二便不调，饮食少进，外软内坚，平陷无脓，表实里虚，毒多难出，得此者即病症之内伤也，故曰内因。外因者，皆起于六淫体虚之人，夏秋露卧，当风取凉，坐眠湿地，以致风寒湿气袭于经络；又有房事后得之，其寒毒乘虚深入骨髓，与气血相凝者尤重；或外感风邪，发散未尽，遂成肿痛。此肌肉血脉筋骨受之，其病由此外来者，发之多在不善调摄，浇薄劳碌人，十有八、九。见症多寒热交作，筋骨疼痛，步履艰辛，湿痰流毒以及诸风瘫痪，口眼歪斜，半身不遂，风湿、风温、天行时毒等症，得此者即疾病之外感也，故曰外因。又有不内外因，内无七情干内，外无六淫伤外，何由来也？其病得之于饥饱劳役，喜怒不常，饮食者冷热不调，动作者勤劳不惜，以致脏腑不和，荣卫不顺，脾胃受伤，经络凝滞。故为疾者，外无六经形症，内无便溺阻隔，其病多生于膜外肉里肌肤之间，似瘰、痰注、气瘩、瘿瘤之属，治法不必发表攻里，只当养气血，调经脉，健脾和中、行痰开郁治之，法为最善。此是三因理之尽矣。

【小结】

十三种致病因素致病之说，是中医病因学说的重要组成部分。只有病因明确治疗的方向才能准确，治疗的手段和方法才能有效。十三种致病因素引发的病情和采用的治法有相兼之处，所以对此诸因素之间的关联须得一一明辨。风、寒、暑、湿、燥、邪是外因，火、毒、郁、痰是内因。气滞、血瘀两证，病变在肉脉，阴虚之证候病属命门，虽非三因之说，但作为致病因素却至关重要，致病机理不可不辨。

【原文】

辨风歌

风乃阴阳正气原（西洋外夷之人，深明阴阳之理，止言四行，不论五行，四行者，气、火、水、土也，气即为风），呼吸无常天地间（时有时无曰①无常）。或因金伤或溃后（此言患由风受之原），调养疏神失禁严。疮溃受内惊烦乱（溃疮受风名曰发痉，惊搐烦闷心乱不安）。疮口外染热晕宣（止受患口未传于内者，患处微现疼热，宣肿晕红），溃后宁神滋阴血（风痉治法之论），外宣敷温微汗痊。疮周肤燥红粟痒（兼燥而受风者，疮之四旁，起粟红痒），敷以寒凉痒自安（用凉血润燥之药，其痒或安）。金伤血耗风袭入（名曰破伤风），动静惊名分有三（伤时动受，多居在表，伤后静受，多居经络，将愈惊受多入阴分。三阴中风，舌卷卵缩，腹满自利，口燥咽干。古医刘河间不立三阴中风之论，盖系难以治愈之，故法宜应同伤寒之理，施治或有得效者），汗下和法分因治（在表无汗之症，宜发散。在经伤脉之症宜和解，在里结涩之症宜通利，故曰分因治）。有汗柔痉培血源，无汗刚痉速发汗（柔痉宜滋阴和血，刚痉宜发表散汗）。汗见风消效如仙（指言无汗之痉），挟邪兼寒须权辨（风有从邪从寒而兼受者。全在医之精妙权辨也），温发滋养随所偏（此言法当随兼辨施，勿可胡乱施治）。

【阐释】

风位于六气之首，西洋人深明阴阳之理，在西洋四行中：气、火、水、土，气即为风，呼吸之间就有赖于风之所存。金伤或溃后调养不周，疮溃受风，出现惊搐烦闷心乱不安名曰发痉。受风仅在患口未传于内者，患处会有轻微疼热宣肿晕红。溃后出现风痉，可用宁神滋阴血之法，或用外宣敷温之法得微汗而痉愈。疮溃兼燥而受风者，在疮之四旁，会有粟状红痒疹子，可敷以凉血润燥之药，其痒可安或缓。破伤风是由于金伤血耗风袭入之故。根据其临床表现可分为三种类型：伤时动受，病在表；伤后静受，病在经络；将愈惊受，病入阴分。在表无汗之症，宜发散。在经伤脉之症宜和解，在里结涩之症宜通利，称为分因治法。柔痉宜滋阴和血，刚痉宜发表散汗。无汗之痉见汗即愈。风有因邪因寒而共同致病者，应根据病因和症候之不同辨证施治，不可随意施治。

【校勘】

①原为"日"，应为"曰"。

【选注】

《疡医大全》：太极肇分，而有天地阴阳，阴阳不测谓之神。天有阴阳，地亦有阴阳，天以阳生阴长，地以阳杀阴藏，人在气交之中，所以具五脏六腑，以应五运六气之数也。五运者，金、木、水、火、土也。六气者，风、寒、暑、湿、燥、火也。

《疡医大全》：夫疮疡发痉，因气血亏损，外邪所抟，或内虚郁火所致。其证牙关紧闭，四肢劲强，或腰背反张，肢体抽搐，其有汗而不恶寒者，曰柔痉。风能散气，故有汗也，其无汗而恶寒者，曰刚痉。寒能涩血，故无汗也。皆由亡血过多，筋无所养，故伤寒汗下过多与溃疡产后多患之，乃败证也。若大补气血，多有复生者。若作风治，速其危矣。

大凡痈疽溃后，筋糜肉烂，脓血大泄，阳随阴散，或筋脉拘急，恶寒惕搦，甚者舌强口噤，项背反张，痰涎壅盛，便闭出汗，不时发热，此气血俱虚而传变。虽与破伤风相类，而主治之法，当大补气血。若果系风证，亦须以大补气血为本，而兼以治风之药。若不审是非，而妄药之，则误矣。

澄曰：男妇小儿，但是额、颅、眉、囟、耳、项，无论是疮是疖，溃后俱要用膏封贴，不可经风露。若不慎，头面必发肿，宜外用红升丹膏盖提之，内服荆、防、僵蚕、天麻、白芷等味散之，自愈。

《太平圣惠方》：身体强直，口噤不能开，四肢颤抖，骨体疼痛，面目㖞斜，此皆损伤之处中于风邪，故名破伤风。

【小结】

风为阳邪，善行而数变，故发病迅速，多为阳证；风性燥烈，风性上行，多侵犯人体上部，如颈痈、抱头火丹等。风邪致病特点：其肿宣浮，患部皮色或红或不变，痛无定处，走注甚速，常伴恶风、头痛等全身症状。可用宁神滋阴血之法，或用外宣敷温之法得微汗而痊愈。对于患部发肿宜外用红升丹膏盖提之，内服荆、防、僵蚕、天麻、白芷等味散之。

风毒之邪引起的破伤风广泛存在，多发生于皮肉破伤、手术中消毒不严、新生儿脐带污染、生产及流产处置不当、褥疮染毒，等等。外伤所致者，称金创痉；产后发生者，称产后痉；新生儿断脐所致者，称脐风撮口。病因为皮肉破伤，又感受风毒之邪。风毒之邪乘皮肉破伤之处侵袭人内，外风引动肝风内动，风毒入侵日久，化热化火，使脏腑失调，气血失和，阴损及阳，甚至阴阳离决而死亡。

破伤风的治疗应根据临床症状精妙权辨，治法随兼辨施，常用的治法：祛风镇痉（方药：玉真散合五虎追风散加减）、熄风镇痉，清热解毒（方药：木萸散加减）、补血养阴，疏通经络（方药：四物汤合沙参麦冬汤加减）。

【原文】

辨寒歌

寒为天地致阴余（暑往则寒来，亥子当令，天道南行，严寒运至，故曰致阴），内科受其非止一，疮患初见无单中，非兼风邪不自袭（寒肿初起多兼风邪，单受者罕有）。溃疮口受肌肤黯（溃后受寒，色黯木硬，肌肉如冻之状①），姜上附灸桑火薰（每逢寒疮，上药宜兑②干姜面、附子饼灸③，桑炭火烘，随症施法）。因伤血凝冻黑紫，温散活瘀汤烫洗（又有损伤后受寒，其色多兼紫黑，宜以温散热药④烫之）。

【阐释】

本节论述寒邪致病的机理。寒能致病乃属节候不调、疾风豪雨、冰雪严寒所伤，这是外因。寒为六气乃四季正常之气，然太过、不及、不应时，如至阴余则会使人受病。寒邪能伤人形体。因寒为阴邪，其性凝滞、收缩。故外感寒邪，阳气不得宣泄，除可见到外科之疮患外，还可出现头痛、恶寒、无汗、肢体疼痛、脉浮紧等形体受寒邪所伤的症状。此即《素问·阴阳应象大论》所云："寒伤形，热伤气。"寒肿初起一般多兼风邪，单由寒引发的很少见，所以风与寒成为共同的致病因素。疮口溃后受寒，肤色黯肌肉木硬，如冻伤的样子，都是寒邪收引的缘故，这是典型的寒疮。治疗可外敷药宜兑干姜面、附子饼灸，桑炭火烘，随症变化。因伤血凝的部位呈黑紫色，应该用温散活瘀汤烫洗。如果是损伤后受寒的，局部常呈紫黑色，应该用温散热药烫洗，才是对症的治疗。

【校勘】

①原为"壮"，应为"状"。

②原为"对"，应为"兑"。

③原为"炙"，应为"灸"。

④原为"约"，应为"药"。

【选注】

《外科正宗》：寒乃节候不调、疾风豪雨、冰雪严寒所伤，或口贪生冷之物。

《外科正宗》：但人之气血，喜暖而恶寒。又谓遇寒则结，遇热则散，况疮乃肌肉破绽之病，若不御风寒，最为易袭。凡看疮时，冬要着紫炭之火，旺旺暖气，逼尽余寒；夏宜净几明窗，亦庶外风不入，然后方可揭膏洗贴疮上。常见患者夏月纵意当风取凉，或睡卧阴湿之处，冬又不从温床暖室，多致寒侵，轻则有妨生肌完口，重则变为崩塌不脓、不敛阴症，此常有也。凡重命君子，可不预慎哉。

【小结】

《三因极一病证方论》："然六淫，天之常气，冒之则先自经络流入，内合于脏腑，为外所因。"寒作为病邪是六淫之一，是由于寒气太过、不及或不应时，影响到人体的调节适应机能及病原体的滋生传播，成为致病的邪气，属于外感病（包括一些流行性病和传染病）的病因，称为外因。寒主收引，寒胜则痛，寒邪侵袭人体而致局部气血凝滞，血脉流行失常，易患冻疮、脱疽等病。寒为阴邪，致病一般多为阴证，常侵袭人之筋骨关节，患部多表现为色紫青暗，不红不热，肿势散漫，痛有定处，得暖则减，化脓迟缓，常伴恶寒、四肢不温、小便清长等全身症状。《素问·至真要大论》："寒者热之，热者寒之"，指寒证要用温热的方药治疗。疮肿之寒症除了要在局部应用热药之外，还应针对全身的症状适当用药，人体的虚实寒热调整好了，局部的治疗才能有效。寒证有表寒、里寒之别。治表寒证，宜用辛温解表的汗法，以发散风寒；治里寒证则用温中祛寒，回阳救逆等温法，以祛寒温里。

【原文】

辨暑歌

暑令不正内外分（暑者，热时阴余之气也），内伤霍乱另有门（暑令为患，伤于内者为霍乱等症，非同外患）。外现发疔如柑豆，每居背腰肤红晕（此言暑患，如柑似豆，红晕延漫，多生腰背）。次即肿疼发恶热，口苦舌燥心烦昏，内服表散清瘟热（治法以用清瘟解毒荡热，微兼表散之法），夏患不关秋冬春（暑之为患，只发于夏）。

【阐释】

本节只论述暑令不正之气所致的外科病症。暑证，是指夏季感受暑邪所致的一类病证。因暑性炎热升散，故为病必见热象，最易耗气伤津，且暑多挟湿，常与湿邪相混成病。伤暑，为感受暑、湿之邪，汗出过多，耗伤津气所致。暑令不正而生暑证，是指夏季感受暑邪所致的一类病证。暑令为患，伤于内者为霍乱等症，非同外患，诊断治疗均有别。暑证外现多发为疔肿，形如柑似豆，红晕延漫，多生于腰背，肿疼、恶热、口苦、舌燥、心烦、神昏等局部症状和全身症状并现。治法以用清瘟解毒荡热兼表散之法。暑证之为患，只发于夏季与其他季节无关，因此诊断较容易，其特点是全身和局部症状常常一并出现。

【选注】

《疡医大全》：六淫之气发则为痈，为风癣疥癫之类。六淫者，风为四时不正，浩荡肃杀之气，发而最能中人。寒乃节候不调，疾风豪雨，冰雪严寒所伤，或口贪生冷之物。暑因亢酷日，烁火流金，湿热熏蒸而中。湿从坐卧久阴卑湿之地，或身骤临风雨潮气所侵。

【小结】

暑证，是指夏季感受暑邪所致的一类病证。伤暑，为感受暑、湿之邪，汗出过多，耗伤津气所致。暑令为患，伤于内者为霍乱等症，治疗用内科的方法。暑证外现多发为疔肿，形如柑似豆，红晕延漫，多生于腰背，常常是局部症状和全身症状并现，有时全身症状更重。出现疔肿热疼、恶热、口苦、舌燥、心烦，甚或神昏。可内服表散清瘟解毒荡热表散之剂清解宣散。

【原文】

辨湿歌

湿淫重坠色不变（此言之湿，非外患之说，乃停饮所生之内湿，内外二湿本非同论，读者宜当辨之），如水居土肿软绵（因湿作肿，无红少热，类相痰肿，色常绵软，按之有坑，若周身肢体俱肿，乃内患水肿腹胀之症）。溃浅皮染烂多水（淫湿外患，破烂多水者是），深受按坑久方还（此言内发之湿肿，皮色细润，按之有坑，久久方还也）。外治燥湿敷围药，内宜健脾利水源（外法宜以苦寒燥湿之药敷之，内服宜用健脾清小水之剂为要）。太阳经疽兼湿热（膀胱经腰项之部生疽，多兼湿热），肿胀重坠项背肩（重坠者，湿所致也）。初肿利消温散汗（湿淫得从毛孔发散而出也），将溃行气托补先（利水则湿热下注，行气则湿淫解消，温散则湿邪无附，补气则湿郁自散）。同血淡鲜形丹肿（湿淫兼血瘀为患，色微红而淡肿），与气凝滞便是痰（湿与气滞，便即成痰，故而治痰之法，每多顺气理湿）。气虚脾弱内因属，肢体浮肿各有原（气虚脾弱，湿伤卫道而成腹胀，四肢渐肿，乃属内科，不与疮肿湿淫同论）。

前论六淫之湿，原属外因。其为患者，只于伤皮染肤，浸淫湿烂，与内患停食之湿不同。故而以前之论，相兼代言内湿之理，以辨两歧①之疑。余著歌句，原为疡科，其内患湿郁之说，非一笔可尽之词也。

【阐释】

本节在论述外因的湿邪时，也对比论述了内因湿邪的致病机理，并提出分辨内外两种湿邪的方法。

湿淫之湿，并非指外患之湿，乃是指停饮所生之内湿，内外二湿从成因和致病过程都是不同的，读者应当注意分辨。如果是因湿作肿，证见无红少热，类相痰肿，色常绵软，按之有坑。若周身肢体俱肿，此为内患水肿腹胀之症的肿胀。淫湿外患的肿胀较为表浅，患处可见破烂多水。内发之湿肿，皮色细润，按之有坑，较长时间才能复原。湿肿治疗方法分内外：外治法宜以苦寒燥湿之药敷之，内服宜用健脾清小水之剂为要。足太阳膀胱经所经的腰项之部生疽，多有湿热的表现，项背肩部的肿胀重坠，也是湿之所致。治疗时，初发之肿用温散发汗之法使湿淫得从毛孔发散而出，便于肿消。如果肿疡将要破溃，应该先用行气托补之剂使之脓成毒泄，利水则湿热下注，行气则湿淫解消，温散则湿邪无附，补气则湿郁自散，利湿的办法和途径因症而异。湿淫兼血瘀为患时，肤色可见微红而轻微的肿胀。湿与气相互凝滞便成痰，故而治痰之法，每多顺气理湿。因气虚脾弱，而成之腹胀，可见四肢渐肿，应属内科疾患，诊治方法与疮肿湿淫不同。

疡科所论六淫之湿，原属外因，其为患者，只伤皮染肤，浸淫湿烂，形成疮肿湿淫。与内患停食之湿不同，必须加以鉴别。

【校勘】

①原为"岐"，应为"歧"。

【选注】

《疡医大全》：遍看诸疮疡论中，多言二热相搏，热化为脓者；有只言热化为脓者；有言湿气生疮，寒化为热而为脓者；此皆痈疽之源也。宜于所见部分，用引经药，并兼见证中分阴证阳证，先泻荣气是其本，本逆助火，湿热相合，败坏肌肉而为脓血者，此治次也。宜远取诸物以比，一岁之中大热无过夏，当是时诸物皆不坏烂，坏烂者交秋湿令大行之际也，近取诸身，热病在身，止显热而不败坏肌肉，此理明矣。标本不得，邪气不服，言一而知百者，可以为上工矣。

【小结】

湿为重浊之邪，侵及人体多发生在长夏。湿性下趋，故生于下半身的外科疾病，多与湿邪有关。湿性黏滞，着而难去。阴邪致病，每多缠绵难愈，或反复发作，湿邪致病，常与风、寒、暑、热兼夹为患。外科疾病中以湿热、暑湿致病多见，如臁疮、下肢丹毒、湿疮、囊痈、暑湿流注等，湿邪致病特点：局部肿胀、起水疱、糜烂、渗液、瘙痒，常伴纳差、胸闷腹胀、大便稀薄、四肢困倦、舌苔厚腻、脉濡或缓等全身症状。因气虚脾弱，而成之腹胀，可见四肢渐肿，应属内科疾患，诊治方法与疮肿湿淫不同，临床应该注意辨别和施治。

【原文】

辨邪歌

邪原杀伐疠气凝（不正之气，谓之邪。其原总系天地之间杀伐冤气，故名之曰邪。总因阴阳正气，克化不尽，人之正气不足，故受斯灾），冤聚不散久结凶（此言杀伐凶冤之气，结空不散）。四时令正遂感化，八风不正主灾兴（四时八节，运有常理，应时而至者主顺。灾疫之患，自然消化，运数失常，灾疫降染，随因而受，病象多端）。兵戈年后犹更甚，时节虽正不全容（邪疠①灾疫，每逢兵乱年次，主其灾疫更甚，其理盖因阵亡人畜过多身尸臭秽，冤气积留久而降染成灾。即便时节运数主正，其灾也恐不能全行克化。故曰不全容也）。暑热搏内瘟疫症，寒时外受疮邪名（大概冤厉之灾降染为患，由口鼻传入内者，多受阴分，积久发而为瘟灾，又名时令症。由毛孔传入腠里，积久乖变为邪肿，其患初发，附冷增寒，宽延多有不疼者，乃因邪居在表，治宜发汗。若患者神脉素虚，邪必深入内脏②，其疼难忍，倏忽或止，治宜清表之剂，兼之滋补宁神必效）。肿必色异形健盛（邪肿等患，形气理应健盛，若见神衰气败之象，乃真气不能敌邪，死无远矣），溃多恶臭怪腥脓（邪令作肿，宽延散漫，色变促速，较比正令溃脓犹快，溃脓之形，稀紫兼泻，或青或黄，色多异怪或致腥臭）。下部阴邪缓慢硬（下部属阴，肿溃或迟，形多僵硬），静无疼苦难移行（阴与邪相兼为患，或有静而不疼，动则疼甚者；或有夜疼昼安者；或有恶于惊扰者；或有喜人言笑者。其理总关阴阳有偏之不同也）。疔毒兼邪表寒现（疔毒原属内情郁火兼之外邪而成，非内外二因相兼，而不能生斯恶患也）。大头瘟疫宜降清（其患又名蛤蟆瘟，虽是头肿形异，不疼微热，色忽变紫，原属内症，不与疮科同论名，故曰瘟，治宜清解消降为妙）。老年项患坚紫木，气不胜邪多伤生（玉枕疽，对口疽，若生残年老人，气虚不能胜邪，每多难救），邪附多因惟医辨（邪之为患，兼杂别因者甚多，全在临症医之辨别，寻情施治也）。杂轻邪盛不知疼（疼为毒盛，不疼邪盛），初见邪端重表汗（邪兼诸患，初起，治法应用重施汗散之法，连投方妙，即便不消，溃后亦且易治，其理之义，症居在表，气血未伤之际，屡汗累发，真气大概无甚伤碍。邪气解散患必易轻。内经云，汗之则诸疮已，即此之谓也）。迟误传经治难平（初起误于汗散，邪传入内，再用汗散之法，反有伤碍）。古医言邪未通论（古医也多言邪，只系大概而已，又多有以风寒为邪之说者，总系未能致策洞明之细也），余阅疮久窃其情（以前之论，余今窃思妄言耶，惟望后贤高明者再为定论）。

　　余所言之邪，乃因疮患一说，与内症瘟疫为患，灾虽同因而受灾之后发现，不同瘟邪二说，总由天道失常、时节不正、杀伐厉疫之气忽而一时降染为患，受于脏腑者，发而为瘟疫。受于经脉者，发而为邪疮。或有以瘟邪一灾为问者，灾既受于一时，而发现迟早不同，何也？答曰，受重者先发，多难救治。受轻者后发，宜于调理。又问曰，尚有不受者何也？答曰，人之素禀气弱者易受，气旺者不受（非是康健力气之气，乃言真阳之正气也）。又问曰，城邑繁华之处灾多，山僻乡村之处灾少，何也？答曰，人烟稠密之处，秽污血腥之气过盛，类相积感。乡村清静之处，无因所招之故也。又问曰，灾既一因，中受而分内症毒痧、霍乱、瘟黄、转筋、吐泻，外症喉娥、头瘟、时毒、疔毒、发颐，现症各异不同，何也？答曰，灾虽一种，其受灾之流年，而与五运六气天时不常之理所分，各异不同者也。灾因类感，非神鬼所降之说也。庸俗浅鄙之人，尚有怨恨，瘟神降灾之心，不问瘟神是谁，或言商纣将王之时，有吕岳得封瘟神，专主降灾（未闻还往外夷去降否？），不知商朝以先，瘟灾是何神所降，封神之书，明言演义。后人故意信以为真，岂非醒着做梦耶！

【阐释】

　　本节论述邪的由来和其导致疮疡的机理。四时不正之气，谓之邪。此邪可视为一种毒邪之气，其根源系天地之间杀伐冤气，故名之曰邪。其因在于阴阳正气，对毒气克化不尽，又值人之正气不足以抵御这种毒气而受灾。杀伐凶冤之气，结空不散就成为致病的外因。四时八节，运气有其自然规律，应时而至者主顺。灾疫之患，自然消化，如果运数失常，自然规律被扰乱，灾疫降染，自然的消灾能力被扰，只能随因而受，则有诸多病象发生。遇到兵戈战乱、洪水、地震等年后，邪历灾疫更甚，其因在于灾害、战乱亡故人畜过多身尸臭秽，冤气积留久而降染成灾。即便时节运气主正，其灾疫也恐不能全行克化。故曰不全容也。冤厉之灾降染为患，经由口鼻传入体内，多侵及阴分，积久发而为瘟灾，又名时令症。是由毛孔传入腠里，积久乖变为邪肿，其患初发，附冷增寒，宽延多有不疼者，乃因邪居在表，治宜发汗。若患者神脉素虚，邪必深入内脏，其疼难忍，倏忽或止，病情变化很快。治宜清表之剂，兼之滋补宁神效佳。患者身患邪肿等，形气理应健盛，如果出现神衰气败之象，是真气不能敌邪，预后不良。邪肿的特点是宽延散漫，色变促速，比正令溃脓犹快，溃脓之形，稀紫兼泻，或青或黄，色多异怪或致腥臭，提示病情较恶。人体的下部属阴，发生在下部的邪肿溃发展缓慢，形多僵硬。阴与邪相兼为患，或有静而不疼，动则疼甚者；或有夜疼昼安者；或有恶于惊扰者；或有喜人言笑者；之所以表现不同其原因在于病症有阴阳之偏。疔毒属于内情郁火兼感受外邪而成，如果没有内外二因相兼则不能发生这种恶患。大头瘟又名蛤蟆瘟，虽是头肿形异，不疼微热，色忽变紫，原属内科病症，属于一种传染病，不列入疮科，故曰瘟，治宜清解消降之剂。老年人若项患坚紫木（因患处多在颈项背等部位，皮肤厚韧，患处多色紫，感觉木硬而得名），又名玉枕疽、对口疽，往往气虚不能胜邪而成危症，难以救治。病邪如果兼杂别的因素，病情就会更复杂，应在临症中注意辨别，寻找不同的治疗方法。疼为毒盛，不疼为邪盛。邪毒诸疮初起，应重施汗散之法，连投方妙，即便疮毒不消，溃后也容易治。因为病症在表、气血未伤之时，屡汗累发，不会破坏真气，而只会使邪气发散，使病患减轻。内经云，汗之则诸疮已，讲的就是这个道理。疮患初起如果没能及时使用汗散之法，邪传入内，再用汗散之法，反对身体正气有伤碍。古代医者虽然也对邪毒之说有阐发，但只都是粗浅泛泛之说，又多持以风寒为邪的观点，并未深入研究，我根据自己的临床所得和读书偶得发此议论可能妄言了，望后贤高明者再为定论吧。

我所讲的邪，是致发疮患的因素，与内科瘟疫的致病因素虽是同一的，但两者灾虽同因而受灾之后的表现不同。共同之处都是由天道失常、时节不正、杀伐厉疫之气突然降染为患，受于脏腑者，发而为瘟疫，受于经脉者，发而为邪疮。有的人以瘟邪一灾来提问，灾既然是同时感受，可为何发现迟早不同？答曰，病重者先发，多难救治。病轻者后发，宜于调理。又问，为何还有人并未感受而发病呢？答曰，人之素禀气弱者（体质差的易感人群）易受病，气旺者（体质好的）不受病。这个气不是康健力气之气，乃言真阳之正气（身体的抵抗力抗病能力）的气。又问，为何城市繁华之处灾病多，偏僻山村之处灾病少呢？答曰，人烟稠密之处，秽污血腥之气过盛，人群相互交往频繁容易感受灾病。乡村清静之处，没有灾病的成因所以灾病自然少。又问，灾病既然致病因素是同一的，为何感受病邪后，又分内科毒痧、霍乱、瘟黄、转筋、吐泻，外科喉娥、头瘟、时毒、疔毒、发颐等不同的病症呢？答曰，灾病致病因素虽是同一种，但它们的受灾时间，应与五运六气天时不常之理有关，当然它们的临床表现也就不同。灾病之发生和在人间的流行，绝非神鬼所降，这是庸俗浅鄙之人所传。还有人心存怨恨瘟神降灾，其实并不知瘟神是谁，是商纣将王之时，专主降灾的瘟神吕岳？抑或是何人？如果后人相信封神之书，故意信以为真，就像是醒着在做梦。

【校勘】

①原为"厉"，应为"疠"，在此处作"瘟疫"讲。

②原为"臧"，应为"脏"。

【选注】

《素问·五常政大论·王冰注》：夫毒者，皆五行标盛暴烈之气所为也。

《素问·通评虚实论》：邪气盛则实，精气夺则虚。

《素问·评热病论》：邪之所凑，其气必虚。（即邪气。与人体正气相对而言。泛指各种致病因素）

《素问·阴阳应象大论》：其有邪者，渍形以为汗。王冰注：邪，谓风邪之气。风中于表，则汗而发之。（特指风邪）

《素问·上古天真论》：是以嗜欲不能劳其目，淫邪不能惑其心。（不正当）

【小结】

邪之为毒含义较广，包括外来之毒及内生之毒。外来之毒指非人生而即有，从外感而得之。内生之邪毒，则为脏腑功能失调的病理产物，尤指脾肾阳虚致湿滞不运，气化枢机失转，变生湿浊痰瘀。邪毒无论外来、内生，损伤气血而成瘀，在外科病症中形成疮疡或是内科病中发生传染病其致病性显得十分重要。本文中何景才对邪的形成、致病特点、疾病分类、诊断和治疗的要点都做了精辟的论述。古代医家在长期的医疗实践过程中，观察到某些致病因素不能概括在六淫之中，而另创立了毒邪发病学说，这也是病因学方面的一大发展，为后世提供了辨证和治疗的依据。

【原文】

辨燥歌

燥乃火金余气亢（季夏酷热有余，庚^①辛受其亢，刻致生灾疫之气，名曰燥疫），阳中之阴六淫殃（此言其患属于六淫）。为患一时侵肤脉（燥疫之患前不及夏，后不至冬，只患皮肤，无伤筋骨，故曰^②一时侵肤脉）。皱涩则疼干紫僵，浅伤宽染不甚肿，仿毒似火不焮光（言其症形，似毒而不甚热，似火而不甚鲜也）。外治滋润内疏散（治宜滋润血脉，疏散之法），兼风瘙^③痒血更伤（燥疫之患伤皮坏肤，若兼风者，必致瘙^③痒不休，血脉更为伤碍）。

【阐释】

本节论述燥疫为患侵及肤脉的临床表现和治疗方法。夏季酷热有余即是火有余，庚辛金受其亢，以致生灾疫之气，名曰燥疫。燥邪属于六淫之一，燥疫之患有季节性，一般只发于夏冬之间，而且只患皮肤，无伤筋骨，故称为一时侵肤脉。燥邪引发的疮疡的特点是：皮肤皱涩疼干紫僵，疮面浅宽不甚肿，似毒而不甚热，似火而不甚鲜亮。临床上可内外兼治，外治宜滋润血脉，内治以疏散之法。燥疫之疮疡伤皮坏肤，若兼风者，必致瘙痒难忍，血脉的伤碍更重，治疗尤应注意血脉的滋润和调理。

【校勘】

①原为"更"，应为"庚"。
②原为"日"，应为"曰"。
③原为"骚"，应为"瘙"，在此处作"瘙痒"讲。

【选注】

《疡医大全》：燥为阴虚内热，消烁津液，不能滋润脏腑，以致皮肤枯槁便干，为燥火生于心绪烦扰、醇酒膏粱、房欲不闲所动，邪气客于脏腑经络关节之内，积袭日久，或待内伤，或因外感邪气，触而发之也。

《疡医大全》：三曰燥邪伤肝为疮疡。经曰：木不及曰委和，上商与正商同其病，支发痈肿疮疡，邪伤肝也。又云：阳明司天，燥淫所胜，民病痃疮痤痈，病本于肝是也。

【小结】

暑燥疫是由暑燥淫热之疠气所引起的急性外感热病，与天时不正有关，多发于战乱饥馑，或久旱无雨、暑气亢盛之年。其特点为初起即见热毒燔炽阳明，充斥表里、上下、内外，甚至卫气营血几个阶段证候并见，临床常见高热、头痛、身痛、斑疹、出血、甚至昏谵、痉厥等一派热毒极盛的表现。本节只论述其在皮肤出现的疮疡。燥邪为病，有凉燥与温燥之别，在外科的发病过程中，以温燥者居多。燥为阳邪，易伤阴液，多致皮肤干燥皲裂，外邪乘机侵袭，易致生痈，或引起手足部疔疮等。燥邪致病特点：易侵犯手足、皮肤、黏膜等部位，出现患部干燥、枯槁、皲裂、脱屑等，常伴口干唇燥、咽喉干燥或疼痛等全身症状。治疗应内外兼治，外治宜滋润血脉，内治以疏散之法。若兼风者，必致瘙痒难忍，应注意血脉的滋润和调理。

【原文】

辨火歌

火乃七情六欲生，无根为阳主外腾（有余之气便是火，又曰，热顺则由腠理毛孔外腾而出，或由膀胱随小便而解，火由气逆而生，故曰无根又曰阳）。皆因气逆稍行缓（火之为患即此之谓），与痰结涩便成痈（痰与火结为患属阳多成痈，痰与毒滞为患属阴多成疽）。疼痛色焮高肿起，气盛顶尖血盛红（此即金鉴顺症，云，气盛顶尖高肿起，血盛根脚收束红之说）。清热内消利二便，莫远逐痰治则平（气有余便是火，火盛生痰，故曰莫远逐痰）。

【阐释】

本节论述火的由来和致病特点及治法。气有余便是火，热排解顺利则由腠理毛孔外腾而出，或由膀胱随小便而解。气逆而生火，气逆则气血逆乱，气血失和易成痰，痰与火结为患属阳多成痈，痰与毒滞为患属阴多成疽，可见病根在于气逆。《医宗金鉴》称其为：疼痛色焮高肿起，气盛顶尖血盛红。清热内消利二便是治火总则，是治本之法。火盛生痰，火清痰自消，因此治火才是治痰的根本，不用费劲去治痰。

【选注】

《医宗金鉴》：经云，诸痛痒疮疡，皆属心火，故曰痈疽原是火毒生也。

《外科正宗》：盖谓静则生水，动则生火；又水能生万物，火能克万物，故百病由火而生。火既生，七情六欲皆随应而入之；既入之后，百病发焉。发于内者，为风劳、蛊膈、痰喘、内伤；发于外者，成痈疽、发背、对口、疔疮，此皆言其大略也。

《疡医大全》：刘河间曰：人近火者，微热则痒，热甚则痛，附近则灼而为疮，皆火之用也。或痒痛如针轻刺者，犹飞迸火星灼之然也。或疑疮疡，皆属火热，而反腐出脓水者，何也？犹谷肉果菜，热极则腐烂而溃为污水，大热过极，反兼水化也。

《疡医大全》：龚子才曰：痈疽者，皆由气血不和，喜怒不时，饮食不节，寒暑不调，使五脏六腑之气，怫郁于内，以致阴阳乖错，气血凝滞而发也。亦有久服丹石燥热之药，热毒结深而发也。但此疾多生于膏粱富贵之人，以其平昔所食肥腻炙，安坐不劳，嗜欲无节，以致虚邪热毒内攻，煎熬气血而成也。经曰：诸痛痒疮，皆属心火者，盖心主血而行气，若气血凝滞，夹心火之热而主痈疽之类也。然所感有浅深，故所发有轻重大小之不同也。六腑积热，腾出于外，肌肉之间，其发暴甚，皮肿光软侵展广大者，痈也。

【小结】

火邪属热，热为火之轻，火为热之重，两者仅在程度上有差别，其患病大多由于直接感受温热之邪所引起，如疔疮，有头疽、痈、药毒、丹毒等。火为阳邪，其病一般多为阳证。致病特点：发病迅速，来势猛急，局部焮红灼热，皮薄光泽，疼痛剧烈，容易化脓腐烂，或有皮下瘀斑，常伴口渴喜饮、小便短赤、大便干结等全身症状。凡人处世而无疾病者，水升火降精秘血盈也，即水火既济之理想状态。养生篇曰：毋摇尔精，毋劳尔形，皈心静默，可以长生，此皆远世俗、忘名利、无贪嗔、却疾病，此惟修身保命之士所能，今人岂能及哉！

【原文】

辨毒歌

毒本脏腑情欲余（七情六欲之余滞，蕴蓄乖变久积血分之中，逆则为毒也），蕴蓄已久乖变积（毒之为患，非立积立发之症也）。外因搏内为疮症（在内为毒，偶逢外邪搏染，兼并为患，多成疔症），与火发速疼热急（火毒相兼，速发疼甚，焮热红肿。或兼多痒，皆属为阳。即内经所云，诸疮痛痒皆属心火之症），阴虚兼毒时疼止。夜多号苦昼或息（诸疮兼虚每多如此，不止兼毒为然也）。毒风疼痒多燥热（不兼邪而痒极，患宽者为疮，兼邪痒极，形小绵溃，旁坚患陷为疔毒），并痰阴阳难辨疳（毒痰相兼为患，半阴半阳，微疼微热，漫肿隐红）。下部湿毒黑紫腐（毒湿为患每居下部，绵溃僵黯腐化迟缓），邪毒肿色似橘皮（毒兼邪令，色紫贼光，骚痒或疼，其患皮肤逆涩，甚若橘纹，亦疔毒之属也），治应解消活气血，虚邪痰杂治随依（此言治法随原施疗，亦当辨别）。

庸俗以毒火二因并论，余忖其情，理宜分辨，气逆有余则为火，血滞有余则为毒。火属阳，毒属阴，故治火之法多顺气，治毒之法多活血。毒火二字，岂可并论。

【阐释】

毒就是脏腑、七情六欲之余滞，蕴蓄在体内久而久之积于血分之中，逆则转变而来。毒之成为致病因素，并非积累下来马上就会发病，也是需要时间和机会才行。内在的邪毒，一旦遇外邪，就二者兼并为患，疔症就是这样发生的。火毒相兼，发病快疼痛剧烈，疮患局部焮热红肿，或兼多痒，皆为阳症。即内经所云，诸疮痛痒皆属心火之症。邪毒疮疡兼有阴虚时，患者十分痛苦，疼痛时发昼夜难分。毒邪兼风者多疼痛燥热。不兼邪而痒极，患处宽者为疮，兼邪则痒极。患处形小绵溃、患旁僵硬、患处有陷者为疔毒。毒痰相兼者，邪毒在半阴半阳，患处微疼微热，漫肿隐红。毒湿重浊者，患处常居下部，疮疡绵溃、黑紫、僵黯、腐化迟缓。邪毒肿色似橘皮，色紫贼光，瘙痒或疼，其患皮肤逆涩，此即疔毒之状。应用清热解毒、活血理气之法，虚邪痰杂等症应随症辨别施治。

庸俗不求甚解的医生，常将毒火两种致病因素混为一谈，根据我对临床病例的观察分析，二者是有区别的，必须分辨清楚才能知指导临床。气有余则为火，血滞有余则为毒。火属阳，毒属阴，故治火之法多顺气，治毒之法多活血。可见毒火二字，是不可相提并论的。

【选注】

《外科正宗》：七情六欲者，盗人元气之贼也。人能疏于此者，无不多安多寿，人若亲于此者，无不有损有伤，但人能味之者鲜矣。盖情欲之动作，无所不好，无所不为，故喜伤心，怒伤肝，忧伤肺，思伤脾，悲伤于魂魄，恐伤肾，惊伤胆。此等七情，皆耗人一身元气之萌蘖也。至于六欲者，耳听声音，眼观物色，鼻闻香气，舌贪滋味，心帷大地，意幄万方，此等六欲，皆损人三世钟灵之真性也。又所以为苦、为疾、为夭、为疼，以及休废衰败，诸病诸疮，尽皆出于此等之情欲也。医者患者亦宜慎察之。

《医宗金鉴》：内因者，起于耳听淫声，眼观邪色，鼻闻过臭，舌贪滋味，心思过度，意含妄生，皆损人神气，凡此六欲为病，皆属内因。又有喜过伤心，怒过伤肝，思过伤脾，悲过伤肺，恐过伤肾，忧久则气结，卒惊则气缩。凡此七情为病，亦属内因。故曰内因六欲共七情也。

【小结】

当人体感受六淫邪毒、特殊之毒，承受外来伤害，或情志内伤、饮食失节、房室损伤，破坏了气血的正常运行，局部气血凝滞，或阻于肌肤，或留于筋骨，或致脏腑失和，即可发生外科疾病，经络分布于人体各部，内源于脏腑，外通于皮、肉、筋、骨等处，具有运行气血、联络人体内外器官的作用，当各种致病因素引起局部气血凝滞后，则形成经络阻塞，从而反映到人体的体表，产生局部的红肿热痛和功能障碍。脏腑内在的病变可以反映于体表，而体表的毒邪通过经络的传导也可以影响脏腑而发生病变。如有头疽、颜面部疔疮、疫疔、毒蛇咬伤等可因热毒、疫毒、蛇毒的毒邪炽盛，或因体虚正不胜邪，而使毒邪走散，内攻脏腑。如毒邪攻心，蒙闭心包，扰乱神明，则出现神昏谵语；毒邪犯肺而见咳嗽、胸痛、痰血等许多重危症状，而成走黄、内陷之证。何景才认为，毒就是脏腑、七情六欲之余滞，蕴蓄在体内久而久之积于血分之中，逆则转变成内在的邪毒，一旦有机会遇外邪，就二者兼并为患，疗症就是这样发生的。逆有余则为火，血滞有余则为毒。火属阳，毒属阴，故治火之法多顺气，治毒之法多活血。毒火二者是完全不同的两种致病因素，其致病机理和诊断治疗均不同。这些论述都是何景才大量临床经验的精华。

【原文】

辨郁歌

郁发厥阴少阳经（此郁乃肝胆闷郁之说，非内症湿、食、痰、火、气、血之六郁也。肝为乙木、经属厥阴，胆为甲木、经属少阳），暴怒久忿累积生（肝胆多郁怒，久结暴现，患多难愈）。肝木克土脾先败（脾属土，受木之克则衰），血不荣筋肿色青（脾为统血之源，弱则血涩不能荣筋，肿必兼青）。又有思虑伤脾土，木黯坚胀牵引疼（谋虑伤脾之后，犹比郁结为患更甚，坚肿如岩，牵引筋脉作疼，隐胀难忍者是也）。深结筋骨如石嵌，浅居经脉肿硬棱（肿深附筋，肿浅伤脉，皆是坚胀棱硬）。日久隐疼食渐减，胁胀中满怯病成（久则必成疮劳）。石疽乳岩失荣症，结核瘰疬痰郁凝（概言郁结为患，诸因等症之名）。与邪为患表寒现（郁邪相兼为患，初也附冷增寒，周身拘紧），并火生速色紫青（郁症搏染，内毒为患，发速者必青紫）。治宜养荣平肝木（凡治郁结之症，首重平肝养血，方称上法），缓或可愈急焉能（此言郁结之症以缓治，莫以急治也）。青筋现露犹可愈，红筋若现命多倾（郁结谋虑等症，将溃前后疮旁有青筋红筋之分）。肿上高低如堆①粟（以上等患，若是气血过败，原肿之上，又有突肿几处，高低分界），或现斑点俱难生（肿处四旁现露斑点，更属难生）。溃后深顽旁坚硬，脓少清稀秽污腥（溃后顽硬，虚邪牢固，脓少清稀，气血衰败，秽污兼腥，真阴已竭）。三分在治七分养（非是此症易治之说，乃言以上之患重于加意调摄，故以三分之治相比），不比别症一类同（言其恶逆之情，难比别症易治）。

【阐释】

本节论述肝胆之郁引发疮疡的机理。郁发厥阴少阳经之郁，乃肝胆闷郁之郁，而非内科病所言之湿、食、痰、火、气、血之六郁。肝为乙木，经属厥阴，胆为甲木，经属少阳。肝胆多郁怒，久结暴现，患多难愈。脾属土，受肝木之克则衰，这就是见肝之病，知其传脾，当先实脾的道理。脾为统血之源，脾弱则血涩不能荣筋，肿必兼青。谋虑伤脾之后，其结果比郁结影响更甚，病患之处坚肿如岩、牵引筋脉作疼、隐胀难忍等都是其临床表现，还可见深部疾患凝结筋骨如石嵌，浅部疾患附着经脉，皆坚肿硬棱。病程较久隐疼的会使食欲渐减，胁胀中满，久则必成难以治愈的疮劳。石疽、乳岩等易发失荣之症（是指生于颈部，晚期致使患者面容憔悴、形体消瘦，犹如树木之枝枯皮焦、失去荣华为主要表现的恶性肿瘤），以及结核、瘰疬、痰郁等郁结为患诸症。郁邪相兼为患时，初起时会有附冷增寒，周身拘紧。随着郁症影响的加剧，内毒的症状会加重，发展快的疮患局部必出现青紫。治疗应从根本上着手，宜养荣平肝木，凡治郁结之症，首重平肝养血，才能称上法。但要注意郁结之症必须缓治，缓则才能治其本。郁结谋虑等症之预后，可以通过疮旁将溃前后出现青筋还是红筋来判定，青筋现露可愈，红筋若现病多凶险。以上病症，若是气血过败，又在原肿之上突肿几处，高低分界，或肿处四旁现露斑点，则病情更为险恶，甚或危及生命。疮溃之后局部仍顽硬，提示虚邪牢固以致毫无溃败之象，脓少清稀，秽污兼腥，此为气血衰败，真阴已竭，是危重之症。以上之患应加意调摄，尤其注意心志和七情的养护。对于恶逆之病症，虽不比别症易治，但也应建立医患双方的信心，共同应对战胜之。

【校勘】

①原为"谁"，应为"堆"。

【选注】

《疡医大全》：内因者，陈无择云：痈疽瘰疬，不问虚实寒热，皆由气郁而成。经云：气宿于经络，与血俱涩而不行，壅结为痈疽，不言热之所作而后成痈者，此乃喜怒忧思有所郁而成也，治之以远志酒、独胜散，兼以五志相胜之理，如怒胜思之类是也。

《素问·上古天真论》：恬惔虚无，真气从之，精神内守，病安从来。

【小结】

由情志内伤所致的外科疾病，大多发生在乳房、胸胁、颈的两侧等肝经循行部位，患处肿胀，或软如馒，或坚硬如石，常皮色不变，疼痛剧烈，或伴精神抑郁、性情急躁、易怒、喉间梗塞等症状。其病机多与肝脏的功能失调有关，如郁怒伤肝，肝气郁结，郁久生火；肝郁伤脾，脾失健运，痰湿内生，以致气郁、火郁、痰湿阻于经络，气血凝滞，结聚成块，形成瘰疬。又如肝主疏泄，能调节乳汁的分泌与排泄，若产妇精神过度紧张，易致肝胃不和，使乳汁积滞，乳络不畅，邪热蕴蒸，以致经络阻塞，气血凝滞，导致乳痈的发生。又如瘿病的发生，多由于忧思恚怒，情志内伤，以致肝脾气逆，脏腑失和而生。

至于肿瘤的发病，更与情志内伤有关，朱丹溪认为乳岩是由于"忧怒郁闷，朝夕积累，脾气消阻，肝气横逆"所致；失荣之病，《医宗金鉴》认为乃"忧思恚怒，气郁血热与火凝结而成"。外科疾病的致病因素还与其发病部位有一定的联系。如凡发于人体上部（头面、颈项、上肢）的，多因风温、风热所引起，因为风性上行；凡发于人体中部（胸、腹、腰背）的，多因气郁、火郁所引起，因为气火多发于中。

治疗应从根本上着手，宜养荣平肝木，凡治郁结之症，首重平肝养血，才能称为上法。急则治其标，缓则治其本，因此郁结之症必须缓治，以治其本。

【原文】

辨痰歌

痰之来由非一端，脾虚肺燥内结涎，气不胜湿经络滞，运行不周液即痰（脾虚生湿，肺燥多火，二患凝而为滞，闭涩经络之中。气虚不能运化，浊液相兼，则便成痰）。内症多患难言尽，疮由其发更属繁（内科由痰为患者，难以言尽，疮症由痰而发者，更也不少）。与瘀凝滞紫肿热，兼火倏肿臂疼鲜（痰与瘀为患，肿多紫热，痰与火为患，忽肿焮疼）。病后虚痰成流注，初无红热三五连（病后气虚，痰难运化，多成流注，无红少热，连发三五，久则知疼现热者是也）。跌扑[①]附痰胖肿大，日久疼甚宜开穿（跌扑[①]之由兼痰为患，胖肿隐疼，皮色如常，久则疼甚，外透红光，即当开穿，迟则有伤筋骨而成败症）。寒痰凝滞色不变，较比诸虚高有沿（痰寒相兼为患，绵硬微肿，色聊白青，较比虚肿边沿分界，虚肿漫延，无界为殊，故曰有沿）。杂邪外肿速坚硬（痰肿兼邪，坚硬肿胀，始终不疼，或有现表附冷者），挟郁隐疼深缓坚（痰肿兼郁，隐疼更硬，肿溃迟缓是也）。治辨随因施法药，行消之中分热寒（以上统言分因辨治用药之理）。痰生百病形色各（濒湖云，痰生百病食生灾），医法多端思因原（此言痰之为患甚多，医治之法，也应参思其兼见之由而治之）。

【阐释】

本节论述痰的成因、痰之为患的特点及治法。痰的形成有多种原因，最常见的是脾虚，脾虚燥湿能力下降以致湿生，加之肺燥多火，二患凝而为滞，闭涩经络即为痰涎。气虚不能运化，浊液相兼，则便成痰。内科诸症由痰引发的难以尽表，疮症由痰而引发的也不少。痰与瘀共同作用形成的疮疡，肿多紫热；痰与火互结形成的疮疡，局部会突然发生火烧火燎的疼。如果病后体弱气虚，痰则难运化，会成流注，无红少热，常常连发三五处，病发一段时间才感觉到疼并发现患处热。如果外伤跌扑又兼有痰共同致病时，患处会有隐隐疼感，皮肤颜色如常，过一段时间疼痛才加重，患处外透红光，此时应及时切开，如果拖延恐怕会伤损筋骨而成败症。如果是痰寒相兼为患，患处绵硬微肿，色稍显白青色，这是寒的色泽，若与虚肿相比，虚肿漫延，而这种寒肿有边界。痰肿兼邪时则患处坚硬肿胀，但始终不疼，有的病人会出现表寒附冷的症状。痰肿兼郁时，患处隐疼疮触摸感觉更硬，肿溃比较迟缓。临床辨证关键要抓准病因、病机，为施法用药提供依据。濒湖云，痰生百病食生灾，是说痰之为患甚多，医生治疗的手段、方法，也应根据痰症的各种变化灵活运用。

【校勘】

①原为"朴"，应为"扑"。

【选注】

《医宗金鉴》：饮则清稀，故为阴盛。痰则稠浊，故为阳盛。稠浊，是热痰属心也。沫清，是寒痰属肾也。少而粘连咯不易出，是燥痰属肺也。多而易出，是湿痰属脾也。搐搦眩晕，是风痰属肝也。膈上痰满，呕吐痰涎，此饮留于膈间，名曰伏饮也。喘咳面肿不得卧，此饮留于肺，名曰支饮也。饮流四肢，身体重痛，此饮留行于体，名曰溢饮也。咳嗽引胁疼痛，此饮留于胁下，名曰悬饮也。素盛今瘦，漉漉有声，水走肠间，此饮留于肠胃，名曰痰饮也。凡饮留于胸肺，则喘满短气而渴。饮留于膈下，则心下悸或背心寒冷也。

《医碥》：痰本吾身之津液，随气运行，……苟气失其清肃而过于热，则津液受火煎熬，转为稠浊；或气失其温和而过于寒，则津液因寒积滞，渐至凝结，斯痰成矣。

《医林绳墨》：痰者，人身之痰饮也。人之气道贵乎清顺，其痰不生，设若窒塞其间，痰必壅盛。或因风、寒、暑、湿、热之外感；或因七情、饮食之内伤。以致气逆液浊，而变为诸证之所生焉。

《慎斋遗书》：痰核，即瘰疬也，少阳经郁火所结。

《丹溪心法》：痰之为物，随气升降，无处不到。……凡痰之为患，为喘为咳，为呕为利，为眩为晕，心嘈杂、怔忡、惊悸，为寒热肿痛，为痞膈，为壅塞；或胸胁间漉漉有声；或背心一片常为冰冷；或四肢麻痹不仁。

《症因脉治·痰证》：痰之为病，变化百出，皆内因七情，外感六气，中宫失清化之令，熏蒸结聚而成。须分所兼之邪治之。

《医林绳墨》：人之气道，贵处清顺，其痰不生。设若窒塞其间，痰必壅盛。或因风、寒、暑、湿、热之外感，或因七情、饮食之内伤，以致气逆液浊，而变为诸症之所生焉。

《景岳全书·杂证谟》：五脏之病，虽俱能生痰，然无不由乎脾肾，盖脾主湿，湿动则为痰；肾主水，水泛亦为痰。故痰之化，无不在脾；而痰之本，无不在肾。所以凡是痰证，非此即彼，必与二脏有涉。

【小结】

痰常由外感六淫、内伤七情，导致脏腑功能失调而产生。痰证是指水液凝结，质地稠厚，停聚于脏腑、经络、组织之间而引起的病证。在临床上常见咳嗽咯痰、痰质黏稠、胸脘满闷、纳呆呕恶、头晕目眩，或神昏癫狂、喉中痰鸣，或肢体麻木，还可见瘰疬、瘿瘤、乳癖、痰核外科病症等。患者体查皆有舌苔白腻、脉滑等痰湿之征。本证临床表现多端，所以古人有"诸般怪证皆属于痰"之说。情志是指人的内在的精神活动，包括喜、怒、忧、思、悲、恐、惊，故又称七情。在一般情况下，属于生理活动的范围，不会致病；相反，由于长期精神刺激或突然受到剧烈的精神创伤，超过了人体生理活动所能调节的范围，可使体内的气血、经络、脏腑功能失调，而发生外科疾病。如郁怒伤肝，肝气郁结，郁久生火；肝郁伤脾，脾失健运，痰湿内生，以致气郁、火郁、痰湿阻于经络，气血凝滞，结聚成块，形成瘰疬。临床上根据痰因、证和部位的不同，又为分风痰、寒痰、湿痰、燥痰、热痰、虚痰、实痰、气痰等病证，在外科临床上也有相应的分类方法和丰富的治疗经验。

【原文】

气滞为患歌

气滞原由不通行（此言气在皮肤肉①脉之分，滞结不通之气滞。非是脏②腑有余之滞也），逆于肉脉肿不疼，鼓胀内软无红热，喜消怒长皮紧平，每结为患无兼类（气滞之患，俱是单见，无兼见者）。治宜理顺自然通，虚而走疼不作肿，终可消散不成脓（虽是有形之患，终不能成脓也）。

【阐释】

本节论述在皮肤肉脉之间的滞结不通之气引发的病症。此处所说的气在皮肤肉脉之间的气，是这种气的滞结不通之气滞引起的肿胀，非是脏腑有余之气滞所引发。这种气滞并不兼有其他致病因素，仅是单纯的气滞。肿胀在肉脉之没有疼痛感，肿胀内软无红热现象，但与情绪有关，高兴胀消生气则肿长，皮肤是紧平的，皮肤也没有其他兼症。如果消除气滞肿胀就自然消除了，如果体虚作肿，会出现游走的疼痛但并不肿胀。所以，由于气滞引起的有形之患，是不会化脓的。

【校勘】

①原为"内"，应为"肉"。

②原为"臓"，应为"脏"。

【选注】

《疡医大全》：又曰：寒伤形，热伤气，气伤痛，形伤肿。（热之阳气，则热结于肉分而故痛，寒之伤形，则寒薄于皮腠，所以坚凝而肿斯作也）先痛而后肿者，气先受伤，而形亦受伤也；先肿而后痛者，形先受伤，而气亦受伤也。故有形不痛者阳伤，无形有痛者阴伤……

《医宗金鉴》：人之气血，周流不息，稍有壅滞，即作肿矣。然肿有虚肿、实肿、寒肿、湿肿、风肿、痰肿，有郁结伤肝作肿，有气肿，有跌扑瘀血作肿，有产后与闪挫瘀血作肿，诸肿形势各异。如虚者漫肿；实者高肿；火肿者色红皮光，焮热僵硬；寒肿者其势木硬，色紫黯青；湿肿者，皮肉重坠，深则按之如烂绵，浅则起光水疱，破流黄水；风肿者，皮肤拘皱不红，其势宣浮微热微疼；痰肿者，软如绵，硬如馒，不红不热；郁结伤肝作肿者，不红不热，坚硬如石棱角，状如岩凸；气肿者，以手按之，皮紧而内软，遇喜则消，遇怒则长，无红无热，皮色如常；跌仆瘀血作肿者，暴肿大热，胖胀不红；产后与闪挫瘀血作肿者，瘀血久滞于经络，忽发则木硬不热微红，若脓已成而将溃者，其色必紫。诸肿形状如此，不可一概而论也。

【小结】

此处所说的气滞为肿称为气肿，如以手按之，感觉皮肤紧而内软。这种肿胀与情绪有关，遇喜则消，遇怒则长。而且无红无热，皮色如常。治疗也比较简单容易，行气化瘀之剂可根据病情化裁。对于这种皮肤局部肿痛，《诸病源候论·气肿候》云："气肿者，其壮如痛，无头，虚肿，色不变，皮上急痛，手才着，便即痛，此风邪搏于气所生也。"认为这种气肿的致病因素来自风邪搏于气所生，是外因致病，显然与何氏所讲的气滞（内因）致病不同。还有一种水肿是以气滞为患的，在《丹溪心法·水肿》中对此病的描述："气肿者，皮厚，四肢瘦削，腹胁胀膨。"这是因气滞湿郁水凝所致，治宜理气化湿，消肿除满。这种水肿也应与单纯的气滞为肿区分。

【原文】

血瘀为患歌

血瘀本非内外情（非脏腑之瘀血，乃肉脉之血瘀也。不干七情六欲之理，故曰非内外之情），或因产后伤损成（产后多有此患）。疼而隐胀难移止，初肿青黯溃紫红。已溃脓黏如黍汁（黏而红稀之色），三五连络前后生（此言血瘀成患之形象也）。初肿活瘀通脉络，已成排补解凝平（以上血瘀为患之治法，总以活血散瘀，止疼通经疏络为妙）。

【阐释】

本节论述的血瘀非脏腑之瘀血，而是肉脉之血瘀，与人的七情六欲不相关，所以称之为非内外之情。也可以由产后伤损而成，此为产后常见病。疼痛的性质为隐隐胀疼痛处不移动，开始肿为青黯色，将溃时出现紫红色，已溃时脓黏而红稀之色如黍汁，血瘀往往三五连络而生。治疗的方法：初肿时可用活瘀通脉络之法，脓已成则切开排脓，脓生迟缓时可用托补排脓之法。

【选注】

《疡医大全》：周文采曰：经云：虚者补之。凡痈疽已成，不分部位，但根脚散漫，顶不高尖，气虚补气，血虚补血，加银花、甘草节、白芷、桂心等药，使顶自高尖，根窠收束，易溃易脓，如已溃之后，脓血出多，则当峻补气血，庶易于收口也。

【小结】

凡跌打损伤、产伤等，都可直接伤害人体，引起局部出现血瘀、气血凝滞、热胜肉腐等，也可因外伤而再感受毒邪发生破伤风或疮疡等。人体承受外来伤害，破坏了气血的正常运行，局部气血凝滞，或阻于肌肤，或留于筋骨，形成经络阻塞，从而反映到人体的体表，产生局部的红肿热痛和功能障碍，甚至感染生脓。早期可用活瘀通脉络之法活血散瘀，如果脓已成则应切开排脓。现在临床中用针灸、手法按摩、理疗等治疗血瘀，也有较好的疗效。

【原文】

阴虚为患歌

阴虚原因血耗情，肾水不足命火生（肾属水，命门属火，肾水亏乏，命门之火自旺）。外现为患形微小（阴虚之由，外发为疮，症虽关重，形确微小），干涩陷黯多兼腥。脓少淡清旁微肿，夜多疼甚昼或轻。久则形衰气尪羸[①]，多在手足指节生（盖言阴虚为患之情也）。治宜滋阴引命火（滋阴补肾，兼用引命门虚火归原之法，二方并施方妙），六味加用补肾经（六味地黄汤剂，宜当随症加用）。古虽未祥余粗著，后贤考阅再分明（阴虚为患内科向有成论，故而仲景立法，六味地黄丸之方，疡科兼阴虚者，古皆代论，并无确论。余今粗分其因，后贤再为考核也）。

此言阴虚之理，非系症后血少之阴虚也。乃是肾水亏损，命门火旺，真阴受以耗涸，外发为疮。其理如比树木生于土中，不得藉水之养，枝梢必先枯焦之义。故而斯疾发必由指而生。若是现于内者，必致两耳蝉鸣，眼发金花，咽燥不渴，干咳梦遗等类是也。

此阴虚之火乃命门先天之火也，与前歌所论脏腑气逆积蕴之火不同。此二火又以六淫所论夏日天气之热更且不同也。前言六淫之夏热，乃阳运造化有余之气，古医以此夏热而言外因属火，余意其热中人为患，其人必有别虚方能受此成病。外科为患，未便有因夏热作患成疮者，本堂故将夏热之说存而不论，止将脏腑蕴蓄乖变积热为内因之火云。

【阐释】

本节论述肾水不足之阴虚所致疮疡的机理和治法。肾水不足，水不制火，命门之火自然旺盛，结果会导致阴虚，真阴亏耗则外发为疮。这种疮患形微小，是由于阴虚之故，疮干涩内陷晦黯多有腥味，脓少清淡疮旁微肿。疼痛夜间较重，白天稍轻，患者主诉会准确描述这一特点。病程长的就会出现神衰体弱，疮痒常常发生在手足指节处。治疗宜滋阴补肾兼用引命门虚火归原的办法，二方并施效可用六味地黄汤剂加减。张仲景创立用六味地黄丸之方治疗肾虚的大法，一般用在内科病。疡科兼阴虚者用此法，前人尚无确论。何景才将其用于临床疗效显著，希望后贤在临床使用中加以验证。

此处所说的阴虚，不是症后血少的阴虚。而是肾水亏乏，使命门火旺，真阴亏耗，外发为疮。肾水亏乏就像树木生于土中，缺乏水的滋养，树的枝梢必先枯焦。人的指端就像树的枝梢当然会首先发病了。阴虚发生在全身，就会有两耳蝉鸣、眼冒金花、咽干不渴、干咳、梦遗等症状。

阴虚之火乃是命门先天之火过旺，与前面讲的脏腑气逆积蕴之火不同。这两种火又与六淫中的夏日天气之热更不相同。六淫之夏热乃阳运造化有余之气，夏热是外因之火，其之所以热中人，一定是人体有虚衰之处使之乘虚而入。外科很少有单纯因夏热成疮者，所以本节将夏热之说存而不论。

【校勘】

①原为"嬴"，应为"羸"。

【选注】

《外科正宗》：盖内肾乃为性命根本，藏精、藏气、藏神，又谓受命先天，育女、育男、育寿，此等皆出于肾脏之一窍也。是为疾者，房劳过度，气竭精伤，欲火消阴，外阳煽惑，以致真水真阴从此而耗散，既散之后，其脏必虚，所以诸火诸邪乘虚而入，既入之后，浑结为疮。如本脏稍有真阴制火，疮形自可红活高肿为脓，治以人参养荣汤加山萸、五味子、黄柏、知母及加减八味丸以救其源也；若疮形色紫黑干枯、坚硬不作脓者，为真阴内败，再无可生之理，必死在十五日前后为期也。

《医宗金鉴》：蛇头疔、天蛇毒，此二证俱生于手指顶尖。夫手指虽各有专经，然俱兼脾经火毒而成。蛇头疔自筋骨发出，根深毒重，初起小疱，色紫疼痛，坚硬如钉，初宜服蟾酥丸汗之，外敷雄黄散。天蛇毒自肌肉发出，其毒稍轻，初起闷肿无头，色红，痛如火燎，初宜服蟾酥丸汗之，外敷雄黄牡蛎散。二证脓势将成，俱服仙方活命饮，脓熟开之，外贴琥珀膏煨脓生肌治之，虚不能敛者补之。但手指系皮肉浇薄之处，不宜灸法，亦不宜开早。若误灸、开早，以致皮裂努肉翻出，疼痛倍增者，不能速愈，慎之。

《医宗金鉴》：蜣螂蛀，此证多生于体虚人手指骨节，由湿痰、寒气凝滞而成。初起不红不热不痛，渐次肿坚，形如蝉肚，屈伸艰难，日久方知木痛。初肿时，宜先服六君子汤益气、除湿、化痰；外以离宫锭姜汁磨敷，或兼阳燧锭于坚痛处灸之自消。若失于调治，肿处渐渐腐烂，肿如溃水，淋沥不已，肿仍不消。然在骨节之处，溃久大泄气血，每成疮痨之证。宜豫服人参养荣汤补之，外贴蟾酥饼子，陀僧膏盖之。遇壮年人，如法治之可愈；若年老及虚之羸人，不能收功。

【小结】

肾乃先天之本、性命之根。肾阴虚为病大多由于房劳过度、气竭精伤、欲火消阴、外阳煽惑，以致真水真阴耗散甚至枯竭，其脏必虚，所以诸火诸邪乘虚而入，既入之后，外发为疮。肾主骨，肾虚则骨骼空虚，风寒痰邪乘隙入侵，而生流痰；肾阴不足，虚火上炎，灼津为痰，痰火凝结，而生瘰疬；肝肾不足，寒湿外侵，凝聚经络，痹塞不通，气血运行不畅可致脱疽；由房室损伤而致的外科疾病，多为慢性疾患，病变可深入骨与关节，虚寒证象多见。肾阴虚外发生疮，患部肿胀不著，不红不热，隐隐酸痛，化脓迟缓；或见阴亏火旺证象，患部皮色暗红，微热，常伴头晕腰酸、神疲乏力、遗精、月经不调等全身症状。疮疡或皮肤病等症见口干咽燥，耳鸣目眩，手足心热，午后潮热，形体消瘦，舌红少苔，脉细数者。临床治疗大法为滋阴法，并根据病患不同之兼症灵活处之。

【原文】

外科名隐集卷三

疔毒备要新法

疔毒辨因序

　　疔毒者，迅速邪阳症也。圣人云，迅雷风烈必变，此语正其比也，祥参斯患之原情，总因脏腑素蕴七情六欲、怒郁余忿之火毒，偶因天时不正，运数失常，疠①疫邪令之灾不能消化，搏染拘引。以上内因火毒而发是患。又有因刺伤皮肤而成疔毒者，总亦原有内毒隐蕴，外邪得门易入之故。其患虽属发无定处，确每生于前面，或近手足者多（手足肢指，或有绵溃而疼甚者，名虽疔毒，情各有别）。后背足太阳罕有生者，患现则促发暴溃者，乃内因毒火之情也。肿硬不疼，麻痒木硬者，外因疠①邪之象也。迟则原患僵死者，乃气不胜邪之故。其急速促，其势险恶，涉此之外，非疔毒之属也。古者多医，每论疔毒亦以运数不正，时邪染引为然，或有止以内毒为患之说者。余今揣窃已久，累经是患，参忖其理，内毒外邪二因缺一，决难成此恶患。大约偏于毒盛者，烦呕闷乱，偏于邪盛者，附冷拘紧，两相兼类者，二症并现。按其患，生则一枚，若是二、三同发，形虽相类，亦非疔毒。故而古之字从丁，乃独生单见之说。又按五行，比南方之阴火也。又如钉锭之状②，乃言其毒势坚固也。正宗之书，分论五色，配合五脏，其说总系强才装饰之论，并非发明致情者也。又云，遂发遂死，朝发夕死，俱乃过言其速也。按③其患情原非应死之症，多由见标之次，形如黍米，或如鱼脐熟烂之状②，毒成瘰④痒绵溃之际，患者失于调忌，遂致暴变旁肿，形若橘纹，甚则成疱，破烂紫黯，毒汁浸流（多是秽恶不洁等气所犯之故）。或硬肿微破，刺之流如冻脂状②者（多系被风寒所侵之故），或晕肿坚胀难忍（多系惊震劳力所伤之故），或昏胀闷肿（多系糖饴甘缓所滞，毒气凝闭之故，或犯房劳者，肿虽类同，神多昏虚），或患旁坚紫棱肿（多系怒郁伤脉之故），皆名走黄。又有旁肿色常如凉粉坨而重坠者，又有垂肿它处者，名为飞黄（多系死畜肉毒，或映疬尸气等故）。以前等象之理，总因患者疏于所禁之戒，故而增此格外之恶候也。患至此际，若遇明情之医，究其所犯何条之由，施法精妙，或可扶危得安。否则险而成逆，枉死者过半矣。患者须知禁戒不严，有干性命之忧也。

【阐释】

疗毒是一种发病迅速属阳邪的病症，圣人把它比喻成迅雷风烈必变之症。疗毒的发病原因，首先是因脏腑素蕴七情六欲、怒郁余忿之火毒的内因，碰到天时不正、运数失常、疬疫邪令之灾不能消化的外因，相互作用而发病。即便是因刺伤皮肤而成疗毒者，亦必原有内毒隐蕴，外邪才能得以侵入。疗的特点是发无定处，但一般生于身体前面，近手足处多发，有绵溃而疼甚的常称之为疗毒，生于后背足太阳经的较为罕见。患处迅速暴溃者的是内因毒火致病。肿硬不疼、麻痒木硬的是外因疬邪致病。发病迟缓患处僵死的，是气不胜邪之故。如果病情急发迅速，来势险恶的，就要考虑是疗毒。古代很多医生，常把疗毒的病因归于运数不正、时邪染引，还有的只认定是内毒为患。我通过临床大量病例的观察、分析认为，内毒外邪两种病因，缺一不可成此恶患。偏于毒盛时，临床可见烦呕闷乱；偏于邪盛时，病人附冷拘紧；毒邪相兼时，两种症状会同时出现。疗毒的另一特点是，生则一枚，若是同时见到两三枚，虽然外形像疗毒，但不是疗毒。因为，古疗字从丁，即独生单见的意思。按五行，丁为南方之阴火也。如钉锭之状，就是喻其毒势坚固也。传统的医书，分论五色，配合五脏，其对病情的分析难免有些牵强，并非来自临床所见。对疗毒的发病和预后认为，遂发遂死、朝发夕死，这种判断和结论言过其实。疗毒并非不治之症，许多病人初期疮形如黍米，或如鱼脐熟烂之状、毒成瘙痒绵溃之际，只要抓紧治疗是可以治愈的。但此时患者治疗不及或失当或失于调忌，常导致病情发展疮肿使范围变大，疮面有橘纹样的改变，甚则成疱，破烂紫黯，毒汁浸流，这与秽恶不洁等气所犯有关。还有的疮面硬肿微破，刺破后流出冻脂状物，这与风寒所侵有关。晕肿坚胀难忍的，多系惊震劳力所伤。昏胀闷肿的，可能与服用糖饴甘缓之物使毒气凝闭有关。房室不节者，疮肿虽与别的原因引发的类同，但往往有神多昏虚的精神症状。如果疮肿旁边有坚紫棱肿，可能与怒郁伤脉有关。以上各种变症都称为走黄。临床还可见有旁肿色常如凉粉坨而重坠，或是垂肿它处者，名为飞黄，此与搏染死畜肉毒，或殃疠尸气等有关。走黄是疔毒走散，内攻脏腑所致的急性全身性危重病证，其发生多因患者疏于所禁之戒。如果遇到认真且医术精湛的医生，会找到病情根源，给予及时正确的治疗，使病人转危为安。否则会险而成逆，危及生命。患者须知禁戒不严就是无视自己的生命。

【校勘】

①原为"厉"，应为"疠"（即疠气，又称疫疠之气、毒气、异气、戾气或杂气。指具有强烈传染性的致病邪气）。

②原为"壮"，应为"状"。

③原为"接"，应为"按"。

④原为"搔"，应为"瘙"。

【选注】

《备急千金要方·疔肿》（孙思邈）：初起必先痒后痛，先寒后热，热定则寒，多四肢沉重，头痛，心惊眼花，若大重者，则呕逆，呕逆难治；……经五六日不瘥，眼中见火，神昏口干。心烦即死也。

《外科正宗·疔疮论》（陈实功）：夫疔疮者，乃外科迅速之病也。有朝发夕死，随发随死……

【小结】

疔是指发病迅速而且危险性较大的急性感染性疾病，多发生在颜面和手足等处。若处理不当，发于颜面者易引起走黄危证而危及生命，发于手足者则可损筋伤骨而影响功能。疔的范围很广，包括西医的疖、痈、坏疽的一部分，皮肤炭疽及急性淋巴管炎。因此名称繁多，证因各异，按照发病部位和性质不同，分为颜面部疔疮、手足部疔疮、红丝疔、烂疔、疫疔五种。走黄是疔毒走散，内攻脏腑所致的一种急性全身性危重病证。

【原文】

疔毒辨形论

以前所言绵溃者，乃初如粟米，痒即破烂，浸流微汁，色紫无脓（破时见脓，决非疔毒），甚则改变灰黑，周旁反肿，原患僵陷，乃为疔毒。若果患者自能谨慎，医法应症，五六日后，原患渐疼，似有微脓，旁肿减消，顽腐遂脱，此乃原症未增它犯之候，故获顺愈。若系见标之后，误犯条戒，致增遍溃紫烂，或胀肿坚硬，皆名走黄。其犯条之理，各有所别，惟在医法精妙，若能投方应效，至迟数日，患处糜烂之旁，毒汁似脓，周露线边，内恶渐退，硬消知疼腐活，味现臊臭，患者可望有命矣。若是迟至数日，逆恶仍添，少汁无脓，死期无一二日之远矣。其余有似绵溃之状①，内疼而患盘渐高，破出通脓者，又有绵溃瘊②痒，腐烂不深，微见信脓者，原情虽因外邪，只是兼染肉脉之毒，并未干犯脏腑内毒之情，二者并非疔毒之属也。又有项后绵溃之情，另有成论之理。按正宗之书，糊泥疔毒之情，每言曰疼、曰脓，究其真理，疔疮二形犹未分明，远近之期，尚未指确，后学庸浅，终难认真其门，焉能明其准治之理，患者被其妄治之冤，何时得述也。

【阐释】

前面讲的疔毒绵溃，初起时如粟米大，有痒感随即破烂，流出少量紫色的汁（如果破溃时见脓，就不是疔毒），病情进一步发展疮面变成灰黑色，周便皮肤也肿，疮面僵陷，这就是疔毒。如果患者能及时就医，并能得到正确的治疗，一般五六日后，疮患渐渐感到疼痛，像有微脓，周边肿胀减消，然后疮患逐渐脱去，这是一个没有其他变症的疔毒治疗痊愈的病程。如果出现皮肤的病症后，患者误犯条戒，致使病情发展，疮患局部会破溃紫烂，或胀肿坚硬而出现走黄。造成病情发展恶化的原因很多，只要医生能够诊断准确、用药及时精妙，一般数日内疮患之处，就有似脓的毒汁排出，疮面缩小，内恶渐退，肿硬之处渐消，感觉到疼，疔毒腐活，味现臊臭，这样的患者就没有危险了。如果治疗不及迟至数日，症状就会加重，疮面少汁无脓，病情危重。另外可见的临床表现：疮面有绵溃之状，内疼而患处高肿，并有破溃出脓；绵溃瘙痒，腐烂不深，稍稍可见有脓生成。这两种都不能诊断为疗毒。虽然它们是因外邪引起，但只是兼染肉脉之毒，并未因脏腑内毒染发。还有项后绵溃的病症也是另有病因。传统医书，对疗毒的病机和临床表现，总是把疼、脓作为重点，疗与疮的临床表现及两者的主要鉴别要点，尚未指明，使得后学难得要领，遇到病人很难正确诊断和治疗，其结果是患者难逃被妄治之冤。所以，悲天悯人的医之大家有责任钻研医理造福万民。

【校勘】

①原为"壮"，应为"状"。

②原为"搔"，应为"瘙"。

【选注】

《外科证治准绳》：急者五日色微青小紧，六日色深青大紧，七日色黑其形如鱼脐，或如灸疮之状，皆急之候也。

《备急千金要方》：烂疗其状色稍黑，有白瘢，疮中溃有脓水流出，疮形大小如匙面。

《诸病源候论·丁疮候》：亦有肉突起，如鱼眼之状，赤黑，惨痛彻骨，久结皆变至烂成疮，疮下深孔如大针穿之状……令人恶寒，四肢强痛，……一二日疮形便变焦黑色，肿大光起，根硬强，全不得近……

《证治准绳》：若因剥割疫死牛马猪羊，瞀闷身冷，遍体具有紫疱；疫疗也。

《备急千金要方·疗肿》：初起必先痒后痛，先寒后热，热定则寒，多四肢沉重，头痛，心惊眼花，若大重者，则呕逆，呕逆难治；……经五六日不瘥，眼中见火，神昏口干。心烦即死也。

【小结】

《素问·生气通天论》提出疗症的发病机理："高梁之变，足生大丁。"丁通疗，因古无疗字。泛指外科化脓性感染之状若钉形者，或预后较重危者。《疡医准绳》卷二概括其病因证候为："大抵如豆、如臼、如箔金、如茱萸、如石榴籽，或发疹搔破而青黄赤色汁出，或衣服触着而疼痛而生，或白而肿实，或赤而浮虚，其状不一，……若因剥割疫死牛、马、猪、羊，瞀闷身冷，遍身俱有紫疱，此疔毒也。"现代外科认为，疔是指发病迅速而且危险性较大的急性感染性疾病，多发生在颜面和手足等处。若处理不当，发于颜面者易引起走黄危证而危及生命，发于手足者则可损筋伤骨而影响功能。临床上应注意区分疔和一般的疮疡：疔发病急速，容易走黄，开始的渗出物是紫色的毒汁，如果初起即有溃脓绝不是疔。

【原文】

疔毒辨症歌

疔毒原由内毒情，积蓄久蕴脏腑中。复因外染时邪令，搏引相兼外发成（疔毒为患，原属外因，疠①邪染受，搏引内因之火郁而成斯疾，故曰相兼也）。

初如粟米灰僵疱，毒盛原溃鱼脐形（初如粟米则溃，或有毒气迅盛者，原生之初便无疔头，形若鱼脐熟烂之状②）。误被六畜疫毒染，为患兼瘟更属凶（六畜遭灾，多因疫瘟，人食其肉，则能传受。若是屠剥之时，被其秽恶之气喷染者，受毒尤为更甚也）。毒盛麻痒心烦乱，邪盛附冷不知疼（疼为毒盛，不疼为邪盛，疔毒为患，不疼者多）。本固根深形尖小，速现疾溃不见脓（溃则见脓，非疔毒者，疔毒溃后，毒解邪散方能见脓。始终无脓者，百无一生）。单生一枚毒势猛，二三连发不是疔（既是同发三五枚，毒势原轻，治法虽不相远，失治也无甚碍）。疔毒原非应死症（疔症初起，未走黄之先，患者果能谨慎戒条，医者照依以下内服外敷之法，决非必死之症，余村附近各处，三十年来，未有一人因生疔毒而死者。总因治未迟失，故得速愈。可知疔毒原非应死之症也），迟误失戒难逃生（疔毒原是险症，若是失治或犯条戒，恐致伤生）。患陷旁坚形色恶，促肿遍溃走黄名（初似火燎，次即起疱，肤变紫黑，内现诸恶名为走黄）。失于避忌风寒入，木硬肿凉色黯青。或因响震胀难忍，血脉结涩更非轻。勿犯房劳失条戒，真阴耗泄原气倾。以上三条患情外，医治之法寻原情（以上三说，本属患情之外，原由疔毒见标之次自不慎重，误犯之由，并非原情关重。医治之法，宜③当随机应辨，按其原情施法，如受风寒，宜服温经散寒助阳发散之法，外以回阳等药敷圈。如受响震，宜服活血散瘀、宁神解毒之剂。外用砭法，放散瘀滞为要。如犯房劳，宜服大补气血，滋原助肾之剂为要。如果施法获效，外患血脉肤肉已应，深伤宽损恐难得其速愈。其余仍有多犯条戒等情，俱载此后应忌论内，医者临患，酌明原情，宜当辨法施疗）。神昏闷睡心肾绝，惊悸抽搐肝已终。呕吐不休脾胃损，声音嘶④哑伤肺经。患软如穰真气败（前贤言，怕绵不怕铁，是言患内宜硬不宜软也），医若强治妄用功。又有如疗似疮象，惟在医者辨分明（似疗如疮之症，乃溃见脓者）。如疗原盘渐高肿，护伤之名即此情（初系疗毒，原盘之周，渐次高肿，故名护伤）。旁生粟粒毒势解，凶化为吉满天星（原系疗毒将要成形，忽于周旁骤生多粟，尖红小粒，名曰满天星）。一疗之次生一疮，名为应候重移轻（初是疗毒，二三日间，旁生小疮一枚，名曰应候，毒邪立解。若见以上之三情，皆属易治。其理好比痘疹险逆，忽出垫斑，症立易轻）。或有未老白头现，类似疗毒疼微脓（初如疗毒白头溃化，微有少脓，兼之疼痒，非疗症也）。初生如疖发迟缓，虽现表里非疗称（初生出小尖疗，虽有表里相现，也非重症）。浆水是疗情不重（患生手足皮内肉外之际，壅聚疼甚，名曰浆水疗也。有表里症情，不甚关重）。羊毛非疗有瘟名（金鉴言羊毛疗，别书也有言羊毛瘟者。其理多属瘟，不属疗），红丝同疗宜分晓，细真较重浅宽轻（红丝疗症，生于四肢手足者多，细红真切者重，淡晕宽混者轻）。阴虚初期如疗患，微肿无头暗溃疼。脱调二疽原来逆，俱生肢指命终倾（阴虚之患脱调二疽，虽皆俱生肢指，但以夜疼昼缓，情迹轻重为分，治当格辨）。古医分名按五色，究情致理不甚明。余今拙辨定所见（余忖斯患确理，总以所生之处为定论，勿以五行为分也），胸腋头重四肢轻（大凡疗毒之患，生于四肢者轻，生于头面胸腋唇吻者重。四肢遥远，其余在内脏附近，故而以肢体分轻重也）。何必言经无定处，别诸善恶论死生（疗毒者乃发无定处之患，勿可以经络为定论。临疾决症，惟凭形色辨其外，但以五善七恶定其内。生死安危全在医之权辨）。生死存亡虽关寿，全凭早治与医精（若非医之精妙，即便早治，亦是虚投罔效。诚为早治则存，迟治则亡。遇明则生，逢庸则死之候也）。

　　走黄疗毒，肿势形状②，有深浅之分。皮肉起疱，腐烂延宽者，为外走黄属轻。通肿、坚硬、筋骨胀甚者，为里走黄，属重。疗毒脉理，初末有反，此顺逆之分。初起之时，脉弦长数者轻，脉迟微小者重。腐脱之后，脉大弦紧者逆，脉弱有神者顺。疔毒走黄，旁肿坚硬者，乃毒邪相济盛旺也。医治见效，脓见腐活，其肿之坚，必然渐次脓⑤软，似如被冻鲇鱼开化之状②。其时乃系毒解邪散，肿硬始现塌软，症乃可望有命也。疔毒走黄，医治得效，顽腐将化，脓汁通流之时，患内现有臊⑥臭之味者，乃系毒邪解散，真阳气至也。亦即有可望愈之兆也。然而亦不可应见恶臭、甚腥之味者。疔毒走黄，未见信脓之先，最忌毒汁闭塞，神衰离乱。腐肉将脱之后，气弱神微者，乃因初发走黄之时，真气外格，敌邪力乏。见效之后，必应现此气弱之象，然而亦不可应见气败神离之象者。

以上三说，有如小儿天花痘患重症。医治得效，肿处必现大软，患孔必现臊⑥臭，神气必然衰弱，此疔毒见效之说，理与痘症无所相远也。

【阐释】

疔毒是因人体致病的内因与外因相互作用而发病，内因来自积蓄久蕴脏腑之中的火，外因为时疠之邪，二者搏引相兼外发而成患。

疔毒初起如粟米大的灰色僵疱，破溃或有毒气势盛的发展。病情进展很快，开始时疮患表面并无疔头，形似熟烂之鱼脐。如果是由六畜疫毒感染的，病情更为凶险。因为六畜染病多因疫瘟，人食病畜的肉或是屠剥之时被其秽恶之气喷染，受毒则更为厉害。疼为毒盛，不疼为邪盛，疔毒为患不疼者多，记住这一特点诊断并不困难。疔毒根深外形尖小，破溃即见到脓的不是疔毒，疔毒多在溃后毒解邪散时才能见到脓。如果始终无脓的就很危险了。疔毒的另一特点是单生一枚，毒势迅猛。如果一下长了二三处的不是疔预后一般较好，因为毒势自然就分散多处，即便有失治的时候也无大的危险。疔毒并非不治之症，但患者应注意，疔症初起未走黄之前，应谨慎戒条，按医嘱内服外敷之法治疗。我所生活的邻里各处，三十年来未有一人因生疔毒而死，就是及时准确治疗的原因。疔毒原是险症，若是失治或犯条戒会有危险甚至致命。疔毒初起似火燎，紧接着起疱，肤变紫黑，出现患陷四旁肿坚的恶象即为走黄。如不注意保暖风寒则乘虚而入，疮面就会出现木硬肿凉，肤色青黯。而响震刺激也会使疮面痛胀难忍，血脉结涩更是痛感异常。因房劳失戒，就会造成真阴耗泄元气伤损。以上三条，应该属于病情之外的因素，是因疗毒出现后自身不慎重或触犯戒条的缘故，并非疾病本身加重的结果。医生应当随机应辨，按其引发的原因施治：如受风寒，宜服温经散寒助阳发散之剂，外用回阳等药敷圈患处；如受响震，宜服活血散瘀、宁神解毒之剂，外用砭法，放散瘀滞；如犯房劳，宜服大补气血、滋原助肾之剂。如果治疗有效，疮面局部血脉肤肉就会出现好转迹象，而深部宽泛的损伤，很难得到快速的痊愈。其余触犯条戒引发的病情，以后还会在忌论内谈到，医生遇到此类患者应根据病情和病因辨法施疗。

　　患者如出现神昏闷睡是病在心肾之重症，出现惊悸抽搐是病在肝经之危症，出现呕吐不止是脾胃受损，出现声音嘶哑是伤在肺经。患处触摸如果软如成熟的果实，是真气败损，前贤曾言，疗毒怕绵不怕铁，是说患处宜硬不宜软，如已出现真气败损就不应再强治，而应该考虑患者的真气如何恢复的治疗了。如果疗似疮象破溃见脓，医生应辨分明给予不同的治疗。临诊应注意观察，如初始确诊是疗毒，逐渐疗毒四周高肿，叫作护伤；如果原来是疗毒，将要成形时，其周旁骤生多个尖红小粒如粟，称为满天星；如果在已生一疗之后又生一疮，名为应候重移轻，毒邪可立解。总之，以上三征出现皆预示病情向好、易治，就好比痘疹险逆之时，突然出现垫斑〔指出痘之前，先出斑（或疹子），待斑（或疹子）消散之后，痘才出现，这种斑（疹）称之为垫斑（垫疹）〕，症状立刻减轻。又好比初似疗毒，但出现白头，溃化并有少脓，还有疼痒，实际上此非疗症，是一种帝肿。初生出小尖疗，虽然表里症均现，也不属于重症。如果疗长在手足皮内肉外之间，疼痛剧烈，临床上叫浆水疗，虽有表里症但也不属重症。羊毛疗在医宗金鉴中称为羊毛疗，别的医书有称羊毛瘟的。从其发病机理看更像是瘟，不属于疗。红丝疗症多生于四肢手足，丝细红真切者症重，淡晕宽混症轻。脱疽指发生于足趾或手指处之疽，与肾阴亏虚有关。调疽指生于大指处的疗疮，亦名调痈、调豆、手疽。此二症虽皆俱生肢指，它们阴虚发病初期与疗疮相似，也有微肿、无头、破溃、疼痛的症状，但其疼痛的特点是夜疼昼缓，治疗时注意分辨。古代医书按五色为疗疮定名，似与临床病情实际难以切合，理难服人。我认为以所生之处来划分和定名比较合理，不应以五行划分。疗毒病情的轻重也有特点：生于四肢者轻，生于头面胸腋唇吻者重。疗毒属于发无定处的病患，不应以经络为定论。临床诊断除了凭形色辨其外在疮疡的寒热虚实，还可以五善七恶的表现判断其内在脏腑的变化，病患的生死安危尽在医之权辨。早治与医精，是决定病患生死存亡的关键，所以患者有病早就医，明医的妙手回春才能实现。

走黄疔毒会呈走散之势，其肿势形状，有深浅之分。皮肉起疱、腐烂延宽者，病势向外发散为外走黄，病情属轻。肿有向周边和纵深发展、肿有坚硬趋势、感到筋骨胀甚的，是病势向内发展为里走黄，病情属重。

疔毒症脉象的特点是病之始末脉象是相反的，此为顺逆之分。疮患初起之时，脉弦长数者病反而轻，因为机体的抗病能力很强足以御邪，脉迟微小者病势却重，提示机体难以抵抗外邪病势会转重。腐脱毒邪消散之后，脉反而大弦紧者逆，因为毒邪可能未尽或向内发展，脉弱有神者却是顺，此为毒散之后的平静之象。临证医生应注意把握这一脉象特征。

疔毒走黄会出现疮旁肿胀坚硬，此为毒邪相济盛旺之势。如果医治有效，必有脓见腐活，肿胀坚硬之处，就会相继脓溃变软，就像被冻鲇鱼开化之状，此乃毒解邪散，可见疮患肿硬塌软，病症痊愈有期，远离危险了。

疔毒走黄之症若医治得效，在顽腐将化，脓汁通流之时，患处会有臊臭之味，此为毒邪解散，真阳气到来、病之将愈之象。如见恶臭、甚腥之味可能会有恶变的倾向。

疔毒走黄之症，在未见少量脓汁出现之前，最忌毒汁闭塞不出，并伴有神衰离乱的精神症状，那是症向危重发展的征象。但在腐肉将脱之后出现气弱神微者，是因初发走黄之时，真气抵御外邪耗散真阳所致。见效之后出现此气弱之象当属正常。

以上三种说法，就像小儿天花痘患重症。医治得效后，肿处必现大软，患处必有臊臭气味，神气必然衰弱，疔毒治疗见效之后的反应大致与痘症相同。

【校勘】

①原为"厉"，应为"疬"。

②原为"壮"，应为"状"。

③原为"宣"，应为"宜"。

④原为"雌"，应为"嘶"。

⑤原为"浓"，应为"脓"。

⑥原为"躁"，应为"臊"。

【选注】

《灵枢·痈疽》：热气淳盛，下陷肌肤，筋髓枯，内连五脏，血气竭，当其痈下，筋骨良肉皆无余，故命曰疽。疽者，上之皮夭以坚，上如牛领之皮。

《外科正宗》：脱疽者，外腐而内坏也……其形骨枯筋纵，其秽异臭难辨，其命仙方难治。

《医宗金鉴》：五藏皆可发疔疮，现于形体细考详，若论阴阳分上下，欲知经藏辨何方。疔名火焰发心经，往往生于唇指中，心作烦时神恍惚，痛兼麻痒疱黄红。毒发肝经名紫燕，此患多于筋骨见，破流血水烂串筋，指青舌强神昏乱。黄鼓由于脾发毒，多生口角与颧骨，疱黄光润红色缠，麻痒硬僵兼呕吐。毒发肺经名白刃，白疱顶硬根突峻，易腐易陷多损腮，咳吐痰涎气急甚。从来黑靥发肾经，黑斑紫疱硬如钉，为毒极甚疼牵骨，惊悸沈昏目露睛。以上五疔应五藏，又有红丝疔一样，初如小疮渐发红，最忌红丝攻心上。

【小结】

疔是指发病迅速而且危险性较大的急性感染性疾病，多发生在颜面和手足等处。若处理不当，发于颜面者易引起走黄危证而危及生命，发于手足者则可损筋伤骨而影响功能。

颜面部疔疮，多发于唇、鼻、眉、颧等处。初起在颜面部的某处皮肤上突起一粟米样脓头，或痒或麻，渐渐红肿热痛，肿胀范围在 3～6 厘米左右，根深坚硬，状如钉丁。重者可伴恶寒发热。约 5～7 天，肿势逐渐增大，四周浸润明显，疼痛加剧，脓头破溃。此时可伴发热口渴、便秘、溲赤。约 7～10 天，顶高根软溃脓，脓栓（疔根）随脓外出，随之肿消痛止，身热减退而愈。这是一个自然病程。如果症见顶陷色黑无脓，四周皮肤暗红，肿势扩散，失去护场，以致头面耳项俱肿，伴壮热烦躁，神昏谵语，胁痛气急，舌红绛，苔黄燥，脉洪数等症状时，疔毒即越出局限范围，成为走黄。

颜面部疔疮应与以下病症相鉴别：疖在局部突起根浅，肿势局限，无明显根脚，一般无全身症状；有头疽初起即有粟粒样脓头，脓头逐渐增多，溃后呈蜂窝状，红肿范围常超过 9～12 厘米。多发生于项背部，发展缓慢，病程较长：疫疔初起皮肤患处为一小片红斑丘疹，痒而不痛，其后周围迅速肿胀，中央呈暗红色或黑色坏死，坏死周围有成群灰绿色小水疱，形如脐凹，很像牛痘。并有严重的全身症状，具有传染性，常发生在畜牧业者中。

手足部疗疮是指发生于手足部的急性化脓性疾患。生于指头顶端者，叫蛇头疗；生于指甲周围者，叫沿爪疗；发于指甲旁的，叫蛇眼疗：生于甲后者，叫蛇背疗；生于手指螺纹的，叫螺疗；生于手指骨节间的，叫蛀节疗；一指通肿者，叫泥鳅疗；生于指中节前，肿如鱼肚者，叫鱼肚疗或蛇腹疗；生于手掌中心者，叫托盘疗；生在足掌中心者，叫足底疗。临床较为常见的有蛇眼疗、蛇头疗、蛇腹疗、托盘疗等，分别相当于西医的甲沟炎、化脓性指头炎、手指化脓性腱鞘炎、掌中间隙感染等。蛇眼疗初起多局限于手指甲一侧边缘的近端处，有轻微的红肿疼痛，一般2～3天即成脓。如不及时治疗，可蔓延到对侧形成指甲周围炎。如果脓液侵入指甲下，可形成指甲下脓肿，此时指甲背面上可透现出黄色或灰白色的脓液积聚阴影，造成指甲溃空或有胬肉突出。蛇头疗初起指端觉麻痒而痛，继而刺痛、灼热疼痛，红肿明显或不明显，随后肿势逐渐扩大，手指末节呈蛇头状肿胀，局部触痛，红热明显。成脓时有剧烈的跳痛，患肢下垂时疼痛更明显，往往影响睡眠和食欲。常伴恶寒、发热、头痛、全身不适等症状。一般10～14天成脓。溃后脓黄稠，肿消痛止，趋向痊愈。若处理不及时，任其自溃，溃后脓出臭秽，经久不愈、余肿不消，提示有损骨征象。蛇腹疗时整个患指红肿呈圆柱状，皮肤发红光亮，形似小红萝卜，关节轻度屈曲，手指活动受限，不能伸展，稍有活动便会引起剧痛。约7～10天成脓。因指腹部皮肤坚厚。不易测出波动感，也难以自行溃破。溃后脓出黄稠，症状逐渐减轻，约2周左右愈合。如损伤筋脉，则愈合缓慢，并影响手指的活动功能。托盘疗患者患侧手掌肿胀高突，失去生理凹陷，形如托盘而得名，手背肿胀明显，甚至延及手臂，疼痛剧烈。伴恶寒、发热、纳差等全身症状。约2周左右成脓。因手掌皮肤坚韧，虽已成脓，但不易向外穿透，可向周围蔓延，损伤筋骨。手指部疗疮应与类丹毒相鉴别。类丹毒发病前多有猪骨、鱼骨刺等刺伤皮肤，或有破损皮肤接触猪肉、鱼虾史。红肿不如疗疮明显，常表现为游走性的红紫色斑片，一般不化脓。

烂疗是一种发于皮肉之间，病势凶险的急性传染性疾病，好发于四肢暴露部位，常有外伤史，伤口深且常夹杂潮湿泥土。潜伏期一般为1～4天，最短为6～8小时。初起患肢有沉重感、包扎过紧感，继则出现"胀裂样"疼痛，四肢皮肤高度水肿，紧张光亮，按之凹陷，不能即起，肿胀迅速，蔓延成片，状如丹毒，皮肤呈灰白，或棕黄，或如紫铜色。1～2 天后，肿胀疼痛剧烈，皮肤上出现许多含暗红色液体的小水疱，积聚融合成数个大水疱。疮面略带凹陷，按之局部有握雪音。溃后流出浅棕色湿浊稀薄脓水，并混杂气泡，气味臭秽。此后，腐肉大片脱落，疮口较大。如果初起即伴有高热（40℃以上）、寒战、头痛、呕恶、烦躁、极度疲乏、大汗、食欲不振、大便秘结、溲赤，甚或神昏谵语、面色苍白、四肢厥冷、黄疸，是为走黄征象，可危及生命。本病须与流火相鉴别：流火常有反复发作史；局部皮色鲜红，边缘清楚；一般无水疱，即使有也较小，刺破后流出黄水，肉色鲜红；无坏死现象。

　　疫疔是皮肤接触疫畜染毒而生的一种特殊疔疮，具有传染性，又称为"鱼脐疔"、"紫燕疔"。常发于畜牧业、屠宰或皮毛制革等行业人中有接触疫畜之病史：一般在 1～3 天后发病。初起发痒，继则出现红色斑丘疹，单发或多发，奇痒不痛，伴轻微身热：第 2 天顶部变成水疱，内有淡黄色液体，周围肿胀焮热。第 3～4 天，水疱干燥形成暗红色或黑色坏死，并在坏死区周围再发成群绿色小水疱，疮形如脐凹，类似牛痘为其特征。同时局部肿势散漫增剧、软绵无根、并有淋巴结肿大。伴有发热，头痛，周身不适等症状。10～14 天后，如中央腐肉与正常皮肉开始分离，或流出少量脓水，四周肿势日趋局限，身热渐退者，为顺证。以后坏死组织渐渐脱落，约 3～4 周痊愈。若局部肿势继续发展，伴高热神昏、痰鸣喘急、身冷脉细者为并发走黄之象。患者的血液培养或疱液涂片培养可发现革兰氏阳性炭疽杆菌。本症应与以下病症相鉴别：颜面部疔疮，疮形如粟，有脓栓，坚硬根深，焮热疼痛，无水疱及鱼脐征，色不黑。无疫畜接触史；丹毒，皮色鲜红如涂丹，边缘清楚，若有水疱但无鱼脐征，常有反复发作史。

　　疫疔（皮肤炭疽）属于国家法定乙类传染病，必须依法按国家规定的传染病管理条例及时（24 小时）上报和处理。

　　总之，疔的形态各异表现多样，由于多急发变化，故应及时治疗。疔是可防可治的，防重于治。防得好可以使疾病轻发或者不发，既可以少受痛苦又节约医药资源，于国于民都有利。因此，医患双方应高度重视和采用中医对疔症的各种戒防措施，它是有效治疗的重要组成部分。

【原文】

疔毒辨治歌

疔毒受因有二原，外邪内毒两相兼（内毒久蓄脏腑之中，非外因之邪令，万难拘引，发而为疔。其情好比蛹沈深土之下，忽经立夏后，更辰甲子之雷，立能出土为蝗。蛙遁黄泉之中，若无三伏中渥沛连绵之雨，不能出水鸣跳。总是物类相感，病因灾生之理也）。毒盛呕恶心烦闷（毒盛为里实，脏腑为毒所伤，而致呕恶烦闷），邪盛拘紧外增寒（邪盛多表实，气血为邪所滞，阳虚致增外寒）。里实清毒内疏法（毒盛里实，法宜内疏，黄连汤治之），里虚安神兼解痉（毒气过盛，内脏反虚，渐增神昏愦乱，法宜内托安神散投之）。表实七星重催汗（邪盛无汗，或附冷，法宜七星剑汤主之），表虚小柴并清肝（邪气内搏，而居少阳之分，寒热兼作，法宜小柴胡汤加减和解为妙）。蟾酥丸施内外治，发汗敷毒效称仙（蟾酥丸，服敷之妙，后有成论）。内固护心两便用，毒伤于内服则安（内毒里虚，宜以内固清心散，或以护心散兼服俱妙）。初起束毒蟾酥妙，重加麝香逐邪端（此言蟾酥丸面重加麝香，有宜于外敷疔毒之妙用也）。灸最宜早多禁戒，手法急施莫迟延。走黄汁凝棱针刺，毒黄吮尽自然宽（走黄，肿处淡嫩，针刺流出毒水凝滞不通，即以银花贯众甘草煎汤嘬吸，仍滞涩者，再刺再吸必效也）。麻黄虽热万莫畏，山甲误投命归泉（二说，此后俱有成论）。甘草壅滞莫用多（甘草之性，虽能解毒，甘缓壅滞不能达外，莫可重用，必须见脓之后，再宜加用黄芪也然），磠砂首用紫霞穿（化腐提毒等上药内，兑以番紫磠砂更捷）。外宜汤洗涤毒法，逐风荡凝活血源（汤洗之法，立有加减成法附后）。疔毒非同迟缓证，如比痘疹几日间。药不应证误时日，危亡之咎在眼前（此言疔毒，乃险速之患，如比痘疹只系数日之间，休言法不应症，若是迟延时日，眼前便有性命之忧）。似疔如疮随因治，法无相远理所关（绵溃兼疼或有微脓等证，多系似疔如疮，医当随证之情施治）。红丝羊毛与浆水，后有成论各所言（三证之法，后有成论）。阴虚脱调非疔证，情形治法另门专（阴虚之说，前有立论）。古方多繁今择要，临疾应辨增减删（用药之法，不可专执成方，宜当临疾应辨）。

凡治疔毒，内服之法，紧要者有二，应用有二，禁用有二，酌用应用者，汗与解也（汗若通，则邪气减。毒若解，则真气旺）。禁用者，补与托也（补药甘缓，气愈滞而毒愈胜。托性腥发，肿愈甚而邪愈凶）。酌用者，降与热也（诸实无疑，降法早施。寒阴果真，热药方可）。见效之后，专守一法，只以宁心神之剂（毒解邪散，心神先虚）。兼以解毒和中之法，伺脓通腐化，再按疮理溃疡门治法。

【阐释】

疔毒的发病原因有外邪和内毒两种，可相兼发病。内毒久蓄于脏腑之中，必须在外因邪令拘引之下，才可发而为疔。就像好比蜎沈[①]居于深土之下，只有立夏后，更辰或甲子之日的春雷，才能使其出土为蝗带来蝗灾。隐遁于黄泉之蛙，遇到三伏中渥沛连绵之雨，才会出水鸣跳预示可能会有洪涝之灾。同理，疾病发生与自然之灾是同理的。毒盛呕恶心烦满闷是因为里实，其理在于脏腑为毒所伤；邪盛多表实，气血为邪所滞，会因阳虚出现外寒。毒盛致里实，宜用内疏之法，黄连汤治之；因毒气过盛而内脏反虚，渐次出现神昏愦乱等症时，宜用内托安神散。邪盛无汗之表实，或附冷，宜用七星剑汤主之。邪气内搏，而居半表半里之间，寒热兼作而致表虚时，宜用小柴胡汤加减和解、清肝之法。蟾酥丸可内外服敷、发汗敷毒疗效均妙。毒伤于内致里虚，宜用内固清心散，或以护心散兼服效果更好。用蟾酥丸面重加麝香，外敷对疔毒有极好的疗效。灸法宜早施注意各项禁戒，手术的治疗也应在出现适应症后尽早进行。疔疮走黄毒汁排出不畅应使用棱针刺，肿处淡嫩，针刺流出毒水凝滞不通时，即以银花贯众甘草煎噙吸以解毒消肿，如滞涩不减，可再刺再吸内外同治必有效果。麻黄虽属辛温但为治疮疡之要药，并不可怕，但误用山甲可能会害人性命。甘草之性，虽能解毒，但甘缓壅滞不利于毒素的排解，切莫重用。疔疮见脓之后，应再加用黄芪。化腐提毒等外用药内，兑以番紫磠砂会使疗效更佳。外用汤洗之法，有逐风荡凝活血的功效，有加减成法附后。疔毒乃险速之患，发展变化很快，不像痘疹可在数日之间变化，疔毒若是迟延时日，便有性命之忧。绵溃兼疼或有微脓等证，一般多为似疔之疮疡，可随证施治。红丝疔、羊毛疔、浆水疔三症，后有专门论述。阴虚脱调二疽不属疔证，情形治法前有立论。疔症用药之法，应当临疾应辨，不可拘泥成方。

内服治疗毒之法，主要有两种：汗法与解法。汗若通，邪可由汗解，则邪气减，毒解则真气即旺盛；应用者有二：降法与热法。确实是实症，应早施降法。若确系寒阴之症，方可用热药；禁用者有二：补法与托法。补药甘缓，误用补药则气愈滞毒且愈胜。托药性腥发，误用托药则肿愈甚且邪愈凶。中医有祖训：效不更方。见效之后，即应专守一法，只以宁心神之剂，因为毒解邪散，身心亏耗，心神先虚，应予宁心安神。同时用解毒和中之法，伺脓通腐化，再按疮疡施治。

【校勘】

①蝻沈，又称蝗蝻，是蝗虫的若虫。

【选注】

《疡医大全》：不内外因者，经所谓膏粱之变，足生大疔，受如持虚。又东方之域委盐之地，其民食委嗜咸，安其处，美其食，委热中，咸胜血，故其民黑色疏理，其病为痈疽。又有服丹石法酒而致者，亦膏粱之类也。李东垣曰：膏粱之变，亦是滋味过度，荣气不从，逆于肉里。荣气者，胃气也，饮食入胃，先输于脾，而朝于肺，肺朝百脉，次及皮毛，先行阳道，下归五脏六腑，而气口成寸矣。今富贵之人，不知其节，法酒肥羊，杂以浓味，积久太过，其气味俱浓之物，乃阳中之阳，不能走空窍而先行阳道，乃反行阴道，则湿气大胜，子令母实，火乃大旺，热湿既盛，必来克肾，若不慎房事，损其真水，水乏则从湿气之化而上行，其疮多出背上及脑，此为大疔之最重者。若毒瓦斯出肺，或脾胃之部分，毒之次也，若出于他经，又其次也，湿热之毒，所止处无不溃烂。故经言膏粱之变，足生大疔，受如持虚者，如持虚器以受物，则无不受矣。治大疔之法，必当泻其荣气。以标本言之，先受病为本，非苦寒之剂为主为君，不能除其苦楚疼痛也。如东垣治元好问，丹溪治老妇脑疽，皆因好酒，故以三黄大黄酒制治之。又如排脓散、当归散之类是也。又有尽力房室，精虚气节之所致者，亦属不内外因，当以补虚内托为主，亦忌用五香之药耗真阴而助邪热，治之之药，如内固黄汤、神效托里散之类也。经云：五脏菀热，痈发六腑。又云：六腑不和，留结为痈。又云：诸痛痒疮，皆属于心，肺乘肝则为痈，肾移寒于肝，痈肿少气，脾移寒于肝，痈肿筋挛，此皆脏腑之变亦属内因者也。

【小结】

疔症发病急，变化迅速，初起者形如粟米状，形虽小而质坚硬，根基深在，继则焮热红肿，肿势速增而疼痛转剧，待脓溃疔根出者，始可肿消痛减而渐愈。若处理迟延不当，或失治误治，致热毒更甚者，易成走黄之险证。治宜早而迅捷，内服药当在审慎辨证确诊下施治。若热重毒炽者宜清热解毒。方选五味消毒饮；若火毒盛者，方选黄连解毒汤，或解毒大青汤；若溃后脓毒未尽，五心仍烦热者，方选人参清神汤；若因脓毒出而呈显气虚之证候者，宜服内托安神散。外治疔疮初起，传统方法多用烟管油膏，或围药厚敷疔疮之四周，使疔破而水出乃愈；或可用猪胆汁调合雄黄、京墨、姜汁敷疔疮之四周亦可取效；或用蓖麻子去油，乳香去油，共捣与饭调合作饼状贴敷，可拔去疔毒；或可用外敷黄连软膏，或玉露膏等；若脓已成未溃者，则宜切开去脓，视疮之大小深浅，确定是否引流。已溃者治宜用五五丹，或八将丹涂贴疮口，以提脓去腐。脓净腐去疮面红活者，可用生肌散，或生肌玉红膏敷贴换药，以促疮口之收敛愈合。

　　何景才所论内服治疔毒之法：紧要者二、应用者二、禁用者二；见效之后，即应专守宁心神之法，兼用解毒和中之法，伺脓通腐化，再按疮疡施治。是临床经验之精华，是侪辈永远受益之源。

【原文】

疔毒应忌序

　　疔毒之症，虽属促暴，由见标至死期，速者亦得五六日。余阅外科三十年来，未经朝发夕死者。可知古人之说，太为过言矣。虽言五六日之速，亦多由失于禁忌，疏于调养而致暴变走黄者。按，斯患不犯禁戒，仍有不走黄无害者，更亦不少。余念及性命关重，作此应忌歌论，预奉患者知，诸误犯性命之害非轻。

疔毒应忌歌

　　疔毒应忌各等情，说与君家谨[①]记明。风寒霜雾远来客，孝服殃气并道僧。行经妇女共鸡犬，膻羊狗皮煤油灯。糖饴椒酒腥发味，山甲烈发响震凶。暴怒房劳尤②更甚，以上俱在禁戒中。古条诸香咸为戒，理之是否今难明。病者如不遵③条守，恐致暴变立见凶。只因生疔不致死，多由失戒丧残生。

　　注，疔毒者，暴速险恶之患也，古人立论，禁戒甚多，较比别证，忧当加慎。患者所禁之例，稍有忽失，倾刻必生异变，害既立至，悔不可追。亦不可专责医法不精也，故而古人谆谆戒止。爱命君子须当自重，免生中变。余因久临是患，详参古遗条忌，多有隐情未备者，余今冒陋，复加增诉，以奉同道，并授患者明鉴。疔毒受灾原因，天运失常，疠④疫之气随风寒传受，拘引内毒而为是患，禁戒风寒以远助凶邪之标，霜雾本系寒暑有余之候也。远行之人，涉野登尘，披冒寒邪肃杀之气，授患者避忌，理同起居应忌之义。孝服忌见者，乃是避其死殃之恶气，亦不止孝服为然，但是守丧之人，咸在禁例。古人只言孝服，未言临丧。后学疑是白布孝衫，既能坏证，其理总系后人不精而致未辨。僧道者，因其近乎鬼神异妄之事，令其近见，恐生异变。妇女经候之期，恶积下沥，不洁秽污气味，偶而触犯，邪恶得济，患立凶发，生患者犹当甚慎。鸡犬者，每食臭粪，乃属腥秽之畜，最能助邪增灾，铺穿羊犬等皮，与眼见鸡犬更为应禁。现今新兴煤油，其气味躁臊，人若误饮，即能毙命。疔毒受其气，兴发促速。溃疮被其熏，难获功效。余每经屡察之理，非敢妄言也。糖饴乃甘缓壅滞之物，患者误食，气血凝闭，邪毒不得解释，而致不救。疔毒用山甲，服即走黄，后有立论备细。响声惊震，地动槺摇，疔毒见标之次，受其震者，即时血凝经结，肉脉晕胀，筋骨强直，总因心肾肝脾过受其害之故。前贤未言及此，情更属甚。费力劳摇，忌同此理。勤于工干之人，生疔毒者，自宜禁慎。椒酒发腥，皆能损气发病。再者暴怒伤肝，神脉横解，昏悸力现。房劳伤肾，本竭精亡，真气立衰。以上诸如等理，总和证类相触，致生异变，非属离空，不合性理之论也。患者如能禁慎戒条，兼之医治之法，便可百无一失。医患二家，皆得幸甚。又有诸香禁忌之说，余所蒙懂，实难忖悟。大约犯者，无甚干碍，然而亦不可删而不录，以废古贤之鉴焉。大凡疔毒，医治得效，见脓之后，便与疮同。即便经妇，殃气鸡犬，不在禁例。其余辛发、气怒、房劳、惊震、煤油、羊皮，仍须禁忌，以免意外之变。

【阐释】

疔毒虽属发病急骤的病症，但是由皮肤初期出现病变至急速恶化以致不治，最快也要五六日。我经历外科临床三十年来，还未见到朝发夕死的患者。可见古人对疔毒病情恶化之速的说法，有些言重了。那些五六日恶化的病患，究其原因主要是患者不能约束自身、不能遵守禁忌、疏于调养而使病情恶化出现走黄。从临床观察看，遵从医嘱不犯禁戒、不走黄而痊愈的患者，也不在少数。我根据自己的临床体会作以下疔毒应忌歌论，奉献给广大患者，避免由于无知造成对健康和生命的伤害。

疔毒应禁忌（即避免接触的事和物）的各种情况：风寒、霜雾、远来客（可能带来疫疠之气），孝服、殃气、道僧（可能带来邪气）。行经妇女、鸡犬、膻羊、狗皮、煤油灯、糖饴、椒酒、腥发味、山甲烈发之物、剧烈的响震和凶邪之气（可能带来病气、疫疠之气、腥发之气、恐吓、震慑和恫吓魂魄之气）。暴怒、房劳尤其禁忌。古医将诸香列为禁戒，其理何在尚难明了。总之，病者如不遵嘱禁忌，疔毒的病情就会加重，尽管疔毒很少致死但是病残也会影响生存的质量。

因此，疔毒患者应该尊重古人立论、尊重科学，自珍自重、慎重起居。否则，稍有疏忽，必生异变，追悔不及。病生变便责医法不精，而忘记古人谆谆戒禁是难康复的。我接触此等病患颇多，看到古遗条忌中多有隐情未备者，今冒昧复加增诉，与同道和广大病患者共同研讨和借鉴。

疔毒受病之原因大致有：天运失常，这是人力所不能抗拒的外力，这种疠疫之气随风寒而至，并与人体内毒结合，风寒亦可助外邪在人的体表为患；霜雾是寒暑有余的产物，其中含有致病之微粒可使人染病。远行的人，沾染外部环境的不洁之物，携带寒邪肃杀之气同样于病患不利，应避忌。孝服忌见乃是避其死殃之恶气，不止孝服但凡守丧之人，均应避忌。由于古人只言孝服，未言居丧，以致后学疑是白布孝衫能坏证，实际上是根本没辨明真正的致病源。僧道多近乎鬼神异妄之事，患者应避忌以免病生异变。妇女经期、带下、恶积、不洁秽污气味一经触犯，会助邪恶致患立发。鸡犬乃属腥秽之畜，最能助邪增灾致病。铺穿羊犬等皮货、眼见鸡犬等更应禁忌。煤油气味呛人，疔毒受其气，会引发或加重病情。溃疮被煤油气味熏染，并将难愈。糖饴乃甘缓壅滞之物，患者食后可致气血凝闭，邪毒难解常致不救。疔毒用山甲，服即走黄，乃当禁用，详见后论备细。响声惊震等刺激，伤及内脏致疔毒患者血凝经结，肉脉晕胀，筋骨强直，但前辈并未把此列为病因。劳动者费力劳摇，亦常经历此等情形，尤应避忌。椒酒发腥等物，皆能损气发病，宜忌。暴怒伤肝，肝气上逆，甚则吐血昏厥。房劳伤肾，耗竭其精，真气立衰。以上种种均可成为病发之诱因。患者如能禁忌诸戒，同时医治得法，可以不发病或者发亦可早愈，这是医患双方所期望的。关于诸香禁忌的说法是否可靠，我还难以确认。可能有触犯者也没有大的影响，但毕竟是古贤之论，我等后人还是尊前辈之说予以保留并在实践中去体验。对疔毒症，如医治有效，见脓之后，治疗的原则和方法就可按疮疡对待。如为经产妇，殃气、鸡犬可不必禁忌，但辛发、气怒、房劳、惊震、煤油、羊皮等事物仍须禁忌，以免发生意外。

【校勘】

①原为"懂"（qín），应为"谨"。

②原为"忧"，应为"尤"。

③原为"尊"，应为"遵"。

④原为"厉"，应为"疠"。

【选注】

《疡医大全》：凡病时，忌怒，忌疑虑，忌身体不洁人来看，忌鱼、羊、鹅肉、烧酒、面食、生冷瓜果、腌腊等物，疮口敛百日后，不作渴者，方可入房。

凡一切痈疽疮肿毒证，将欲好之时，如往有丧人家吊孝，并拜望等项，其疮肿即复发，切忌，切忌。凡痈疽大证，虽有姬外家，不得艳装相见，每见痈疽溃后，大肉已生，姬外家往来，虽无交接之事，而欲念一动，精已离宫，每致虚陷喘急而亡者数人。病者当惜生命，不可不为拒绝也。

《医宗金鉴》：凡疔毒俱由火毒而生，忌服辛热之药，恐反助其邪也；忌敷寒凉之药，恐逼毒攻里也。再膏药不宜早贴，惟在将溃已溃时贴之，呼脓长肉，以避风寒。初溃时，忌用生肌药，恐毒未除，反增溃烂。生项以上者，属三阳经，不宜灸，若火日生疔，亦禁灸，犯之或为倒陷，或至走黄。俱忌椒、酒、鸡、鱼、海味、鹅肉、猪首、辛辣、生冷等物，气怒、房劳、诸香并孝服、经妇、僧道、鸡犬等项，犯之必致反复，慎之。

《外科正宗》：凡病虽在于用药调理，而又要关于杂禁之法，先要洒扫患房洁净，冬必温帏，夏宜凉帐，庶防苍蝇蜈蚣之属侵之。……牛、犬、腥、腌腊、熏藏之物，俱能作渴；生干瓜、果、梨、柿、菱、枣、生冷等类，又能损胃伤脾；鸡、鹅、羊肉、蚌、蛤、河豚、虾、蟹海腥之属，并能动风发痒；油腻、煎、炒、烹、炙、咸、酸、浓味等件，最能助火生痰；赤豆、荞面动气发病，恼怒急暴，多生痞满。饮食太过，必致脾殃；疮愈之后，劳役太早，乃为羸症。入房太早，后必损寿；不避风寒，复生流毒；不减口味，后必疮痒无度。大疮须忌半年，小疮当禁百日，此诚为知命君子也。

【小结】

本节详细论述了疔毒患者应该禁忌的事项，处处展现出古代中医医家丰富的临床经验、严谨的治学精神和一丝不苟的科学态度。我们在继承前人医学财富的同时，也将今人关于疔毒禁忌的做法总结补充于后：1. 平时不要过食膏粱厚味和甘甜滋腻之品。2. 注意调养增强抵御疔毒和其他病患的能力。当发病后全身症状明显时，宜卧床休息。3. 发生在口唇四周（面部危险三角区）的疔毒或其他疮疡，切忌挤压碰撞，以防"走黄"和毒邪向脑内扩散。4. 忌内服发散药（以防助毒邪），忌灸法，忌食烟、酒、辛辣、鱼腥等物，忌房事和暴怒。5. 如确诊或疑似为疫疔（炭疽）时，应及时向有关部门报告传染病疫情并隔离患者，病人所用敷料均应焚毁，所用器械必须严格消毒。患者接触过的皮毛，应进行严格消毒，流行区对牲畜应进行预防注射。加强屠宰管理，及早发现病畜，予以隔离或杀死。死畜须深埋或焚毁。制造皮革和加工羊毛的工人，在工作时应该用橡皮手套、口罩等用品实施保护。

【原文】

疔毒邪盛勿畏麻黄论

疔毒见形，必系身紧无汗，甚则必致增寒附冷，即为邪盛，致有以上之象。故而古人云，邪与表征则寒，邪与里征则热，若待发热烦呕，邪已传里，而与毒挽，其患将要走黄，变为逆证矣。古方有七星剑汤，施之此际，催发重汗，效见影响，此皆麻黄之力也。或问曰，麻黄性热，世所知也。疔毒非毒火而无是患，疔即①火毒，投以致热之药，而反得效者何也？答曰，疔毒之患，邪由外受，拘引内毒外发毒邪，兼染则为凝滞，总系阴阳乖变，逆于肉脉之分，麻黄能发里中之表，逐邪出散，邪即①漫散，毒无所附。血脉得通，汁水时流，毒自患孔随汁水而泻，毒即①解释，阳气便盛，脓从气化，欲其不愈，无所得也。

麻黄虽是致热之剂，性能由内直发于外，邪从腠理逐出，其热决无旁伤之虑，兼之解毒之药，而有何害。然而当以随证施用，若逢无邪表虚之患，须当禁用。

【阐释】

疔毒一旦出现皮肤损害，可有周身拘紧无汗，严重的可见身冷恶寒，此为邪盛之象。因此古人云，邪气犯表卫阳失范则有表寒，邪气入里可使气血凝滞而发热。如果出现发热烦呕，提示邪已传里，与内毒结合病将走黄，转为逆证。此时，古方用七星剑汤，催发重汗而使邪毒锐减，其疗效主要是借助麻黄之力。有人质疑：麻黄辛温性热，疔毒亦即毒火引发的火毒之热证，为何投以麻黄致热之药，反倒见到疗效呢？其理为：疔毒之邪本由外部之邪勾引内毒而发，致使气血凝滞，逆于肉脉之分，欲逐邪出散必须借用麻黄能发里中之表之功，使邪漫散，毒无所附，血脉得通，破溃的毒汁容易流出，毒邪即自患孔随汁水而泻，毒随即排解，阳气开始旺盛体力增强，脓从气化而愈。

由此可知，麻黄虽是辛温致热之剂，但其性能由内直发于外，可将邪从腠理逐出，而且其热于人体并无伤碍，加之麻黄又是解毒之药，尤当遇疔毒已走黄者，出现心烦昏愦，非七星剑汤救之不可，此时麻黄之用功莫大焉。但麻黄的使用应随证施用，如果并无毒邪而且出现表虚时，必须禁用。

【校勘】

①原为"既"，应为"即"。

【选注】

《医宗金鉴》：七星剑组成：苍耳头、野菊花、豨莶草、地丁、半枝连（各三钱），蚤休（二钱），麻黄（一钱），用好酒一斤，煎至一碗，澄去渣热服，被盖出汗为度。方歌：七星剑呕热兼寒，疔毒走黄昏愦添，麻黄苍耳菊豨莶，地丁香蚤半枝连。

《疡医大全》：经曰：汗之则疮已。（高肿者毒在表，故汗之则疮已。若误下之，则诛戕无过，反伤元气。）

【小结】

麻黄是临床上最常用的辛温发汗药。它的主要功用有四：1. 发汗散寒；2. 宣肺平喘；3. 行水消肿；4. 散阴疽，消症结。现代研究证明，麻黄具有解热、抗菌、抗病毒等药理作用：①其有效成分为挥发油。②抗菌范围：金黄色葡萄球菌，甲、乙型溶血链球菌、流感嗜血杆菌、肺炎双球菌、炭疽杆菌、白喉杆菌、大肠杆菌、奈瑟双球菌。③抗病毒：流感病毒。因此，疔毒时应用麻黄有其药理学基础。也符合"其性能由内直发于外，可将邪从腠理逐出，而且其热于人体并无伤碍，加之麻黄又是解毒之药，尤当遇疔毒已走黄者，出现心烦昏愦，非七星剑汤救之不可"的分析结论。

【原文】

蟾酥麝香敷毒论

疔毒之症，无论麻痒木疼，其患总属迅速。初小形恶，变发急促，若待走黄，十伤八九。医治之法，勿可迟误。但见初发形险，即将蟾酥丸之原料，倍加麝香、蟾酥，予研为面，如瘀滞色紫，用醋调涂。如风寒色白或暗，患处不热，用姜汁调涂周旁，勿临患近，厚至分许，干则以余汁勤润方妙。此乃外治束毒之第一法也。古法虽多，余今择要录备，惟恐临疾不效而误生命。但以此法为信，百无一失。其药得效，尽在蟾酥、麝香之力。疔之一患，止于毒邪。蟾酥束毒，麝香逐邪，毒邪即①难漫染，走黄之患决无忧矣。毒黄不能走散，原患不过寸许，伤害何足道哉。继之内服之法，使以气血通活。脓生疼见，毒邪全解，证得效愈。医若辨明此理，岂有枉死之患。若遇初发疗毒，表里相现之际，用蟾酥丸、热葱汤送服，见汗之后，毒解邪散，患自减半。溃后患内上之化腐消坚，其功亦仗麝蟾之力也。

【阐释】

疗毒发病的特点是，无论患者有麻痒木疼的哪种感觉，病情发展都极为迅速。初起小如粟米形恶，变化急促，如现走黄，十分危险，应尽快治疗。碰到初发形险或走黄者，应急用蟾酥丸为原料，倍加麝香、蟾酥，共研为面，疮面瘀滞色紫者用醋调涂。如复感风寒疮面色白或暗，手按患处不热，应用姜汁调涂周旁，厚至分许，离患处不可过近，姜汁干了再涂勤润保持药效。这是外治束毒第一法，见效快、易操作，百无一失。其药得效，尽在蟾酥、麝香之力。疗毒致病全在毒邪，而蟾酥约束毒力，麝香逐邪外散，毒邪就失去了蔓延之力，也不会发生走黄。毒黄不能走散则毒力大减，疗疮只不过寸许大小，便不会对身体有大的伤害。内服药能使气血通活，脓已溃会有疼痛出现，标志毒邪全解，治疗有效病症痊愈。医生如果能辨明此理，了解和掌握治疗的全过程，哪还会有枉死的患者呢？对于初发疗毒，没有兼症，表里的病状都出现的时候，即①用蟾酥丸、热葱汤送服，见汗之后毒解邪散，病情已愈大半。待溃后在患处使用化腐、消坚之剂，最后即得全效，其药力仍依仗麝蟾。

【校勘】

①原为"既"，应为"即"。

【选注】

《本草便读》：蟾酥，善开窍辟恶搜邪，惟诸闭证救急方中用之，以开其闭。然服食总宜谨慎，试以少许置肌肤，顿时起泡蚀烂，其性可知。

研末时鼻闻之，即嚏不止，故取嚏药中用之。此药止可外用，散痈疽，消疗毒，杀虫疮，却有功效耳。

《本草纲目》：麝香……逐风逐滞，开关利窍……专入经络肌肉，辛温芳烈，开关利窍，无处不到。

【小结】

本节所用治疗疗毒的麝香和蟾酥都是比较名贵和作用剧烈的药物，而且疗效好、别的药物难以替代，因此使用时要有严格的适应症，注意用药剂量要准确，同时注意药物得到毒副作用，才能使有限的药物资源发挥最大的效用。

蟾酥，味辛气温有毒，能拔一切风火热毒之邪，使之外出。对于邪气着人肌肉，郁而不解时，所见的疗肿发背、阴疮、阴蚀、疳疬恶疮，均可用此辛温以散、行，使邪从汗出，而热毒可以除去。麝香可逐风逐滞，开关利窍，专入经络肌肉，辛温芳烈，开关利窍，无处不到。蟾酥约束毒力，麝香逐邪外散，毒邪就失去了蔓延之力，也不会发生走黄，二药合用治疗疗毒可谓绝配。中成药蟾酥丸组成：蟾酥、雄黄、朱砂、轻粉、寒水石、枯矾、铜绿、蜗牛、麝香、胆矾、乳香、没药。功用：解毒消肿，辟秽疗疮，活血定痛。用于疗毒恶疮、痈疽发背、附骨痈疽、乳痈乳发及无名肿毒等。现代多用于急性乳腺炎、蜂窝组织炎、全身各部的化脓性感染等属于热毒壅盛者。水丸剂服用的方法：0.3克/瓶，33粒重1克，2～4粒/次，2次/日，葱白汤或温开水送服。外用研细，醋调敷患处，1日数次，干后以水润之。由于本品中有毒药物较多，不可过量或长期服用。体弱血虚，脾胃虚寒者及孕妇忌服。外用不可入目。

【原文】

灸法辨施论

隔蒜灸疗之法，前代之医，精于用者，每获奇验。近代薛立斋，深明外科之法，每以灼灸得效，然而古人总有私己①，未尝尽意发明用法，后人照其书传而用，反致坏证。余参其理，亦不可舍而不用，更不可专意概用，其法以早莫以迟，以轻莫以过，可以灸在患顶一处，不可遍灸旁肿之处。早灸轻灸则能开发毒气，迟灸过灸则能反助毒势。灸患顶则能导毒外出，灸旁处反致伤肤坏脉。为医不精此法，宜当戒用，勿可偏凭书载为实而误证患。

法歌

灸疗虽是古医留，迟早轻重辨情由。早施轻灸开毒道，遍灸过甚立见忧。医学不精宜禁戒，勿可定按古法求。余今窃著两便意，谨慎戒用莫强投。

【阐释】

隔蒜灸疗之法，前代医生凡是擅长此法的，一般都可以取得很好的疗效。明朝医家薛立斋，深明外科之法，曾著有《外科发挥》，擅用灸法每每取得奇效。然而古人总是留有私心，不曾把所有技法和绝招说透，以致后人按照他们书上传下来的方法治疗病患，反倒出了坏证。我曾经反复捉摸其中道理，显然灸法不可不用，但也不可按前人之法照搬。总的应用原则应该是：用灸尽早莫迟，可轻莫过，灸专攻患顶一处，不可遍灸四周旁肿之处。早灸、轻灸能发散毒气，使气血流通，迟灸、过灸则能反助毒势加重病情。灸患顶可导毒外出，灸疗疮四周会伤肤坏脉。不精此法的医生不可勉强为之，更不可偏凭借书本和懵懵懂懂的一知半解为病患施疗，以防误证。

【校勘】

①原为"已"，应为"己"。

【选注】

《医宗金鉴》：凡痈疽初起，七日以前，开结拔毒，非灸不可。不痛者灸至知痛，疮疼者灸至不疼。盖着毒则不痛，至好肉则痛，必灸至知痛者，令火气至好肉方止也。着皮肉未坏处则痛，着毒则不痛，必灸至不疼者，令火气着毒方止也。法以纸蘸水满覆患上，看纸先干处，即先灸之。但灸法贵于早施，如证起二、三日即灸，十证可全八九；四、五日灸者，十证可全六七；六、七日灸者，十证可全四五，愈早愈妙。其法不一，有隔蒜灸者，有当肉灸者，有用黄蜡灸者，有用附子灸、豆豉灸、蛴螬灸者。

一壮灸至百壮，以效为度。至艾壮之大小，则量疮势以定之。然灸有应忌者，如肾俞发不宜灸，恐消肾液；手指不宜灸，因皮肉浇薄，恐皮裂肉努。至于头乃诸阳之首，诸书俱云禁灸，若误灸逼毒入里，令人痰喘上涌，反加大肿。然遇纯阴下陷之证，必当灸之，不灸则不能回阳。若半阴半阳之证，则仍当禁而不灸。

方法：隔蒜灸法：大蒜切成片，约三钱，厚安疮头上，用大艾壮灸之，三壮即换一蒜片。若漫肿无头者，以湿纸覆其上，视其先干处，置蒜片灸之。两三处先干，两三处齐灸之。有一点白粒如粟，四围红肿如钱者，即于白粒上灸之。若疮势大，日数多者，以蒜捣烂，铺于疮上，艾铺蒜上灸之。蒜败再易，以知痛甚为效。凡痈疽流注、鹤膝风，每日灸二、三十壮，痈疽阴疮等证，艾数必多，宜先服护心散，以防火气入内。灸小儿，先将蒜置大人臂上，燃艾候蒜温，即移于小儿毒上，其法照前。经云：寒邪客于经络之中则血泣，血泣则不通，不通则卫气从之，壅遏而不得行，故热，大热不止则肉腐为脓。盖毒原本于火，然与外寒相搏，故以艾火、蒜灸之，使开结其毒，以移深居浅也。

《疡医大全》：程山龄曰：隔蒜艾灸，灸法胜于刀针。书云：不痛灸至痛，痛灸不痛时。凡治痈疽，疔毒流注，及一切无名肿毒，以大蒜切片安疮顶上，用陈艾炷安蒜上，香点灸之。其艾炷大小，看疮毒大小取裁。若痈疽之大者，以蒜捣饼敷上，必须不痛者灸至大痛而止，疼痛者，灸至不知痛而后止。若灸不透，反能为害。若内已有脓，则不须灸矣。（《十法》）

【小结】

隔蒜灸疗之法现在临床使用很普遍，并且有很好的疗效。疔疮常见的临床表现均有：患处皮肤突然出现粟粒样脓头，根深坚硬，状如钉头且红肿热痛。重者有恶寒发热等全身症状，甚至有疔疮走黄之危候出现。隔蒜灸法：取病变局部，将大蒜（紫皮的独头蒜最好）切成厚2～3毫米左右的薄片，用针将蒜片扎数个通透的孔后，放置在患处进行艾灸，以患者局部痛者灸至不痛、不痛者灸至痛为宜（即有效）。每日1次，5次为一疗程，疗程间休息2日，共治疗2个疗程。

【原文】

疔毒辨刺论

用针刀之道，当分开法、刺法。开法者，乃用于肿毒有脓之患，不可开之太早，必以见脓为当，前有开针定论可察。刺者，乃应用于绵溃之症。疔毒、对口、后背等患，此言疔毒用法（以刀针挑至知疼为止，或十字样或丁字样。务以刀口开豁，易于上药）。虽云宜早，亦必待僵头已见，原盘渐现之际。其患若刺太早，恐致毒气内攻。若能刺法得时，毒血泄出，邪无所附而无走黄之害矣。患孔毒汁流迟者，再行刺挑，遂以蟾酥条紫霞膏等法，上塞患孔，毒邪解散，气血得通而脓自生矣。疗毒自初起至三四日前后，若无毒汁时流，易于走黄，必是坏证。用针刺之法，不时挑之，恐其僵腐闭塞患孔，毒汁不得通流，药不济力之故也。

法歌

疗毒原不与疮同，疗宜早刺疮宜成。疗毒刺迟毒已走，痈肿开早真气倾。前医纷论各私己[1]，后贤宜当择善从。庸医执偏误生命，致将错咎推古风。医学功课如果确，开刺应否自然明。

【阐释】

使用针刀进行手术的方法，可以分为两种：开法、刺法。开法是用于肿毒有脓时，以有脓为指征可以用刀开，脓未成则不可开。刺法是用于绵溃之症。如疗毒、对口、后背等症，这里讲的是刺法在疗毒的使用（用刀针刺入疗毒挑至知疼为止，根据疮疡的形状可以将疮面挑开成十字样或丁字样，总的目的是使疮面开豁适当，易于敷药）。虽说用刀开刺应该尽早，但还是应该有手术的指征：已经有中心的脓头出现，脓成的区域已经界限显现。如果脓未成是开刺太早，恐致毒气内攻，伤及正常组织。脓已成是开刺法正当时，毒血从切口泄出，使邪无所附着，再无走黄之害。开刺后如果疮口毒汁流出缓慢，应该再行开刺，然后以蟾酥条紫霞膏等外用药引流或外敷，使毒邪解散、气血得通而脓即生成，病势向好。如果疗毒初起至三四日前后，仍不见毒汁时时流出就可能走黄，必是坏证。此时应该用针刺之法，经常挑开疮疡，以防僵腐的组织和分泌物堵塞疮面，毒汁排解不畅，即便用药也难以有好的疗效。

【校勘】

①原为"已"，应为"己"。

【选注】

《疡医大全》：……如疮半月后，仍不腐溃，不作脓者，毒必内陷，急用铍针品字样，当原顶寸许点开三孔，随疮之深浅，一寸、二寸，皆可人之，人之不痛，再深入不妨，随将药筒预先煮热，对孔窍合之。良久，候温取下，如拔出之物，血要红而微紫，脓要黄而带鲜，此为血气营运活疮；如拔出瘀血紫黑，色败气秽，稀水无脓者，此为气血内败死疮。

程山龄曰：凡毒有胀痛紧急，脓已成熟，无暇待灼艾火照者，即宜用刀法开之。但刀法须在的确脓熟之时，又须要深浅合度，以左手按肿处，先看脓之成否，如按下软而不痛，随手起者，脓已成也；按下硬而痛，或凹陷不起者，脓未成也。已成脓者宜刺，未成脓者宜姑待之。若脾虚气弱者，宜托补之。又须看其脓之深浅，以手指按下软肉深者，其脓必深；软肉浅者，其脓必浅。若脓浅刀深，恐伤好肉；脓深刀浅，恐毒不出而内败，最宜斟酌。更有伏骨之疽，脓腐于内，皮色不变，宜以刀刺入深处，放出瘀脓，或灸开大口放出之，不得姑息因循，俾毒瓦斯越烂越深也。其下刀须利刃，勿令病者见，恐惊彼耳。砭法施于头面及耳之前后，因其漫肿无头，急用此法，以泻其毒。取上细磁锋，用竹箸夹定紧扎，放出锋约半分许，对患处，另以箸敲之，偏刺肿处，俾紫血多出者为善。刺毕以精肉贴片时，再用鸡蛋清调乳香末润之。盖此地不宜成脓，因头内中空，耳前后更多曲折，提脓拔毒，恒多未便，故砭法断宜早施。（《十法》）

《外科正宗》：凡疮十日以后，自当腐溃为脓，如期不作脓腐，仍尚坚硬者，此属阴阳相半之症。疮根必多深固，若不将针当头点入寸许，开窍发泄，使毒瓦斯无从而出，必致内攻也。倘内有脓，又便易出，此为开户逐贼之意也。

【小结】

切开法，就是运用手术刀把脓肿切开，以使脓液排出，从而达到疮疡毒随脓泄，肿消痛止，逐渐向愈目的的一种手术方法。适应证：一切外疡，不论阴证、阳证，确已成脓者，均可使用。用法：使用切开法之前，应当辨清脓成熟的程度、脓的深浅、患部的经络位置等情况，然后决定切开与否。

砭镰法俗称飞针，是用三棱针或刀锋在疮疡患处浅刺皮肤或黏膜放出少量血液，促使内蕴热毒随血外泄的一种治疗方法。适应证：适用于急性阳证疮疡，如丹毒、红丝疔等。用法：先常规消毒，然后用三棱针或刀锋直刺皮肤或黏膜，迅速移动击刺，以患部出血，或排出黏液、黄水为度。注意点：慢性的阴证、虚证禁用。砭刺不可刺得太深，以免伤及经络；刺后可再敷药包扎。

本节所论述的开法与刺法就相当于切开法和飞针法。现代对此两种方法适应症的认识趋于直观了，只要有脓生成就可使用切开法。对于急性阳证疮疡，如丹毒、红丝疗等很少出现化脓感染的疮疡可以使用刺法。两种方法虽异，但目的是相同的，都是为了给毒邪一个出路，从机体中排解出去，使身体痊愈。

【原文】

误用山甲坏疗论

穿山甲之性，旁行经络，穿通猛盛，走而不守，味腥燥①臊，乃发性中之最烈者。同温补之药，能托平塌不起附骨等疽。疗毒乃邪阳暴患，最忌发腥等物，疗毒将发，圈束拦阻，犹恐毒黄走散，岂可用此横行穿发之药。其理如比柴堆失火，水泼土掩犹恐不能止息，安可以竿挑扬乎? 疗毒若至将欲走黄之际，服用山甲，多致害命。其理本是利于水者，必不利于火。正宗之书，立方用山甲，而名化疗内消散（既是疗毒，原关情重，决难消化。既能消化，本属毒轻，决非疗毒）。

按，正宗原论之理，便则糊泥。疗毒之形迹，多有疮、疗不分等语。不悟药性症理之情，妄立成方，贻害永年，诚为理之谬甚。后人照其遗方，屡投坏证，始终装未醒耶。

论歌

山甲之性专横行，穿发走散通络经。疽生迟缓宜当托，疗毒误用定伤生。庸医杀人犹未醒，只将古方示为凭。但愿高明多加意，患者幸甚已②也同。

【阐释】

穿山甲味腥燥臊，走而不守，旁行经络，穿透能力特强，是发性药物力量最猛烈的，其作用同温补之药，能托升平塌不起的附骨疽等。而疗毒是发病急骤的阳性毒邪，最忌腥发之物，疗毒一旦发病应该尽早将其拦阻，使其局限，防止毒黄走散，怎能使用横行腥发之药助其毒虐。就好比柴堆失火，水盖土掩犹恐不能熄灭，还能火上浇油么？疔毒如果未能局限控制出现走黄，此时服用山甲，多致害命。即用于阴病之药必不利于阳症。《外科正宗》立方用山甲，而名化疔内消散，对于疔毒特点的描述，多有疮、疔不分等模糊之语。如果医生不深悟药性和病症之理，妄立成方，其造成的影响力和破坏力是长远的，后人照其遗方用于临床，屡投屡坏遗患无数、贻害无穷。庸医杀人不知有罪，以古方为凭自执有理。遗憾的是，这样的人祸很多医者始终视而不见，似是未醒懵懂之状。但愿有良知的高明同道多加留意和学习，减少诊治失误，这是医患双方的共同愿望。

【校勘】

①原为"躁"，应为"燥"。

②原为"已"，应为"己"。

【选注】

《医学衷中参西录》：穿山甲，味淡性平，气腥而窜，其走窜之性，无微不至，故能宣通脏腑，贯彻经络，透达关窍，凡血凝血聚为病，皆能开之。以治疔痈，放胆用之，立见功效。并能治症瘕积聚，周身麻痹，二便秘塞，心腹疼痛。若但知其长于治疮、而忘其他长，犹浅之乎视山甲也。疔疮初起未成脓者，余恒用山甲、皂刺各四钱，花粉、知母各六钱、乳香、没药各三钱，全蜈蚣三条。以治横痃，亦极效验。其已有脓而红肿者，服之红肿即消，脓亦易出。至症瘕积聚，疼痛麻痹，二便闭塞诸证，用药治不效者，皆可加山甲做向导。

《纲目》：除痰疟寒热，风痹强直疼痛，通经脉，下乳汁，消痈肿，排脓血，通窍杀虫。

【小结】

穿山甲咸而微寒，性善走窜，活血通经，无论经闭、痹痛皆有效。消肿排脓，疮疡初起或脓成不溃均可用。能使痈肿未成脓者消散，使已化脓者速溃，在临床上常与皂角刺、乳香、没药、金银花等同用；如痈疽已溃者忌用，通下乳汁，亦为要药。惟性善走窜，痈疽已溃及孕妇忌用。何景才主张疔毒的早期不要使用穿山甲，以免使毒邪扩散走黄。

【原文】

红丝疗治法论

红丝疗多生手足四肢等处，原发本是疗毒，盖因自患之间，起一红线，直奔胸腹。其理总是毒来猛甚，比如海水潮盛，江河反行，逆流而上之义。其丝之色紫真者重，淡宽者轻，急当速施砭刺法，宜棱针于丝头尽处刺出恶血，或以玻璃尖峰砭之，得以血出急速，功效甚捷。红丝消灭，其毒自减，次按疗证门治法，自然效愈。

法歌

疗发红丝毒热凶，初由肢干奔心中。色紫细真形势重，淡宽涣漫微较轻。治法迟误多难救，手法急施便可生。法宜针砭寻尽处，形消影灭功效灵。

【阐释】

红丝疗多生手足四肢等处，其原发病灶是疗毒，然后从疗毒间生出一条红线，直奔胸腹部。病情发展快来势凶猛，就像浪潮拍岸逆流而上。红丝如果呈紫色提示病情重，色淡形宽者病势较轻。最好的办法是尽早尽快用砭刺术：用尖锐的棱针在丝头最前端处刺出恶血，也可以玻璃尖峰刺并放出恶血、黏液、黄水等毒液，使内蕴热毒外泄，功效非常明显。随着红丝势减至消散，其毒力亦减，其后即可按疗证常规治法治疗，病症即可痊愈。

【选注】

《外科正宗》：又红丝疗起于手掌节间，初起形似小疮，渐发红丝上攻手膊，令人多作寒热，甚则恶心呕吐；迟者红丝至心，常能坏人。用针于红丝尽处挑断出血，寻至初起疮上挑破，俱用蟾酥条插入，膏盖，内服汗药散之自愈。

《外科心法要诀》：又有红丝疗，发于手掌及骨节间，初起形似小疮，渐发红丝，上攻手膊，令人寒热往来，甚则恶心呕吐，治迟者，红丝攻心，常能坏人。……惟红丝疗于初起时，急用瓷针于红丝尽处，砭断出血；寻至初起疮上挑破，即用蟾酥条插入，万应膏盖之，随服黄连解毒汤。

《外科十法》：……若生两足，多有红丝至脐。生两手，多有红丝至心。

生面唇，多有红丝入喉。俱难治。速宜针红丝出血，多有生者。

【小结】

红丝疔是疔疮的一种，本病多发于四肢，因有细红丝一条，迅速向上走窜，故名"红丝疔"。红丝疔在现代医学称其为"急性淋巴管炎"，是临床常见病、多发病，是由于细菌经皮肤伤口或其他感染病灶（疖、痈、溃疡、足癣及慢性湿疹等）侵入淋巴管而引起的急性炎症，一般是先在原发病灶处有红肿热痛，继则有红丝一条，由前臂或小腿迅速向躯干方向走窜，上肢向肘部而及腋窝，下肢向膝部而及腹股沟处发展，使腋窝及腹股沟淋巴结肿大压痛，伴有轻重不同的全身症状，如恶心、发热、头痛、食欲不振、周身无力、苔黄、脉数等。红丝较细的，1～2天可愈；红丝较粗的可结块，一处未愈，他处又起，有的2～3处相互串连。病变在浅部的，结块多而皮肤色红；病变在深部，皮色暗红，或不见红丝，但可见条索状肿胀和压痛。如不消退则化脓，化脓在7～10天左右，溃后收口较易。如果2～3处串连贯通，则收口较慢，严重者可引起"走黄"。

本病名出自《证治准绳·外科》卷二。又名赤疔、血箭疔、红线疔、金丝疮、血丝疮、红演疔、血丝疔、红丝疮、红丝血箭疔、红演儿、紫疥斑。病因火毒凝聚，或因破伤感染诱发。治宜清热解毒，可内服五味消毒饮加减，外治当急取红丝之远端处挑刺截断，使血出，以阻断其向心走窜之势。同时，还可于距挑刺处约寸许之远端再予放血，提高截断其路径之效果。外治法还有用灯心蘸烟油，于红线走行之尽头处烧灸一壮；或可同时审慎应用刺其疔头法。另有用浮萍草嚼烂外敷之方法，也可于红丝尽处刺断，涂搽离宫锭子治疗。

【原文】

羊毛疔治法论

羊毛疔，诸书亦有言羊毛瘟之名。疔者，盖因邪令兼内毒而生，型小险恶，涉此之外，岂有疔名哉。故有言瘟者，其理确属情通，原由总系暑热之际，受以疫疠之灾，搏内为患。其证始发前后心处，势若隐疹，甚则紫黑，呕哕烦闷，多现里证。内服宜以清表解毒之剂，外用针挑斑点出如羊毛之丝，即用黑豆荞麦研粉，涂于患处，即时汗出可愈。或用雄黄末以青布包扎蘸热酒由前心自外而内擦之，遂即擦于后心，其羊毛丝形全行占出，愈后戒饮茶水一二日则安。

　　法歌

　　羊毛疔本是瘟毒，出如隐疹两心出。甚则斑紫渐变黑，外寒内或呕恶吐。法宜针挑羊毛出，黑豆荞麦研粉涂。雄黄布包蘸酒擦，毛丝占尽患立除。

【阐释】

　　羊毛疔一症，很多医书将其称为羊毛瘟。因为疔症都是由于邪令和内毒相互作用而发，形虽小但病情险恶，这也是疔症的重要特点。之所以有人称其为瘟，其原理也是有其根据的。本症发病大约总在暑热之际，身体感染疫疬之灾，与体内毒邪相互作用而发病。开始病发于前后心处，隐疹时现，重者疹或斑渐变紫黑色，可出现呕哕、烦闷等里证。治疗可内服清表解毒之剂，外用针挑紫黑疹斑处，可挑出如羊毛状纤维丝，随即用黑豆荞麦研粉，涂于挑治处，即时汗出可愈。或可用雄黄末以青布包扎蘸热酒由前心自外向内擦，前心处擦完即用此法擦后心，待羊毛丝形全部显现病症之势大减而愈，愈后戒饮茶水一二日则诸证尽消。

【选注】

　　《外科心法要诀》：又有羊毛疔，身发寒热，状类伤寒，但前心，后心有红点，又如疹形，视其斑点，色紫黑者为老，色淡红者为嫩。……挑法，先用针干将毒顶焦皮刮开，针入疔根，坚硬如针者为顺；若针刺入绵软如瓜瓤，而不知痛者为逆，百无一生。凡挑疔根，先出紫黑血，再挑刺至鲜血出，以知痛为止；随填拔疔散令满，以万应膏盖之，过三、四时，拨去旧药，易以新药；若药干无水不痛者，此挑法未断疔根也，再深挑之，必以上药知痛，药入水流为率；三四日后，疮顶干燥，以琥珀膏贴之，令疔根托出，换九一丹撒之，黄连膏抹之，外盖白膏药生肌敛口。

【小结】

　　羊毛疔，又叫羊毛痧，羊毛疔瘤，西医学名炭疽热。出处《证治准绳·

外科》卷二。此症初起，患者即觉头痛，全身寒热，状似伤寒，心腹绞痛，日夜连痛不休，尤以呕吐为辨证特征，凡饮食、药物、水浆入口即吐，大便不通。在前心区及后背部可见疹形红点，进而色变紫黑。若红淡者为嫩，色见紫黑者为老。

　　细看患者前胸窝上下左右汗毛孔，如发现毛孔有黑点时，先用针鼻点按成凹，后用针尖轻轻挑拨。觉有黑点坚硬抵抗感者（有一定的张力）即是"羊毛疔"。先将紫黑疹点用针挑之，可得羊毛状物，且不出血；如非羊毛疔，则针穿过时即皮破血出，这是一种最好的鉴别方法。最简单辨别方法：用火柴头在前胸处点下，看坑是否快速起来，坑内颜色若红淡者为嫩，色见紫黑者为老。

　　此症系痰水食物停积中焦，又受寒邪所致。本症治疗时，前后心见毛孔有黑点者，可用针挑数处，用黑豆、芥麦研粉涂之，汗出而愈。或用雄黄二钱，青皮包扎，蘸热烧酒于胸前区涂擦之，由外圈向内。内服宜用清热解毒之剂，方选败毒散。还可用烧土和醋法：用烧土和醋和成泥团，在挑开的背上来回搓，搓后的烧土泥，掰开有白丝，形如羊毛。治后数日可好。亦可用拔火罐法：用刀片在前胸口处拉个小口，拔上火罐子，再在后胸处用同样方法，可以拔出毒邪之气。也可用穿线法：用穿上白丝线的小缝衣针在线尾打成双线结，从黑点底下穿过去，医者两手挽着线的两头，轻轻扯拔向上提起，即可看见羊毛样的雪白纤维，可用剪刀剪断。也可以把针从黑点下穿过后，不用扯拔，只将丝线拉到线约半寸长，就打上两道结，留线半寸剪断，数日后丝线自然断落，按照以上诊法在前胸部和后胸部仔细寻找。凡汗毛孔有黑点处，都按以上挑法，至少要挑三五处，多则可挑至十几处。民间也有用和泥法的：用净黄土一大块，研细末，以凉水调和如面，干湿捏成拳头大的泥团，先在患者前胸及脘腹部抹上热水，后用泥团在胸腹部连续搓滚，要泥团与皮肤有相黏感，如不相黏，可用热湿毛巾擦胸腹部再溶，约半小时，掰开黏团，可见无数白毛状物，有的长寸许，前胸滚完，另用一个泥团滚后背如前法，也可见白毛。此法能起到缓解疼痛和止呕的作用。这些疗法有些在民间仍在使用。

　　此症患者应忌吃辣。此病者不能输液，否则容易出危险。治愈后不能即时吃糖和硬食物，只能吃平常饭食最好流质和低盐饮食。

【原文】

浆水疔治法论

浆水疔一证，多生手足指上，初发粟米一点，隐含皮内，色紫或青白不一。遂次渐发宽染疼痛屡增，亦有增寒附冷者。或呕恶心乱，故有疔名。其患最宜早开，迟则陌串肌脉。法以棱针刺挑，老皮用利刀，临患边之际，将外皮全行割去，手法宜轻，勿伤好肉为妙。溃处以玉红膏贴之，渐可痊愈。

法歌

浆水原属毒势轻，因现表里有疔名。手足指间皮内现，隐色黑紫或白青。疼痛渐增甚难忍，串染肤烂内溃通。附边割皮休伤肉，脓水泄出立见轻。玉红膏敷避风寒，肌肉遂生皮敛平。

【阐释】

浆水疔多生手足指上，初发时如粟米大小，隐含于皮内，颜色紫或青白不一。然后逐渐发展面积变大，疼痛感增强，有的病人出现增寒附冷，或有呕恶心里烦乱，所以称之为疔。一旦确诊即应早行手术治疗，如果误诊或延迟毒邪就会渗入肌脉。手术治疗用棱针刺挑，遇到老皮则应用锋利的刀，沿着疮患边际将外皮全部割除，施术时手法宜轻柔、准确，注意不要伤及正常组织。在破溃之处贴上玉红膏，即可肌肉平复疮面渐渐愈合。

【选注】

《医宗金鉴》：夫疔疮者，乃火证也。迅速之病，有朝发夕死，随发随死，三、五日不死，一月半月亦必死，此系藏府之乖逆，性情之激变，节候之寒温肃杀，且毒中有浅深也，若一时失治，立判存亡。有名为火焰疔者，多生于唇、口及手掌指节间，初生一点红黄小疱，痛痒麻木；甚则寒热交作，烦燥舌强，言语疏忽，此属心经毒火而成也。有名为紫燕疔者，多生于手、足、腰、肋筋骨之间，初生便作紫疱，次日破流血水，三日后串筋烂骨，甚则目红甲青，邪视神昏、睡语惊惕，此属肝经毒火而成也。

【小结】

浆水疔是多生于手足指上的急性化脓性疾患。初起如粟米大小，逐渐发展面积变大，疼痛感增强，有的病人出现增寒、附冷、呕恶、心里烦乱等全身症状。一旦确诊即应早行手术治疗，如果误诊或延迟毒邪就会渗入肌脉。若治疗失误，容易损伤筋骨，继而影响手足功能。

【原文】

外科明隐集卷四

四要外治法则医方

险中四要证受患情形论

余论外科阴险证中有四要（遇明早治则愈，遇庸或迟滞则误。故言曰要涉此之外，其余别证，即便逢庸失治，也不致生死立判，故而难以一言尽细）。医者若果明情精法，早于调治，患者性命，十中可愈七八。虽言如此，患者须宜保守禁忌，方能两全（医能治病，不能守病，每逢投方见效，忽而暴变，多是患者失于内外禁忌之过，屡投方药不效，妄言患者之过，是庸医无能，拉香盖奥之责也）。其四要之证，一曰邪毒阴疽。一曰疔毒。一曰时令瘟毒。一曰附骨阴疽。附录于下①。

一、邪毒阴疽。乃绵溃之证（初如粟米，或紫僵毒疱，皮破内坚，微有毒汁。谓之绵溃）。多因邪盛之由（邪之一说，另有备著辨邪歌论），初发木痒有兼疼者（木痒为邪盛，疼为毒盛，此是毒邪双伤肉脉之分，故而疼痒并作）。逐次重坠胀甚（足太阳经因气少湿盛则重坠，血多为毒所滞，因而留瘀胀甚也）。此乃阳经中邪阴之证（阴经中或也有生者，惟②足太阳肩背项腰，气少多湿，每生此证）。又为迟中之险证也，中年人虽生此证，亦不甚重（阳气盛旺，湿不能滞之故）。

一、疔毒。亦系绵溃之证，多是麻痒不疼者（邪伤肉③脉，毒居脏腑，故而患处痒不知疼，绵溃似疔毒，即便有疼者，也不为重患。若多兼气虚毒盛之证，疼隐半身或不知疼之所在者，治宜汗散之法，兼加解毒与滋阴则安）。逐次原患僵陷，旁肿坚硬（原患陷，肌肉死也。旁肿坚，气难敌邪，要走黄也）。此乃阴经中邪阳之证也（阳经手足面部也，多有生者，唯足太阳腰腿罕有，手足指间，有似疔毒，每多疼甚，大约不干兼邪之义。诸书云疔，也不致走黄，或因生于诸经尽梢之处，为异耶）。此疔毒一说，另有立就备要成法、歌论读记，其患又为急中之险证也，童子生此患者罕有（不犯七情六欲等因，虽受外邪，不能成此证也）。

以上二证，乃一因分二情之患，治法初起皆当发汗（内经云，汗之则诸疮已④，即绵溃附冷恶寒之时也）。惟邪毒阴疽，应加温经助气之药（因阳虚多寒之故）。外法宜用烫洗桑火烘法，如多瘀滞，兼之砭刺之法，放其毒瘀。惟疔毒，宜加解毒散邪之药（因邪盛毒即滞之故）。硬将消（邪散也），脓将见（毒解也）。惟邪毒阴疽，宜用托里之法（因患盘漫延，不起发之故）。惟疔毒宜用清虚热、宁心神之剂（因毒消而心血先虚之故）。至脓通腐化（名曰溃疡）之后，方按溃后等法，应以提补（补中益气汤加减，因前被邪毒所克，清气下陷不能接济之故）、助中（八珍汤加减，因毒邪外攻已⑤久，内脏荣卫亏伤之故）、和脾（香砂六君子汤，胃爱丸，脾气健肌肉则生，免生异变）。

以前余所言邪毒阴疽，即项部对口疽、玉枕疽、三发背、莲子蜂窝等发，名虽各异，情共相同。无非受因成病，以虚、实、寒、热、毒、邪各偏，而分疼痒轻重也。又有阴阳诸经交会之处（项前、肩颐、胸腋）。

若发邪令之患（正令等疮，不在此论），现证之初，较比疔毒邪阴二证，形势尤⑥为更甚，究实证情，确属易治（迟治也恐生变）。按其原由，亦因瘟气兼毒受染之故，与大头瘟之理无甚相远。其形似疔毒，色多紫暗而不甚深，止于旁染宽延，似绵溃不即糜烂，似肿毒又不成盘，渐次腐溃，色异脓稀，或致臭秽，外感风温、湿热毒邪，内有脏腑蕴毒，邪毒蕴结于肌表，以致营卫不和，经络阻塞，气血凝滞。按其形迹之理，总系阴阳互相之处患生。亦致两疑也。初治之法，虽是亦当表汗，应以清温解毒滋阴之药兼用，须当远于温补，可获效愈。按，此证情之名，故曰时令瘟毒，与金鉴之时毒⑦之名相近，余每临此证，忖其致理，当以阴阳经交之际为论，究情施治，勿以定处言名为理也。以上三证之理，乃一因分二经，二经兼互，又成一证。此三证受灾之原虽一，不过由阴阳经中，分现见证，而致各所偏异也。初治虽系俱当发散（内经之旨，即此之谓），兼加温、解、清之不同，总因经络有别，而分虚实寒热也。察此以前之情，始知金鉴论治外科，以经络为首要之理。为古今之总路矣。

一、附骨阴疽（无论阴阳诸经，总因原生深缓，而有阴疽之名）。多生肌肉厚处（肌肉厚处，气行迟缓，湿液凝滞，则能为患），皮色不变，初疼隐隐（原生贴®筋附骨，肉脉未便受病，故而皮色如常，疼在深处，故而隐胀），无红无热（红热为阳，否则属阴），漫肿无头（俱为深结阴盛之故）。多因湿痰为患（肌肉厚处，气行迟缓，湿滞凝积，便即为痰，故不红热）。或因跌扑闪挫（血液积滞，筋骨阴分，气难运行，故而疼兼隐胀，久则难移行走）。或因房事后被风寒所袭（真阴耗散，气血亏乏，风寒易入，为患更为阴盛，故无红热高肿之情）。或因病后血伤寒凉（荣卫过虚，寒阴滞涩，又有不疼，隐胀坚硬者）。以上多原情由，总不过痰瘀风寒为患，初生也多有现表者（增寒附冷，为表实邪盛，医名曰现表，概因阴分亏虚之故，里虚则表必实）。此阴疽之证理，仍有改著阴证歌论，以备记诵。初治速宜温经散汗之剂（温经则痰行瘀解，汗散则风消寒逐），如五积散、阳和解凝汤（宜当察其痰瘀风寒之所偏，加减为妙）。外以桑炭火烘法为要（桑火最阳，能提阴毒外出，亦能消散）。如不能消，也可移深居浅，次用补气之剂，加山甲皂刺托之（山甲之性，能助补药托疮，外发成脓，皂刺逐痰通络，解凝行湿）。伺疮势微高，旁肿渐消（阳气盛，则毒气自减）。疼束（疼归一处之说）、外热（患移浅，而热始见）、外透隐红，按则疼痛难忍，鼓胀似有软陷之处（内脓已成），急宜速施开针之法（内毒宽染，若不速开，伺其自溃，多成漏证）。斯疾致大脓溃泄之后，宜投补中健脾，谨慎调养，或可十痊八九，不致有枉死之过。以上所言，附骨阴疽，即俗名贴骨溜之证也。如失调治，溃久成漏之败证，俗名疮痨，治者应宜滋阴健脾为要。不犯诸逆，或亦可愈。

以前四要，原情治法，乃大道致简之理也。前代多医，不言受患原情之切理，多以装饰为能，设著图说章式，专以成书悦目为名（图说章式乃门面也。经学达用，乃资本也。比如开设一铺，虚装门面，不入资本，生意岂能成就）。岂之后学才欠艺浅，阅见纷纷，多论而生厌烦，或照图查方，每致不效，自然疏远此道矣。余今故将暴患分为四论，但言形情之理，不言部位之名。所有疮患若居险穴，证势原不关重，终亦无害。即使原生不在险穴，证现逆恶，恐难逃生。古人分名论穴，而为壮观，岂知遗难后学之道矣。故而本堂以证情确论，为学者之引领，以气色、神脉、五善、七恶，别患理之轻重，诚恐疡科之道，因难失远，特立简法易人之说，以公于世。学者果能精明四要之理，成名之望，自然无远矣。贤者如遇绵溃附骨等证，不必翻查他书之图式，止将此原情致理，平素功学实确，按证投方，随其寒热虚实加减治之，无不效愈（证犯七恶诸逆，医者倍加仔细）。其余内因为患诸疮等理，久而自能近妙。即金鉴总论歌云，善治伤寒杂证易，能疗痈疽肿毒精之义也。

【阐释】

我所论及的外科阴险症中有四个主要病症，病人遇到明白的医生通晓其理，见到此等重症早治则愈，反之遇到庸医或迟滞就医将会延误治疗，甚至可能危及性命。所以说，如若一般轻症即便逢庸失治，也不致于马上出危险，而此四主要病症却绝非如此简单了。医生如果医术高超及早施治，患者十之七八可挽回生命。虽是这样说，还需要患者遵照医嘱，遵守禁忌，才能实现。因为医生能治病，但是不能全天候看着病人、守着病患。有时医生虽已投方见效，但病情突变恶化，细察病情多是因患者失于内外禁忌之过，所以医生屡投方药不效，便一味将责任推之患者之过，而没有从医生对医嘱的执行实施监督与否考察，也是庸医无能的表现。这四要之证分别是：邪毒阴疽、疔毒、时令瘟毒、附骨阴疽。附录于下。

一、邪毒阴疽。初起之时形状小如粟米，或如紫僵毒疱，虽然皮肤破溃但内部的组织仍然坚实，仅有少许毒汁渗出，这种病理改变我称其为绵溃，多为邪盛之故。如果初发此症即有木痒兼疼的症状，就是毒邪双伤肉脉的表现，因为木痒为邪盛，疼为毒盛，毒邪结合故而疼痒兼作。接着就会出现重坠胀甚的症状，因为足太阳经因气少湿盛则重坠，血多为毒所滞，因而导致留瘀胀甚，这应该属阳经中邪阴之证，尽管阴经中也可能发生，但足太阳肩背项腰气少多湿，相比之下更易患此症。此症虽不是速发之急症但仍为险证，然如发生在中年人，因其阳气盛旺，湿不能滞，故病情一般不会太重。

二、疗毒。也是一种绵溃之症，一般是麻痒不疼的（毒邪只伤及肉脉，毒在脏腑，因此患处痒不知疼。如果绵溃似疗毒即便有疼痛的，也不是重患。如果有气虚毒盛之证，常常是正气不足，疼痛常常是出现在半侧身体或者是说不清楚疼在何处，治疗宜用汗散之法，兼加解毒与滋阴之剂）。接着原发的疮患出现僵陷（肌肉僵死，失去活力），疮患四周发生肿硬（气难敌邪，病症扩散，要走黄）。这是阴经中邪阳之证。阳经走行于手足面部，此症多有发生，但足太阳经在腰腿部却很少发生，在手足指间，有时症状很像疗毒，而且常常疼痛得很厉害，但是很少走黄，可能是因为此症生于诸经尽梢之处的缘故，抑或是一种特例。疗毒为急症和险证，在儿童中很少有发病，因为孩童一般不会因七情六欲等发病，尽管可能感外邪，但不会发为疗毒。

以上两种病症是一种原因形成的两种病患，疮疡初起的治法都以发汗为要（内经云，汗之则诸疮已，就是指疮疡绵溃、附冷、恶寒之时汗法最宜），只是在邪毒阴疽症时，应酌加温经助气之药（因阳虚多寒易虚）以助寒解。外法适宜用烫洗桑火烘法，也利于寒解。如果症多瘀滞，可以用砭刺之法，逐其毒瘀。对于疗毒，则宜加解毒散邪之药（因邪盛毒即滞，应予消散），邪毒皆可消解。因邪毒阴疽患盘漫延，多不起发会延误病程，所以应使用托里之法。疗毒因毒消而心血先虚，故宜用清虚热、宁心神之剂。当脓通腐化（即溃疡）之后，因之前被邪毒所克伐，清气下陷不能接济出现气虚，毒邪外攻已久，内脏荣卫亏伤应予调养，可按溃后等法，应以补中益气汤加减提补中气、八珍汤加减助中、香砂六君子汤、胃爱丸和脾，脾气充健则肌肉生，身体强壮正气增强，可以避免生变。

我以前讲过的邪毒阴疽，是指项部对口疽、玉枕疽、三发背、莲子蜂窝等症，名称虽不同，但病情基本相同。病的成因无非以虚、实、寒、热、毒、邪各有偏，使疼痒的程度轻重不一，但都发于项前、肩颐、胸腋等阴阳诸经交会之处。

如果发生风温、湿热等外邪引发之病患，会在发病之初出现疗毒邪阴二证更为严重的症状。但仔细诊察、及早治疗，病仍属易治。因为此症病因是由于受染瘟气兼毒邪，与大头瘟发病原理相近。其局部症形似疗毒，患处色多紫暗但不太深，肿胀向周边扩散，有些似疗毒绵溃而不马上糜烂，像肿毒但又不马上局限。随着肿块进一步增大，疮面渐渐腐烂，色异脓稀或臭秽。此症由外感毒邪与脏腑蕴毒相互作用，邪毒蕴结于肌表，以致营卫不和，经络阻塞，气血凝滞。本症初治之法亦当表汗，兼以清温解毒滋阴之药，少用温补才可获效愈。根据证情此症应称为时令瘟毒，与医宗金鉴中论及的时毒名称相近，本人每遇到此种病症，常常考虑其发病原理，应当以阴阳经交会之处为发病基础进行施治，而不应以发病之位置来作为施治的基础。以上三症（邪毒阴疽、疔毒、时令瘟毒）发病的原理，是同一种病因分为阴阳二经，二经有相互作用成为一证。三症发病病因虽然相同，但在阴阳经中见证却不同，各有所偏。开始治疗虽然都该发散（"汗之则诸疮已"为内经之旨），但因经络有别，而分虚实寒热各异，故应兼用温、解、清之不同的方法。通过大量的临床实践，才真正体会到医宗金鉴论治外科疮疡，是以经络为首要原则的思想，这是古今外科辨证施治的指导方针。

　　四、附骨阴疽（无论病患处于阴阳何经，总因其发于阴、为深、为缓，故名为阴疽）。因肌肉厚处，气行迟缓，则该症多在肌肉厚处由湿液凝滞而成。病患贴筋附骨，并未侵及肉脉，因此皮色如常，疼痛来自深处，是隐隐胀疼。由于病发于阴，且多因湿痰为患，故并无红热，病在深部故皮肤漫肿无头。患者发病的诱因多种多样：或因跌扑闪挫使血液积滞，筋骨气血运行不畅，出现疼兼隐胀，久则步履艰难；或因房事后使真阴耗散，气血亏乏又被风寒所袭，为患更为阴盛；或因病后荣卫过虚，寒阴滞涩加之血伤寒凉，出现隐胀坚硬。尽管诱因很多，但总的看仍以痰瘀、风寒为主。起病之初的增寒附冷，为表实邪盛，临床称为"现表"，就是阴分亏虚的缘故，因为里虚则表必实。为了更好地理解和记忆阴疽得发病机理，可以参照我编写的改著阴证歌论。此症初起时的治疗应以温经散汗之法，温经可使痰行瘀解，汗散则风消寒除，可用五积散、阳和解凝汤，二药的应用应该根据病情是偏痰瘀还是风寒来加减。外治较好的方法是桑炭火烘法：桑火最阳，不仅能提阴毒外出也能消散风寒。如不能使其消散，也可将深部病变移深居浅，然后用补气之剂，加山甲皂刺托之，用山甲之性助补药托疮，外发成脓，再利用皂刺逐痰通络以解凝行湿。一旦疮势微高，阳气渐盛，旁肿渐消，就可出现疼束（疼归一处）、外热（患移浅而见热）、外透隐红等阳性体征，患处按疼剧烈，鼓胀中有软陷之处，提示脓已成，应尽早施切开手术放出脓液，以防内毒蔓延侵及正常组织，或自溃而成漏证。脓溃之后，即应补中健脾，谨慎调养，绝大部分可治愈，亦可避免病程迁延和误治。上述之附骨阴疽俗名贴骨溜，如失调治或治疗不当，可溃久成漏之败证，俗名疮痨，治疗者应重在滋阴健脾，且不犯诸逆，才可治愈。

以上四要症的发病原理和治疗方法，大致相同和明了。前代很多医生，并未讲明透析这些原理，而且通过著书立说提出了一些不切实际的说法。岂知后学才欠艺浅又各持己见，不能静心研读和认真实践，以致照图查方不效，从而疏远此道。我将此四类急症险症分别概述，不细分其各部位疮患。不论哪种疮患即便其所在部位是危险之地，但如果病情并不重，一般也无大碍。但如果病患不在险处，可是病情危重，也是凶多吉少。古人将病名按部位而定，可谓阵容强大，使后学记忆不便难以掌握。因此本节以自己的临床经验对病情加以分析归类，为后学提供方便。本节以气色、神脉、五善、七恶来区别病情之轻重，通俗易懂容易操作，便于后学能精明四要之理，成名和传承国医。贤明的医家即便遇到绵溃附骨等证，也不必翻查他书之图式，也不会感到棘手，只需将本节的原理结合自己所学，按证投方，随证加减治之，均可效愈。医宗金鉴总论歌有名言：善治伤寒杂证易，能疗痈疽肿毒精。可见，成为技艺精湛的外科医生是很难的。各位医者切记，内因为患的诸疮的原理和施治，随着临床实践能够较快地掌握，但遇到七恶诸逆的疮患则应倍加仔细、精心诊治。

【校勘】

①原书竖写，在此应为"于下"。

②原为"维"，应为"惟"。

③原为"内"，应为"肉"。

④原为"巳"，应为"已"。

⑤原为"巳"，应为"已"。

⑥原为"犹"，应为"尤"。

⑦金鉴之时毒：时毒初发类伤寒，漫肿无头在项间，因感四时不正气，治分壮弱疏解痊。此证初起，症状类似伤寒，憎寒发热，令人恍惚不宁，肢体酸疼，或兼咽痛，一二日间，发于项腮、颔颐，作肿无头，渐渐焮赤疼痛，或似结核有根，漫肿色赤，俱由感冒四时不正邪气，客于经络，酿结而成，非发于病后之颐毒也。惟在医者，精察疮色，辨别虚实。治法须宜疏解，不可骤用寒凉，致毒不外发而内攻咽喉者险矣。初服荆防败毒散汗之，其肿不消者，宜服连翘消毒饮；肿仍不消，脓势将成，壮者宜服透脓散，弱者宜服托里透脓

汤，外敷二味拔毒散，脓熟针之。溃按痈疽溃疡门治法。此类疾病主要包括中医讲的大头瘟（虾蟆瘟、大头风），西医讲的流行性腮腺炎、颜面部丹毒等。

⑧原为"帖"，应为"贴"。

【选注】

《疡医大全》：王肯堂曰：上中下三发背俱在脊中，属督脉。上发者，伤于肺，发于天柱骨下；中发者，伤于肝，为对心发；下发者，伤于肾，为对脐发。皆由积热怒气所致。初如粟米，或麻或痒，或拘急，或不痛，或大痛。初觉便宜隔蒜灸之，或汗、或下、或托，量其虚实施治。（《准绳》）

《医宗金鉴》：玉枕疽属督脉经，证由积热风邪乘，枕骨微上脑户穴，高肿为顺紫陷凶。此证由督脉经积热，外受风邪凝结而成。生在玉枕骨尖微上脑户穴。初起如粟，麻痒相兼，寒热往来，口渴便秘，渐增坚硬，大者如茄，小如鹅卵，红活高肿。溃出稠脓者，属吉而顺也；若紫暗塌陷，溃出血水者，属凶险也。初则俱服神授卫生汤消解之，虚者宜服托里消毒散，外敷冲和膏。其余内外治法，俱按痈疽肿溃疡门。

《疡医大全》：《集验》云：痈疽之名，虽有二十余证，而其要有二：阴阳而已。发于阳者，为痈，为热，为实；发于阴者，为疽，为冷，为虚。故阳发则皮薄，色赤肿高，多有椒眼数十而痛；阴发则皮浓，色淡肿硬，状如牛领之皮而不痛。又有阳中之阴，似热而非热，虽肿而实虚，若赤而不燥，欲痛而无脓，既浮而后消，外盛而内腐。阴中之阳，似冷而非冷，不肿而实，赤微而燥，有脓而痛，外虽不盛，而内实烦闷。阳中之阴，其人多肥，肉紧而内虚，阴中之阳，其人多瘦，肉缓而内实。又有阳变为阴者，草医凉剂之过也；阴变而为阳者，大方热药之骤也。然阳变阴者，其证多，犹可返于阳，故多生；阴变为阳者，其证少，不能复为阴矣，故多死。然间有生者，此医偶合于法，百中得一耳。观此则痈与疽但有阴阳深浅、内外虚实之分，而无大小之别。

【小结】

邪毒阴疽、疔毒、时令瘟毒、附骨阴疽是外科阴险症中四个主要病症，病人遇到明白的医生通晓其理，早治则愈，如果遇到庸医或延误治疗，可能危及性命。邪毒阴疽，是指项部对口疽、玉枕疽、三发背、莲子蜂窝等症，名称虽不同，但病情基本相同。不论哪种疮患即便其所在部位是危险之地，但如果病情并不重，一般也无大害。但如果病患不在险处，可是病情危重，也是凶多吉少。古人将病名按部位而定，何景才以自己的临床经验对病情加以分析归类，为者后学提供方便。他以气色、神脉、五善、七恶来区别病情之轻重，通俗易懂容易操作。即便遇到绵溃附骨等证，不必翻查他书之图式，只需将本节的原理结合自己所学，按证投方，随证加减治之，均可效愈。内因为患的诸疮的原理和施治，随着临床实践能够较快地掌握，但遇到七恶诸逆的疮患则应倍加仔细、精心诊治。医海无涯，各位医者应苦心钻研。

【原文】

险中四要证简便治法论

以前疗毒治法，另有成论。按，邪毒阴疽，初起用五积散，可治坚胀不甚大疼之证（多系阴毒过甚，气虚湿盛）。若无汗恶寒，加荆芥、人参，发汗固正气；若闷不舒畅，加木香、厚朴，顺气行郁滞；或初起用荆防败毒散，可治毒邪疼胀，表实里虚之证（毒邪若盛，真气必虚）；若疼痛难忍，加乳香、没药、官桂，通结活瘀滞；若附冷拘紧，加麻黄、苍术，发表散邪气；若旁肿坚胀，紫光暗亮，以上二方，俱宜加大黄（酒炒黑）、皂刺、红花，消坚破瘀滞；若项沉头重，以上二方俱宜加车前子、滑石、泽泄以泻湿热。其余随因加减，务应重发通汗。如按前法未效，乃毒阴邪恶太甚之故，必宜再令汗通。若表里通和，其患必应。旁硬渐消，原盘微高，兼之外上之药，汤洗烘法，患孔毒瘀等汁时流，再以托里透脓汤服之，伺脓生腐活，再投解毒助气之剂，如托里消毒汤，随因加减，至腐肉脱尽，再换扶理脾胃，如香砂六君子汤加味调理。若阴虚，以六味地黄丸加用，渐可收功。以前之证，首尾忌用凉药，虽有大便不通者，总因毒邪伤于血脉，真气外敌，故而阳明虚秘，非内脏真有实火结滞者也。若用凉降之剂，恐致真阳受其克伐，毒邪遂即攻里，患者受害。医者犹未醒其里耶，如不可解，或只用大黄、芒硝，加入以前发散托里剂中而下之，明者宜当权辨施用可也。

按，时令瘟毒，初发多兼发热恶寒，咽紧头旋，甚则心神恍惚，气粗痰盛。或多邪盛者，谵语妄语，目瞪眼浑（邪乘内脏，故现此象，不但疮症如然，痰症伤寒皆可挟此）。肿处紫暗，宽延胀疼，法用加减荆防败毒散，随因加治。恶寒无汗，加苍术、麻黄、独活；咽喉疼肿，加元参、射干、大青叶；肿痛头眩，加银花、薄荷、白芷、乳香；气粗痰盛，加陈皮、厚朴、胆南星；心悸烦闷或谵语加菖蒲、远志、茯神、连翘；二便秘燥，加大黄、木通、归尾；外法涂以二味拔①毒散，或加蟾酥丸面；疼肿紫热，加大黄面（炒黑）、儿茶；坚硬色暗，加皂角面、风化硝②；木胀不热，加肉桂、独活、干姜；若胀塞疼热，内必残腐，即以棱针或玻璃尖锋开刺，出红黄泄脓之后，用以解毒汤洗之法，外以玉红膏涂盖，渐可收功。

按，附骨阴疽，初起无论痰肿湿滞阴凝等理，俱宜发汗为要，亦宜以五积散，荆防败毒散，查其诸原之理加用，如痰凝加皂刺、枳实、陈皮；瘀滞加红花、赤芍、归尾；寒盛加炮姜、附子；邪盛加苍术、麻黄；跌扑为患加续断、乳香。俱照前法发汗，见汗一二剂则止，不可屡发恐其表虚，即换阳和解凝汤，消之为要。兼以桑火烫洗加减等法，或可消散。若患居下部，形神渐盛，或用流气饮，连服亦可。如不能消，或可移深居浅，其患势欲将成，换服托里排脓汤。寒邪加肉桂、炮姜；痰盛加白芥子、茯苓；疼甚加乳香、没药；脓生迟缓，加鹿角霜（煅）、乳牛牙（煅黄研）。伺脓成速当开之为要。若失其时，候其自溃，恐致内陷空宽，多成败证。大概习学外科开疮之难，止在附骨一证，因其患居筋骨致阴之分，内虽成脓，外膜仍生，未曾九经斯患之医，实难辨晓明确，非同阳痈高肿脓浅之比。余将阴疽已成之象，复家表白，可知脓成应开之理。第一，以手按患处内似绵软，深按疼甚难忍。第二，原患之上通热，似乎温和之暖，或皮现隐红浅光之状③。第三，以双手自患旁捧挤，原患之处，似有高纵之象，脓必成矣。其用针开之法，深必宜进寸许，其用针之人，心在一定，莫要手惧将刀急入速出，患者必不致于甚疼。其法行至二三次后，心手自然了然矣。若能精明阴疽开法之理，其余高肿阳痈，更且不待言矣。以前附骨疽证，或开后或自溃，内必空宽远陷，宜以冲和膏，对乳香、肉桂、当归摊贴绑缚④，留原患口流脓，勿令患内摇活，恐致新肉受伤生迟，变生漏证。其四，要以致内因各情诸疮，溃后腐脱，其时毒解邪散，内服之药，大概止以治虚之法，滋补气血，调养脾胃为首。非比内科用法繁乱之说，外上之药亦然。此后俱有备著成方，施用便可收功。

又有如附骨疽一证，原生胸腋肋胁，内与脏腑相近等处，起初必由内现哕逆，或喘促，或脾胃不和，内常酸痛，不能工干，身弱神衰，渐次外发隐肿，皮色如常，胸背呕曲不敢伸舒，多有患处不知疼痛便则溃破，肿势虽不甚于宽高，稀脓反出甚多，其患实乃内痈外溃之证也。古人未言内痈外溃之论，余今补著此说，确乃实在情形。或问曰，内痈原生脏腑，如何能以外溃？答曰，大凡肝、脾、肺、胃、肠，各所生痈，将发之前，内证喘嗽、酸痛先现。随次患处必然贴连腔内，经年累月外渐隐肿，久而溃泄多脓，精神故先衰败，胸腰不能伸舒，即便有可望愈，决难一时收功。伺证痊愈之久，其所患证之本脏，方能脱离内腔，证虽能有可愈者，亦在患病之人，能于静养，慎于禁戒，方能脱累。按其患之由，乃系原来之败证，治法虽与附骨阴疽失治生管成漏之理，无甚相远，受证之理，应以内外之情分格为论。附骨疽初治，法宜散汗解凝托里。此证初治宜应和荣解毒滋阴，溃后方可与管漏疮劳之患，并理同治。凡治以前所论管漏内痈外溃等证，虽有气虚之情，亦不可骤用十全大补与补中益气等剂，倘若以气虚投方，必治虚不受补而反烧热烦渴。余每治斯患，先以麦味归芍知柏地黄等汤滋阴之法，或以柴胡四物汤、或以归脾汤、蜡矾丸、护膜散、川椒水等法，治令气力强壮，再投补气建脾之药收功，或可十中痊其五六者。大凡疮科溃后成漏等患，止系附骨阴疽并骨槽风，流注瘰疬，内痈外溃等证，其余诸患，决非成瘰久累之证也。以前附骨疽，乃属不内外因为患之情，每生必在肩腰臀股等处。内疴外溃之疮，乃属脏腑积蕴，隐毒外发为患之情，每生必在胸腋肋胁等处，虽然皆系皮色不变之证，理各有别，医治之理，但当究其气血神脉善恶之情，如能可治，或⑤有十全五六者。其外仍有类似附骨疽与内疴外溃之形者，一证先由腰腿酸麻，木胀疼痛，久而始觉漫肿，渐次胀疼，肿溃之形，似比附骨阴疽犹且缓慢。究情原来属逆，患由总因谋虑不遂，忿怒隐郁，气结脉缩，肝脾两伤，故而内情先现，后始外发，大概斯疾，与失荣、飞鼠、乳岩等证之情，理无相远。每多生于妇女，按其患名，当曰隐郁外发，生斯证者，百中恐难逃其二三。医者临证，若不审确各情致理，概以一论施疗，恐有劳而无功之咎，勿可不慎也。

　　按，附骨阴疽与内疴外溃之患，形多宽大，将成必现疼胀等情，其二证者虽险，十中可愈其半。按隐郁外发与流注瘰疬，原生并非一枚。必系前后连发几处将成，多有不见疼痛便溃者，此二证形势虽皆相仿，而隐郁外发之患，系乃原来逆证，而流注之患，本由病后气虚，失于运化，痰滞经络，结成斯患。法宜脓熟开溃，治以行痰补气之剂，每多无失。以上四证初肿，虽皆皮色如常，发无定处之患，轻重顺逆各所有别，医者不可不辨而负庸者之名也。

【阐释】

　　关于疔毒的治疗已经有了确切的办法。邪毒阴疽多系阴毒过甚，气虚湿盛，初起之时可用五积散，用以治疗坚胀不甚大疼之证。若恶寒、无汗，可加荆芥、人参，发汗固正气；若身心烦闷不舒畅，可加木香、厚朴，顺气行郁滞；若初起毒邪盛、真气虚，出现表实里虚毒邪疼胀时用荆防败毒散；若疼痛难忍，可加乳香、没药、官桂，散结化瘀消滞；若附冷拘紧，可加麻黄、苍术，发表散寒燥湿；若疮患周边肿胀，色紫暗，可在上二方基础上，加大黄（酒炒黑）、皂刺、红花，消坚破瘀滞；若头项沉重，上二方俱宜加车前子、滑石、泽泄以泻湿热。其余随证加减应以重发通汗为目标。如因毒阴邪恶太甚，施前法未效时，应再令汗通。如果表里通和，用药必能有效，会出现疮患周边肿胀渐消，疮患之处微微高起，加上外敷药、汤洗、烘法等，患孔内毒瘀的分泌物开始流出，此时再以托里透脓汤剂服之，脓开始生成。为了使脓生顺畅，应再投托里消毒汤等解毒助气之剂，至腐肉脱尽，再换香砂六君子汤加味扶理脾胃。如现阴虚症状，应加用六味地黄丸至痊愈。在整个治疗过程中，首尾忌用凉药，遇到大便不通时，必须明白这不是内脏真有实火结滞，而是毒邪伤于血脉，真气外敌而受损导致的阳明虚秘，不可用凉药，若误用恐致真阳受其克伐，毒邪遂即攻里，病情不清、医术不精、患者受害。

时令瘟毒在病发的初期，多有发热恶寒、咽紧头旋、甚则心神恍惚、气粗痰盛等全身症状。或邪盛邪乘内脏以致谵语妄语、目瞪眼浑。此象，在痰症伤寒也可有。局部肿处向周边扩展，色紫暗且胀疼，治疗可用加减荆防败毒散，随证加减：无汗恶寒，加苍术、麻黄、独活；咽喉疼肿，加元参、射干、大青叶；肿痛头眩，加银花、薄荷、白芷、乳香；痰盛气粗，加陈皮、厚朴、胆南星；心悸烦闷或谵语加菖蒲、远志、茯神、连翘；二便秘燥，加大黄、木通、当归尾；外敷以二味拔毒散，或加蟾酥丸面；疼痛疮肿紫热，加大黄面（炒黑）、儿茶；疮面坚硬色暗，加皂角面、风化硝；局部木胀不热，加肉桂、独活、干姜；若局部胀塞疼热，提示疮内已残腐，应立即以棱针或玻璃尖锋切开疮面，见红黄泄脓后用解毒汤洗之，然后用玉红膏涂盖，即可渐愈。

附骨阴疽初起，无论其属于痰肿还是湿滞阴凝，均应发汗，宜以五积散、荆防败毒散等，根据病情加减：痰凝加皂刺、枳实、陈皮；瘀滞加红花、赤芍、当归尾；寒盛加炮姜、附子；邪盛加苍术、麻黄；跌扑伤损引发加续断、乳香。见汗一二剂则止，不可屡发以免表虚，汗后即换阳和解凝汤，使邪消散为目的。亦兼用桑火烫洗等法，仍以消散为目标。若疮患在身体下部，而出现形神渐盛的全身症状，或连服流气饮以疏风泻火。如果仍不能消散，或可换服托里排脓汤，使患势表浅、脓溃将成：如因寒邪加肉桂、炮姜；痰盛加白芥子、茯苓；疼甚加乳香、没药；脓生迟缓，加鹿角霜（煅）、乳牛牙（煅黄研）。一旦脓成应速开刺放出脓汁。若过时未开等其自溃，往往会出现内陷空宽而成败证。学习外科开疮最难的就是附骨阴疽一证，因该症深在筋骨致阴之分，即使已经成脓，由于外膜的包裹，如果没有丰富的临床经验很难判断应否开刺，这显然不能与阳痈的高肿脓浅相比。现将阴疽脓已成、应开刺的判断方法，介绍如下。第一，确定疮患位置，以手按患处内似绵软，深按疼甚难忍。

第二，原患之上手按有温热的感觉，或皮现隐红浅光之状，提示有脓。第三，以双手自患两旁捧挤，原患之处，似有高纵之象显示有液态物，即示脓已成。开刺时针的深度宜进寸许，施术者全神贯注，针刀应急入速出，患者就不会有痛觉。一般正确掌握开刺法，并有二三次的实际操作后，就能熟练了。若能熟练进行阴疽开刺，其他的疮肿阳痈的开刺更没有问题了。附骨疽证在开刺或自溃后，疮内因脓已流出必然会空宽、瘪陷，此时应以冲和膏兑乳香、肉桂、当归面摊贴绑缚在疮面上，留出原患口任脓自流，切忌用力挤压，以免毒邪扩散，致新肉受伤生长迟缓或生漏。各种疮患在溃后腐脱的过程中，毒解邪散之后的内服之药主要以治虚、滋补气血、调养脾胃为主，辅以外用药，这和内科疾病用药的复杂程度大有不同，而且都备成方，施用方便直至痊愈。

　　再如生于胸腋肋胁之处的附骨疽，其内与脏腑相近，起病之初常出现哕逆、喘促、脾胃不和、内常酸痛等证，身弱神衰以致不能胜任工作，逐渐发生不易察觉的肿胀，皮色如常，胸背伛曲成佝偻状不敢伸舒，常常是患处还没感到疼痛就已破溃，肿胀虽不高耸但稀脓流出却很多，临床表现如同内痈外溃一般。古人并无此论，是我根据临床经验和真实所见来补著此说。有人会问，内痈既然生于脏腑，怎能外溃出皮肤？答，大凡肝、脾、肺、胃、肠等脏腑所生痈，在发病之前，先有喘嗽、酸痛等症状，之后患处必然贴连腔内，经年累月外部渐渐发生不易察觉的肿胀，久之脓成溃泄，由于慢性消耗使精神衰败，继之累及肌肉骨骼使胸腰不能伸舒，即便可能治愈，病程也会很长。疮患痊愈之后，患证之本脏才能脱离内腔而恢复。凡是可治愈的人，一定是能静养、慎禁戒的。依其来之于败证的病因，治法虽与附骨阴疽失治生管成漏的治法相似，但仍应以内外之情来区分。附骨疽初起的治疗，宜散汗解凝托里。此证初起的治疗，宜和荣解毒滋阴，溃后毒邪消散了才可与管漏疮劳之患并理同治。管漏内痈外溃等证，虽有气虚之情，也不可骤用十全大补与补中益气等剂，以避免治虚不受补而发生烧热烦渴等次生病患。我每治此症，则先以麦味归芍知柏地黄等汤滋阴，或以柴胡四物汤、归脾汤、蜡矾丸、护膜散、川椒水等剂法，先补益使其气力强壮，再投补气建脾之药收功，则大半可愈。大凡疮科溃后成漏等疾患，只有附骨阴疽、骨槽风、流注瘰疬、内痈外溃等证，别的疾患一般不会成痨久累之证。附骨疽属于不内外因所致，多发生于肩腰臀股等处。内痈外溃之疮是由于脏腑毒邪积蕴，隐毒外发为患，多发生在胸腋胁肋等处，虽然都是皮色不变之证，但病因各异。治疗的方法应当根据其气血神脉善恶的状况调整，一般讲，大半都可治。还有些类似附骨疽与内痈外溃的疾患，病之初先有腰腿酸麻、木胀疼痛，时间长了开始弥漫性肿胀，然后出现胀疼、肿溃，其病程比附骨阴疽缓慢。此症属逆，病因与下列情志活动失调相关：谋虑不遂、忿怒隐郁，致使气结脉缩、肝脾两伤，所以先出现的是内科的症状，后来才开始外发，这类病与失荣、飞鼠、乳岩等证的表现相似，多发生在妇女，从病名即可知此症与心情抑郁有关，久郁成瘀滞外发而成，绝大多数的病患都是如此。因此医生应详细了解病人的病情和病因，才能诊断明确，防止治疗中的盲目和失误。

附骨阴疽与内痈外溃之症，病变局部形多宽大，脓成将溃时可有疼胀症状，二证虽属险症，但如果诊断准确、治疗及时得法，可望治愈过半。隐郁外发与流注瘰疬的病变常常并非一处，一般几处先后连发，有的根本没有疼痛便溃破。二证临床表现相似，只不过隐郁外发之患是由逆证发展而来，而流注是由病后气虚、失于运化、痰滞经络发展而来。治疗方法：脓熟即开刺使毒邪外散，再用行痰补气之剂。上述四症发病初期之肿胀，虽然都是发无定处、皮色如常，但是轻重顺逆不同，医者应注意鉴别，不可背负庸医之名。

【校勘】

①原为"捸"，应为"拔"。

②原为"消"，应为"硝"。

③原为"壮"，应为"状"。

④原为"搏"，应为"缚"。

⑤原为"互"，应为"或"。

【选注】

《外科证治全书》：阴疽之形，皆阔大一，根盘坚硬，皮色不变，或痛或不痛，为外科最险之症。

《备急千金方》：以其无破，附骨成脓，故名附骨疽。

《诸病源候论・流注候》：人体虚受邪气，邪气随血而行，或淫突皮肤，去来击痛，游走无有常所。

《仁斋直指附遗方论》：癌或上高下深，岩穴之状，颗颗累赘，……毒根深藏，穿孔透里，男则多发于腹，女则多发于乳或项或肩或臂，外症令人昏迷。

【小结】

邪毒阴疽多系阴毒过甚，气虚湿盛，初起之时可用五积散，用以治疗坚胀不甚大疼之证。在整个治疗过程中，首尾忌用凉药。时令瘟毒在病发的初期，多有发热恶寒、咽紧头旋、甚则心神恍惚、气粗痰盛等全身症状。或邪盛邪乘内脏以致谵语妄语、目瞪眼浑。此象，在痰症伤寒也可有，注意鉴别。局部肿处向周边扩展，色紫暗且胀疼，治疗可用加减荆防败毒散，随证加减。附骨阴疽初起，无论其属于痰肿还是湿滞阴凝，均应发汗，宜以五积散、荆防败毒散等，根据病情加减。

再如生于胸腋肋胁之处的附骨疽，其内与脏腑相近，起病之初常出现哕逆、喘促、脾胃不和、内常酸痛等证，身弱神衰以致不能胜任工作，逐渐发生不易察觉的肿胀，皮色如常，胸背呕曲成佝偻状不敢伸舒，常常是患处还没感到疼痛就已破溃，肿胀虽不高耸但稀脓流出却很多，临床表现如同内痈外溃一般。上述四症发病初期之肿胀，虽然都是发无定处、皮色如常，但是轻重顺逆不同，医者应注意鉴别，避免漏诊误诊。

【原文】

险中四要证尾序详切论

按，陈实功著外科，名称正宗。创立多患之名，演增千数方法，纷论情出万状①，大约尔医当日，未便阅经，如此之多患，盖由精明医理之中，又加强才装饰，而为展己②之能，不思后学之人，谁有圣哲聪灵，岂能广记多端，反致贻误入门之道矣。余今设著四要之说，而将外因受患暴证之总理撮分四门直路，以引后贤易入之便。

其一，将前身之患疔毒，总和一理，分情加减，用法施治。

其二，将后身对口、玉枕发背、莲子蜂窝、肾俞等发，但是绵溃之患，名为邪毒阴疽，总和一理。分清风、寒、毒、瘀、痰、湿之偏，加减用法施治。

其三，将胸上肩颐诸经交互之处，受以邪瘟成患，分其瘟邪和所偏盛，分情加减用法施治。

其四，将后身漫肿之证，痰注发、黄爪疽并臀疽、环跳以至股部、伏兔、股阴、股阳、咬骨等疽，但是初发皮色不变等证，名为附骨阴疽，总和一理，分情跌挫劳乏，痰湿诸郁之偏，加减用法施治。

以前疔毒初起治法之理，总不过发汗、温经、助阳、驱邪之道。

时令瘟邪二毒，初起治法之理，总不过清瘟、解毒、兼散之道。

附骨阴疽，初起治法之理，总不过解凝、温经、散汗、活瘀、行痰之道。

其四要为患虽各有兼内情者，总由外因瘟邪拘引，致使内毒搏染。医当急则治标，故当以外因为重，外患既除，内情不治自安也。其理如比外寇剿灭，虽有内奸，不翦除，自必隐。

以其四要溃后治法，亦不过以十全大补汤加减，滋培气血；以香砂③六君子汤加减，扶理脾胃；以内托安神散加减，理其神气两虚；以归脾汤加减，宁神益智；以六味地黄汤或丸加味，滋阴平热，引火归元。其理如比贼灭国亏，设法变通，敛货财以厚社稷，内情阴阳调和，荣卫充足。

其外新肉借以上敷等药，自然收敛而愈，其理如比烟尘扫尽，良民失所赈饥寒，以安方土。以上三理之说，明者必能洞鉴。余治外科暴患之法，只因愚性欠明，专以守拙为本。肿疡溃后，止用三二十方，随因加减，永未出乎法外，亦俱未尝有误。余将四要肿溃治法，聊言大概，敬祈同道君子，舍繁执易，必有成效。涉此四说之外，其余起发迟缓慢等疮，惧非生死立判之证，必皆关乎内因七情六欲之由。余实不敢强知妄言，学者如遇内因诸疮，宜当照金鉴察其患名，辨理用法施治，或以本堂下册医案，寻情辨治亦可，贤者如能洞策尽理，再为立论，公于世用，并有幸焉。

以前四要之论，原为发明证情致切之理者也，其原论之内各方，

俱按古方或增加法，未敢自立一方。学者当将前论而作，施法明理
两相兼用，若止专作施法之用，初学之者未免难进，当以本堂上册
医案，兼并习悟，自可入道也。

【阐释】

陈实功所著《外科正宗》一书中，创立了多种疾病名称和大量的治疗方
法，对很多疾病的症状作了描述。估计在当时的条件下，医生阅读经典和圣贤
之说不容易。大量的疾病名称所阐述的医学原理众多，难免有些并非实用之
学，仅仅是为了展示作者的才能而已。后学哪可能都有圣哲那样聪灵、博学广
记，结果难免贻误入门之道。我提出四要之说，是为了将外因受患暴证的发病
机理和诊断治疗之法整合成四类，以便后学和同仁学习和运用。

一、将前身之疔毒总和成一类，根据各自病情加减用法施治。

二、将后身对口疽、玉枕发背、莲子蜂窝、肾俞等绵溃病症，命名为邪
毒阴疽，总和成一类。按其各症风、寒、毒、瘀、痰、湿之不同，加减用法
施治。

三、将胸以上肩颐诸经交会处感受邪瘟所成病症，按其各症瘟邪程度和
病情之不同，加减用法施治。

四、将后身弥漫肿胀的病症，如痰注发、黄爪疽并臀疽、环跳疽以至股
部、伏兔疽、股阴疽、股阳疽、咬骨疽等疽，这些都是初发皮色不变的病症，
名为附骨阴疽归为一类，按其跌挫、劳乏、痰湿、诸郁等病因病情的不同，加
减用法施治。

疔毒初起之时的治法原则，基本可分为发汗、温经、助阳、驱邪几种。

时令、瘟邪在初起之时的治法原则主要是清瘟、解毒、兼散。

附骨阴疽，在初起之时治法原则是解凝、温经、散汗、活瘀、行痰。

以上四要症尽管都有内科的症状，但致病的机理基本上都是由外因瘟邪
为诱因，致使内毒搏染而发。医生的治疗原则应当急则治其标，即以外因为
重，只有消除了外患，内在的症情即可不治自安。

至于四要症溃后的治法，原则大致为：以十全大补汤加减滋培气血；以
香砂六君子汤加减扶理脾胃；以内托安神散加减理其神气两虚；以归脾汤加减
宁神益智；以六味地黄汤或丸加味滋阴平热，引火归元。其原理如同贼灭国
亏，应变通财政以厚社稷，只有内情阴阳调和，荣卫才能充足。

使用外敷等药可以使新生肉芽平复，疮面收敛而愈，此情就好比房间已打扫干净，百姓得到妥善安置已衣食无忧，天下自然平安。以上三个观点，明白人很好理解理。我治疗外科暴患的原则是以守拙为本，比较保守，自认为是因愚性欠明。一般是在肿疡溃后，常常只用三二十方随因加减，绝不出乎法外，但也没有发生过失误。所以我将四要症肿溃治法大致原则与同仁共享，其目的就是敬祈同道君子，舍繁执易，贡献于临床。四说之外的发迟缓慢等疮，都不是急症要证和生死立判之证，病因比较繁杂，我也不敢强知妄言，希望学者如遇内因诸疮，可依医宗金鉴所列患名辨证施治。本书下册医案之各案辨治，可能会对同仁临床有助，贤者如能洞策尽理，再为立论，公于世用，是为幸焉。

以上四要之论既有前辈的经典精华的采撷也有我个人的创新与独见，但原论之内各方俱按古方或有增，并不敢自立一方。学者应当将理论部分和实际操作两相兼用，如果只关注实际操作而忽视理论，初学之者难以提高，只有两者有机结合才可入道。

【校勘】

①原为"壮"，应为"状"。

②原为"巳"，应为"己"

③原为"沙"，应为"砂"。

【选注】

《外科正宗》：夫附骨疽者，乃阴寒入骨之病也。但人之气血生平壮实，虽遇寒冷则邪不入骨。凡人者，皆由体虚之人，夏秋露卧，寒湿内袭；或房欲之后，盖复单薄，寒气乘虚入里，遂成斯疾也。初起则寒热交作，稍似风邪；随后臀腿筋骨作疼，不热不红，疼至彻骨。甚者曲伸不能转侧，日久阴变为阳，寒化为热，热甚而腐肉为脓，此疽已成也。

《外科大成》卷二：痰注发，形如布袋，坚硬如石，不红不热……（痰注发，病名。指生于脊背处之无头疽）。

……股阴疽　生股内阴囊之侧，形长微赤痛甚，膝曲难伸。上发下，易治，下发上，难医。灸商丘穴七壮，或灸膝下外廉横骨尽处。

……阴疽　生夹缝之下三寸，在左，漫肿，痛连阴子，上及小腹，下及大腿，灸中都穴二七壮。

……伏兔（疽）生胯下五六寸寒热。肿无头，疼痛彻心。（生于股部之无头疽）

……股阳疽 生股外侧。灵枢云，肿不变色，内薄于骨。

……环跳疽 生环跳穴。漫肿隐痛，尺脉沉紧，腿不能伸。

按上症。初起红肿痛者，神授卫生散。漫肿大痛者，内托黄芪汤。痛而筋挛，脉弦而紧者，绀珠丹汗之。痛止，易以神应养真丹。遍身走痛，两日后脚面结肿，腿股结块，脉浮轻重缓者，由寒邪外袭也，绀珠丹汗之。痛止，则宜托里，倍加参、术、归。肿便闭，烦躁饮冷，脉数者，热淫于内也，内疏黄连汤、贵金丸下之。肿痛寒热，发渴，脉洪数而有力，饮食如常者，由足三阳之湿热壅滞也。槟苏败毒散，肿痛寒热止，易以逍遥散。肿痛色不变，寒热，食少体倦者，由脾虚湿痰下注也，补中益气汤加茯苓、半夏、芍药。患此入房，肿硬二便不通者，六味丸料加牛膝、车前，二便利仍用补中汤。

溃而脓清者，十全大补汤加牛膝，外以豆豉饼灸之。再疮口紫陷者，再加大附子，外以附子饼灸之。

食少者胃弱也，诸虚皆禀于胃，宜六君子汤加藿香、当归。俟食进，更以十全大补，脓出，恶寒不食，脉细如丝者，用人参一两，附子三钱，姜、枣煎服。溃而反痛，气血虚也，峻补之。补之则气化，气化则痛自除。

再环跳疽者，由脾移寒于肝也，惟黄狗下颏方神验，兼助以胃气，更宜外刺委中穴，出黑血自瘥。

附骨疽（生大腿外侧）咬骨疽（生大腿内侧）肿下而坚者发于筋骨，乃阴寒入骨之病也。初起则寒热交作，稍似风邪，随后筋骨作痛，不红不热，疼至彻骨，甚者不能曲伸，或皮肉微急，洪洪如肥状，是症皆宜灸之熨之，以散毒瓦斯、补阳气、温脾气为主。

【小结】

附骨疽是一种毒邪深沉、附着于骨的化脓性疾病。其特点是多发于四肢长骨，局部胖肿，附筋着骨，推之不移，疼痛彻骨，溃后脓水淋漓，不易收口，可成窦道，损伤筋骨。《备急千金方》云："以其无破，附骨成脓，故名附骨疽。"本病根据发病部位不同，又有不同名称：如生在大腿外侧的，叫附骨疽；生于大腿内侧的，叫咬骨疽；只生在股胫部的，叫股胫疽等：病名虽异，但其病变部位均在四肢长骨，病因、证治大致相同，故合并论述，相当于西医的急、慢性化脓性骨髓炎。

作者此节提出四要之说，是为了将外因受患暴证的发病机理和诊断治疗之法整合成四类，以便后学和同仁学习和运用。何景才治疗外科暴患的原则自谦以守拙为本，一般是在肿疡溃后，常常只用三二十方随因加减，绝不出乎法外，舍繁執易，临床效果很好。对于四说之外的发迟缓慢等疮，病因比较繁杂，其建议学者如遇内因诸疮，可依医宗金鉴所列患名辨证施治，也可参照本书下册医案之各案辨治。

四要之论既有前辈的经典精华的采撷也有作者个人的创新与独见，但原论之内各方俱按古方或有变化，并不敢自立一方。学者应当将理论部分和实际操作两相兼用，如果只关注实际操作而忽视理论，初学之者难以提高，只有两者有机结合才可入道，理论与实践联系才是成为临床家的必由之路。

【原文】

针刀图式

开疮之刀最宜薄利锋锐，取其速入急出，患者不致疼甚，不可用厚钝者。

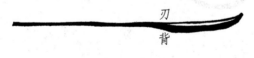

开疮刀

三棱针用其刺放瘀滞毒血，取其刺孔宽豁，瘀汁通流不致闭塞之便也。

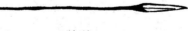

三棱针

平刃刀用其割除死腐余皮，用之随手得便也。

平刃刀

月刃刀用其割除深陷之内瘀腐，用之随手得便也。

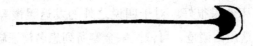

月刃刀

镊者，用以夹①捏余皮顽腐，以得刀割之便也。

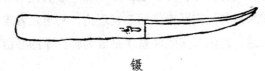

镊

剪者，取其剪除瘀腐离活未脱，若用刀割，必致揪扯内肉，患者必难禁其疼极之苦也。

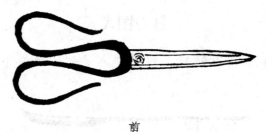

剪

凡用开疮刺瘀割腐之针刀，止以五六件，足其所用，何必多预。现在每有一等贪俗冒充医道之辈，临证必将所持针刀，歪斜长短，多致三四十件，摆列示众，以壮其艺，究其隐意之理，实乃骗世虻人者之本也。

【阐释】

各种手术刀具的图示和功用如下。

开疮刀。一旦脓成最多使用的就是这种刀。开疮之刀越薄利锋锐，开脓疮速入急出越便利、痛觉越少，而厚钝者不可用。

三棱针。刺放瘀滞毒血，必用三棱针。用它刺孔宽豁、瘀汁排出通畅不致闭塞。

平刃刀。割除死腐余皮应使用平刃刀，使用方便、好操作，不易伤损正常组织。

月刃刀。割除深陷部位的瘀腐组织必用月刃刀，便于在深部操作。

镊。夹捏余皮顽腐用镊子，操作准确且便利。

剪。剪除瘀腐失活的组织要用剪子，用剪子即可避免伤及正常组织又不致给患者造成痛苦。

开疮刺瘀割腐的手术针刀，有五六件足够用，不必多备。现在市井之中冒充医道的骗子，常常临证所用针刀，多致三四十件，摆列示众，以壮其艺，不过是为了骗人钱财

【校勘】

①原为"枷"，应为"夹"。

【选注】

《疡医大全》：古人用砭石、针、刀镰，乃决疮毒之器械也。所谓疮毒之宜出血，可急去之意，不可延缓，恐毒势变走。《内经》云：病在血脉；决之于针石也。岐伯五治论云：砭针，乃磁石锋芒利快，决毒甚便，乃东方之民，善于此，用于疮疖、丹瘤，涂生油于赤肿之上，砭之出血。妙在合宜，亦不可过之耳。……但刀法须在的确脓熟之时，又须要深浅合度，以左手按肿处，先看脓之成否，如按下软而不痛，随手起者，脓已成也；按下硬而痛，或凹陷不起者，脓未成也。已成脓者宜刺，未成脓者宜姑待之。若脾虚气弱者，宜托补之。又须看其脓之深浅，以手指按下软肉深者，其脓必深；软肉浅者，其脓必浅。若脓浅刀深，恐伤好肉；脓深刀浅，恐毒不出而内败，最宜斟酌。更有伏骨之疽，脓腐于内，皮色不变，宜以刀刺入深处，放出瘀脓，或灸开大口放出之，不得姑息因循，俾毒瓦斯越烂越深也。其下刀须利刃，勿令病者见，恐惊彼耳。

【小结】

本节主要介绍疮疡脓已生成时，用手术疗法所使用的手术器械，以及运用各种器械和手法操作进行治疗时应该了解的器械的特点。现代医学针对疮疡

的手术治疗所用到的器械，较之清末民初有了飞跃的发展和进步，但治疗的基本思路和器械的原理还是脱胎于前人的基础之上的。以上刀具在外科治疗中占有十分重要的位置。常用的方法有切开法、烙法、砭镰法、挂线法、结扎法等，可针对疾病的不同情况选择应用。切开法是最常使用的方法之一：就是运用手术刀把脓肿切开，以使脓液排出，从而达到疮疡毒随脓泄，肿消痛止，逐渐向愈目的的一种手术方法。适应一切外疡，不论阴证、阳证，确已成脓者，均可使用。

外科手术器械在我国的发展和应用历史，与祖国医学的历史一样源远流长，早在《内经》中，已对我国古代外科刀具有所介绍，至明代医疗器具则更为精巧，清代外喉科医著中，出现较为集中的外科刀具记载。而华佗刮骨疗毒的佳话一直流传至今。1974 年江苏江阴在明初夏王墓中就出土有铁质柳叶形外科刀、平刃手术刀、剪、铜镊、鬃药刷及瓷淋洗壶等。其中柳叶形外科刀外形已与现代手术刀相似。各种刀具因其不同的功用而被设计成不同的刃口方向、形状和长短，并多以形状命名。如最为著名的柳叶刀，因其刀身细窄成柳叶形，故命名。其刃口较长、单面，是适于切开较大范围的刀具。其他如开疮刀，尖锐锋利，取其急进速出，不至于引起剧烈疼痛等。可见我国古代外科刀具的应用是比较全面和成熟的。

随着科技的进步，新型手术切割器械日渐广泛地应用，其切割、止血功效日臻完善，使得外科手术创伤越来越小，促进了外科的飞速发展。这些新技术的普及和推广需要专业技术培训，使用不当易导致并发症。因此，在手术时，我们应根据每种手术刀不同的特性和优势合理地选择使用。

【原文】

外治诸疮用法则列

一、用砭刺之法，必系患处瘀滞不解，紫暗胀甚，由初起每日用其法，至见通脓则止。

一、用桑火烘法，亦宜初起烘之，畅快，至脓生后则止。

一、用汤洗之药，必在砭后烘前方妙，至腐尽脓消之后方止。

一、用紫霞膏，自初起至瘀腐将脱之时则止，如过时强用，患者难受其疼，反致有害。若初起患面有僵腐蔽塞，以棱针刺至知疼，作捻上于孔内。

一、用灵药必须腐活不脱之时，对乳香煅石膏冰片用之，至腐尽则止。如过用甚疼，则害新肉也。

一、用玉红膏，自初起至收敛之时，不可一日有缺，溃孔细小者，不在此论。

一、用回阳玉龙膏，涂敷阴盛不热坚胀之证，加入皂角面，广木香面并用，或用皂角妙贴散肉桂面或干姜面也可。

一、用冲和膏，涂敷阴阳不辨之肿，对蟾酥丸面或皂荚面皆可。

一、用生肌等药，必待腐尽之后。如患者气虚，肌肉生迟，加人参面；如患处色暗，多系风寒所伤，宜加肉桂面；如新肉平满，又即胬出口外，刺之不疼，乃系风肉，宜当每行刮刺，放出瘀血。对干姜肉桂上之，渐可敛愈。又有手足之患，溃后即时新肉高突，动则痛甚，乃属阴虚。忌用针刀，宜以熟地、乌梅烧炭，或对轻粉、血竭上之，久则自能收缩而愈。

以上应用等法，但系项后腰脊绵溃诸证，止执以前等法，加减施治。不必多择余方，以乱入门之道也。

【阐释】

疮疡外治法的具体操作有下述多种。

一、砭刺法。患处瘀滞不解、紫暗胀甚时应该用砭刺法，每天都要用砭石刺患处用其法直至见通脓，再行开切之法。

二、桑火烘法。疮疡初起宜桑火烘之，直至脓生再行开切。

三、汤洗法。砭后烘前用汤洗法最好，这是药物治疗的一种形式。此法可进行至腐尽脓消之后。

四、紫霞膏化腐。疮疡初起即可用，直至瘀腐将脱时止，如不及时停用，会损伤正常组织。如果初起疮面有僵腐的组织覆盖其上，可以用三棱针刺破至感到疼痛的部位，然后用紫霞膏做成药捻上于孔内。

五、腐活不能自行脱去时可用灵药，兑入乳香、煅石膏、冰片用，本药为蚀腐药，一旦腐尽即刻停药，如过用不仅甚疼，还会腐蚀新肉。

六、玉红膏自疮疡初起即用直至疮口收敛，每日不可缺，溃孔细小的不用。

七、阴盛不热、坚胀的阴症应该使用回阳玉龙膏涂敷，可加入皂角面、广木香面并用，也可用皂角妙贴散对肉桂面或干姜面外敷。

八、冲和膏涂敷可治阴阳不辨之肿毒，兑入蟾酥丸面或皂荚面更增强消散之功。

九、腐尽之后才可用生肌等药。如患者气虚，肌肉生迟，应加人参面；如患处色暗，多系风寒所伤，应加肉桂面；如新生肉芽平满或胬出口外，刺之并无疼感乃系风肉，应刮刺至平放出瘀血，兑干姜、肉桂面敷上，渐可敛愈。另有手足之患溃后生高突的新肉，动则痛甚即是阴虚。不可用针刀刮刺，应以熟地、乌梅烧炭为末，或兑入轻粉、血竭外敷，渐渐收缩而愈。

项后腰脊绵溃诸证的治疗，可根据以前的各种用法加减施治，不必多择余方。

【选注】

笔者注：灵药，别名红粉、三白丹、三仙散、小升丹、三仙丹、升丹、红升、小红升、升药、红粉、红升丹（红色者称红升丹）、黄升丹（黄色者，称黄升丹）。主要含氧化汞（HgO），另含硝酸汞［$Hg(NO_3)_2$］等。该品有毒，不可内服。外用亦不宜大量持久使用。口眼附近及乳头脐中等部位不宜用。疮面过大时亦不宜用，以防中毒。撒于疮面，须薄匀，否则引起疼痛。《疡科纲要》："湿疮有水无脓及顽症恶肉不脱，或起缸口，或黑腐黏韧，久溃败疡，则别有应用药末，非此可愈。凡溃疡近口近目处弗用，乳头脐中、阴下痔弗用。"

【小结】

疮疡外治法是运用药物、手术或配合一定的器械，直接作用于患者体表病变部位以达到治疗目的的治疗方法。外治法是指与内治法相对而言的法则。《理瀹骈文》说："外治之理，即内治之理；外治之药，即内治之药。所异者法耳。"可见，外治法与内治法只是在给药途径上的不同，外治法使药物直接作用于皮肤、黏膜，通过局部吸收，从而达到治疗目的，这是外科独具而必不可少的重要治法，正如《医学源流论》所讲："外科之法，最重外治"。外治法的运用同内治法一样，也要进行辨证施治，根据疾病不同的发展过程，选用不同的治疗方法；对不同的证候，采用不同的处方。疮疡外治法的具体操作本节介绍有多种：砭刺法、桑火烘法、汤洗法、紫霞膏化腐法、灵药治腐活不脱法、玉红膏疮口收敛法、阴症用回阳玉龙膏涂敷法、冲和膏涂敷可治阴阳不辨肿毒法、腐尽后用生肌药法等。

【原文】

医　方

仙方活命饮、神授卫生汤不如荆防败毒散论

余初习疮科之道，便知尊宗内经之理。仙方活命饮，原无汗散之功。神授①卫生汤，多兼清降之法。内经云，诸疮汗之则已，乃千古不移之道也。前代之法，皆以活命饮、卫生汤为首称，便有疏远内经之道。后学初入之医，难得确法，何可获效。余治疮科，每自初起，至未见通脓之先，或下部阴阳结滞，湿郁不通等患，用以荆防败毒散，移深居浅，转重为轻，多功少害，绵溃肿毒，不可缺也。荆芥、防风、羌独二活，通发表气之闭塞；柴前二胡，分解少阳之清浊；川芎生活中阴；枳壳豁开中滞；参苓补助阳气，可能却邪化毒；甘草助中解毒；桔梗载升诸药，下部者减用亦可。

余每加麻黄、肉桂、苍术、干姜，察其患理，若阴凝结滞而加用之，每获②奇效。非今时患生多阴，即北方寒邪过盛之理。余所欠明，后贤参考可也。按，以前之义，发散助气，则能败毒散邪也。毒邪乃阳气之贼，表气通则毒邪难入，阳气盛而毒邪自减。

【阐释】

我在刚开始学习疮科时，就知道学医必须遵从内经的道理。仙方活命饮，

乃活血止疼、消肿溃坚、清热解毒之剂，并无汗散之功。神授卫生汤，解毒、消毒，清热、活血、止痛，多兼清降之力。内经云，诸疮汗之则已，这是对疮疡治疗的总纲，是千古不移必须遵从之理。而我的前辈治疗疮疡，都是以活命饮、卫生汤为首选用药，显然疏远了内经原理，后辈在初入医门，难得其中真谛，哪还有疗效可言。我在治疗初起的疮疡时，在患处尚未溃脓之前，或见到下部的阴阳结滞、湿郁不通等病症，一般都使用荆防败毒散，目的是使疮疡局限，将其移深居浅不致向内部和深处发展，病势转重为轻，减少对人体的伤害，尤其对于绵溃肿毒，这种疗法是不可或缺的。方解和各药的药性为：荆芥、防风、羌独二活，通发表气之闭塞；柴前二胡，疏散、行气，分解少阳之清浊；川芎行气宣活中阴；枳壳宽中、除满、开滞；参苓补阳、健脾、扶助正气，却邪化毒；甘草助中解毒、调和诸药；桔梗开宣肺气、载升诸药，下部疾患可减用。我在方中加麻黄、肉桂、苍术、干姜，是根据发病机理，在阴凝结滞时使用，疗效很好。现在多生阴患，这是北方寒邪过盛的缘故，我阐明的观点不一定到位，供后贤参考或补充完善。按，以前临床认为发散助气，能败毒散邪。毒邪是惧怕阳气的，正气足可鼓邪外出，表气通则毒邪难以侵入人体，阳气强盛，人体抵抗外邪能力就会增强，毒邪自会减弱。

【校勘】

①原为"受"，应为"授"。

②原为"护"，应为"获"

【选注】

笔者注：目前通常讲的荆防败毒散有4种：

明·张时彻《摄生众妙方》载方：组成：荆芥、防风、茯苓、独活、柴胡各10克，前胡、川芎、枳壳、羌活、桔梗、薄荷各6克，甘草3克。功用：发散风寒，解表祛湿。用于"流感"、感冒等病证初起，出现恶寒、发热、无汗、剧烈头痛、肌肉关节酸痛，舌苔白腻，脉浮或浮数者。本方亦可用于痢疾、疮痈初起而有表寒证者。归太阳经。

明·窦梦麟（补辑）《疮疡经验全书》载方：组成：穿山甲1钱，甘草1钱，红花1钱，羌活1钱，当归1钱，川芎1钱，赤芍1钱，生地1钱，银花1钱，荆芥1钱，防风1钱，木通1钱，枳壳1钱，乌药1钱，天花粉1钱，槐米末2钱，牛胶5钱。主治：便毒，初起之时，寒热交作，两腿牵绊肿起，不能屈伸。

《痘疹会通》载方：药物组成：荆芥、防风、薄荷、连翘、甘草、桔梗、蝉蜕、前胡、花粉。主治：麻疹初起。《医方简义》载方：组成：荆芥1钱5分，防风1钱5分，薄荷1钱5分，桔梗1钱5分，元参3钱，牛蒡子（炒）3钱，人中黄1钱，象贝母1钱，射干1钱，黄芩（炒）1钱。主治：时毒。风邪上干肺胃，致咽喉肿痛，两颐发肿，身有寒热。

《血证论》：此方（仙方活命饮）纯用行血之药，加防风、白芷，使达肤表；加山甲、皂刺，使透乎经脉。然血无气不行，故以陈皮、贝母散利其气，血因火结，故以银花、花粉清解其火。为疮证散肿之第一方。诚能窥及疮由血结之所以然，其真方也。第其方乃平剂，再视疮之阴阳，加寒热之品，无不应手取效。

《校注妇人良方》：（仙方活命饮）治一切疮疡，未成者即散，已成者即溃，又止痛消毒之良剂也。

【小结】

本节是何景才治疗初起的疮疡时的经验之谈。内经云，诸疮汗之则已，这是疮疡治疗的总纲，而前辈们治疗疮疡，都是以活命饮、卫生汤为首选用药，缺乏汗散之功力，这显然疏远了内经原理。何景才在患处尚未溃脓之前，或见到下部的阴阳结滞、湿郁不通等病症，一般都使用荆防败毒散，目的是使疮疡局限，将其移深居浅不致向内部和深处发展，病势转重为轻。方中加麻黄、肉桂、苍术、干姜，是根据发病机理，在阴凝结滞时使用，疗效很好。方中用人参扶助正气，正气足可鼓邪外出，表气通则毒邪难以侵入人体，阳气盛则毒邪之力自减。

【原文】

阳症不实勿用寒凉降药论

疮科之证，十中之数，九阴有余，一阳不足。医者每多按毒火之疑而骤用清降，凉消。克伐胃气之剂，岂知毒属阴，火属阳，毒愈盛而火愈虚，以致真阳之气不能敌邪，毒邪内攻，诸恶悉增，患至斯时再遇明者，恐难得济。余每临证先察内外之理，非外形红热疼肿，内情唇干发渴，二便秘结，脉实沉数，诸所稍有不实，决不敢轻用寒凉之剂。余投方药，经年不用军硝①寒凉之药，亦未尝误证。虽言如此，终以前代之书，每将寒热均论为疑，或者前医多居南方，而南方多实热，北方多虚邪之不同，亦未可定。余言是否后贤君子，宜明鉴焉。

【阐释】

疮疡症中的绝大部分属于阴有余，阳不足的仅有一成左右。医生治疗时一般都是按毒火为患而骤用清降、凉消之剂，克伐胃气之剂。他们哪里知道毒属阴、火属阳，毒愈盛而火愈虚，火虚就会导致真阳之气不能敌邪。毒邪内攻，造成各种症状加重，病情恶化。疾病发展至此时再有高明的医生，恐怕也是束手无策了。我在临证时首先要查清病情的发病机理和现在身体内外的情况。如果疮疡并未出现红肿热疼，患者亦无唇干发渴、二便秘结、脉实沉数等实证的表现，决不敢轻用寒凉之剂。我拟方投药，常年都不用大黄和芒硝等寒凉攻伐之药，也从未出现过误诊误证。尽管是这样说，回顾前代的医书和治则，常将寒热置于同等地位来看待我总是心存疑惑，或许前医多居南方实热之地，而北方又多虚邪之不同的缘故吧。我的疑惑和猜想是否有据，期待后贤君子在临床实践中加以验证。

【校勘】

①原为"消"，应为"硝"。

【选注】

《外科枢要》：《内经》云：五脏不和，九窍不通，六腑不和，留结为痈。又云：形伤痛，气伤肿。此则脏腑不和，疮发于外也。明矣！涂贴寒凉，岂能调和脏腑，宣通气血耶。设使肿痛热渴，脉滑数而有力，属纯阳，宜内用济阴丹，外用益阳散，则热毒自解，瘀滞自散。若似肿非肿，似痛非痛，似溃不溃，似赤不赤，脉洪数而无力，属半阳半阴，宜内用冲和汤，外用阴阳散，则气血自和，瘀滞自消。若微肿微痛，或色黯不痛，或坚硬不溃，脉洪大，按之微细软弱，属纯阴，宜内服回阳汤，外敷抑阴散，则脾胃自健，阳气自回。丹溪先生云：敷贴之剂，应酬轻小热症耳，若不辨其阴症阳症之所由分，而妄敷寒凉之剂，迷塞腠理，凝滞气血，毒反内攻而肉反死矣。况运气得寒而不健，瘀血得寒而不散，瘀肉得寒而不溃，新肉得寒而不生。

【小结】

《医宗金鉴·外科心法要诀》认为："痈疽原是火毒生，经络阻隔气血凝。"说明疮疡发病，以"热毒"、"火毒"最为常见。《内经》云："热者寒之。"因此治疗疮疡清热解毒法临床运用最多。然气血凝滞乃其病理基础，盖血得温则行，得寒则凝，故运用清热法应注意不可寒凉太过。否则，疮疡初期则肿硬难消，中期则难成脓腐，后期则疮口难敛。所以要注意"热者寒之"应把握"度"，适当配伍防止寒凉太过。此时治疗大法以"消"为主。疮疡初期毒邪尚浅，清热解毒、疏风散邪，使邪从汗而出，则毒自消散，《内经》"汗之则疮已"成为治疮疡大法就是此理。根据临床观察，疮疡清热不可寒凉太过是基于以下四点：一是疮疡初期解毒寒凉太过则影响消散；二是疮疡中期托毒寒凉太过则难成脓腐；三是疮疡后期清余毒寒凉太过则疮口难敛；四是热者寒之要适度，适当配伍寒勿过。因此，何景才治疗疮疡远离大黄和芒硝是有道理的。临床有这样的典型病案：乳痈已成慢性，局部肿硬不消，或痊愈后遗留便结、不发热、苔白、脉缓。究其原因，大多是由于使用寒凉药太过，致气血瘀结不散。此时治疗应宜疏肝理气、温阳和血，可用四逆散加鹿角、当归、山甲等，温通则血得行，络脉畅通，肿硬消散。可见，何景才讲的"如果疮疡并未出现红肿热疼，患者亦无唇干发渴、二便秘结、脉实沉数等实证的表现，决不敢轻用寒凉之剂"是非常值得临床医生铭记的箴言。

【原文】

荆防败毒散

荆芥、防风、独活、羌活、川芎、枳壳、前胡、柴胡、茯苓、人参、桔梗、甘草。引用鲜姜。

加减荆防败毒散

将前方去羌独二活、茯苓，加牛蒡子、麦冬、黄芩、僵蚕、当归。气虚者再加升麻、茯苓；血虚者再加生地、白芍；治时令瘟毒，察其余形之理，加用前有立论，临疾酌用可也。此方不用人参重用党参更效。

方歌

荆防败毒初起疮，增寒壮热发汗良。二胡二活荆防枳，参苓芎桔甘草强。

又歌

加减之方治瘟毒，荆防芎枳桔二胡，甘草牛蒡黄芩冬，僵蚕当归党参入。血虚生地杭白芍，气虚升麻真云茯，咽疼大青元参射，恶寒苍术麻黄独。便秘木通军归尾，头眩银花薄芷乳，痰盛胆星陈皮朴，烦闷神远连翘蒲。

【阐释】

本节介绍荆防败毒散及其加减方，在治疗疮疡初起时的功效和运用经验。疮疡症中的绝大部分属于阴有余，阳不足的仅有一成左右，因此治疗初起的疮疡宜用辛温解表法。荆防败毒散是辛温解表的代表方剂，主治疮疡初起，常见怕冷发热有汗的症状。临床用于外感风寒证，疮疡肿痛酸楚，或皮肤间出现急性泛发性皮损，皮疹色白，或皮肤麻木，伴有恶寒重，发热轻，无汗，头痛，身痛，口不渴，苔白，脉浮紧者。如瘾疹（风寒型）、麻风病初起。适用于疖子及反复发作之小疮小疖，其辨证要点为：局部色红灼热疼痛，突起根浅，肿势局限在3厘米以内，伴有全身恶寒发热表证者可服用。方中荆芥、防风、羌活、独活辛温、解表散风；柴胡疏散半表半里之邪；党参、茯苓、甘草扶正以助祛邪；桔梗宣肺；枳壳理气，川芎理血，薄荷疏散解表，又可透疹。诸药配伍，有疏散邪气，调理气血之功。治疗瘟毒可以荆防败毒散为基本方，分别根据辨证瘟毒入侵的部位和症状加减用药：血虚加生地、杭白芍以补血敛阴；气虚加升麻清热解毒、升举阳气，云茯苓补脾肺之气；咽疼加大青叶清热解毒，加元参滋阴润燥、泄降下行，加射干清热解毒、祛痰利咽；恶寒加苍术燥湿健脾、祛风湿；加麻黄发汗、散寒、解表；加独活胜湿、散寒、止痛；便秘加木通泻火行水，加生大黄清热、泻下，加当归尾破血以助下之功；头眩加银花宣散风热，加薄荷散风热，加白芷祛风，加乳香活血祛风；痰盛加胆星清火化痰，加陈皮理气降逆、燥湿化痰，加厚朴燥湿、消痰、除满、下气；烦闷加神曲健脾消食、理气化湿、解表，加远志安神益智、温脾暖肾、固气，加连翘清上焦心火，加菖蒲开窍化痰、醒脾安神。

【选注】

《疡医大全》：朱丹溪曰：痈疽，乃阴阳相滞而生，气阳也，血阴也，血行脉中，气行脉外，相并周流，寒与湿相搏，则凝滞行迟为不及；热与火抟之，则沸腾行速为太过。气得邪而郁，津液稠黏，为痰为饮，积久渗入脉中，血为之浊，此阴滞于阳也；血得邪而郁，隧道阻滞，或溢或结，积久渗出脉外，气为之乱，此阳滞于阴也；百病皆由于此，不止痈疽而已。故痈肿初起，便焮痛肿大者，可治；不痛热肿大而陷者，不治也。

【小结】

何景才治疗疮疡初起用辛温解表剂荆防败毒散。如果疮疡并未出现红肿热疼，患者亦无唇干发渴、二便秘结、脉实沉数等实证的表现，决不敢轻用寒凉之剂，此即何景才的治疗独到之处。荆防败毒散的药理作用有解表散寒，祛风除湿，消疮止痛。主治疮疡初起有表证者，或外感风寒，身痛、咳嗽等症。用于治疗痤疮、麦粒肿以及耳鼻喉科的外耳道疖等疾病。对于流感、发热、流行性腮腺炎、咳嗽、破伤风等流行性疾病也有很好的疗效。现代药理研究证明，荆防败毒散主要有解热、镇痛、抗病毒等作用。

【原文】

内疏黄连汤

生栀子（清三焦经毒热），黄连（清上焦血分经毒热），黄芩（清解脾经阳热），连翘（败少阴心经毒火），薄荷（清解风热），桔梗（泻肺金邪火），当归（活血散瘀），白芍（泻气分经毒热），川军（泻阳明血分经毒热，消瘀降结），木香（行气滞散湿郁），槟榔（消气分经结郁），甘草（解毒和中调味）。

疔毒之症，阴多阳少，勿可以毒火之疑为误。虽然外现红热，恐多虚阳外格也。若果属实，行降之法，仍宜早施。迟则克伤太过，真气不能敌邪，证多增变，其患每有数日不见大便者，总因真阳正气外敌邪毒，其便故不得以下行，伺证见效，毒解邪散，便渐消行，决无由便秘误证之理，明者久经斯患，自可知也。

方歌

内疏黄连里热汤，疗疮毒火阳盛狂。肿硬内热二便秘，烦燥干呕渴饮凉。栀翘芩连薄草桔，归芍大黄木槟榔。专降五脏毒火滞，疗毒里实功效强。

【阐释】

本节介绍内疏黄连汤用于疗毒里热实证的经验。内疏黄连汤是治疗里热实证的重要方剂。功用是清火、泻热、通便。主治痈疽肿硬，发热烦躁，干呕饮冷，大便秘结，舌干口苦，脉沉实，属里实热者。

方中黄连清热解毒，直折火势；大黄峻下实热，荡涤肠胃，导热毒从大便而出，为主药。辅以山栀清热除烦，黄芩清热燥湿，薄荷疏解风热，连翘清热解毒。配以当归、白芍养血润肠，增水行舟；木香、槟榔疏通胃肠之气；桔梗宣肺、排脓，肺与大肠相表里，间接疏通肠胃之气，有利于泻火通便。佐以甘草调和诸药。全方合用，清火泻热通便，使邪毒随大便通利而疏解。

疗毒属于阴多阳少的病症，切不可以为是毒火之邪就是阳症。尽管临床可见到患处红热，应该考虑是虚阳外格。如果确系阳症，宜早施行降之法，否则迟延会克伤太过，伤及真气则难以抵御病邪，而且会出现变证，比如常见的患者数日大便不通行，就是由于真阳正气外御邪毒，气力不足大便难以下行。如果治疗有效，毒解邪散，大便自会通行，不要错误地认为是便秘，当你有了临床的经验时就很容易理解了。

【选注】

《仁术便览》：治疮，皮色肿硬，发而呕，大便燥结，脉洪实，以此微利之。黄连芍药当归槟榔木香黄芩栀子薄荷桔梗甘草（各一两）大黄（二两半）上每服一两，水一钟半，生姜三片，煎服。

《外科发挥》：一男子腹患痈，肿硬愈闷，烦热便秘，脉数而实。以本方一剂少愈；以黄连解毒汤二剂顿退；再以金银花散四剂，出水而消。（腹痈治验）一男子已四日，疮头如黍，焮痛背重，脉沉实。与本方二剂少退，更与仙方活命饮二剂而消。（发背治验）一妇人焮痛，便秘作渴，脉沉实，以本方

二剂，里证已退；以龙胆泻肝汤数剂，疮毒顿退；间服萆薢汤，月余而愈。（杨梅疮治验）

【小结】

内疏黄连汤在疡科中的功用是清热解毒、消肿散结。主治疮疡热毒炽盛，肿硬木闷，根盘深大，皮色不变，呕哕烦热，大便秘结，脉象沉实者。方中黄连、黄芩、栀子清里热以解毒；连翘、薄荷、桔梗解表热而消肿；当归、白芍活血和营；槟榔、木香行气散结；大黄通便泻火；甘草调和诸药配合同用，共奏清热解毒、消肿散结之功。

【原文】

内托安神散（治疗毒里虚心烦闷乱，神昏惊悸）

人参（助阳气除内虚），生黄芪（除内热，实表气，防毒内攻），麦冬（清肺金止呕呃），白术（实脾土助中气），五味子（清金，解闷，敛肺，实表），陈皮（能行气分之中瘀滞），元参（清肾，降火），石菖蒲（明神，通九窍，却乱，解烦），远志（能令心肾交加，散瘀生新），酸枣仁（宁神气，补心虚），茯神（定志，却乱，宁神，解烦），甘草（和中，护脾，解毒，助气），朱砂（镇肝，除惊，逐邪，定魄）。

方歌

内托安神镇肝惊，除烦却乱驱邪风，参芪白术陈远志，茯神枣仁元参冬，菖蒲甘草朱砂末，里虚昏愦服则灵。

【阐释】

本节介绍内托安神散治疗毒里虚心烦闷乱、神昏惊悸等精神症状时的经验。疗疮在针后脓毒泻出，正气可有虚弱之象，出现气虚、惊悸、睡卧不宁、怔忡健忘等症状。此时可服内托安神散以镇肝惊，驱除邪风和心中烦乱，药物有参芪白术陈远志，茯神枣仁元参冬，菖蒲甘草朱砂末（前药煎好后，兑入朱砂末和匀，饭后服用），针对里虚引起的头脑昏愦效果显著。

【选注】

《医宗金鉴》：针后出脓之时，气虚惊悸者，宜服内托安神散。

《外科正宗》：内托安神散术，茯神酸枣志陈皮，麦冬五味菖蒲草，加上人参玄又奇，治疗疮针后已出脓，时元气虚弱，睡卧惊悸，心志不宁；或毒未尽流入心窍，致生健忘，亦宜服。人参、茯神、黄白术、麦门冬、玄参、陈皮各一钱，酸枣仁、远志、甘草、石菖蒲、五味子各五分，水二钟，煎八分，临入朱砂末三分和匀，食远服。

【小结】

疗疮针后出脓毒邪泻出，随之会有正气虚弱的症状出现，如气虚、惊悸、睡卧不宁、怔忡健忘等。此时宜服内托安神散。

【原文】

七星剑汤（治疗毒初起，表实邪盛，增寒附冷，发散见汗自效）

麻黄（1钱至3钱，随证加用，能发里中之表，逐邪外出，兼解风热），苍耳子（能宣①风热外出），野菊花（宣①风解毒，凉血散邪），豨莶草（逐风去邪，发散里湿），蚤休（逐邪毒，清风热，消瘀肿），紫花地丁（发表解毒，能泻血中风热），银花（原方用半枝莲②，今无此药，故以银花代之，败毒散表，行瘀凉血）。

疗毒之证，毒邪为本，风热为标，医治之法，邪居在表之际，速宜汗散表邪之因，见汗则解。内毒再以活血解毒之剂清和之，方为确法。医者必须明其加减为要，见效之次，麻黄须当减之，恐其表虚汗不止也。

心神恍惚昏睡神怯加茯神、远志、菖蒲、生地。

烦呕恶哕加贝母、连翘、桔梗、麦冬。

内热毒盛加黄连、黄芩、木通、大黄。

若多表邪太盛加苍术、荆芥、防风、白芷。

以前加减全在医之辨用也。

方歌

七星剑治邪盛疗，将要走黄昏溃形，麻黄苍耳菊豨莶，蚤休银花与地丁。闷睡蒲神远生地，烦呕连翘桔贝冬。表盛荆防苍术芷，热盛芩连军木通。随疾加减凭医妙，用当通神错伤生。

【阐释】

本节介绍七星剑汤治疗毒初起表实邪盛、增寒附冷的经验。七星剑汤用于治疗毒初起，有表实邪盛的症状，恶寒身冷，疗毒将要走黄和破溃。此时应发散毒邪，药后见汗即见效，诸症遂减而愈。本方由麻黄、苍耳、野菊花、豨莶草、蚤休、银花（代半枝莲）、地丁等7味药组成，一旦见效即减麻黄用量，以防过度发汗造成表虚。如出现心神恍惚、昏睡、神怯等神经系统症状时，在排除病情转为危重后可加茯神，远志，菖蒲，生地，否则应该针对变化后的病情紧急处置。如出现烦呕恶哕等症状提示毒邪犯肝胃，可加用贝母、连翘、桔梗、麦冬。如内热毒盛可用三黄（黄连、黄芩、大黄）加木通以清泻热毒。

如果表邪太盛时可加苍术、荆芥、防风、白芷，以驱邪、祛风、除湿。

【校勘】

①原为"宜"，应为"宣"。

②原为"连"，应为"莲"。

【小结】

七星剑汤的处方来源于《外科正宗》卷二。由7味药物组成：野菊（嫩头）3钱，苍耳头3钱，豨莶草3钱，半枝莲3钱，地丁草3钱，麻黄1钱，草河车2钱。主治十三种疗疮初起，憎寒作热，恶心呕吐，肢体麻木，痒痛非常，心烦作躁，甚者昏愦，疗毒走黄。是疗效极好的配方，其作用如同锋利之剑直刺疗毒之要害，故名。原方的制备方法，是用好酒1斤，煎至1碗。滤清热服。被盖，汗出为度。现代临床应用于治疗疗疮：体温38℃以上，加连翘、银花；心烦口渴加黄连、山栀；局部炎症肿痛剧烈，加丹皮、赤芍；恶寒，以薄荷代麻黄。平均4～5天体温恢复正常，5～6天局部炎症消失。

【原文】

小柴胡汤（治邪居半表半里，发热恶寒，证属阳气渐虚，此方投之甚效）

人参（助阳气，退虚热），柴胡（引少阳清气上升，表散寒邪，除虚热），黄芩（能佐柴胡以平少阳之邪热），半夏（宣①达气血，通和阴阳，能分寒热各归其所，非和胃调气之用），**甘草**（助中气，除虚热，协合阴阳之道）。

以上之方，原出仲景所立，总统少阳之主药。疮疔之患，邪传少阳，每多外寒内热。总属内毒移动，血分渐虚之故，宜^①将原方加四物名为柴胡四物汤，兼清血热为要。若是邪气已然传里，肝经必定虚怯，惊烦不宁，将柴胡四物汤减去人参、半夏，加用连翘、牛蒡子、生栀子、天花粉、防风名为柴胡清肝汤。以上之剂，行瘀解毒，便可宁神，散风凉血，则能镇惊。见效则止，勿可过用。

方歌

小柴胡汤用人参，柴胡半夏草黄芩，血虚芎归芍地入，能除内热效如神。清肝减参与半夏，再加连翘天花粉，防风牛蒡生栀子，除风镇惊宁厥阴。

【阐释】

本节介绍小柴胡汤治疗疮疡的经验。小柴胡汤治疗病邪在半表半里、发热恶寒、阳气渐虚之症，临床疗效非常好。小柴胡汤源自张仲景《伤寒杂病论》，其功效主要是和解少阳，和胃降逆，扶正祛邪。疮疔邪传少阳，可有外寒内热。其病因是由于内毒移动，血分渐虚。此时可将小柴胡汤加四物名为柴胡四物汤，补血的同时兼清血热才能使疗效更好。如果出现惊烦不宁等肝经虚怯的症候，预示邪气已然传里，应将柴胡四物汤减去人参、半夏，加用连翘、牛蒡子、生栀子、天花粉、防风名为柴胡清肝汤，以养血清火，疏肝散结，散风凉血，宁神镇惊。

但应见效即止，不可过服。

【校勘】

①原为"宜"，应为"宜"。

【选注】

《证治准绳·幼科》：婴儿实与乳母一体，凡患疮疾，但审乳母肝经有热，用加味小柴胡汤之类，肝经虚热用加味逍遥散之类。肾水不能生肝用地黄丸。心经积热用柴胡栀子散。

《皇汉医学》：小柴胡汤用于"瘰疬、乳痈、便毒、下疳，及肝经之一切疮疡，发热，潮热，或饮食少思者。"

笔者注（乳痈治验摘录）：患者，女，26 岁，2005 年 3 月 4 日诊，患者 2 日夜哺乳后，突然恶寒战栗，3 日左侧乳房生起一核，如杏大，红肿疼痛而来诊。证见：恶寒发热，交替往来，口苦，心烦欲呕，食欲不振，舌质淡红，苔薄白，脉弦紧数。病属乳痈，方用小柴胡汤加减：柴胡 15 克、黄芩 12 克、半夏 12 克、苏叶 15 克、大力 15 克、香附 15 克、瓜蒌实 20 克、银花 10 克、夏枯草 15 克、蒲公英 30 克、路路通 10 克，穿山甲 9 克、郁金 9 克、王不留行 12 克，水煎服 1 剂，诸证减轻。嘱再服二剂，诸证消失，再服一剂，巩固疗效，随访 3 年未见发病。按：乳痈一病，多为乳汁瘀积，肝郁胃热而发生。治疗以行气活血，通络下乳，软坚散结，清热消痈。处方常以瓜蒌牛蒡汤、仙方活命饮治疗。本案依据少阳病特征，以小柴胡汤化裁获得奇效。

【小结】

小柴胡汤源自张仲景《伤寒杂病论》，其功效主要是和解少阳、扶正祛邪。此方用于疮疔邪传少阳，有外寒内热之证，临床效果显著。本方在治疗新生儿疮疡（乳母用药）和乳痈等症也有很好的疗效。

【原文】

五积散（治疮阴表实之患，用此温经发散）

麻黄、苍术、枳壳、陈皮、茯苓、桔梗、当归、白芍、川芎、白芷、厚朴、干姜、肉桂，煎服见汗。

方歌

五积散医寒邪风，苍术枳壳陈茯苓，桔梗归芍芎芷朴，麻黄姜桂甘草灵。

【阐释】

五积散可温经发散，故用来治疮阴表实之外科疮疡，方中有麻黄合桂枝辛温发表以散表寒；姜、桂、枳、朴温里以行气滞；陈皮、半夏合麻黄、桔梗开肺以豁痰；麻、桂、干姜、白芍、归、甘草具续命汤之方意。本方不仅主治寒、食、气、血、痰五邪之郁积，而且可以尽除表里内外、脏腑经络之寒湿阴邪。

【选注】

《医门法律》：按此一方，能治多病，粗工咸乐用之。而海藏云：麻黄、桂、芍、甘草，即各半汤也；苍术、甘草、陈皮、厚朴，即平胃散也；枳壳、桔梗、陈皮、茯苓、半夏，即枳杏二陈汤也。又川芎、当归治血，兼干姜、厚朴散气。此数药相合，为解表、温中、泄湿之剂，去痰、消痞、调经之方。虽为内寒外感表里之分所制，实非仲景表里麻黄、桂枝、姜、附子的方也。

《外科理例》：五积散治风寒湿毒客于经络，致筋挛骨痛，或脚腰酸疼，或身重痛拘急。

【小结】

五积散，出自《太平惠民和剂局方》，是在二陈汤基础上发展起来的有名方剂。汪讱庵在《医方集解》中将五积散归入表里之剂，称其为"解表温中除湿之剂，去痰消痞调经之方"，"能散寒积、食积、气积、血积、痰积，故名五积"，方中苍术、厚朴、陈皮、甘草为运脾化湿消食积之平胃散；陈皮、半夏、茯苓、甘草为主治痰饮之二陈汤；有治太阳表证的桂枝汤；又有治痰饮之苓桂术甘汤；有治肾着病的苓姜术甘汤；有四物汤去熟地黄，具行血调经之功；故用来治疮阴表实之外科疮疡，可谓面面俱到。

【原文】

疮科流气饮

人参、槟榔、桔梗、白芷、苏叶、枳壳、黄芪、防风、肉桂、木香、乌药、当归、白芍、厚朴、川芎、甘草。

方歌

疮科流气痰湿凝，七情郁滞肌肤中。人参槟榔桔梗芷，紫苏枳壳芪防风，肉桂木香并乌药，归芍草朴与川芎。

【阐释】

疮科流气饮的功能为行气解郁、祛湿化痰。主治七情郁结，湿痰凝滞肌肉，发于脊背，致成痰注发，形如布袋，或如冬瓜，按之木硬，微觉疼痛，不热不红，皮色如常。针对此症，本方风药可从其性，气药可行其滞，参、芪、归、芍以补气血，肉桂血药以和血脉。

【选注】

《疡医大全》：又曰：内踝疽生两足内踝近腕之处，属三阴经脉络也。由湿寒下注，血涩气阻而成。其坚硬漫肿，皮色不变，时时隐痛，难于行走，初宜疮科流气饮加牛膝、木瓜、防己宣通之，外以蒜灸消散，已成服内托黄芪汤，若虚弱者将欲作脓，跳痛者十全大补汤，外敷乌龙膏。

《医宗金鉴》：此证生于任脉，脐上二寸下脘穴。一名中发疽，又名壅肾疮。由心火炽盛，流入肾经而成，色赤高肿，应在二十一日溃破，脓稠受补者顺。初宜疮科流气饮，或仙方活命饮消之。脓将成时，内外治法，俱按痈疽肿疡、溃疡门。其证若平塌紫黑，脓水清稀，七恶证见者逆。

……痰注发如布袋形，按之木硬觉微疼，其发不红亦不热，湿痰七情郁滞成。

此证发于脊背，长形如布袋，短形如冬瓜，按之木硬，微觉疼痛，不热不红，皮色如常。由湿痰、七情，郁滞凝结于肌肉之分，日积深久而成。初起宜服疮科流气饮，外贴金凤化痰膏消之。如此久远疲顽，治之不消者，届期要溃。治法俱按痈疽溃疡门。

笔者注（结核治验）：某妇人全身各处肿且痛，梅核状结核数十个。每年春夏之间，其中5～7个破溃流出脓血，继则排出腐绵状之物，疮根随之脱落。来年其他处破溃之旧根脱落，新根核渐次生出。如此之病状已持续20余年，其间历经内、外科诸方治疗无效。余诊之，此病因气血之郁而生，宜用十六味流气饮。服方200余贴，次年未生新核，旧核亦渐渐消散。

笔者注（乳腺肿瘤治验）：患者，女，38岁。4～5年前因生气右乳房酸痛。诊察，右乳房有大如梅干状之肿瘤，与周围组织不粘连，皮肤亦无凹陷、疼痛和压痛。其他无特殊变化。给予十六味流气饮15日量，分5次投药，肿瘤完全消退。

【小结】

疮科流气饮，又名十六味流气饮。主治肝气郁结，血液瘀滞，或风寒湿邪外侵，气血不和，结成肿块，皮色不变者，以及无名恶肿痈疽、奶岩、流注及一切恚怒气结肿作痛，或漫肿木闷无头、气毒湿毒、流注遍身肿等症。现代临床用于治疗结核、乳腺肿瘤等症，疗效可靠。

【原文】

木香流气饮

枳壳、半夏、当归、白芍、川芎、紫苏叶、厚朴、桔梗、防风、乌药、青皮、陈皮、槟榔、大腹皮、黄芪、茯苓、泽泻①。

方歌

木香流气行滞良，通和上下令舒畅。壳半归芍芎苏朴，桔防乌药青陈榔，大腹黄芪茯苓泽，下部宜加牛膝强。

【阐释】

木香流气饮，来源于《太平惠民和剂局方》。有行滞、调顺荣卫、通流血脉、快利三焦、安和五脏、通和上下、令人体舒畅的功效。木香、沉香、砂仁、苏子、橘红、枳壳皆利气之品，气利则郁自开，食自消，痰自降，水自行；郁金开郁滞之气，又善能行瘀，防止气滞血凝也；腹皮开心腹之气，甜葶苈泄气分之闭，二味又均能逐水，以防气滞则水停。

【校勘】

①原为"泄"，应为"泻"。

【选注】

《医宗金鉴》：木香流气调诸气，快利三焦荣卫行，达表通里开胸膈，肿胀喘嗽气为疼，六君丁皮沉木桂，白芷香附果苏青，大黄枳朴槟蓬术，麦冬大腹木瓜通。（注）木香流气饮，调治一切诸气为病，其功能快利三焦，通行荣卫，外达表气，内通里气，中开胸膈之气，其水肿胀满，气壅喘嗽，气痛走注，内外疼痛，并皆治之。

【小结】

木香流气饮的功能：调顺荣卫，通流血脉，快利三焦，安和五脏。治疗气滞痞满不通，胸膈膨胀，口苦咽干，呕吐食少，肩背腹胁走注刺痛；喘急痰嗽，面目虚浮，四肢肿满，大便秘结，小便赤涩；忧思太过，怔忪（惊悸状）郁积，脚气风热，聚结肿痛，喘满胀急，或心胸痞闷，咽嗌不利。现代临床还用于治疗流注瘰疬、痰饮、抑郁、尿毒症、结肠炎等症。

【原文】

托里透脓汤

人参、白术、白芷、山甲、升麻、当归、黄芪、皂刺、陈皮、甘草。

方歌

托里透脓疮疽宜，已成未溃服之吉。参术芷甲升麻草，归芪皂刺炒陈皮。

【阐释】

托里透脓汤，用治痈疽已成尚未溃破，此方具有扶正祛邪，托里透脓之功。黄芪生用益气托毒为主药，辅以当归、川芎活血和营，穿山甲、皂角刺消散穿透，直达病所，软坚溃脓。

【选注】

笔者注（缺乳治验摘录）：某，女，22岁。1987年9月某日，顺产一男婴，持续半月无乳，经用单、验方无效，继用中药通乳法8剂，又配合食疗仍无乳汁排出。于1988年1月3日来诊。查体：消瘦，面色萎黄，四肢倦怠，纳食量少，头昏心悸，嗳气，大便秘结，多梦少寐，舌质淡少苔，脉沉细无力。证属气虚血弱，乳汁化源不足。治宜益气补血，佐以通络解郁，拟用托里透脓汤。处方：人参（另炖）10克，白术（土炒）、黄芪（蜜炙）、当归各15克，穿山甲珠、皂角刺、白芷、甘草（蜜炙）、升麻（蜜炙）各8克，青皮12克。水煎服，日1剂。1月6日二诊：服药后感觉头昏、心悸均减轻，精神尚可，并有少量乳汁泌出，但不能满足婴儿之食量。守原方减升麻、白芷，山甲珠、皂角刺改6克，加制香附12克，又服3剂，乳汁充足，已能满足婴儿食量，诸症消失，母子康健。

【小结】

托里透脓汤出自清·吴谦《医宗金鉴》，是外科常用的良方。由人参、白术、穿山甲、白芷、升麻、甘草节、当归、生黄芪、皂角刺、青皮组成，具有扶正祛邪，托里透脓之功。主治切痈疽气血亏损，将溃之时，紫陷无脓，根脚散大者。用法：水煎，温酒送服。用水600毫升，煎至200毫升。病在上部，先饮煮酒适量，后热服此药；病在下部，先服药，后饮酒；疮在中部，药内对酒热服。

【原文】

托里排脓汤

当归、白芍、黄芪、人参、白术、云苓、陈皮、肉桂、金银花、贝母、连翘、甘草。上患加白芷，胸患加桔梗，下患加牛膝。

方歌

托里排脓溃疡宜，排脓消肿归芍芪。四君陈桂银贝壳，头芷胸桔下牛膝。

【阐释】

托里排脓汤，用于疽疮疔肿脓将形成时之治疗。人参、黄芪、茯苓、白术益气托毒；当归、白芍养血活血，气行血畅，正气充盛，则利于托里排脓；银花、甘草清热解毒；肉桂以温补托毒；贝母、陈皮化痰理气；连翘清热解毒、散结消肿。如果疮患在身体上部，如头颈面部可加白芷止痛排脓，患在胸部加桔梗化痰散结，患在下部加牛膝以活血祛瘀、引血下行。

【选注】

《医宗金鉴》外科卷上：（方歌）鱼尾毒生后发角，在左在右浅而轻，膀胱湿热七日溃，脓出肿消痛自宁。（注）此毒生于项后发际两旁角处，由足太阳膀胱经湿热凝结而发。其毒或在左，或在右，皆属轻浅。初起宜荆防败毒散；脓将成，宜服托里排脓汤。其外治之法，同痈疽肿疡、溃疡诸证。

【小结】

托里排脓汤来源于《医宗金鉴》卷四。主治疽疮疔肿脓将成者。现代临床用于支气管扩张症后期正气虚弱时的治疗，也可用于各种化脓性炎症将要化脓时的治疗。

【原文】

托里消毒汤

皂刺、金银花、黄芪、白芷、桔梗、川芎、当归、白芍、人参、白术、云苓、甘草。

方歌

托里消毒助卫荣，补正托腐肌易生。皂刺银花芪芷桔，八珍减地用最灵。

【阐释】

托里消毒汤用于治疗疮疡体虚邪盛，脓毒排除不畅的患者。人参、黄芪、茯苓、白术益气托毒；当归、芍药、川芎养血活血，气行血畅，正气充盛，则利于托里排毒；银花、甘草清热解毒；白芷、皂角刺止痛排脓。合而用之，既可托毒外出，又可消肿解毒，故名托里消毒散

【选注】

《外科正宗》卷一：托里消毒散（处方）人参、川芎、白芍、黄芪、当归、白术、茯苓、金银花各3克，白芷、甘草、皂角针、桔梗各1.5克。（功能主治）治痈疽已成，不得内消者。（用法用量）上药用水400毫升，煎至320毫升，空腹时服。脾弱者，去白芷，倍人参。

【小结】

托里消毒汤的功用为补益气血，托毒消肿，用于治疗疮疡体虚邪盛，脓毒排除不畅的患者。此方即八珍汤减熟地，加皂角刺、银花、黄芪、白芷、桔梗，在益气托毒、养血活血的基础上，又加强了清热解毒、止痛排脓的功效。现代临床用于脓耳（化脓性中耳炎）、凝脂翳（化脓性角膜炎）等五官科疾病，证属气血不足者。临床研究证实：托里消毒散及其汤剂对预防尖锐湿疣复发有效（先以微波除去疣体及亚临床感染的皮损后，分别给予散剂及汤剂内服治疗），副作用小，且费用低，值得临床使用。

【原文】

阳和解凝汤

怀熟地一两，鹿角胶三钱，白芥子二钱（炒），麻黄五分，姜炭五分，肉桂一钱，甘草一钱。

方歌

阳和汤治阴顽疽，骨槽流注并鹤膝，乳岩结核石疽证，无名阴

疽漫肿异。皮常坚硬色白暗，解凝除邪消痰奇。熟地一两鹿胶三，芥子二钱肉桂一，麻黄姜炭各五分，甘草一钱生用宜。煎服微汗疽消解，红肿阳热莫用之。

此方内鹿角胶，现今物假价贵。余每以鹿角霜、当归各三钱以代鹿角胶之力，每用亦皆有效。

此方乃王洪绪先生治阴疽之最妙法也。麻黄得熟地而不散，熟地得麻黄而不滞，但系阴疽肿溃用之，皆有神效。

【阐释】

阴疽之表现患处漫肿无头，皮色不变，如贴骨疽、脱疽、流注、痰核、鹤膝风等。临床多见于中老年患者，尤其是疖肿形成之后，大剂量应用清热解毒之品或长期应用抗生素，可使疖肿转化为阴疽。阳和汤出自王洪绪的《外科证治全生集》，专为阴疽而设。水煎服，见有微汗疽使消解，如遇红肿阳热不可用。为了避免使用假药和高价药，方内鹿角胶可以鹿角霜、当归各三钱代之，有同等药效。此方是王洪绪先生治阴疽特效方。方中麻黄得熟地而不散，熟地得麻黄而不滞，二药相得益彰。

【选注】

笔者注：王维德，字洪绪，曾祖若谷，以医起家。曾留心疡科，并以效方笔之于书，作为传家之宝，自此世为疡医。维德资质聪颖，幼承家学。于医书无不研读。并旁涉星命、卜筮之书，学识颇广。在医学方面，通内、外、妇、儿各科，尤擅长外科疾患之诊治，行医40余年，临床疗效卓著。72岁时完成《外科证治全生集》4卷（1740年），又名《外科全生集》，系总结家传及生平所得之效方而成。书中公开了家传四代之经验，堪称清代较有价值的一部外科专著。

《成方便读》：夫痈疽流注之属于阴寒者，人皆知用温散之法矣。然痰凝血滞之症，若正气充足者，自可运行无阻，所谓邪之所凑，其气必虚，故其所虚之处，即受邪之处。病因于血分者，仍必从血而求之，故以熟地大补阴血之药为君，恐草木无情，力难充足，又以鹿角胶有形精血之属以赞助之。但既虚且寒，又非平补之性可收速效，再以炮姜之温中散寒，能入血分者，引熟地、鹿角直入其地，以成其功。白芥子能去皮里膜外之痰，桂枝入营，麻黄达卫，共成解散之勋，以宣熟地、鹿角胶之滞；甘草不特协和诸药，且赖其为九土之精英，百毒遇上则化耳。王洪绪自言："阴疽治法，夫色之不明而散漫者，乃气血两虚也；患之不痛而平塌者，毒痰凝结。治之之法，非麻黄不能开其腠理，非肉桂炮姜不能解其寒凝。此三味虽酷暑不可缺一也。腠理一开，寒凝一解，气血乃行，毒亦随之消矣。"

笔者注（治验）：患者，李某，男，70岁。于2006年7月就诊。

自述20天右侧面颊出现黄豆大小硬结，压之疼痛，并有红肿。在社区医院按"疖肿"给予青霉素980万单位，甲硝唑250毫升静脉点滴，7天后疖肿红肿消失，但硬结扩大如花生米，压之仍有疼痛。于是将青霉素换为头孢哌酮，继续输至第18天，硬结仍如花生米大，颜色暗淡，并出现纳呆、便溏等，患者不能耐受。刻诊：疖肿如花生米大，边界清楚，压之疼痛，颜色暗淡，脘腹胀满，纳呆便溏。舌质淡，苔白滑，脉沉迟。辨证为阳虚血弱，寒凝痰滞。治以温阳补血，散寒通滞。处方：熟地30克，麻黄15克，鹿角胶12克（烊化），白芥子30克，肉桂12克，生甘草12克，炮姜15克，砂仁15克，黑附子30克（与生姜45克一起先煎），7剂。每剂以水1600毫升，煎至600毫升，分3次服。7剂服完，疖肿缩小如黄豆大，纳呆腹胀好转，不再便溏。效不更方，续服7剂，疖肿消失。为巩固疗效服至18剂。告愈。

【小结】

此方乃王洪绪先生治阴疽之最妙法。王氏治外科疾患以"红痈乃阳实之症，气血热而毒滞；白疽乃阴虚之症，气血寒而毒凝"为理论依据。认为两者均应以开腠理为治。阳和解凝汤：主一切阴疽，色白或青暗，不肿或漫肿，酸痛或不痛，舌苔白，口不渴，脉沉细或细迟（贴骨疽、脱疽、鹤膝风）。目前临床用方：熟地30克（佐麻桂引阴毒外出）、鹿角胶9克（烊化，引子药）、肉桂3克、麻黄1.5克、炮姜炭1.5克、白芥子3克（辛温，去湿浊）、生甘草3克（解毒和诸药）。亦可于方中加附子。

【原文】

普济消毒饮（治大头瘟初起清解之剂）

马勃、板蓝根、元参、连翘、黄芩、黄连、陈皮、薄荷、柴胡、桔梗、生麻、僵蚕、牛蒡子、甘草。水煎温服。

方歌

普济消毒头瘟证，天行时疫肿紫红。初发附冷次体重，喘满口干二目封。马勃板兰元参翘，芩连陈薄柴桔升，僵蚕牛蒡共甘草，时瘟头肿服立平。

【阐释】

普济消毒饮有清热解毒，疏风散邪的功用，为治大头瘟初起清解之剂。

大头瘟乃感受风热疫毒之邪，壅于上焦，发于头面所致。风热疫毒上攻头面，气血壅滞，乃致头面红肿热痛，甚则目不能开；温毒壅滞咽喉，则咽喉红肿而痛；里热炽盛，津液被灼，则口干口渴；初起风热时毒侵袭肌表，卫阳被郁，正邪相争，故恶寒发热身重；舌苔黄燥，脉数有力均为里热炽盛之象。疫毒宜清解，风热宜疏散，病位在上宜因势利导，疏散上焦之风热，清解上焦之疫毒，故法当解毒散邪兼施而以清热解毒为主。方中重用酒连、酒芩清热泻火，清泄上焦头面热毒为君。以牛蒡子、连翘、薄荷、僵蚕辛凉疏散头面风热为臣。玄参、马勃、板蓝根上行清热解毒，玄参尚能滋阴；配甘草、桔梗以清利咽喉；陈皮理气疏壅，以散邪热郁结，共为佐药。升麻、柴胡疏散风热，并引诸药上达头面，且有"火郁发之"之意。诸药配伍，共收清热解毒，疏散风邪之功。

【选注】

《医方集解》：此手太阴少阴足少阳阳明药也。芩连苦寒，泻心肺之热为君；玄参苦寒，橘红苦辛，甘草甘寒，泻火补气为臣；连翘薄荷鼠黏（牛蒡子）辛苦而平，蓝根甘寒，马勃僵蚕苦平，散肿消毒定喘为佐；升麻、柴胡苦平，行少阳阳明二经之阳气不得伸，桔梗辛温，为舟楫，不令下行，为载也。（此解本之东垣，而稍加删润。然十书中无此方，见于准绳）

《东垣试效方》：泰和二年，先师以进纳监济源税，时四月，民多疫疠，初觉憎寒体重，次传头面肿盛，目不能开，上喘，咽喉不利，舌干口燥，俗云大头天行，亲戚不相访问，如染之，多不救。张县丞侄亦得此病，至五六日，医以承气加蓝根下之，稍缓。翌日，其病如故，下之又缓，终莫能愈，渐至危笃。或曰李明之存心于医，可请治之。遂命诊视，具说其由。先师曰：夫身半以上，天之气也；身半以下，地之气也。此邪热客于心肺之间，上攻头目而为肿盛，以承气下之，泻胃中之实热，是诛罚无过，殊不知适其所至为故……普济消毒饮子：黄芩、黄连各半两，人参三钱，橘红、玄参、生甘草各二钱，连翘、黍黏子（牛蒡）、板蓝根、马勃各一钱，白僵蚕炒七分，升麻七分，柴胡二钱，桔梗二钱。共为细末，半用汤调，时时服之；半蜜为丸，噙化之，服尽良愈。

【小结】

普济消毒饮主治大头瘟。恶寒发热，头面红肿灼痛，目不能开，咽喉不利，舌燥口渴，舌红苔白兼黄，脉浮数有力。本方在现代临床中常用于丹毒、腮腺炎、急性扁桃体炎、淋巴结炎伴淋巴管回流障碍等属风热邪毒为患者。本方药物多苦寒辛散，素体阴虚以及脾虚便溏者慎用。病变局部可外敷如意金黄散等以增强清热消肿之效。若大便秘结者，可加酒大黄以泻热通便；腮腺炎并发睾丸炎者，可加川楝子、龙胆草以泻肝经湿热。

【原文】

护心散（治疗毒，烦燥，内乱方）

绿豆粉一两，乳香三钱，朱砂一钱，粉甘草一钱。共研细末，每服二钱，温茶送下。

方歌

护心散治毒内攻，烦躁口干呕逆冲。豆粉乳香朱共草，二钱调下有神功。

凡治疗毒，甘草之性，甘缓凝滞，不宜早用，惟护心散每日三四次服之有益无害。因有豆粉、乳香，苦淡可以行其凝性，而且能御毒气入心，最为得效之用。临疾万莫忽失，以下之内固清心散亦然。

【阐释】

护心散源自《外科正宗》卷一，功用为护心解毒，主治疮毒内攻，口干烦躁，恶心呕吐。方中绿豆粉、乳香，苦淡可以行其凝性，而且能防止毒气入心是治疗毒出现烦燥、内乱时的有效方剂。朱砂重镇安神，解毒，疗疮疡。甘草之性，甘缓凝滞，治疗毒时不宜早用。护心散每日三四次服之有益无害，应及时用。下面介绍的固清心散用法与此方接近，临床使用也是尽早效果更佳。

【选注】

《揣摩有得集》：护心散（处方）绿豆粉 5 钱，朱砂 5 分（水飞），乳香 1 钱（去油），黄蜡 1 钱。（制法）上为细末。（功能主治）护心，预防毒气入内。主一切疗毒。（用法用量）开水冲服。

《外科证治全书》卷四：护心散（处方）大黄 1 两，没药 3 钱，乳香 3 钱，白蜡 1 两，松香 5 钱，骨碎补 5 钱，当归 1 两，麝香 5 分。（制法）上药各为细末。（功能主治）夹伤。（用法用量）猪板油 1 两，将白蜡、松香同猪油在铜锅内化开后，将各药末拌匀为膏药，贴在伤处，外用油纸包裹，再用线缠住。轻者一膏即愈，重者须贴两膏。夹棍伤重，大约 4 个月即可行动无虞矣。

《开宝本草》：绿豆，甘，寒，无毒。入心、胃经。主丹毒烦热，风疹，热气奔豚，生研绞汁服，亦煮食，消肿下气，压热解毒。

《本草纲目》：绿豆，消肿治痘之功虽同于赤豆，而压热解毒之力过之。且益气、厚肠胃、通经脉，无久服枯人之忌。外科治痈疽，有内托护心散，极言其效。

【小结】

护心散护心解毒，用于治疮毒内攻，口干烦躁，恶心呕吐，并治狗咬伤。用法用量：绿豆粉、乳香、朱砂、甘草（见上用量）共为细末，每服 2 钱，滚水调下，早、晚各 1 次，徐徐咽下，令药力时时在胸膈。或用甘草 1 两浓煎，即用此汤泛为丸，每服 3 钱。现代临床也有用于癌症初期治疗的报道：用李氏护心散护住病人的心脏和大脑，防止癌细胞扩散，然后再进行其他针对治疗。方中主药绿豆清热祛暑，解毒，利水，外科治痈疽，其药用功效极受各代本草推崇，现代临床和民间应用的范围很广泛。

【原文】

内固清心散（治疗毒真气虚弱而作内热者）

绿豆粉二两，人参、雄黄、辰砂、茯苓、白豆蔻、元明粉、甘草、乳香各二钱，冰片一钱。

方歌

内固清心防毒功，内弱毒气入心中。焮疼热盛烦饮冷，豆粉人参冰片雄，辰砂白蔻元明粉，茯苓甘草乳香同。

【阐释】

内固清心散用于治疗由于真气虚弱，而致疔毒邪气过盛入心，出现内热、烦躁、喜冷和患处焮疼的病症。处方来源《外科正宗》，茯苓、朱砂、人参、玄明粉、白豆蔻、甘草、乳香、雄黄、冰片各 3 克真豆粉 60 克。共为细末。每服 4.5 克，蜜汤调下，不拘时服。

【选注】

《外科正宗》卷一：内固清心散（药物组成）茯苓 1 钱，辰砂 1 钱，人参 1 钱，玄明粉 1 钱，白豆蔻 1 钱，甘草 1 钱，乳香 1 钱，明雄黄 1 钱，冰片 1 钱，真豆粉 2 两。（功效）预防毒气内攻。（主治）痈疽、发背、对口、疔疮，热甚焮痛，烦躁饮冷。上为细末。每服 1 钱 5 分，蜜汤调下，不拘时候。

《类证治裁》卷六：附方〔便秘〕内固清心散　白蔻、人参、朱砂、赤苓、雄黄、绿豆、朴硝、甘草、皂角各一钱，冰片、麝香各一分。每服一钱。

《医学入门》：心痈胸发名井疽，胸乳间生蜂窠痈发，名井疽。状如豆大，三四日起，不早治，入于腹，十日死。外发可治内伤殂；降火清心为要药，心热盛极，急用疏导心火之药，迟则不救。小便涩者，清心散，或凉膈散去硝、黄，加白芷、天花粉、瞿麦、木通；大便秘者，内固清心散，或凉膈散去硝，加白芷、天花、生地。

【小结】

内固清心散用于治疗痈疽、发背、对口、疔疮。主要临床表现为热甚患处焮痛（灼热而肿胀的疼痛），心情烦躁喜饮冷，呈现毒气内攻之势者。注意一定在正气不足并有内毒攻心的全身症状时才可应用。

【原文】

消疔简便方

白矾三钱，葱白七根。水煎热服，被盖出汗，如无汗再以热葱水催之。

方歌

白矾葱白简便方，尊宗内经发汗良，无汗再以葱汤催，毒消疔灭效称强。

【阐释】

消疔简便方，因组方简便、易行、疗效佳而称之。用白矾三钱、葱白七根，同捣极烂，分作7块，每块用热酒适量送下。服毕，用厚被盖之，再吃葱白汤200毫升，少顷汗出如淋，从容去其盖被，其病随汗出而解。若无汗再以热葱水催之。此方堪称消疔去邪之良方。

【选注】

笔者注（红丝疔治验）：临床每遇红丝疔，先点刺厥阴俞拔罐放血（病左刺左，病右刺右），再配合消疔简便方发汗，均获良效（临床治愈以红肿热痛及肿大淋巴结消失，所起红线腿尽为准）。针刺放血拔罐：取患侧厥阴俞（即第4胸椎棘突下旁开4.5寸），消毒后，用三棱针向背脊方向点刺，挤出1至2滴血，再拔火罐，15分钟后起罐，可拔出黑紫色血，1～3毫升左右，起罐擦拭干净，放血处外涂龙胆紫。

【小结】

消疔简便方，源于《外科正宗》卷二。方剂组成见上。此方功用解毒消疔。主治疔疮及诸恶毒初起，尚未成脓者。服药时一要用热酒适量送下；二要服毕用厚被盖之发汗；三要再吃葱白汤200毫升促发汗；四是若无汗再以热葱水催之。可见汗出是毒消疔灭的关键。

【原文】

蟾酥丸

蟾酥（酒化）、雄黄各二钱，轻粉、铜绿、枯矾、寒水石（煅）、胆矾、乳香、没药、麝香各一钱，朱砂三钱，蜗牛二十一个，蜈蚣两条（炙黄）。

本堂将原方加蜈蚣，取其性速力烈之义，共为极细，加稀糊捣浓为丸如绿豆大，朱砂为衣，葱水送下，服毕用厚被盖之发汗，如无汗即以热葱汤催之，外上疗孔，或研面，或作捻，或作饼，如僵腐干涩，毒汁不通，或不知疼，皆宜兑紫番硇砂，盖以玉红膏；若外用圈敷，兑皂角面三分之一，取其性速逐痰化凝活瘀荡湿；若兼风寒者，必系皮常胀硬，肌肤不热，宜兑干姜面三分之一，以鲜姜捣汁，涂上必效。

方歌

蟾酥丸治诸疗毒，初起恶疮皆可服，外用化腐又消坚，内服驱毒发汗速，外涂姜面皂角兑，走黄之忧永远无。

【阐释】

蟾酥丸可解毒消肿，辟秽疗疮，活血定痛。用于治疗各种疗毒，以及初起的各种恶疮。外敷可用于各种化脓性感染和肿毒，即可化腐又可消坚，用作内服发汗之剂可以驱除体内毒素。原方共有蟾酥（酒化）等12味药（见原文药味），何景才将原方加入蜈蚣，目的是利用蜈蚣性速力烈的特点，加强原方驱毒之力。诸药共为细面加稀糊捣浓为丸如绿豆大，朱砂为衣。葱水送下，被盖出汗，若无汗再以热葱水催之。研面、作捻、作饼可外用上疗孔。如果疮面僵腐干涩、毒汁不通、或不知疼，应该兑入紫硇砂，以加强软坚蚀腐之力，上面盖以玉红膏以防蚀及正常组织；如果外用圈敷肿根，应兑入皂角面三分之一，是借其性速逐痰化凝活瘀荡湿。如果疮疡兼有风寒，患者的患处肌肤不热并且常有胀硬感，可以在药面中兑入干姜面三分之一，用鲜姜捣汁将药面和匀，涂上必效。以上的治疗只要及时进行完全可以避免走黄。

【选注】

《医宗金鉴》外科卷下：（方歌）蟾酥丸治诸疗毒，初起恶疮皆可逐，外用化腐又消坚，内服驱毒发汗速。朱砂轻粉麝雄黄，铜绿枯矾寒水入，胆矾乳没共蜗牛，丸如绿豆葱酒服。

【小结】

蟾酥丸的功用是解毒消肿，辟秽疗疮，活血定痛。主要用于疗毒恶疮、痈疽发背、附骨痈疽、乳痈乳发及无名肿毒等。现代多用于急性乳腺炎、蜂窝组织炎、全身各部的化脓性感染等属于热毒壅盛者。本品中有毒药物较多，不可过量或长期服用。体弱血虚，脾胃虚寒者及孕妇忌服。外用不可入目。内服的方法，水丸剂：0.3 克/瓶，33 粒重 1 克，2～4 粒/次，2 次/日，葱白汤或温开水送服。外用研细，醋调敷患处，1 日数次，干后以水润之。国内也有蟾酥丸治胃癌（《江苏中医药》1989 年 05 期）、皮肤炭疽（《中医炭疽疗毒疗法》1956 年）的相关报道。

【原文】

九龙丹（治下部疮患，毒盛肿硬疼胀，以此热下其毒，自可消减）

木香、乳香、没药各三钱，巴豆（炒去油）、儿茶各四钱，血竭二钱，牙皂八钱。共为细末，枣泥为丸，如豌豆大，朱砂为衣，每服九丸，开水送下，老弱减用。服后便泻三四次，要解以粳米凉粥服之则止。

【阐释】

九龙丹特治下部鱼口、便毒、骑马痈、横痃等疮患。本方有活血、消肿、败毒之功效，针对毒盛肿硬疼胀的病症，以巴豆之大辛大热、无坚不破之力统领诸药热下，各种疮疡之毒自可消减。上七味药（见原文方）共为细末，枣泥为丸如豌豆大，朱砂为衣，每服九丸（不可多服），白水送服，老弱应适当减用量。服后便泻三四次可视为正常，如便泻过频可以粳米凉粥服之即止。

【选注】

《成方便读》：本方所治病证，皆湿热蕴结，挟痰与血，酿成大毒，有牢不可破之势。若以轻浅通套之药，祛其湿热，解其郁毒，杯水车薪，决难济事，即以大黄、芒硝等寒药下之，亦如以水沃石，水去而石依然。故必以巴豆之大辛大热，无坚不破，无闭不开，腐化一切有形之物，由大便荡涤而下，方能剿寇擒巨，悉无遗类。至于血竭之行瘀，木香之理气，儿茶之化痰，乳香没药，芳香通络，定痛疏邪，皆为巴豆之辅佐，而各搜求其病本耳。

【小结】

九龙丹源自明·陈实功《外科正宗》，方义是辛苦火泻。功用是解毒消肿，用于治疗 1. 悬痈。病在阴囊之后，股道之前，若悬物然，初肿可消。2.

横痃。花柳淫毒，凝滞结于腿股和缝，痈肿如卵，左名鱼口，右名便毒。寒热往来，疼痛异常，两腿牵绊，不能屈伸。九龙丹用于梅毒初发，遍身见红点者，或阳物肿痛破烂者。制法（方剂略）：共碾细面，枣肉为丸，如芡实大。可保存于瓷合内。每服九粒，白水送下。忌食发物。

【原文】

琥珀蜡矾丸（治诸疮溃久不愈，服此即能暗化脏腑毒滞，并能护膜解毒）

白矾一两二钱，琥珀一钱半，雄黄三钱。以上三味研细，黄蜡一两，溶化兑蜂蜜二钱，候温将前三味入内，搅均冷定丸，如黄豆粒大，每服二钱半，开水送下。

【阐释】

琥珀蜡矾丸是在《外科正宗》原方基础上减朱砂而成，用于治疗诸疮溃久不愈，服此方后即能暗化脏腑毒滞，散血解毒，并能护膜护心。现代方用白矾36克、琥珀4克、雄黄4克以上三味研细，黄蜡30克溶化兑蜂蜜6克，候温将前三味入内，搅均冷定丸，如黄豆粒大，每服8克，开水送下。

【选注】

《外科传薪集》：（清·马培之）琥珀蜡丸（治痈疽发背，已成未脓之际。恐毒瓦斯不能外出，必致内攻，预服此丸，护膜护心。散血解毒，功效甚大。每服在日晚三十丸。白汤送。甚者日二次）。白明矾一两五钱，黄蜡一两，雄黄一钱二分，琥珀一钱（另研极细），朱砂一钱二分，蜂蜜二钱。先将矾、雄、珀、砂四味。先研细末。再将蜜蜡入铜勺内溶化。离火片时。四边稍凝。入上药末搅匀。共成一块。以一人将药火上微烘。众人急丸。如小绿豆子大。用朱砂为衣瓷罐收贮。

《外科正宗》卷一：（后人摘录）琥珀蜡矾丸　白矾36克，黄蜡30克，雄黄3.6克，琥珀3克（另研极细），朱砂3.6克，蜂蜜6克（临入）。上前四味，先碾极细，另将蜜、蜡在铜勺内熔化，离火片时，候蜡四边稍凝时，方入上药搅匀，共成一块，火上微烘，急丸如小寒豆大，以朱砂为衣，瓷罐收贮。功能主治：解毒护心。治痈疽、发背已成未溃者。用法用量：每服20～30丸，食后用白汤送下。病甚者，早、晚日进二次。（备注）原书云："痈疽发背已成未溃之际，恐毒气不能外出，必致内攻，预服此丸，护膜护心，亦且散血解毒。"

【小结】

琥珀蜡矾丸用于治疗诸疮溃久不愈，能暗化脏腑毒滞，散血解毒，并能护膜护心。现代临床中用此丸治疗痈疽、疮疡、疔毒、疖肿等症，疗效均较满意。其功用为：托里解毒，排脓止痛，疮疡初起服之即消，已成脓者服之能促使穿溃排脓，提前愈合。

【原文】

护膜散（治肋胁生疮，予服此药解毒，能保内膜，免致透膜之害）

川白占、白及各等分。共为细面，每服二三钱，黄酒调服，米汤亦可。

【阐释】

护膜散主要用于治疗肋胁生疮，提前预防应早服此药，可以解疮疡毒，保护内膜，避免遭受透膜之害。方由川白占（白蜡）、白及各等分，共为细面，每服二三钱，黄酒、米汤调服。

【选注】

笔者注：本节所说的膜即指"膜原"。"膜原"的概念1. 广义膜原：泛指伏邪在体内潜伏的部位。清代医家周学海提出"伏邪皆在膜原"说。他认为人感受四时不正之气，变为伏邪潜伏于体内，附着于"膜原"部位。此膜原为广义之膜原，即伏邪在体内潜伏之所。2. 狭义膜原：为内外交界之地，乃一身之半表半里，居于卫表肌腠之内，五脏六腑之外的膜及膜所围成的空样结构。膜原与肠胃相联系，上连于宗筋。它既是外邪侵入体内的必由途径，又是体内邪气排出体外的必经通路。若正气衰弱，外邪每由膜原入内，进而侵及内部脏腑；若正气恢复，正气鼓邪外出，内邪每经膜原透达于外。膜原又为三焦之关键和门户，为手少阳所主，其与三焦气机的输布运行密切相关。膜原具有屏障气血，保护内部脏器，抵御外邪深入的功能。膜原是邪气易于潜伏结聚的部位，邪气如停着于膜原，会导致邪气不能与卫气相行，而从卫表排出；膜原分布范围甚广，为邪气结聚较为深的层次，而且，由于膜与膜之间的腔隙相通，邪气淫溢散漫，侵淫范围容易扩大，从而使病情加重。

《医宗金鉴》卷六十七：护膜散（处方）白蜡、白及各等分。（制法）共研细末。（功能主治）化毒散结，生肌护膜。治痈疽生于胁肋、腰腹空软之处，不论将溃已溃，有透膜之变者。（用法用量）轻剂3克，中剂6克，大剂9克，黄酒或米汤调服。

《医学衷中参西录》：加味玉屏风散治破伤后预防中风，或已中风而瘛，或因伤后房事不戒以致中风。生箭（一两）白术（八钱）当归（六钱）桂枝尖（钱半）防风（钱半）黄蜡（三钱）生白矾（一钱）作汤服。此方原为预防中风之药，故用黄芪以固皮毛，白术以实肌肉，黄蜡、白矾以护膜原。犹恐破伤时微有感冒，故又用当归、防风、桂枝以活血散风。其防风、桂枝之分量特轻者，诚以此方原为预防中风而设，故不欲重用发汗之药以开腠理也。

《内经词典》（张登本、武长春）：膜，皮肉、筋骨、脏腑间的膜状组织。……膜原，指上焦心肺与中焦胃肠间的膜状组织，因其广而平，故名。

【小结】

肋胁生疮一般是指渊疽。渊疽是腰、腹空软之处发生的痈疽，是伤及肝胆所致，当在将溃未溃之际，多服护膜散，可免透膜之患。体查可见初起患处坚硬，肿而不红，疮势平塌，日久方溃。如见疮口脓稠色白者顺；如豆浆水者逆。治法同无头疽。如疮口闻及呼吸声，此为内膜已透，当急灸阳陵泉穴，兼服护膜散（白蜡、白及各等分，共研细末），轻剂一钱，中剂二钱，大剂三钱，黄酒调服，米汤亦可，一日三次。

【原文】

五福化毒丹（治小儿内毒蕴热，积久为患，头面周身致生疮疖等毒，即服此药俱能消散）

犀角一钱半，元参、赤茯苓、桔梗各一两五，生地、青黛、甘草各三钱，龙胆草、芒硝①、牛蒡子各一两。以上等味共为极细，炼蜜为丸，如芡实大，茶水或薄荷煎汤送下。

【阐释】

五福化毒丹主治小儿内毒蕴热，在体内积聚过久，致使头面周身生诸疮瘾疹，口舌生疮，赤游丹毒等毒。还可伴有痰涎壅盛，谵语烦躁，夜睡不宁等证，服用此药都可以消散。方用犀角、元参、赤茯苓、桔梗、生地、青黛、甘草、龙胆草等味共为细末，炼蜜为丸，如芡实大，用茶水或薄荷煎汤送服。

【校勘】

①原为"消"，应为"硝"。

【选注】

《外科正宗》卷四：五福化毒丹（组成）玄参2两，桔梗2两，赤苓2两，人参3钱，黄连1两，龙胆草1两，青黛1两，牙硝1两，甘草5钱，冰片5分，朱砂3钱，金箔20张（为衣）。（主治）小儿蕴积胎毒，以及诸疮瘾疹，伤风斑症，口舌生疮，痰涎壅盛，谵语烦躁，夜睡不宁者，小儿赤游丹毒。（制法）上为末，炼蜜为丸，如芡实大。（用法）每服1丸，薄荷、灯心汤化下；疮疹后余毒上攻，口齿涎血臭秽，以生地黄汁化下。如无地黄，竹叶灯心汤亦可用。

【小结】

小儿头面周身生诸疮瘾疹，口舌生疮，赤游丹毒等毒。并有痰涎壅盛，谵语烦躁，夜睡不宁等全身症状。病因为内毒蕴热为患，可用五福化毒丹治疗，现代临床也将其用于新生儿胎毒和小儿皮肤感染。

【原文】

溃后四君四物加减方

四君子汤

人参、茯苓、白术、甘草。治溃后气虚之主方。

四物汤

当归、川芎、杭芍、生地。治溃后血虚之主方。

　　以上二方并用，名为八珍汤，专治气血两虚，若加黄芪、肉桂名曰十全大补汤，主治溃后诸虚之总方也。若将十全大补汤[①]内减去川芎，加陈皮、远志、五味子，治溃后面黄血少之证，名曰人参养荣汤。若将十全大补汤[①]内减去白术，加陈皮、远志、麦冬，治溃后津液燥耗而作干渴者，名曰内补黄芪汤。

　　按，溃后疼硬之理，应有辨解，详列此后。

　　方歌

　　四君参术茯苓草，四物芎归芍地黄。二方并用八珍是，若加芪桂十补汤。荣去芎加陈远味，内去术加远冬良。溃后疼硬当分辨，轻用山甲恐致伤。

　　按，金鉴此歌末句曰，疼甚乳没硬穿皂，其论当有分别，概溃后作疼者，多因暴怒结郁而致血伤作疼。或者乳岩失荣，鼠瘰诸各等逆患，溃后疼甚，治法有此下段之四物。加味之托里定痛之方，酌量加减，寻情施治可也。其外又有手足肢指等毒溃后，虽然腐脱以尽，犹有疼痛者，亦不可作溃后论治。仍宜行降破瘀解毒之法，疼或可止。复有阴虚作疼者，更应溃后现象，其疼必系夜疼昼轻为异。治当宜以六味地黄汤，加法用治可也。其次溃后患处肿硬者，若因情结内郁之由，必系坚紫棱胀，治宜顺气和荣解郁之法。若因风寒外伤患处肿硬，必多木硬色暗，治宜烫洗之方。倍加温热之药，或以附子饼灸法必效。勿可轻用穿山甲，其乃气腥性燥[②]烈发之物，若用治以溃后气虚脾弱之证，必有异变。诸疮溃后禁忌发物，世所知也，岂可以山甲投治溃后。余论是否，后贤必有考核。

　　按，诸疮溃后，若是气虚者，必多兼寒。治者宜当以温热之药，随因加治。若溃后脾虚多痰者，宜将四君子汤内加陈皮、半夏，名六君子汤；若呕吐不思饮食者，宜再加木香、砂仁，名香砂六君子汤；若胃虚呕逆者，宜加丁香、沉香，以舒逆滞；若脾胃受寒者，宜加肉桂、附子；若脾胃虚泄者，宜加柯子、肉蔻；若滑肠不固者，宜加罂粟壳；若肺弱咳嗽者，宜加陈皮、五味子、麦冬；若兼作渴者，加用干葛；若脾胃虚弱食不运化者，宜加焦三仙。以上皆溃后气虚加法之方也。

方歌

四君陈半六君汤，溃后痰滞用最强。再将木香砂仁入，气郁不食呕吐方。逆加丁沉寒桂附，泻加柯蔻粟滑肠。咳加冬味渴加葛，伤食楂曲谷麦良。

按，诸疮溃后，若系血虚者，必多兼热。治者宜当以微凉③之药，随因加治。若溃后血虚作疼者，宜将四物汤内加肉桂、乳香、没药、罂粟壳，名为托里定疼汤；若血虚内热心烦，宜加人参、黄芪，名为圣愈汤；若血虚寒热往来者，宜加小柴胡汤并用，名为柴胡四物汤；若血虚干热者，宜加丹皮、地骨皮，名为地骨皮饮；若兼阳火作热者，宜加黄芩、黄连、黄柏，名为三黄四物汤；若兼阴火作热者，宜加知母、黄柏，名为知母四物汤。以上皆溃后血虚加法之方也。

方歌

四物加桂乳没粟，托里定痛功效奇。圣愈四物参芪入，血虚血热最相宜。血虚烦热小柴合，惟热加丹地骨皮。阳火烦热三黄合，阴火骨蒸加知蘗。

补中益气汤

人参、白术、当归、炙黄芪、升麻、柴胡、五味子、麦冬、陈皮、炙甘草。

方歌

补中益气古称强，元气虚弱脉短慌。参术归芪升柴草，麦味陈皮引枣姜。久服气虚能强盛，痈疽溃后用最良。

【阐释】

四君子汤与四物汤合用，名为八珍汤，专治气血两虚。八珍汤加黄芪、肉桂名曰十全大补汤，主治溃后诸虚之总方也。十全大补汤减川芎，加陈皮、远志、五味子，治溃后面黄血少之证，名曰人参养荣汤。十全大补汤减白术，加陈皮、远志、麦冬，治溃后津液燥耗而作干渴者，名曰内补黄芪汤。

《金鉴医宗》此歌最末句"疼甚乳没硬穿皂"，值得商榷，如果仅仅因疼痛剧烈就轻用山甲，恐怕会造成伤害。还应分别溃后作疼的不同情况用药，较为合理。疼痛常见于：因暴怒结郁而致血伤作疼；乳岩失荣、鼠瘰诸各等逆患溃后疼甚。常用的治法有以下方法：加味之托里定痛之方；破瘀解毒之法（手足肢指等毒溃后，虽然腐脱以尽，犹有疼痛者）；六味地黄汤加法（溃后阴虚作疼，其疼夜疼昼轻）；顺气和荣解郁之法（溃后患处肿硬，若因情结内郁之由，必系坚紫棱胀）；烫洗之方（因风寒外伤患处肿硬、色暗。倍加温热之药，或以附子饼灸法必效）。总之，诸疮溃后禁忌发物已为常理，诸疮溃后禁忌发物勿可轻用穿山甲（其乃气腥性燥烈发之物，用治溃后气虚脾弱之证，必有异变）。我的见解妥否，望后贤通过临床给予验证。

诸疮溃后气虚者，亦多兼寒。应使用温热药，随因加减治疗。溃后脾虚多痰者，应使用四君子汤加陈皮、半夏（名六君子汤），加减法如下：若呕吐不思饮食者，应使用六君子汤加木香、砂仁（名香砂六君子汤）；若胃虚呕逆者，加丁香、沉香，以舒逆滞；若脾胃受寒者，宜加肉桂、附子；若脾胃虚泄者，宜加柯子、肉蔻；若滑肠不固者，宜加罂粟壳；若肺弱咳嗽者，宜加陈皮、五味子、麦冬；若兼作渴者，加用干葛；若脾胃虚弱食不运化者，宜加焦三仙。

诸疮溃后血虚者，亦多兼热。应以微凉之药随因加治：托里定疼汤（溃后血虚作疼者，宜四物汤加肉桂、乳香、没药、罂粟壳）；圣愈汤（血虚内热心烦者，宜四物汤加人参、黄芪）；柴胡四物汤（血虚寒热往来者，宜四物汤加小柴胡汤）；地骨皮饮（血虚干热者，宜四物汤加丹皮、地骨皮）；三黄四物汤（兼阳火作热者，宜加黄芩、黄连、黄柏）；知母四物汤（兼阴火作热者，宜四物汤加知母、黄柏）。

补中益气汤，由"参术归芪升柴草，麦味陈皮引姜枣"（作者改编）共计12味药组成，用治疮疡元气不足，四肢倦怠，口干时热，饮食无味，虚弱脉短或脉洪大无力，心烦、心慌、气怯者，都可服用。

【校勘】

①原为"十补汤"，应为"十全大补汤"。

②原为"躁"，应为"燥"。

③原为"良"，应为"凉"。

【选注】

《医宗金鉴》：四君子汤，补气不足者也。四物汤，补血不足者也。八珍汤，双补血气不足者也。十全大补汤，大补血气诸不足者也。人参养荣汤，去川芎者，因面黄血少，加陈皮以行气之滞，五味子以收敛气血，远志以生心血也。内补黄芪汤，治溃疡口干。去白术者，避其燥能亡津也。加远志麦冬者，以生血生津也。如痛者，加乳香、没药以定痛。硬者，加穿山甲、皂角刺以消硬也。以上诸方，凡痈疽溃后诸虚者，悉准于此，当随证酌用之。（方歌）四君参苓白术草，四物芎归芍地黄，二方双补八珍是，更加芪桂十补汤。荣去芎加陈远味，内去术加远冬良，痛甚乳没硬穿皂，溃后诸虚斟酌方。

……四君子汤加陈皮，名异功散，溃后脾虚气滞者宜之。四君子汤减茯苓，加干姜，名理中汤，溃后脾虚寒滞者宜之。盖气虚则阳虚，阳虚生寒，故于补气药中，加温热之味也。四君子汤加陈皮、半夏，名六君子汤，溃后气虚有痰者宜之。六君子汤加藿香（或木香）、砂仁，名香砂六君子汤，溃后胃虚痰饮呕吐者宜之。无痰饮气虚，呕逆甚者，加丁香、沉香。溃后，气虚有寒，加肉桂、附子。溃后泻者，加诃子、肉豆蔻。肠滑不固，加罂粟壳。食少咳嗽者，加桔梗、麦冬、五味子。渴者加干葛。伤食脾胃虚弱，加山楂、神曲、谷芽（或麦芽）。此皆溃后气不足者，以四君子汤为主，随证加减也。（方歌）四君加陈异功散，理中减苓加干姜，有痰陈半六君子，呕吐砂仁木藿香，逆加丁沉寒桂附，泻加诃蔻粟滑肠，咳桔冬味渴加葛，伤食楂曲谷麦良。

……托里定痛汤，溃后血虚疼痛者宜之。圣愈汤，溃后血虚内热，心烦气少者宜之。柴胡四物汤，溃后血虚有寒热者宜之。地骨皮饮，溃后不寒者宜之。知柏四物汤，溃后五脏阴火骨蒸者宜之。三黄四物汤，溃后六腑阳火烦热者宜之。盖血虚则阴虚，阴虚生热，故补血药中，多加寒凉之味也。此皆溃后血不足者，以四物汤为主，随证加减也。（方歌）四物加桂乳没粟，托里定痛功效奇，圣愈四物参芪入，血虚血热最相宜。血虚寒热小柴合，惟热加丹地骨皮，阳火烦热三黄合，阴火骨蒸加柏知。

……补中益气汤，治疮疡元气不足，四肢倦怠，口干时热，饮食无味，脉洪大无力，心烦气怯者，俱宜服之。人参黄芪汤治溃疡虚热，不睡少食，或寒湿相凝作痛者效。即前方去柴胡，加神曲五分（炒），苍术五分（炒），黄柏五分（炒）。独参汤治溃疡脓水出多，元气虚馁，外无邪气，自汗脉虚者宜服之。温胃饮主治痈疽脾胃虚弱，或内伤生冷，外感寒邪，致生呃逆，中脘疼痛，呕吐清水等证，宜急服之。橘皮竹茹汤治溃疡，胃火上逆气冲，以致时时呃逆，身热烦渴，口干唇焦，此热呃也，服之有效。胃爱丸治溃疡脾胃虚弱，诸味不喜者，宜服此丸，助脾气开胃口，而饮食自进矣。清震汤治溃疡脾肾虚弱，或误伤生冷，或气恼劳役，或病后入房太早，以致寒邪乘入中脘，乃生呃逆，急服之。二神丸主治痈疽，脾肾虚弱，饮食不消，黎明溏泻者，服之有效。加味地黄丸主治痈疽已溃，虚火上炎，口干作渴者，宜服之。参术膏治痈疽发背等证，大溃脓血之后，血气大虚，急宜用此补之。八仙糕主治痈疽脾胃虚弱，食少呕泄，精神短少，饮食无味，食不作饥，及平常无病久病者服之，能健脾胃。

【小结】

疮疡溃后应使用补虚扶正的药物，使体内气血充足，是消除各种虚弱现象，恢复人体正气，助养新肉生长，促进疮口早日愈合的一种治法。补益法通常分为益气、养血、滋阴、温阳等四法。常用的方剂：益气方，如四君子汤；养血方，如四物汤；滋阴方，如六味地黄丸；温阳方，如附桂八味丸。常用药物：益气药，如党参、黄芪、白术、茯苓；养血药，如当归、熟地、白芍、鸡血藤；滋阴药，如生地、玄参、麦冬、女贞子、旱莲草、玉竹；温阳药，如附子、肉桂、仙茅、淫羊藿、巴戟肉、鹿角片等。凡具有气虚、血虚、阳虚、阴虚症状者，均可用补法。适用于疮疡中后期、皮肤病等凡有气血不足及阴阳虚损者。若肿疡疮形平塌、散漫、顶不高突，成脓迟缓、溃疡日久不敛、脓水清稀、神疲乏力者，可用补益气血法；若呼吸气短、语声低微、疲乏无力、自汗、饮食不振、舌淡苔少、脉虚无力者，宜以补气为主；若面色苍白或萎黄、唇色淡白、头晕眼花、心悸失眠、手足发麻、脉细无力者，宜以补血为主；若皮肤病皮损出现干燥、脱屑、肥厚、粗糙、皲裂、苔藓样变，毛发干枯脱落，伴有头晕目花、面色苍白等全身症状者，宜养血润燥；疮疡或皮肤病等症见口干咽燥、耳鸣目眩，手足心热，午后潮热，形体消瘦，舌红少苔，脉细数者，以滋阴法治之；疮疡肿形散漫，不易蕴脓腐溃，溃后肉色灰暗、新肉难生、舌淡、苔薄、脉微细者，以温阳法治之。此外，乳房病或皮肤病中兼冲任不调者，用补肾法以调冲任。应该注意辨证施治：疾病有气虚或血虚、阴虚或阳虚，也有气血两虚、阴阳互伤者，应用补法时宜以见不足者补之为原则。如小儿、老年人的脱肛，属气虚下陷，可用补中益气汤以补气升提；如失血过多者，每能伤气，气虚更无以摄血，故必须气血双补；又如孤阴则不生，独阳则不长，阴阳互根，故温阳法中每佐一二味滋阴之品，滋阴法中常用一二味温阳药。此外，一般阳证溃后多不用补法，如需应用，也多以清热养阴醒胃方法，当确显虚象之时方加补益之品。补益法若用于毒邪炽盛，正气未衰之时，不仅无益，反有助邪之弊（即邪不可养）。若火毒未清而见虚象者，当以清理为主，佐以补益之品，切忌大补。若元气虽虚，胃纳不佳者，应先以健脾醒胃为主，尔后再进补。

【原文】

归脾汤

人参、白术、茯神、炙黄芪、木香、桂圆肉、远志、当归、酸枣仁（炒黑）、炙甘草。

方歌

归脾汤治夜不安，脾虚胃怯内增烦，不眠食少心怔忡，参术茯神芪木圆，远志归草炒枣仁，益脾宁志效如仙。

【阐释】

归脾汤由参、术、茯、芪、木香、桂圆、远志、归、草、炒枣仁等组成。具有养血安神、补心益脾、调经的功效。主治思虑伤脾、发热体倦、失眠少食、怔忡惊悸、自汗盗汗、吐血下血、妇女月经不调、赤白带下，以及虚劳、中风、厥逆、癫狂、眩晕等见有心脾血虚者。

【选注】

《南雅堂医案》（心悸怔忡）：用心过度，阴血必受损耗，怔忡健忘，皆心血不足之故，生血者心，统血者脾，当握要以图之。

《续名医类案》：马元仪治一人患心悸症，肢体倦怠，或以阴虚治之不效。诊其脉浮虚无力，盖得之焦劳思虑伤心也。心之下脾位，脾受心病，郁而生涎，精液不生，清阳不布，故四肢无气以动而倦怠也。法宜大补心脾，乃与归脾汤 20 剂，即以此方作丸，服之痊愈。

《内蒙古中医药》（1984；1：44）：某女，51 岁。平素多忧多虑，起初入睡困难，多梦易醒，反复发作，遂致彻夜不能入睡，随之月经失调，淋漓不断已 2 年。近日面浮，午后潮热，双下肢浮肿，面色白黄无华，舌体胖，苔白中厚，脉象双寸关大而无力，尺脉沉弱。此证系劳伤心脾，气血生化之源不足，脾虚血失统摄，治当健脾益气，养心宁神，归脾汤去当归，加真珠母 15 克，白芍 12 克，水煎，服 6 剂。服药后自觉症状稍有减轻，继用上方加味，后服归脾丸调养而愈。

【小结】

归脾汤来自宋代《济生方》，里面有参、芪、术、茯等 10 味药。酸枣仁等，具有健脾、益气、养血、养心功能，适合心慌失眠人服用。中医论证认为，归脾丸对心脾两虚型失眠有效，对于轻度失眠具有一定的疗效。临床采用归脾丸结合进行失眠治疗，对于轻度或是重度失眠均可取得较为显著的疗效。另外，归脾丸对于手脚心发热的阴虚阳亢型失眠，效果不理想。现代临床常用于血小板减少性紫癜、神经衰弱、脑外伤综合征、子宫功能性出血等属于心脾血虚者。

【原文】

六味地黄汤

怀生地八钱，山药四钱，山萸四钱，丹皮三钱，茯苓三钱，泽泻①三钱。

方歌

六味地黄阴虚专，疮症夜疼昼略安。地八山药山萸四，丹苓泽泻①共享三。盗汗骨蒸知柏入，午后肢烧归芍添。目患枸杞②咳麦味，下寒肾虚桂附丸。

【阐释】

六味地黄汤的组成和用量：歌诀为"地（黄）八（钱）山（药）山（萸）四，丹（皮）泽（泻）茯（苓）三"，本方专治肾阴虚证，此类疮症患者疼痛的特点是夜疼昼轻。如有盗汗骨蒸加知柏；午后肢体阴虚发热可加归芍；如有眼睛发干不适可加枸杞；有咳可加麦冬、五味子；有下寒肾虚症状时可用桂附丸。

【校勘】

①原为"泄"，应为"泻"。

②原为"祀枸"，应为"枸杞"。

【选注】

笔者注：1.（阴枯治验）　肾阴衰乏而阴枯者，真阴虚弱，不能濡润肝脉及胞宫，称之阴枯。如李某某，女，46 岁，已婚。述阴部皮肤干燥发痒已年余。曾用中西药外洗、内服，皆未取效。现证除上述外，尚有阴痿，半年余未见白带，阴中有干燥感，性交则痛，舌红，脉细数等。此乃肾精衰弱之候。药用：熟地 30 克，山药、山茱萸（又名枣皮）各 24 克，首乌、枸杞、白芍、当归各 15 克，丹皮、茯苓、泽泻各 9 克，每周连服 4 剂，6 周即愈。

2.（阴囊湿冷、小便不快治验）　某男，25 岁。五年来阴部凉湿，小便黄浊不快，手足心热，经中西药治疗效果不佳，病情时轻时重。刻诊舌红，苔薄黄，稍腻，脉弦滑。诊断为阴囊湿冷，湿热瘀滞。治以清热利水，滋阴补肾，佐以活血化瘀。拟用六味地黄汤加减方：熟地、山芋肉、山药各 15 克，桂枝、桃仁、木通、丹皮各 10 克，茯苓 25 克，泽泻 20 克，通草 6 克。服 1 剂后阴部凉湿加重，2 剂后尿液呈乳白色混浊，继后小便畅快，阴部湿冷转为温润。服药 3 剂后手足心热逐渐消失。原方加附子、故脂、桔核各 15 克，桃仁、肉桂各 10 克。服 2 剂后阴囊湿冷好转，但仍有腰背及小腹发凉，继续服用原方 3 剂。腹部、阴部湿凉好转，夜尿减少，但仍有口干苦，上方加黄连 6 克，服 3 剂后诸症消失。三月后随访未见复发。

【小结】

六味地黄汤，由仲景金匮肾气丸去肉桂、附子，变丸为汤而成，本方具有滋补肝肾之功效，专治肾阴虚证。阴虚的疮症患者疼痛的特点是夜疼昼轻，据此作为应用是方的适应症。根据病情变化加减：如有盗汗骨蒸加知、柏；午后肢体阴虚发热可加归、芍；如有眼睛发干不适可加枸杞；咳嗽可加麦冬、五味子；有下寒肾虚症状（濡泻、水痢）时可用桂附丸。现代医学研究证明：六味地黄汤对人类胚胎细胞有抗衰老的作用，但也并非所有人都宜服用而且也并非越多饮越好。下列几种人不宜服用：1. 健康人群；2. 明显是阳虚（包括肾阳虚、脾阳虚）的人；3. 肾阴虚但脾胃功能不好的人。

【原文】

香贝养荣汤（治妇女抑郁等患，溃久不愈，血涩脉伤，肿硬不消，经年不敛诸患）

人参、白术、茯苓、川芎、当归、熟地、杭芍、贝母、香附子、枳壳、陈皮、甘草。

方歌

香贝养荣用八珍，贝母枳壳香附陈。情结郁滞宜多服，筋瘰石疽效如神。

【阐释】

香贝养荣汤的药物组成：八珍汤加贝母、枳壳、香附、陈皮。用于治疗妇女抑郁等症。用在外科可治疗疮疡溃久不愈，血涩脉伤，肿硬不消，创面经年不收敛等，对石疽、筋瘰、石痰也有非常好的疗效。

【选注】

《医宗金鉴》外科卷上：瘰疬形名各异，受病虽不外痰、湿、风、热、气毒结聚而成，然未有不兼恚怒、忿郁、幽滞、谋虑不遂而成者也。……有肝伤恚忿，血虚不能荣筋，其患核坚筋缩，推之不移者，此筋瘰也。初服舒肝溃坚汤，次服香贝养荣汤治之。

【小结】

香贝养荣汤用于治疗妇女抑郁等症。用在外科可治疗疮疡溃久不愈，血涩脉伤，肿硬不消，创面经年不收敛等，对石疽（主要指上石疽：生于颈项两侧，或左或右，常为单个，为较大的淋巴结肿块，坚硬疼痛，多因肝气郁结，气血凝滞经络所致，恶性淋巴瘤属于此病范畴）、筋瘰（相当于现代的淋巴结核）也有非常好的疗效。本方可随证加减：胸膈痞闷，加枳壳、木香；饮食不甘，加厚朴、苍术；寒热往来，加柴胡、地骨皮；脓溃作渴，倍用人参、当归、白术，加黄芪；脓多或清，倍当归、川芎。胁下痛或痞，加青皮、木香；肌肉生迟，加白蔹、肉桂；痰多，加半夏、橘红；口干，加麦冬、五味子；发热，加柴胡、黄芩；渴不止，加知母、赤小豆；溃后反痛，加熟附子、沉香；脓不止，倍用人参、当归，加黄芪；虚烦不眠，倍人参、熟地，加远志、枣仁。上药用水 400 毫升，加生姜 3 片，大枣 2 枚，煎至 300 毫升，空腹时服。

【原文】

四逆汤

人参、附子、炮姜、炙甘草。

方歌

四逆汤治虚阴证，自汗不止肢如冰。参附炮姜炙甘草，生脉温经阳气通。

【阐释】

本四逆汤是在《伤寒论》四逆汤方中加人参所成。用于治疗心肾阳衰阳厥证，有益气固脱之功。治疗临床症见自汗不止、肢体如冰、因阴血大伤有阳气虚脱之象者。

【选注】

《伤寒明理论》：此汤申发阳气，却散阴寒，温经暖肌，是以四逆名之。甘草味甘平，《内经》曰：寒淫于内，治以甘热，却阴扶阳，必以甘为主，是以甘草为君；干姜味辛热，《内经》曰：寒淫所胜，平以辛热。逐寒正气，必先辛热，是以干姜为臣；附子味辛大热，《内经》曰：辛以润之。开发腠理，致津液通气也。暖肌温经，必凭大热，是以附子为使，此奇制之大剂也。四逆属少阴，少阴者，肾也，肾肝位远，非大剂则不能达，《内经》曰：远而奇偶，制大其服。此之谓也。

《医方集解》：此足少阴药也。寒淫于内，治以甘热，故以姜、附大热之剂，伸发阳气，表散寒邪（附子生用亦能发表）。甘草亦补中散寒之品，又以缓姜附之上僭也（甘草为君，干姜为臣，附子为使）。必冷服者，寒盛于中，热饮则格拒不纳，经所谓热因寒用，又曰治寒以热，凉而行之是也。

《伤寒论汤证论治》：赵某某，男，58 岁，农民。胸闷气短年余，服冠心苏合丸可缓解。突然心痛难忍，心神不安，冷汗出，四肢冰冷，神昏欲睡，面色赤，唇紫甲青，四肢逆冷，冷汗不止，下利，臭味不浓，舌质淡，脉微欲绝。西医诊为急性心肌梗塞伴休克，中医诊为少阴病，当即针人中、内关，神渐有爽。急以回阳救逆：制附子 18 克，干姜 10 克，炙甘草 25 克，肉桂 3 克，急煎，冷服。良久，四肢渐温，冷汗消，面色已复常态，口语已利，脉复渐有神。

《天津医药通讯》（1972；11：1）：在治疗的 105 例急性心肌梗塞患者中，有 23 例并发休克，经治无一例死亡。其中亡阳型用四逆汤治疗。认为本方有升压、强心作用，如与生脉散等合用，可解决较长时间用升压药以后停药血压下降的问题。

【小结】

四逆汤主治少阴病。临床可见四肢厥逆，恶寒蜷卧，神衰欲寐，腹痛下利，呕吐不渴，舌苔白滑，脉微细；或太阳病误汗亡阳。四逆汤功效是温中祛寒，回阳救逆。现在有一种说法："四逆汤"原文可能为"回逆汤"，即"回阳救逆"的意思。根据遣唐使带去日本所抄录的《古本康平伤寒论》（其中四逆汤，都误成回逆汤），年代显然比国内现存的《宋本伤寒论》要早。且从文理上解读也应是回逆，而不会让药为逆。"回"和"四"虽然难以定论，但其作用机理并无歧义。经观察，四逆汤注射液肌肉或静脉注射有以下作用〔《新医药学杂志》（1974；3：21）〕：1. 改善休克状态。当心源性休克收缩压在 80～60 毫米汞柱时，经注射后 1～20 分钟，血压即上升至 90～110/60～90 毫米汞柱，其特点是作用温和，当血压恢复正常后就不再上升；严重休克血压降至零，可先用西药升压，继以四逆汤维持。2. 改善微循环。对四肢厥冷，唇部及皮肤灰白或青紫的患者，药后先是四肢转暖，预示可能系内脏血流灌注在质量上和动力学上得到改善。心率一般不减少，但力量加强，心音有力，脉搏有力。3. 预防休克发生。四逆汤注射液实践证明有此作用，强心效应明显。总之，认为四逆汤注射液的作用不是单纯的升压问题，还能改善微循环，具有强心和镇静作用。

【原文】

桂枝附子汤（治阳结肢厥大汗不止）

桂枝、附子、甘草。

方歌

桂枝附子止汗良，亡阳之证用此方。桂枝附子与甘草，煎服下喉立回阳。

【阐释】

桂枝附子汤用于止汗效果非常好，临床常用于治疗亡阳肢厥大汗不止之证，服药后阳气立回、大汗可止，起效甚速。

【选注】

《注解伤寒论》：不呕不渴，里无邪也；脉得浮虚而涩，身有疼烦，知风湿但在经也。与桂枝附子汤，以散表中风湿。风在表者，散以桂枝、甘草之辛甘；湿在经者，逐以附子之辛热；姜、枣辛甘，行营卫、通津液，以和表也。

《伤寒论方解》：加桂、附，是因冲逆、恶寒、身体烦疼、四肢掣痛诸症较重的关系。桂枝、甘草与大枣同用，可以平冲逆，能治心下悸或脐下悸；桂枝、甘草与生姜同用，辛甘发散，能解表而散水气，以防水渍入胃。附子如只用1枚的小剂量，那只是为回阳设；如用到2枚或3枚之多，那便是取其温经止痛了。

《医宗金鉴》：于桂枝汤方内，加附子一枚，余依桂枝汤法。（集解）柯琴曰：是方以附子加入桂枝汤中，大补表阳也。表阳密，则漏汗自止，恶风自罢矣。汗止津回，则小便自利，四肢自柔矣。汗漏不止与大汗出同，从而化变病则异。

《桂枝加附子汤加味治疗更年期综合征》：患者，女，53岁，于2003年3月就诊。平素身体健康，形体肥胖，近3年来，月经紊乱，阵发烘热汗出，烦躁不安，心悸失眠。近1年来汗出加重，似水流漓，伴心烦气短、胸闷乏力。血常规、心电图均正常。西医诊为：更年期综合征。中医诊断：绝经前后诸证，辨证为气虚肝郁，治以补气敛汗、疏肝解郁之法，方用补中益气汤加味，3剂，水煎服。再诊，症状改善轻微，询问病史，平日腰膝酸软，形寒肢冷，口不渴，便溏。详辨症状，患者不仅气虚，更有阳虚，可用桂枝加附子汤加味以温经复阳、固表止汗、养心安神。药用桂枝、制附子、柴胡各10克，白术12克，白芍15克，炙甘草6克，生姜3片，大枣5枚，浮小麦、黄芪、酸枣仁、夜交藤各30克。3剂，水煎服。又诊，症状大有改善，去之多半，继服12剂，汗出止。后用调补肝肾方善后。观察3月，疗效巩固。

【小结】

桂枝附子汤有祛风除湿，温经散寒之功效。主治伤寒八九日，风湿相搏，身体疼烦，不能自转侧，不呕不渴，脉浮虚而涩者。现用于风湿性关节炎、坐骨神经痛等属于风寒湿邪而成者，桂枝加附子汤加味治疗更年期综合征临床效果也很好。

【原文】

敷涂肿疡方论

金鉴正宗所著，圈敷肿疡等药，本堂加炒黄陈小粉，乃为黏糊得所以济药力。加皂角面者，取其逐痰荡湿散瘀解凝，其性速燥①，可助诸药急于成功而且无害。按正宗糊药，今照其原方配合，敷后干则松落，毫无济事，总因不得黏糊之法。或者恐非每常精用，或者私于己②用，亦未可定。

一、凡用圈敷之药，必须厚至分许，方能得借其力。若是俭省薄敷，难得效验。

一、凡用圈敷之药，必须以原汁，不时润之方妙，若令干久，恐难得效。

【阐释】

本节主要论述敷涂肿疡各种方法及其原理。《医宗金鉴》对圈敷肿疡等药的用药方法和原理，都有详细和权威的论述。我在本节增加了炒黄陈小粉的内容，其实陈小粉的应用是为了使外用药更黏糊，增加外用药的附着力，更好地发挥药力。外用药中加皂角面的目的，也是取其逐痰、荡湿、散瘀、解凝的药力，而且其药性速燥，可以提高诸药发挥药效的速度，而且无害。如果按《医宗金鉴》糊药的原方配制，敷在疮面上容易干后松落，药力难以发挥。分析其原因，看来是药面不黏糊之故，这可能是医生并不是经常使用此法，或者是只在自用时采用此法，总之各种原因都有可能，致使本来很简单合用之法并未普及。在使用此法时要注意两点：1. 所配制的圈敷之药，必须要厚至一分以上（保证药量足以胜邪），才能得借其药力，如果怕花钱而俭省薄敷，就很难取得好的疗效。2. 圈敷之药敷在疮面，必须以原汁，时时勤润，使药力时时作用于患处，如果药面干久，就难有疗效。

【校勘】

①原为"躁"，应为"燥"。

②原为"巳"，应为"己"。

【选注】

《疡医大全》：又曰：制敷围之药，第一要研得极细，敷之则不痛，调敷药之法，必须用抿脚搅至千余下，敷之方不脱。临敷之时，敷药必隔水炖温，庶药力易达，敷时中留一孔透气，使毒瓦斯易泄，不可不知此法。又曰：寒凉敷药，如芙蓉散、大黄膏，其患最大。气脉得寒则不行，瘀血得寒则不散，瘀肉得寒则不溃，新肉得寒则不生。窦汉卿曰：凡制围药，宜绝细，则不痛，和围药多加工夫，搅千余下，其药自稠，则用轻手围之，留孔须如鹅卵形状，敷药之外，须用薄纸贴之，务要扯碎黏贴，免崩裂疼痛之苦。待围药略干，再用调药余汁润之，以助药力，况药干不能入肌肉，借湿以通窍耳，宜深详之。

《赤脚医生杂志》（1973，（2）：30）"陈小粉"制法及用法：取陈小麦 2 斤，加水，以淹没为度。一般浸泡 3 天（夏季 2 天，冬季 7 天），捣烂，过滤，去渣，静置沉淀后，去上清液，将沉淀物晒干（即成小粉浆）放锅内小火炒。炒时会翻泡，要不断地搅动，待至焦黄色成块状时，取出，隔纸放地上，冷却，研成细末，过筛，装瓶备用。用法：取干粉加醋，调成软膏（每 500 克约需食醋 240 毫升），外敷患处。在夏季易发霉变质，最好当日调用，以免放置较久，醋酸挥发，影响疗效。敷药范围需大于病灶，未破敷肿痛处，如脓肿将出头或已出头者，则在中间留一小孔，以便排脓。适应症：疖肿、痈、蜂窝织炎、流行性腮腺炎、带状疱疹、急性乳腺炎等症。

【小结】

　　本节论述了敷涂肿疡各种方法及其原理。并在《医宗金鉴》所论糊药的基础上，增加了炒黄陈小粉的内容，其实陈小粉的应用主要是起收湿、敛疮、消炎、排脓的作用，同时给所施药物作载体，使外用药更黏糊，增加外用药的附着力。何景才强调的两点：所配制的圈敷之药的厚度，必须要厚至一分以上，才能得借其药力。圈敷之药敷在疮面，必须以原汁，时时勤润，才能时时有药力作用于疮面。这是他珍贵的临床经验，后学的医者应认真学习和实践。有时，看起来很简单的办法，用与不用，临床治疗的结果截然不同。

【原文】

冲和膏（圈敷阴阳不辨之肿，最能散风活血解毒消郁）

独活三两（炒），白芷三两，赤芍二两（炒），紫荆皮五两（炒），石菖蒲一两半（炒黄），陈小粉一两半（炒黄）。共为细末，熬葱水敷涂疮肿之旁，或用醋调。

【阐释】

冲和膏主要用于圈敷阴阳不辨之肿。对于外症初起，坚肿色淡，还一时难分辨阴阳，但又不能错过治疗时机，此时用冲和膏最方便快捷，最能散风活血解毒消郁，是疮疡初起治疗的最佳选择。冲和膏的制法和用法：将独活、白芷、赤芍、紫荆皮、石菖蒲、陈小粉共为细末，熬葱水敷涂疮肿之旁，可以帮助发汗也可以促进药物的吸收。用醋调敷患处可以杀菌、收敛，促进疮患早日愈合。

【选注】

《外科心法要诀》卷三：此百会疽又名玉顶发，生在巅顶正中，属督脉经百会穴。由膏粱太过，火毒凝结而成。初起形如粟米，渐肿根大如钱，甚则形似葡萄，坚硬如铁，高尖红肿，热疼痛，疮根收束，憎寒壮热，大渴随饮随干，口苦唇焦，便秘烦躁，脉见洪数者，此属气实。宜服黄连消毒饮，以清毒火，外敷冲和膏。

【小结】

冲和膏有活血止痛、疏风祛寒、消肿软坚的作用，适用于阴阳不辨之肿、半阴半阳证。对于外症初起，坚肿色淡，还一时难分辨阴阳的疮肿，用冲和膏最方便快捷，最能散风活血解毒消郁。现代中医临床中，还用冲和膏治疗髋关节炎、一过性滑膜炎、糖尿病足坏疽、急性化脓性骼腰肌炎、附睾结核等病症及预防小腿骨折病人张力性水疱都有可靠的疗效。随着医疗实践的深入，冲和膏的临床应用将更加广泛。

【原文】

回阳玉龙膏（专敷皮色如常漫肿无头之阴疮）

干姜三两（炒），赤芍三两（炒），草乌三两（炒），肉桂一两，白芷一两，南星一两，陈小粉一两五。共为细末，热酒或葱汤调敷周旁。本①堂每加皂角、木香、丁香甚更得效。

【阐释】

回阳玉龙膏外敷专治皮色如常漫肿无头之阴疮。方中七味药共研细末为一料，热酒或葱汤调敷，置于疮患周旁，俟药糊干后再用凉酒，使之湿润。何景才在使用时有时加皂角、木香、丁香，疗效甚至更好。

【校勘】

①原为"木"，应为"本"。

【选注】

《疡医大全》：回阳玉龙膏（《正宗》）　背疽阴病，不肿高，不知痛，不发热，不作脓，及寒湿流注，鼓风久损，冷痛痹风，诸湿香港脚，手足顽麻，筋骨疼痛，及一切皮色不变，漫肿无头，鹤膝风，但无皮红肌热者，用之俱有功效。此方乃救阴疽之外施良法。草乌（炒），军姜（笔者注：即干姜的别名，一般写作：均姜）（煨，各三两），赤芍（炒），天南星（煨），白芷（各一两），肉桂（五钱）。制毕，共为细末，热酒调敷。此药军姜、肉桂热血生血，既生既热，恐不能散而为害。故有草乌、南星可以破恶气，祛风毒，活死肌，除骨痛，消结块，回阳气。又有赤芍、白芷足以散滞血、住痛苦，加以酒行药性，功通气血，虽十分冷证，未有不愈，诚为寒灰之焰，枯木之春。大抵病冷则肌肉阴烂，不知痛痒，其有痛者，又多附骨之痛，设若不除，则寒根透髓，寻常之药，固莫能及矣。

【小结】

回阳玉龙膏中的姜、桂助脏腑阳气以祛寒；草乌、南星走窜发散，破恶气，驱风毒，活死肌，除骨痛，消结块；赤芍、白芷活血散滞，止痛生肌；陈酒为使，行药性，散气血；诸药合用，有回阳逐阴之功，为外科常用要方。本方有温经活血、散寒消结之效，适用于背疽阴病，以及寒湿流注、冷痛痹风、手足顽麻、筋骨疼痛及一切皮色不变、漫肿无头、鹤膝风等，对无皮红肌热者，皆有功效。现代中医临床，亦用此方治疗乳腺增生、乳腺炎、乳腺小叶增生等乳腺疾病。

【原文】

二味拔毒散

明雄黄、生白矾各等份。共为细末，茶清调涂。

【阐释】

二味拔毒散，由明雄黄和生白矾各等份共为细末组成，具有除湿止痒的功效，常用于疮疖初起、皮肤红肿痛痒等症。使用时可用茶清调涂于患处。

【选注】

《医宗金鉴》：又方：二味拔毒散。主治：此散治风湿诸疮、红胀痛痒、疥痱等疾；甚效。组成：明雄黄白矾（各等份）上二味为末，用茶清调化，鹅翎蘸扫患处，痒痛自止，红肿即消。（方歌）二味拔毒消红肿，风湿诸疮痛痒宁，一切肌肤疥痱疾，雄矾为末用茶清。

【小结】

二味拔毒散方载《医宗金鉴》，由雄黄和白矾组成，功用解毒燥湿，杀虫止痒。临床中以本方化裁治疗多种疾患，效果满意：1. 毒蛇咬伤：治疗前先将毒汁清除，然后将伤口冲洗干净，再用二味拔毒散适量油调外敷，病情严重者，配合雄黄五灵脂散（比例为1.5∶4.5）或蛇药片内服。2. 痈疽初起：用鱼石脂膏涂于纱布调匀，撒上二味拔毒散适量，外敷患处。使用本方有束毒内消之功。此药只可外用不可内服。

【原文】

本堂秘制锭子面 （敷涂无名肿毒等疮，或敷疔毒余肿，以代蟾酥丸用）

川军一两二钱（半生半炒），儿茶五钱（炒），五倍子五钱（炒），蒲黄一两（微炒），章丹一两，蟾酥一两，皂角一两半，雄黄一两半，荞麦面二两半（炒黄），陈小粉二两半（炒黄），鲜蜗牛五十个，轻粉二钱，冰片二钱，麝香二分。以上将蟾酥水化，同蜗牛、雄黄、章丹捣研晒干。共将前药再研极细，瓷瓶收贮^①，治行常肿毒用葱水或醋调，如涂疔肿，倍加蟾酥方效。如疔毒邪阴过盛，必系周旁肿处皮色如常，肌肤无红少热，或破浸凝汁。此药宜加干姜，倍皂角，用姜汁调涂更效。若作锭用，以雄黄为衣。

【阐释】

何景才秘制锭子面，用于敷涂无名肿毒等疮，或敷疔毒余肿，可以代蟾酥丸（解毒消肿，辟秽疗疮，活血定痛）。用川军、儿茶、五倍子、蒲黄、章丹、蟾酥、皂角、雄黄、荞麦面、陈小粉、鲜蜗牛五十个、轻粉、冰片、麝香，（按处方量）先将蟾酥用温水化开，再同蜗牛、雄黄、章丹捣研晒干。然后将前药均加工为面，再研极细，瓷瓶收贮。使用时用葱水或醋调外用。如涂疔肿，加倍蟾酥用量效果才显著。此药宜加干姜，双份皂角，用姜汁调涂效果更好。若做成锭子用，可以雄黄为衣。此方的适应症为疔毒邪阴过盛，疮周旁肿处皮色如常，肌肤无红少热，或破浸凝汁，即可以此药外涂。

【校勘】

①原为"仁"，应为"贮"。

【选注】

笔者注：《本草纲目》中早有以蜗牛治病的记载。近代中医学也公认蜗牛具有清热、解毒、消肿、治消渴等作用，对糖尿病、高血压、高血脂、气管炎、前列腺炎、恶疮和癌症等疾病有辅助治疗作用。功效：消肿疗疮，缩肛收脱，通利小便。应用与主治：治疗肿疔毒；治疮疔初起；治瘰病；治牙齿疼痛。

【小结】

本方剂为何景才秘制锭子面，有解毒消肿，辟秽疗疮，活血定痛的功效。常用于敷涂无名肿毒等疮，或敷疔毒余肿，可以代蟾酥丸用。常可以做成锭子外用，以此药外涂疮面。

【原文】

本堂秘法皂荚妙贴散（治行常肿毒或附骨阴疽甚效）

肥皂荚七两（去子弦与筋），大皂角七两，荞麦面十两，陈小粉二两（炒深黄色）。

若瘀滞紫晕胀肿加姜炒大黄。若寒阴患处不热硬肿加肉桂、干姜。若红热作肿加雄黄、生大黄。若湿郁化肿加商陆、赤小豆。若宣浮风肿加南星、紫荆皮。

以上共为细末，热葱汤调涂。

以前涂敷肿毒各方等药，但遇绵溃等证，周圈余肿，若是紫晕延漫，必定血脉被邪毒搏染而致胀痛，虽现疼热决非属阳。本堂每将各涂药内，加用姜炒川大黄，取其性速力猛，助其群药之功，每用甚验。

川大黄（捣碎用生姜拧汁拌透，伺①潮润时炒深黄色。研极细兑入冲和膏、玉龙膏、皂荚散等药内敷用。姜炒者取其寒凝之性全无，而有荡滞活瘀逐散毒邪之力矣）

【阐释】

何景才秘法皂荚妙贴散专治常见的肿毒或是附骨阴疽，疗效可靠。方用

去掉子、瓤与筋的肥大皂荚（成熟的果实）七两、大皂角（不育的果实）七两、荞麦面十两、炒至深黄色的陈小粉二两，如果局部有瘀滞、紫晕、胀肿时可加姜炒大黄；如果寒阴之症患处无热硬肿时可加肉桂、干姜；如有红热作肿时可加雄黄、生大黄；如果出现湿郁作肿时加商陆、赤小豆；如果出现宣浮风肿可加南星、紫荆皮。将以上配制好的一料药共为细末，用热葱汤调涂患处。

如遇绵溃等证，必定血脉被邪毒搏染而致胀痛，即便出现疼热也不是阳症。而且周圈余肿常见紫晕延漫，此时可将各种加减方的涂药内，加用姜炒川大黄，因其性速力猛，所以可助群药之力，效果非常好。

川大黄的制法：将其捣碎用生姜拧汁拌透，等到其稍去水气略潮润时炒至深黄色（姜炒可去其寒凝之性，而存荡滞、化瘀、逐散毒邪之力），然后将其研成极细兑入冲和膏、玉龙膏、皂荚散等药内敷用。

【校勘】

①原为"何"，应为"伺"。

【选注】

《医学衷中参西录》：大黄，味苦、气香、性凉，能入血分，破一切瘀血，

为其气香，故兼入气分，少用之亦能调气，治气郁作疼。其力沉而不浮，以攻决为用，下一切症瘕积聚，能开心下热痰以愈疯狂，降肠胃热实以通燥结，其香窜透窍之力，又兼利小便。性虽趋下，而又善清在上之热，故目疼齿疼，用之皆为要药。又善解疮疡热毒，以治疗毒，尤为特效之药（疗毒甚剧，他药不效者，当重用大黄以通其大便自愈）。其性能降胃热，并能引胃气下行，故善止吐衄，仲景治吐血衄血有泻心汤，大黄与黄连、黄芩并用。《本经》谓其能"推陈致新"，因有黄良之名。仲景治血痹虚劳，有大黄䗪虫丸，有百劳丸，方中皆用大黄，是真能深悟"推陈致新"之旨者也。凡气味俱厚之药，皆忌久煎，而大黄尤甚，且其质经水泡即软，煎一两沸，药力皆出，与他药同煎宜后入，若单用之，开水浸服即可，若轧作散服之，一钱之力可抵煎汤者四钱。大黄之力虽猛，然有病则病当之，恒有多用不妨者。是以治癫狂其脉实者，可用至二两，治疗毒之毒热甚盛者，亦可以用至两许，盖用药以胜病为准，不如此则不能胜病，不得不放胆多用也。

【小结】

何景才秘法皂荚妙贴散，是何氏自拟方剂，专治常见的肿毒或是附骨阴疽，疗效可靠。如遇绵溃等证，可将各种加减方的涂药内，加用姜炒川大黄，因其性速力猛，所以可助群药之力。此方从药理和临床应用方面，都有何景才前辈的独到之处。

【原文】

柏叶散（专敷缠腰丹毒，其患又名蛇串疮。以针挑放碎泡，用新汲井水涂之）

侧柏叶（炒黄，研细）、蚯蚓粪（韭菜地内者佳）、黄柏五钱，大黄五钱，雄黄三钱，赤小豆三钱，轻粉三钱。共为细末，新汲水调搽，香油亦可。

【阐释】

柏叶散，用侧柏叶炒黄研细加入蚯蚓粪（用生长在韭菜地中的蚯蚓粪效果更好）、黄柏、大黄各五钱、雄黄、赤小豆、轻粉各三钱，共研为细末，用新汲的井水或香油调搽。此方专用治缠腰丹毒（又名蛇串疮）。若水疱不破，可用三棱针或消毒针头挑破，使疱液流出，以减轻疼痛，然后用柏叶散涂之。

【选注】

《外科方外奇方》卷四：柏叶散（处方）石柏末 4.5 克，轻粉 3 克，雄黄 3 克，青黛 6 克，滑石 3 克，寒水石（煅）6 克，银朱 4.5 克，辰砂 15 克，铅粉 6 克，侧柏叶末 3 克。（制法）共为细末。（功能主治）治天疱疮。（用法用量）丝瓜叶汁调涂。

《本草纲目》：蚯蚓泥，亦名蚓蝼、六一泥、蚯蚓粪、地龙粪。气味，甘、酸、寒、无毒。主治……小儿阴囊肿大。用蚯蚓泥，调薄荷汁，敷患处；一切丹毒。用水调蚯蚓泥敷治；耳内诸疮。用蚯蚓研末吹耳内，敷耳疮；解射网毒（射网是用草乌头制成的毒药，可以治疮根结核、瘰疬等症）。用蚯蚓泥末，井水调服，喝二小酒杯即可；臁疮。用韭菜地里的蚯蚓泥，研细，加轻粉、清油，调成膏状，贴在患处；外肾（睾丸）生疮。用蚯蚓泥二分、绿豆粉一分，加水研成膏状涂搽，随干随换。

笔者注：国内外有多家研究机构对蚯蚓粪微生物的作用机理进行了多年研究，取得了大量的研究成果，归纳起来主要有以下五个方面的机理：一是通过有益微生物的生命活动，固定转化空气中不能利用的分子态氮为化合态氮，解析土壤中不能利用的化合态磷和钾为可利用态的磷和钾，并可解析土壤中的 10 多种微量元素；二是通过有益微生物的生命活动，分泌生长素、细胞分裂素、赤霉素、吲哚酸等植物激素，促进作物生长，调控作物代谢，按遗传密码生产优质产品；三是通过有益微生物在根际大量繁殖，产生大量黏多糖，与植物分泌的黏液及矿物胶体、有机胶体相结合，形成土壤团粒结构，增进土壤蓄肥、保水能力。四是蚯蚓粪中的大量微生物增加了土壤中的微生物数量和活性，增强了病土中与病原菌进行营养和能源竞争的微生物的竞争力，限制了病原菌繁殖潜力的充分发挥；五是蚯蚓粪中的有益微生物还能产生拮抗活性强、抗菌谱广的抗生素，限制病原菌的生长，使植物土传病害得到抑制。蚯蚓粪中的多种生物活性物质是其药理作用的化学基础，《本草纲目》已经作了总结。因此，可以说中医中药将蚯蚓粪用于临床不仅非常神奇，也非常科学，其中的药理作用目前尚不能完全了解，但临床的治疗效果就是答案，也留给后代医家巨大的科研空间。

【小结】

本节介绍柏叶散外敷缠腰丹毒的方法。缠腰火丹是指生于腰肋间的疱疹性皮肤病，相当于胸、腰部的带状疱疹。在《证治准绳·外科》卷四中也称蛇串疮、火带疮、蛇缠疮、蛇丹。多因风热之邪侵犯心肝二经，或湿热困脾所致。起病突然，症见患部皮肤发红，红疹集簇，烧灼刺痛，继而出现水泡，小如粟米，大如黄豆，疱内积液初呈透明，后转浑浊；或间有出血或坏死。因该病在皮肤上出现成簇水疱；痛似火烧火燎，每多缠腰而发，故而得名。本病的特点是迁延缠绵，有时疼痛可持续1～2月，甚至更长时间。或伴有轻度发热、疲乏、纳差等全身症状。治疗：宜清热、利湿、解毒。何景才氏上方效果肯定，可依原方用之。也可在初起如皮肤红赤，烧灼痒痛时内服龙胆泻肝汤加板蓝根、蚤休（异名草河车，主治痈肿、疔疮、瘰疬、喉痹）等；若出现水泡、糜烂流水、疼痛显著者则宜服用除湿胃苓汤。外用柏叶散敷之；或用雄黄敷调韭叶汁外搽。亦可用针灸及耳针疗法。笔者在临床治疗中还使用清心火的药物，如山栀、黄连等也有确切的疗效，因为大部分病人发病前都有烦心之事困扰作诱因。

【原文】

立消散（专涂腿足受湿宣肿，按之有坑即为湿肿，此药涂之立能消散）

风化硝①一两，赤芍八钱，枳壳八钱，商陆一两二钱，赤小豆一两五钱，陈小粉五钱。以上等味共研极细，侧柏叶熬汤调涂肿上。

【阐释】

立消散是一种专治湿肿的外敷之药，由风化硝、赤芍、枳壳、商陆、赤小豆、陈小粉组成，以上各药共研极细面，用侧柏叶熬汤调涂腿足受湿宣肿之处。如为湿肿按之皮肤即有凹坑不起，用此药涂之即能消散。

【校勘】

①原为"消"，应为"硝"。

【选注】

《医宗金鉴》外科卷下 \ 婴儿部：阴肿。（方歌）阴肿之证小儿生，久坐阴湿寒气凝，或因怒叫气结闭，寒热虚实择可行。（注）此证即古名脱囊。由久坐阴湿之地，为寒气所凝而成；间或有因怒叫气闭，结聚于下而成者，俱宜用桃仁丸主之。若寒气客于厥阴、少阴者，则阴囊肿痛，腹痛冷汗，引缩二子入腹，痛止方出，谓之内吊，宜乌梅散、匀气散主之。有阴茎全缩不见，或不缩而阴囊肿大光亮，不燥不疼者，肝肾气虚也，宜橘核煎汤，调匀气散服之。囊肿及四肢俱肿，二便不利者，膀胱蕴热，风热相乘也，宜白牵牛散主之。若女儿阴户肿胀者，心热相传也，宜导赤汤服之，或五苓散用薏苡、车前子煎汤调服。外治法，但敷立消散，甚效。立消散组成：赤小豆风化硝赤芍枳壳（麸炒）商陆（俱不宜见火，晒干，共研为末，各五钱）用侧柏叶煎汤，候冷调敷肿处。（方歌）立消阴囊肿痛注，因受风寒湿热毒，赤小豆与风化硝，芍枳同研加商陆。

《幼科折衷》下卷：阴囊肿（宜与疝症参看）（总括）厥阴少阴寒激搏，致令肿缩宜温药；光浮不痛作虚医，赤肿须凭凉剂却。《内经》曰：癞疝肤胀者，阴气盛而脉胀不通也。今小儿阴茎全缩不见，有阴囊光肿不痛，此因肝肾气虚，用橘仁煎汤，调金铃散，或匀气散。观《内经》之言，乃阴气盛而致，此吊缩者，筋急也。筋遇寒则引缩，遇热则弛张，故三因所用方法，以宽小肠气，疏风为治。然此乃坐阴润之地，感风湿而得，用当归散加槟榔苍术服，或服钩藤膏，并以立消散敷之。

【小结】

立消散是一种专治湿肿的外敷之药，处方来源自《准绳·幼科》卷二。方剂主治：膀胱久受热毒，致阴器肤囊赤肿胀痛。用法用量；因赤肿须凭凉剂却，所以上药不可过火，用锉、晒为末。柏枝煎汤候冷，调2钱或3钱涂肿处，以咬咀五苓散加车前子、薏苡仁水煎服。

【原文】

溃后上药方论

疮科之道，不易习学者，多因药品珍贵之故，忖思古人立方每用朱麝①，其情未便属实。余居僻乡，初习此道。外上之药，照方配合。因用珍贵之品，渐将余资耗尽。后出无奈，忖其证情，减用珍贵之药，察其患理寒热虚实之情，以寻常之药兼借内服之法，应散应补，应表应解，而或兼外法汤洗照烘。亦可皆获效愈。后致不遇大证，百中之一，不用朱麝，俱亦收功。始知古方珍贵，不属其实。或者斯时古人有私己②之心，虚传珍贵之方，反致有误后学之道矣。余今表白此理，复患后世贪婪之医，不得隐真扬假耶！

一、大凡诸等顽疮，动之不甚疼者，方宜割刺。割之不甚过疼者，可宜蚀药，否则割蚀之法须当禁用。其余内脓将成之证，宜当凭辨脓论，究其内脓有无为凭，不可与此割刺之说同论。明情君子，开刺蚀法，细宜分别明确，方无损德之咎也。

一、凡外上溃后等药面，宜当各味另研单装瓷瓶听用，临患察其虚实寒热，按患情之理，寻其致情，何味应加多寡，现兑而用，又免走泄诸香之气。

一、治绵溃以致瘀腐顽肉不脱，外上之药宜加性速力猛之物。乃因证险，毒邪未解。气血凝滞之时，非借力速性刚之药兼治，不能功获捷效也。其性猛者，如巴豆（炒胡黄色押去油，最为阳性。能破阴毒助阳力，化瘀腐，消结滞），蟾酥（能提邪毒外出，不致③内攻旁走），紫番硇砂（消结化坚解凝，破瘀蚀腐），金顶砒（化顽腐，消结滞，脱僵坚之死腐，否则不可轻用，恐其助毒杀人也）。

一、溃后腐尽之上药，必须借其有命性灵之物者，以助止疼生肌收敛之妙也。其性灵者，如龙骨（逐邪气，益气脉），贝子（又名海𧴆，煅用益阴助脉），龟板鳖甲（助阴气益血脉），指甲（煅用除湿止痒，益筋敛口），蜈蚣（炙用逐风止痒，引诸药性通行），血余（煅用宜阴凉血散瘀），麝香（通真气散邪气活血脉），天灵盖（火煅枯黑色，童子者佳。能助止痛之药获效，妙如影响气血诸虚等疼，用此能挽回性命，于无何有之乡，筋骨血脉损伤，疼痛之圣品。虽有益于生者之疾难，而与阴德大有伤碍。仁者不肯为此残忍之事，若急于友难出于无奈犹可。若配合丸散而行贩售者，恐与天理之中有报。最宜合入丸散中服用）。

一、寒热虚实，宜加用之药者。如人参（借其纯阳之性，以补诸虚生肌长肉），肉桂（能助阴阳正气，暖血脉去寒滞），干姜（回阳止痒，散解风寒），大黄（或生或炒，行瘀滞荡实热），石膏（煅用解虚热，宜阴血生肌肉），雄黄（凉血脉、行热滞）。

【阐释】

疮科的技艺不易学，其原因是由于药品过于昂贵，研读古人治疗疮疡所用医方经常使用朱砂、麝香之类的贵重药，难道只有贵药才能有好的疗效吗？我身居僻乡，开始从事疮疡治疗的时候，外用之药总是照方配制。由于担心改用其他药会影响疗效，就依古方用珍贵之品，结果是渐将余资耗尽，后出于无奈，决定根据证情，减用珍贵之药，看看依照病因病情，用寻常之药兼借内服之法，应散应补，应表应解，而或兼外法汤洗照烘，是否可以将病治愈，结果皆获效愈。我自己的临床体会是：不用朱麝，也可以治好病，非古方珍贵之药不可更改和代用。现在看来古人可能会有私己之心，出于保守而虚传珍贵之方，使得后学不治所宗。我今日将此理明示，但愿后世不要因贪婪之心，而隐真扬假。

1. 各种顽疮可否行割刺之术，须看其动之疼痛否，如不太疼者，方可割刺。割刺时不太疼的，可用蚀腐药。对于内脓将成之证是否应该割刺，应看是否有脓是否脓已熟透，不能仅以割刺之说为凭。总之，开刺蚀法实施与否，应根据病情和指征，谨慎从之，不应给患者带来痛苦和无谓的损失，才合乎医德。

2. 各种溃后外敷的药面，应当各味另研、单装瓷瓶中备用，不应混装，以免相互反应影响疗效。遇到病人时应观察其虚实寒热，根据病情确定用何种药、药量、组成等，现兑现用，即可避免走泄药物诸香之气影响疗效，又可避免病患经济损失。

3. 临床遇到绵溃以致顽腐不脱之症，即应外敷性速力猛之药。其原因多是证险毒邪未解，气血凝滞。此时必须借力速性猛之药兼治才可获效。常用的性猛之药有：巴豆（必须如法炮制：炒胡黄色押去油，阳性力强。能破阴毒助阳、化瘀腐、消结滞）、蟾酥（能提邪毒外出，不致内攻）、紫番硇砂（能破瘀蚀腐，消结化坚解凝）、金顶砒（是用砒霜和轻铅炼制而成的有毒之药，可化顽腐，消结滞，去僵硬的死腐组织，不可轻用）。

4. 如溃后腐尽之后，则应外敷止疼生肌之药，此时一般须用有性灵之药（即来自动物体的药物），以助收敛疮疡破溃之处。常用的性灵之药有：龙骨（可益气、逐邪）、贝子（又名白海蚆、海蚆，应煅用，可益阴助脉）、龟板、鳖甲（可滋阴、益血、散结）、指甲（煅用可除湿止痒、益筋敛口）、蜈蚣（炙用可祛风止痒，引诸药性通达）、血余（煅用可止血、化瘀血、生新血），麝香（通窍、辟恶气、活血脉）、天灵盖（火煅枯黑色，童子者佳，能助止痛之药获效，谓筋骨血脉损伤，疼痛之圣品，最宜合入丸散中服用。《本草纲目》人部；气味：咸、涩、平。主治：补精养神。然用人体之器官入药有悖人性，作者也并不提倡）。

5. 根据病人的寒热虚实和病情变化，宜加用的药物有：人参（借其纯阳之性，以补诸虚以生肌长肉）、肉桂（能补火助阳、散寒止痛、活血通经去寒滞）、干姜（回阳止痒，散解风寒）、大黄（苦寒沉降之品，生用攻下力强，炒用活血化瘀更佳，无论生炒均可行瘀滞荡实热）、石膏（煅用清热、收敛、生肌、宜阴血）、雄黄（攻毒、凉血、行热滞）。

【校勘】

①原为"射"，应为"麝"。

②原为"巳"，应为"己"。

③原为"治"，应为"致"。

【选注】

《疡医大全》：朱丹溪曰：夫外施敷贴，正与发表之意同。经曰：发表不远热，大凡气得热则散，冷则敛，不可不知。又曰：敷药之药，此可应酬轻小热证，若不辨阴阳之所由分，妄敷凉药，其祸不小，此诚不易之论。

蒋示吉曰：敷药止可围疮之四旁，中空，疮头用白降丹点上，以拔其毒，自无倒陷之误。

又曰：溃后若根脚渐大，红肿不散，恶证也。宜用铁箍膏箍之，脓溃犹痛，必有筋隔住，内脓不得出，用针挑引出之，痛疽脓熟，势盈欲溢，用白降丹点上，半日自溃。

又曰：制敷围之药，第一要研的极细，敷之则不痛，调敷药之法，必须用抵脚搅至千余下，敷之方不脱。

临敷之时，敷药必隔水加温，庶药力易达，敷时中留一孔透气，使毒瓦斯易泄，不可不知此法。

又曰：寒凉敷药，如芙蓉散、大黄膏，其患最大。气脉得寒则不行，瘀血得寒则不散，瘀肉得寒则不溃，新肉得寒则不生。

【小结】

溃后所用的上药就是外敷之药，是将各种不同的药物研成粉末，根据病情需要，并按其不同的作用，配伍成方，用时掺布于膏药或油膏上，或直接掺布于病变部位，古称谓之掺药，剂型就是散剂，现称粉剂。掺药的种类很多，不论溃疡和肿疡，消散、提脓、收口等均可应用。可掺布于膏药上、油膏上，或直接掺布于疮面上，或黏附在纸捻上再插入疮口内，或将药粉时时扑于病变部位，以达到消肿散毒、提脓去腐、腐蚀平胬、生肌收口、定痛止血、收涩止痒、清热解毒等目的。掺药配制时，应研极细，在研钵中研至无声为度。如为植物类药品，宜另研过筛；矿物类药品，宜水飞；麝香、樟脑、冰片、朱砂粉等香料贵重药品，宜另研后下，再与其他药物和匀，制成散剂方可应用，否则用于肿疡药性不易渗透，用于溃疡容易引起疼痛。有香料的药粉最好以瓷瓶贮藏，塞紧瓶盖，以免香气走散、降低疗效。何景才先生讲的5条用药须知，既是临床经验所得，也是后生医者应该在临床实践中认真体味和研究的，现在很多上药的方法、方剂、药物的炮制和配制方法几近失传，有的方法方药早已被现代的医疗方法所淹没。很难说，将来的某一天某一种疾病在现代人束手无策时，我们会想到曾经有过的特效的中医中药方法，但是药物的炮制和配制方法早已失传，岂不令人心痛。

【原文】

化腐紫霞膏（治绵溃之证，毒邪未解之时，能化腐消坚，逐毒解凝）

潮脑一钱，螺蛳肉五分，血竭二钱，轻粉三钱，巴豆五钱（炒胡黄色押去油，不可生用，恐助毒作肿）。若上疼甚，渐将乳香、石膏兑用。以前共研，或干上以玉红膏盖。或以香油调上。按原方用金顶砒，其毒过甚，余每不用。若真有僵腐不疼之顽患，亦须酌量以轻用之，否则有害，勿可不慎。如遇绵溃患口敞大之疮，腐肉延迟不脱。本堂将此紫霞膏原药，倍加血余灰上于腐面，盖以玉红膏，顽腐脱落甚速。

【阐释】

化腐紫霞膏能化腐消坚，逐毒解凝，用于治疗痈疽发背，瘀肉不腐，及不作脓、内有脓而外肉不穿溃者。方中用潮脑温散止痛，开窍辟秽；干螺蛳肉解热毒，消疮肿；血竭活血散瘀、生肌，主治溃破不易收敛等病症；轻粉杀虫，攻毒，治皮肤溃疡；巴豆逐痰、杀虫，外用可治疮疡肿毒，须炒胡黄色押去油，不可生用。如果用后疼痛剧烈，可在药膏中兑入共研为末的乳香、石膏。药末可以干上，并以玉红膏盖其上，也可以用香油调敷。原方中使用金顶砒，我一般不用因其毒性太大。除非遇到僵腐不疼的难愈病例，也是酌量、轻用、慎用，以避其害。如果遇到绵溃久不生脓、疮口敞大、腐肉延迟不脱之症。我一般是用紫霞膏原药，加倍用血余灰敷在腐面，上盖以玉红膏，这样顽腐脱落的速度很快。

【选注】

《外科十法》：化腐紫霞膏，治痈疽发背，瘀肉不腐，及不作脓者。又治恶疮，内有脓而外肉不穿溃者。轻粉、蓖麻仁（研，各三钱），巴豆（研，白仁五钱），血竭（二钱），樟脑、螺蛳肉各一钱，金顶砒五分。为末，瓷罐收贮。临用时麻油调涂顽硬肉上，以万全膏贴之。至顽者，不过二次即软。其力大于乌金散。

《外科正宗》：如七日之后，疮不大肿高，四边又不痛，疮头亦无脓意相黏，此为阴阳相等之症，宜用化腐紫霞膏涂疮顶上，外以膏药盖之，换至十日外，疮顶渐腐，余肿渐高，似有脓意之象，其正脓只在十五日之后可出也，此为以险成顺之症。已用药筒拔脓之后，外既有孔，内窍亦通，疮期又当大脓发泄之候，如尚脓少，亦非自然得出，故疮头必有瘀腐涂塞，内肉亦有顽膜阻隔，多致脓管不通，自难出也。关节者，阳疮以十四日为关，阴疮二十一日为节。

【小结】

化腐紫霞膏主治发背（指生于脊背部位的痈疽）已成，此时痈疽基本局限，边界清楚，往往不再向纵深扩散，预示发展到顶峰开始向好的方向发展，渐渐痛减肿消。但此时仍瘀肉不腐，或不作脓，及疮内有脓而外不穿溃时说明还有部分的病邪未除，此为化腐紫霞膏的适应症。方用轻粉、蓖麻仁各9克，血竭6克，巴豆仁15克，樟脑3克，金顶砒1.5克，干螺蛳肉2个。上为末，麻油调擦顽硬难腐的组织上。方中轻粉外用攻毒杀虫，敛疮，内服逐水退肿，为君药。

【原文】

化腐灵药（治溃后瘀腐不脱，能提毒去腐）

灵药一两（又名红升丹，药铺多有卖现成者），儿茶五钱，石膏二钱（微煅），冰片五分。共研极细，上于腐上，以玉红膏盖之。若患孔不大，将前药或加血竭、乳香、枣泥为条，上孔中，能化内腐，名曰灵药捻。

【阐释】

红升丹别名五灵升药、大红升、大升丹、小金丹。为水银、火硝、白矾、朱砂、雄黄、皂矾制炼而成的红色氧化汞。功能主治，拔毒，提脓，生新。用于溃疡疮口不敛，肉芽暗滞，腐肉不净。儿茶性苦、涩，凉。归心、肺经。功效活血疗伤，止血生肌，收湿敛疮。石膏性辛、甘，大寒。生用用于湿疹，疮疡溃后不敛，水火烫伤。常与黄柏、青黛等配伍，外用以清热敛疮、生肌。煅后外治痈疽疮疡，溃不收口，汤火烫伤，此方中石膏微煅后用。冰片消肿止痛又可去郁火。玉红膏生肌防腐。本品有毒性，每用少许，撒布疮口，外加膏药覆盖，或纱布包扎，病愈即停。

【选注】

《串雅内编》：升丹为外科要药，不能不用，然总宜陈至5～7年者方可用，且须少用为妙。如系背疮及胸腹诸处疮之溃大者，更须慎用，往往有疮未愈而升药热毒攻入腹内，以致口干喉破者，人多不知也。

【小结】

本方剂在现代中医外科临床应用于：1. 慢性不愈合伤口及淋巴结结核溃疡：以凡士林纱布条黏满红升丹，填入创口、溃疡内。红升丹治疗慢性长期不愈的创口及结核性溃疡，确有显效，对不良的肉芽组织有腐蚀作用，可使异物（如线头等）早日脱出，从而促进愈合。2. 瘘管：用红升丹治疗瘘管，其中病位在颈项者（瘰疬、脓肿术后），躯干者（乳痈术后、阑尾炎术后切口感染、臀部脓肿术后、肾输尿管术后切口感染），四肢（慢性骨髓炎、脓肿切开）。结果，58 例全部治愈，其中疗程在一个月者占八成，其余二个月内痊愈。

　　本方剂含有汞，所以有毒性作用。《天津中医》1986（4）：24，本方对小鼠一次经口给药的半数致死量为 120.98 ± 1.71 毫克/公斤，按急性毒性分级，属中等毒性药物。局部皮肤创口给药，证明方中汞化合物能从伤口吸收，其中肾含汞量最高。本方剂毒性具有蓄积性，属轻度蓄积，但与中等蓄积系数相临界，这可能是临床慢性中毒的原因。因此使用必须遵医嘱，注意控制用量，病愈即止。

【原文】

加法生肌散

　　海蚆[①]五钱（火煅），生石膏五钱，甘草（水飞过焙用），白龙骨三钱（煅），轻粉二钱，白蔹二钱，乳香二钱（去油），冰片二分，珍珠、麝香酌量随意加用。共为极细，瓷瓶收贮，临患察其余情，加味用之。若疮边起埂锁口不收，加灯草灰，宜以棱针，常挑断患口硬弦上之；若阴虚患口不敛，加鳖甲（焙），或血余灰；若新肉色暗生迟加肉桂；若患处受风寒肌冷加干姜；若肌肉生迟，因气血过虚，加人参；若患口焮疼有热，加雄黄；若患处受湿多水，加白芷、海螵蛸；患口敞大，宜以玉红膏盖之。患口不大，宜以枣泥作捻上之。

【阐释】

　　加法生肌散的药物共为极细之粉末贮于瓷瓶，以防受潮效减。可根据病情变化加味：如果疮边起埂出现肉芽状时疮口不愈合，可加灯草灰，用棱针挑断患口硬埂，使其出现新肉将药粉敷其上；如果有阴虚症状且患口不敛时，可加焙鳖甲或血余灰；如果新肉色暗生长迟缓可加肉桂；若患处因感受风寒肌冷色暗时加干姜（末）；如因气血虚肌肉生长迟缓，可加人参（末）；如患处焮热疼痛，加雄黄；如患处受湿多水样渗出，可加白芷、海螵蛸；如果患口敞大则不利于愈合，此时应用玉红膏敷在疮面上。如果患口不大时，宜以枣泥和上本药作捻敷于疮面。

【校勘】

①原为"𤲞"，应为"蚆"。

【选注】

《外科十三方考》：化腐生肌散　配方：水银 30 克，火硝 30 克，白矾 30 克，青盐 12 克，青矾 12 克，白砒 9 克，硇砂 1.5 克。制法：上药先用瓦罐微火熔化凝定（即坐胎），然后以竹筒装水，捆于板凳上，将瓦罐倒封竹筒口。后用瓦盆装杠炭 2.5 公斤，安瓦罐上，文武火炼之，则药遂逼入水中，将水倾去，澄取丹药，干燥后，加入朱砂、麝香、冰片，共研极细粉即得。主治：提脓拔毒，化腐生肌，多用于疖肿痈疽、久溃难愈者。用法：撒布、或药条、药线换药。

【小结】

除了何景才加法生肌散之外，临床所用的生肌散种类很多，但适应症基本都以解毒，生肌为主。用于疮疖久溃，肌肉不生，久不收口。用法大体相同：患部用温开水洗净后，撒药少许，或用温开水调敷，或做成要捻上在疮口内。如何选用应该遵医嘱。

【原文】

桃花生肌散（治行常溃后等疮，上之解毒渗湿清热）

煨石膏一斤，以甘草水飞更佳，东章丹一两，共研细末或干上或香油调上，此药最宜皮破湿烂、红热黄水阴处等证。

【阐释】

桃花生肌散主要用于治疗疮疡溃后渗出物、分泌物较多时，外敷疮面可以解毒渗湿清热。此药适用于皮肤疮疡破溃湿烂、渗出红热黄水、阴处疮疡等证。方用煨石膏一斤，使甘草水飞可以得到更细的粉末。再加入东章丹（又名黄丹）一两，共研细末。外用时可用粉剂直接敷于疮面，也可以用香油调涂敷于疮面。

【选注】

《医林纂要》卷十：桃花生肌散　组成：风化石灰（水澄过）半斤，大黄4两，栀子2两。功效：散瘀生肌，蚀恶肉，敛疮口。用法用量：合炒至石灰红色取起，去大黄、栀子，用石灰。须退冷陈久而后用。

《医宗金鉴》卷七十二：九一丹（处方）石膏（煅）7克，黄灵药3克。（功效与作用）提脓生肌。治疮疡溃后，脓腐将净，欲生肌收回者。（用法用量）共研极细，撒于患处，或用纸捻蘸药插入疮内，上用膏药盖贴。

《疡科遗编》卷下：九一丹（处方）煅石膏4两，漂净冬丹5钱，上好黄升丹2钱。（制法）上为细末，和匀。（功效与作用）生肌长肉。主一切痈疽并发背、烂脚、恶疮。（用法用量）掺患处。

【小结】

桃花生肌散主要用于治疗皮肤疮疡破溃湿烂、渗出红热黄水、阴处疮疡等证，外敷疮面可以解毒渗湿清热。方用煅石膏一斤，使甘草水飞可以得到更细的粉末。水飞是取药材极细粉末的方法。将不溶于水的药材与水共研细，加入多量的水，搅拌，较粗粉粒即下沉，细粉混悬于水中，倾出的混悬液沉淀后，分出，再干燥，即成极细的粉末。石膏外用多煅（煨），使其体腻性敛，增强其渗湿清热的作用。黄丹粉可以解毒，生肌，坠痰镇惊。主要用于治疗痈疽、溃疡、金疮出血、口疮、目翳、汤火灼伤、惊痫癫狂、疟疾、痢疾、吐逆反胃。配煅石膏，提脓拔毒，生肌收口，用于痈疽溃后，脓水淋漓，久不收口，及湿疹，足癣。

【原文】

桂蓟生肌散（治诸疮肌生迟缓久不平满，用此回阳收口有效）

贡肉桂二钱，人参一钱，海贝一钱（煅），龙骨五分，血竭五分，白蔹五分，乳香五分，儿茶五分，冰片二分，麝香少许。共为极细，瓷瓶密①收，若作捻以枣泥撮用。

【阐释】

桂蓟生肌散主要用于治疗阳气不足，诸疮肌生迟缓久不平满难收口的病患。本方组成：贡肉桂（指产于越南西贡者，温阳之品）、人参（大补元气以助阳）、白蔹（拔毒生肌，治疮痈，溃疡）、麝香（解毒、杀菌、消炎、辟秽、散瘀）、乳香、血竭（行气活血止痛）、海贝、儿茶、煅龙骨（止血、祛湿、敛疮），冰片透窍为引。共为极细末，储于密闭瓷瓶内，如果作药捻可用枣泥撮成，外敷于疮口内。

【校勘】

①原为"蜜"，应为"密"。

【选注】

《疡医大全》：冯鲁瞻曰：凡肌肉伤而疮口不敛者，用六君子汤以补脾胃为主；或气虚恶寒而疮口不敛者，用补中益气汤以补脾肺；若血虚发热而疮口不敛者，用四物参以滋肝脾；若脓多而疮口不敛者，八珍汤或十全大补汤以养血气。经曰：脾主肌肉，如前药未应，但用四君、归、以补脾胃；若更不应，乃下元阳虚，急用八味丸以壮火生土；若脉数发渴者，难治，此真气虚而邪气实也。（《锦囊》）

【小结】

常用的生肌收口药，如生肌散、八宝丹等，不论阴证、阳证，均可掺布于疮面上应用。桂蔹生肌散主要用于治疗阳气不足，诸疮肌生迟缓久不平满难收口的病患。使用生肌收口药要注意：脓毒未清、腐肉未净时，若早用生肌收口药，则不仅无益，反增溃烂，延缓治愈，甚至引起迫毒内攻之变。若已成漏管之证，即使用之，勉强收口，仍可复溃，此时需配以手术治疗，方能达到治愈目的。若溃疡肉色灰淡而少红活，新肉生长缓慢，则宜配合内服药补养和食物营养，内外兼施，以助新生。若臁疮日久难敛，则宜配以绑腿缠缚，改善局部的血液循环促进愈合。

【原文】

金蟾散（治诸疮溃后，误入毒水或驴马尿粪一切污秽之毒，疮内焮肿疼痛至骨者上之最效）

大干虾蟆一个，胡椒十五粒，皂角子七粒。

以上三味共入锅内，瓦盖煅黑存性，至烟尽取出，研细上患内，或用膏盖，流尽毒水则愈。此方验方新编加硫磺同煅甚效。

【阐释】

金蟾散用大干虾蟆一个、胡椒十五粒、皂角子七粒，共入锅内，用瓦盖煅黑存性，至烟尽取出，将三药研细外敷于患处，也可以敷药后用药膏盖住患处，之后会有毒水流出，至毒水流尽即可痊愈。此法用以治疗各种疮疡溃后，疮处误入毒水或驴、马、尿、粪等一切污秽之毒，出现疮内焮肿疼痛，且疼痛剧烈至骨之病患。验方新编加硫磺于上三药同煅研细共为末，效果甚佳。

【选注】

《全生集》：金蟾散　治诸疮已溃，误沾马汗、皂汁、粪秽、毒水，或竹木掉刺肿大痛。大干虾蟆一个，胡椒十五粒，皂角子七粒，砂缸装定，瓦片盖口，炭火至烟尽成灰存性，取出研极细，温水洗净疮口，拭干，撒药入内，上贴太乙膏。良久，毒水流尽，有刺亦出。

【小结】

金蟾散用以治疗各种疮疡溃后，疮处误入毒水或驴、马、尿、粪等一切污秽之毒，出现疮内焮肿疼痛，且疼痛剧烈至骨之病患。方中胡椒温中、下气、消痰、解毒，可杀一切鱼、肉、鳖、草毒。皂角子可治痈肿疥癣，用其烧存性后研末外掺、调敷患处，效果甚好。硫磺外用，可消毒杀虫（寄生虫疥虫等）燥湿止痒，所以在金蟾散中加入硫黄，疗效更佳。此方的主药干蟾皮本身即是一味单方药，其不拘多少研为末，以银花露同蜜调敷，亦可治疗本症，消肿退毒作用更好。

【原文】

杨叶贴法（治诸疮溃后，新肉将平，患口不敛延迟日久，总因邪郁风淫所累，四肢者多有此患，大概皆属气血运行不周所致。用此即能生肌敛口）

青杨树叶数张剪圆，略比疮大一周。肉桂、儿茶、白蔹各一钱共研细。共同杨叶放瓷盘内，再入醲醋，令漫过杨叶泡之，用时由底取出一张，贴于患上，以布帛捆住，每日一换，甚效。血晕郁滞加当归、赤芍、血竭；湿淫水多加黄柏、枯矾、苦参；风郁多痒加干姜、龙胆草、狼毒；燥涩红热减肉桂加雄黄、甘草、大黄随因加用。

【阐释】

杨叶贴法用于治疗各种疮破溃后，新肉即将长平，但是患口不收迁延时间较长的病患。其病因一般是内有邪郁或外遇风淫所引发，常见于四肢的疮患，其病机属气血运行不利，用此方即能生肌敛口。此法简便、易行、效果好。取青杨树叶数张比照疮面大小，略比疮大一周剪出形状。将肉桂、儿茶、白蔹各一钱共研细，与杨叶一起放入瓷盘内，再倒入酽醋（即浓的陈放一两年的米醋，可消炎消痈肿），使其漫过杨叶泡之，用时由下面取出一张，贴于患处，以纱布敷之固定，每天一换。如有血晕郁滞的可加当归、赤芍、血竭入药液中同泡；有疮面湿淫渗出物多时可加黄柏、枯矾、苦参以消炎燥湿；局部痒甚多由风郁所致可加干姜、龙胆草、狼毒；疮面用药后出现燥涩红热时，应减肉桂加雄黄、甘草、大黄，以防火盛。总之每日换药注意病情变化，随时调整用药。

【小结】

杨叶贴法用于治疗各种疮疡破溃后，新肉即将平复，但是患口久不收的病患，疗效可靠。我国民间早就有用杨树叶治疗疾病的经验，如山东地区民间常用其叶煎水洗疮疡，效果非常好。现代药理学研究表明，从毛白杨叶中提得一种白色结晶，经光谱分析等手段鉴定为白杨甙（populin），其在临床试验中具有解热、镇痛作用，为毛白杨叶中解热镇痛的有效成分。毛白杨水提物具有很强的抑菌和抗病毒作用。临床用其水提物治疗菌痢，证明其药理作用和痢特灵效果相当。毛白杨由于分布广泛，资源丰富，其药用价值越来越受到人们的广泛重视。

【原文】

简法生肌玉红膏

当归五钱，白芷一钱半，紫草五分，粉甘草三钱。

以上共研细面，香油四两五钱，砂勺内熬开入血竭六七分，再入白腊五钱，试其软硬得所，伺其暴热略过，倒入前药面内，摊贴。原方用轻粉，每沉极底不便，今不必同入此内，或单兑上药内用之，亦可得便。或临用少熬，大约油药之数配用，免其陈久泄力也。

【阐释】

简法生肌玉红膏的配制方法：用当归五钱，白芷一钱半，紫草五分，粉甘草三钱。以上4药共研为细面待用。另用香油四两五钱放入砂勺内熬开，然后放入血竭六七分，再加入白腊五钱，使其软硬合适后稍放置片刻待油温稍凉，倒入前4种药混匀的药面内拌匀，即可摊贴于患处了。原方用轻粉入药容易沉底，出现混不匀的现象，所以可以不必加入，可以单另兑到以上的药膏内用。用药应根据病情状况决定用量，用时再制，以免早早制好放置过久药力减弱或变质。

【小结】

生肌玉红膏可解毒消肿、生肌止痛。用于疮疡肿痛，乳痈发背，溃烂流脓，浸淫黄水。现在中医临床的配置方法与古法相近，具体操作：用甘草60克，白芷60克，当归60克，紫草60克，虫白蜡210克，血竭24克，轻粉24克。以上七味，除血竭、轻粉分别研细，混匀外；甘草、白芷、当归等三味酌予碎断，用芝麻油960克同置锅内炸枯，去渣；将紫草用水湿润，置锅内炸至油呈紫红色，去渣，滤过；另加虫白蜡搅匀，放冷，加入上述粉末搅匀，即得。本品为紫红色的软膏；气微。

疮面洗清后外涂本膏，一日1次。本品为外用药，切勿入口。一次用不完可密闭、防潮保存。

【原文】

膏药诸方

简法神效千捶膏 （贴瘰疬肿溃，无名顽疮，溃后诸各等证，金刃破伤、头痛、牙痛，无有不效）

松香一斤 （另研），乳香、没药各八钱 （另研），铜①绿四钱，巴豆、木鳖②子各二十个另研，蓖麻子二两五钱，或减用蓖麻子一两，加大麻子油一两，其二味必应二两五钱之数，研如泥用。冬时天寒多加二三钱，杏仁四钱。

以上先将铜③绿、巴豆、杏仁共研，再加蓖麻子并油入砂勺内熬通，逐将松香并前药等面投入，共④同再熬透搅均。若用化摊于亮布或厚油纸上贴之。

按，此膏乃外科最为当用，不可缺之要药。除患口溃大或小，脓多不止，或黄水浸淫等证不便贴用。其余等患，无不神效。今医失其所用，原因古法配合此膏，应以捶捣其黏粘，费力碍难，致误其用。余今出此简便配法，甚得其易，以公于世，但愿后贤不可失此有益之用。

【阐释】

神效千捶膏贴瘰疬肿溃、无名顽疮、溃后等证，以及金刃破伤、头痛、牙痛等未有不效。但千捶膏原方加工方法过于艰辛，以致很多医家望而却步，何景才的简便制法不仅保证了疗效，客观上也使中医中药的瑰宝得以传世。其处方（分量如上）：松香（另研）、乳香、没药（另研）、铜绿、巴豆、木鳖子（另研），蓖麻子，或减用蓖麻子加大麻子油一两，其二味必应二两五钱之数，研如泥用。冬时天寒多加二三钱，杏仁四钱。先将铜绿、巴豆、杏仁共研为末，再加蓖麻子并油入砂勺内熬透，然后逐一将松香等面投入，共同再搅匀熬透。此膏乃外科最常用最有效的外用药。除了患口脓多不止、黄水浸淫、疮口不宜等证不便贴用外，其余疮患均适用。用时化摊于辅料或厚油纸上贴于患处即可。

【校勘】

①原为"同"，应为"铜"。

②原为"别"，应为"鳖"。

③原为"同"，应为"铜"。

④原为"公"，应为"共"。

【选注】

《医宗金鉴》卷六十二：神效千捶膏　组成：土木鳖（去壳）5个，白嫩松香（拣净）4两，铜绿（研细）1钱，乳香2钱，没药2钱，蓖麻子（去壳）7钱，巴豆肉5粒，杏仁（去皮）1钱。功效：活血消肿，化坚止痛。主治：疮疡，疔毒初起，并治瘰疬，大人臁疮，小儿蟮拱头。红肿坚硬，瘰疬结核，臁疮溃烂，经年不愈。用法用量：用时随疮大小，用手捻成薄片，贴疮上，用绢盖之。制备方法：上合一处，石臼内捣三千余下，即成膏；取起，浸凉水中。

【小结】

　　千捶膏原方加工方法过于艰辛，以致很多医家望而却步，客观上制约了中医中药的神效发展。何景才的简便制法保证了疗效不变且加工省力，简便易行，为临床使用和推广做出了贡献，这就是传统的、民间的中医最可贵之处：亲民、利民。《医宗金鉴》卷六十二外科心法要诀内载有神效千捶膏和生肌玉红膏两种外敷药。据原文记载，神效千捶膏专贴疮疡疔毒初起，贴之即消。治疗疮疡连根拔出、大人镰疮、小儿蟮拱头并效。生肌玉红膏专治痈疽发背、诸般溃烂、棒毒等疮、用在已溃流脓时，新肉即生，疮口自敛，真可谓外科收敛药中之神药。现代中西医临床将以上二药治疗感染性伤面：千捶膏用于祛腐，生肌玉红膏用于生新。二者可单独应用，也可相互结合同时应用。当伤面坏死组织多时，则单独敷用千捶膏。若伤面腐面脱净后，则单独应用生肌玉红膏。若伤面红肉（肉芽组织）已生，腐肉（坏死组织）尚未脱净时，则二者配合应用，先将千捶膏油纱布贴在腐肉上，而后，再将生肌玉红膏贴满伤面。其功效如下：一、应用于急性感染的伤面，有控制炎症扩散和消炎作用。临床观察不少新鲜伤口感染后，因组织间隙开放，坏死组织较多，细菌繁殖甚快，伤面容易继发绿脓感染。应用千捶膏和生肌玉红膏后，坏死组织迅速液化消失，脓液增多，肉芽和新生上皮组织增生活跃，组织间隙也迅速封闭，局部和全身反应也得到控制。同时伤面自行缩小，逐渐愈合。

【原文】

秘制鲫鱼黑膏药（专贴绵溃无名等疮，化毒消腐无不效验）

　　活鲫鱼五尾，疥蛤蟆五个，血余一两，巴豆二钱，木鳖子五钱，香油一斤半。将蛤蟆、鲫鱼、血余煎枯成炭，再去净渣，以文武火①煎至白烟叠起，滴水成珠②，筛入炒章丹七八两，下火再入巴豆、木鳖二面，以油纸摊贴。

【阐释】

秘制鲫鱼黑膏药主要功效是化毒消腐，专治绵溃无名之疮疡等疮。方用（剂量略）活鲫鱼、疥蛤蟆、血余、巴豆、木鳖子、香油，将蛤蟆、鲫鱼、血余煎枯成炭、去净渣，以中火煎至白烟出现，滴水成珠时，即可加入炒章丹，此时文火再入巴豆、木鳖二面调匀，然后将膏以油纸摊贴患处。

【校勘】

①笔者注：文武火系指介于文火与武火之间的火力，即中火。《雷公炮炙论》中载有乌头宜于文武火中炮令皱坼，即劈破用。《银海精微》载有："蕤仁，新竹筒盛了，文武火煅去壳油，筒两头亦要纸封固，取出去白皮，方去油研用"。《医学纲目》："半夏汤洗了，用生姜捣如泥，堆新瓦上，文武火焙黄"。有时亦指文、武火交替使用于炮制过程中，如暗煅法先用文火加热至盐泥干燥后，再用武火加热至透，煅炭存性。蒸制药物时，先用武火，"圆"气后再用文火，习称"文武火"制。

②笔者注：黑膏药制备中其炼油程度常用三种标准判断：一是看油烟；二是看油花；三是看滴水成珠。实际操作中前两条标准比较模糊，亦难掌握，通常以滴水成珠作为主要判断标准。曹春林主编的《中药药剂学》所述滴水成珠标准为：蘸取药油少许滴于水中，待油滴散开后又集聚时为度。

【选注】

《本草经疏》：鲫鱼入胃，治胃弱不下食；入大肠，治赤白久痢、肠痈。脾胃主肌肉，甘温能益脾生肌，故主诸疮久不瘥也。

《别录》：（鲫鱼）主诸疮，烧，以酱汁和敷之，或取猪脂煎用；又主肠痈。

【小结】

秘制鲫鱼黑膏药主要功效是化毒消腐，专治绵溃无名之疮疡等疮，有很好的临床效果。中医临床医生，尤其是基层中医外科工作者应通过黑膏药的制备，学会熬制膏药的基本功。

【原文】

化核膏（专贴乳岩、结核、瘰疬、痰疱等证神效）

生地五钱，薄荷、元参、苦参、何首乌、僵蚕各二钱，木红花子（研）、白芥子、当归各三钱，白蔹、蜗牛、川军各一钱，丁香五分，木香四钱。

再以炸过马前子的香油一斤半，将生地、元参、苦参煎枯成炭去渣①，再将净油熬至滴水成珠，入炒章丹七两下火片时，再将前余薄荷、首乌等味，预研细末投入油内，冷水浸去火毒，贴用时加麝香甚效，原方若加活壁虎十余条更效。

【阐释】

化核膏主要用于贴敷乳岩、结核、瘰疬、痰疱（现代医学之舌下腺囊肿）等症有神效。方用（剂量略）生地、薄荷、元参、苦参、何首乌、僵蚕、木红花子（研）、白芥子、当归、白蔹、蜗牛、川军、丁香、木香诸药（原方若加活壁虎十余条更效），再用炸过马前子的香油一斤半，将生地、元参、苦参煎枯成炭去渣，再将净油熬至滴水成珠时，入炒章丹七两搅拌至膏黑烟尽撤离文火，再将研为细末的薄荷、首乌等味投入油内搅匀，膏不黏指为度，再用冷水浸去火毒，退火气，摊成膏，贴患处。贴用时加麝香效果更佳。

【校勘】

①原为"碴"应为"渣"。

【选注】

《外科全生集》卷四（摘编）：化核膏：壁虎14条，蜘蛛28个，蜗牛36枚，大麻油2千克，鲜何首乌藤叶、鲜甘菊根、鲜薄荷、鲜牛蒡草、鲜苍耳草各250克，连翘、玄参、苦参、白蔹、白芥子、僵蚕、水红花子大黄、荆芥、防风各120克，制木鳖油250克，炒黄丹适量，丁香油6克，麝香6克，苏合油30克。用菜油2千克，先煎枯前三物，捞去不用；再入何首乌藤叶至苍耳草等五味，武火熬至草枯去滓；俟油冷，再入连翘至防风等十味，浸一夜，熬至黑枯，滤油去滓；加木鳖油、铅丹，慢入慢搅，文火再熬至滴水成珠，膏不黏指为度；再加入丁香油，麝香，苏合油搅匀，退火气，摊成膏。贴患处。

【小结】

化核膏主要用于贴敷乳岩、结核、瘰疬、痰疱（舌下腺囊肿）等症有神效。现代中医临床应用化核膏外贴和逍遥丸内服治疗乳腺增生和甲状腺瘤均有可靠的疗效。

【原文】

加法葱归溻肿汤（专烫①肿溃等毒，消肿散瘀有效）

当归、白芷、独活、甘草加葱三段，煎②汤洗之。如毒盛之患加银花、贯众；风邪过盛加苏叶、紫荆皮；血瘀过盛加赤芍、防风；湿盛淫肿加苦参、黄芩；瘀腐不脱加露蜂房、菖蒲；风盛痒肿加蛇床子、炒盐；寒阴过盛加艾叶、麻黄；跌扑伤肿加续断、透骨草。

方歌

葱归溻肿洗诸疮，疔毒溃后汤最良，当归白芷葱独草，顽腐宜加菖蜂房。毒盛银花与贯众，寒阴艾叶共麻黄，血瘀赤芍防风入，痒极炒盐并蛇床。跌扑续断透骨草，风邪苏叶紫荆强，湿盛黄芩苦参等，随疾加用细参详。

【阐释】

加法葱归溻肿汤是一种外用的洗药，是要边烫边洗，既有热效应也有药的治疗作用，是综合的治疗。主要针对肿溃的疮面，有消肿散瘀之效。基本方是：当归、白芷、独活、甘草、大葱。随病情的不同可相应加减：毒盛加银花、贯众；风盛加苏叶、紫荆皮；血瘀过盛加赤芍、防风；湿盛淫肿加苦参、黄芩；瘀腐不脱加露蜂房、菖蒲；痒盛加蛇床子、炒盐；寒阴过盛加艾叶、麻黄；跌扑伤肿加续断、透骨草。汤凉了可再加热，每日可做1~2次，每次不少于30分钟。烫洗治疗是中医治疗疮疡的重要手段，对组织损伤小、效果好。

【校勘】

①原为"汤"，应为"烫"。

②原为"前"，应为"煎"。

【选注】

《医宗金鉴》卷六十二：葱归溻肿汤，别名葱归汤。（药物组成）独活3钱，白芷3钱，葱头7个，当归3钱，甘草3钱。（主治）痈疽疮疡，初肿将溃之时。（用法用量）上诸药以水 3 大碗，煎至汤醇，滤去滓，以绢帛蘸汤热洗，如温再易之，以疮内热痒为度。

【小结】

葱归溻肿汤外洗除了治疗肿溃等毒、消肿散瘀之外，现代临床还用于治疗肛门瘙痒症。肛门瘙痒症是一种常见的局限性神经机能障碍性皮肤病，主要症状是肛门周围皮肤顽固性剧烈瘙痒，经久不愈，而且常因搔抓而引起皮肤继发性损害。治疗用葱归溻肿汤方药：独活 20 克，白芷 30 克，葱白 30 克，当归 20 克，川芎 20 克，公英 15 克，甘草 20 克。上方加水 1500 毫升，煎沸后乘热熏洗肛门，每天两次，每次 30 分钟，7 日为 1 疗程，间隔 2 天即可开始下 1 疗程。

【原文】

改便桑炭火烘法

古法用桑条烘法，遇纯阴邪盛之患，恐难藉其提拔之力，余以干桑木根，锯截二寸长，劈一寸许桩①烧成炭，伺烟将尽，装漏勺内对患处悬烘，其高矮以疮知热为准，每日于汤洗后用之。

【阐释】

桑柴火烘法，外治法之一，属灸法之一种，古法用桑条烘法，本节介绍改为桑炭火烘法。常用于阴邪疮患，方法是以干桑木根，锯截二寸长，劈一寸左右的桩烧成炭，等烟将尽时将炭装漏勺内，对着患处悬烘，以疮知热为度调整距离，可在药汤洗后烘烤，每天可进行二三次。

【校勘】

①原为"桊"，应为"桩"。

【选注】

《外科大成》卷一。亦名桑枝灸法。具体用法为：用新桑枝或桑木枝，劈如指粗，约九寸长，一头燃着吹灭，用火向患处烘烤，火尽再换。每次烘三四枝，日烘二三次，以患处知热为度即可。该法适用于痈疽初起局部患处肿。

【小结】

桑柴火烘法是一种热烘疗法，是在病变部位涂药或药汤烫洗后，再加热烘，通过热力的作用，使局部气血流畅，腠理开疏，药物渗入，从而达到活血祛风以减轻或消除痒感，活血化瘀以消除皮肤肥厚等治疗目的的一种治疗方法。

适应证：适用于鹅掌风、慢性湿疮、牛皮癣等皮肤干燥、瘙痒之症。现在临床常见的用法是依据病情，选择相适应的药膏，如鹅掌风用疯杨膏，慢性湿疮用青黛膏，牛皮癣用疯油膏等。操作时先将药膏涂于患部，须均匀极薄，然后用电吹风烘（或桑柴火烘）患部，每天 1 次，每次 20 分钟，烘后即可将所涂药膏擦去。此法同熏法的治疗机理，而且禁用于一切急性皮肤病。

【原文】

做陈小粉法

小麦面二三斤，温水和成块，入粗布代内，加水捣揉，其粉自布孔渗出，久而代内只剩面筋，粉皆存于水中，候半日，将水澄净，取粉晒干，炒黄听用。

【阐释】

陈小粉具有收湿敛疮的作用，临床用于疮疡的消炎、排脓。做陈小粉的原料是小麦面，将其温水和成块，装入粗布代内加水捣揉，其粉即从布孔渗出，最后只剩下面筋（民间也用此法洗面筋），将洗去面筋的水静候半日，澄净上面的水，剩下的粉晒、炒黄就是陈小粉。

【选注】

笔者注：陈小粉系中医外科敷贴类方"五龙膏"中的一味药，可用医用淀粉炒焦存性替代。《疡医大全》卷八所载消肿止痛散，是中药方剂之一。组成：芙蓉叶 30 克，陈小粉 45 克，五倍子、生南星、生半夏、生草乌各 9 克。可消肿止痛。主治痈疽初起。消肿止痛散。用法：共研末。醋调敷。在一味消毒散中，陈小粉不拘分两。年久者佳。炒黄黑色。研以陈米醋。调熬如黑漆状。瓦罐收用。纸摊。用治痈疽肿毒。

【小结】

陈小粉具有收湿敛疮的作用。本节介绍陈小粉的制作方法，简便易做，容易推广，临床效果可靠，在民间有广泛的应用。

【原文】

痒证三论加减治法

一、曰毒火为患，其痒发必兼疼，外现红热，即内经所云："诸痛痒疮，皆属心火之证也。"内服宜以柴胡清肝汤加龙胆草、木通清之。

一、曰阴邪毒痒，色暗不热，痒不可解，与心火毒痒，理有悬殊。治法宜用五积散加南星、蜈蚣，宜热回阳重发通汗为要。

一、曰风湿淫痒，微红虚热，浸流毒汁，每生下部。其患多由内蕴湿滞，外受风淫。内服宜以疮科流气饮，减桔梗、黄芪、乌药，加天麻、白鲜皮汗之。

以上三说痒因，乃大概之总理，又有相杂别因者，只以外上等药加减，分因加治，兼以烫洗之法，必以治见发肿得脓，可获功效。以上诸痒之患，原生皆不甚肿，乃之痒证原情不属真阳之理，除去痒痛兼作之痒，其外瘙痒等患，外上之药，必以知疼见肿为验。若至阴减毒解必见微脓，再令肿消，其患自愈。

【阐释】

痒证有三种形成的机理和治疗的方法。一是毒火为致病主因，出现痒时一定兼有疼，局部出现红热，内经认为："诸痛痒疮，皆属心火之证也。"应治以柴胡清肝汤加龙胆草、木通清心、肝之火。二是阴邪之毒致痒，局部色暗不热，痒难耐不可解，此为阴邪之毒为患，治宜回阳、发汗，用五积散加南星、蜈蚣。三是风湿淫邪致痒，局部微红虚热，浸流毒汁，患处多在下部，此为内蕴湿滞，外受风淫而引发，宜用汗法，宜以疮科流气饮减桔梗、黄芪、乌药，加天麻、白鲜皮内服。

以上三种痒证的成因，不可能诠释所有痒证，只能言其大概，而且痒证往往兼杂各种病因，治疗中必须内服、外用各药同施，根据病情加减，才有可能获效。以上所论各种疮痒，原发的病患皆不甚肿，以此可断定此类痒证不属真阳之患，除了痒痛兼作之痒证，其他的瘙痒证，如果治疗有效的话，用外用药后，就会有痛感和局部肿胀，如果阴减毒解之时就可见微脓，进一步用药则可肿消而愈。

【选注】

《灵枢·刺节真邪篇》：有一脉生数十病者，或痛、或痈、或热、或寒、或痒、或痹、或不仁，变化无穷，其故何也？伯曰：此皆邪气所生也。……邪气者，……搏于皮肤之间，其气外发，腠理开，毫毛摇，气往来少，则为痒。

《诸病源候论》（隋·巢元方）：风疫痒者，是体虚受风，风入腠理，与血气相搏，而俱往来在于皮肤之间，邪气微不能冲击为痛，故但瘙痒也。

【小结】

痒是皮肤病最常见的一个症状，也是某些其他疾病的并发症状之一。有关本症的病因病机及治疗，历代医家论述甚多，尚无统一的认识，痒证的源流、病因病机及辨证施治有以下各种见解：1. 源流：早在《灵枢·刺节真邪篇》指出："有一脉生数十病者，或痛、或痈、或热、或寒、或痒、或痹、或不仁，变化无穷，其故何也？伯曰：此皆邪气所生也。"《素问·至真要大论》曰："诸痛痒疮，皆属于火"，认为痒与心火有关；隋·巢元方《诸病源候论》载："风疫痒者，是体虚受风，风入腠理，与血气相搏，而俱往来在于皮肤之间，邪气微不能冲击为痛，故但瘙痒也"。意即痒为痛之渐；明·陈实功《外科正宗》记载有"鹅掌风"、"肾囊风"，相当于今之手癣、手部及阴囊湿疹、"血风疮"相当于湿疹，又用消风散"治风湿疮疥，瘙痒不绝，风热瘾疹"、当归饮子"治血燥皮肤作痒及风热疮疥痰痒……等"，《医宗金鉴》有"血风疮"、"火赤疮"的证治，都涉及痒证的辨治。后世医家对痒的认识有进一步发展，一般分为风痒、湿痒、血虚痒、热痒……疏风泄热凉血法的确立是针对以风、热为主要病因的热性痒证，是以外感风热邪气，蕴郁肌肤，闭塞腠理，或血热内蕴，复遭风邪外袭，致风与血热相搏，热灼阴血，肤失濡润而为病理基础的。其作用机理主要在于透表达邪、清泄热郁、和营凉血。在具体运作过程中，应注意正确把握其适应证候、方药组合及配伍规律。痒证所表现的过敏反应特点与风邪特性之间有着密切的内在联系，疏风泄热凉血方药对过敏性反应的抑制、阻断作用正是其作用机理的一个主要组成部分。痒证是临床常见病症，病因复杂又多兼证，因此疏风泄热凉血法也常与燥湿止痒法、解毒法、养血润肤法、活血法、搜风法、杀虫法等治法配合运用。

【原文】

痒毒神妙丹 （但是痒而不疼之痒，服之无不神效）

麻黄八钱，蜈蚣二条 （焙），蟾酥三分，干姜五钱，南星三钱，肉桂二钱。

以前六味共研细末，每服二钱，热葱汤送下，被盖出汗为要，如不应效连服二三次必验。

余著此方，以汗之诸疮已之理，遵①宗经旨而立，不但痒证为然，其余诸疮初起附冷表实之际，即宜速服此药，发见通汗，便能移深居浅，转重为轻，即便不效，决无甚害。痒毒之情，最属难辨。凡用发汗之后，患处仍痒不减，色或紫暗，必然内脏积有蕴蓄毒滞之故，即用九龙丹热降，令其内毒泄尽，再兼外上之法，无不效愈。

【阐释】

痒毒神妙丹主治痒而不疼之痒，服之皆效。方用（剂量略）麻黄、蜈蚣（焙）蟾酥、干姜、南星、肉桂。前药共研细末，每服二钱，热葱汤送下，被盖出汗才能有疗效，不应效时可连服二三次，必验。

何景才拟此方，是遵经"汗之诸疮已"之理而立，不仅痒证如此，其他诸疮初起附冷表实之际，皆应速服此药，如有通汗，便能使邪移深居浅、转重为轻，即使无明显疗效，也不会有害。痒的病因，实属难辨：凡用发汗之法后，患处痒仍不减，色或紫暗，提示内脏积有蕴蓄毒滞，应用九龙丹拔毒、生肌、化腐，使其热降、内毒泄尽，同时加上外敷之药，效果更好。

【校勘】

①原为"尊"，应为"遵"。

【选注】

《素问·阴阳应象大论》：其有邪者，渍形以为汗，其在皮者，汗而发之。

《诸病源候论》：风瘙痒者，是体虚受风，风入腠理，与血气相搏，而俱往来，在皮肤之间。邪气微，不能冲击为痛，故但瘙痒也。

【小结】

《素问·五常政大论》云："汗之则疮已。"一般理解为在疮疡初起之时，正气未虚，可应用开腠解郁药物，给邪气以出路，使毒邪随汗而泄。什么是疮？广义地讲，一切体表浅显疾患都可称为疮，病机为"营气不从，逆于肉里，乃生痈肿（《素问·生气通天论》）"。即营气运行不畅，瘀阻于肌肉腠理之间，血郁热聚而生疮痈。以广汗法（以汗为目的的所有方法）的思路来解"汗之则疮已"，"汗"便不仅仅局限于"发汗"，而是理解为无论应用何法最终"自然得汗"，应用范围也便不再是"疮疡初起之时，正气未虚"，而延伸到外科疾病的始终。张介宾讲："疮在表，则汗之则已"；《外科正宗》在肿疡治法中说："……饮热就暖者，邪在表也，宜汗之"；薛己《外科枢要》中写到"肿作痛，便利调和，脉浮而洪，其邪在表，当先托其里以汗之"……总之，壅阻于皮肤血脉之间的毒邪，皆可随汗而散。或者说，汗是"阴阳和合、营卫通畅"的标志，也就是体表健康恢复的标志，体表健康了，自然疮就愈合了。

【原文】

加减治痒上药方

蛇床子八钱，苦参、黄柏、轻粉各四钱，山甲（炒）、狼毒各三钱。共为细末。

虫郁、肌红、燥痒加藜芦、闹羊花；疥毒破，粟作痒加大风子、水银；寒阴肤黯作痒加干姜、樟脑、蜈蚣（炙）；热毒肌红作痒减狼毒加龙胆草、大黄、白矾；血燥干枯作痒减狼毒加雄黄、甘草；虚热淡红作痒减狼毒加川椒、五倍子（炒），又有难辨确情，痒极痛心难忍者，加蟾酥或炒巴豆，令其发肿见脓方效。又有风湿所受，毒汁甚多之患，原方减山甲加白芷、蛤粉、密陀僧①、龙骨。

以前等法，随因施用，或油调或鸡蛋清，涂上甚效。又方用硫黄二两，铜勺内化通，加银朱②五钱，搅均倒油纸上，伺冷研细，用醋调上，如遇破久之疮，烂孔作痒，以白蜜调上。

治黄水疮并耳疳证（俗名耳底子疮，无论痒痛轻重，但是毒水浸淫，皮破湿烂等证，上之无不效验）

雄黄、五倍子各二钱（焙），血余灰、筋余（焙干存性）各一钱（即手足指甲）。共为细末，梳头油调上，耳疳干吹耳窍内。

【阐释】

治痒外敷药方（加减）：基本方（剂量略）蛇床子、苦参、黄柏、轻粉、山甲（炒）、狼毒共为细末。虫郁刺激皮肤而致痒加藜芦、闹羊花；疮疥脓肿等疮作痒加大风子、水银；寒阴肤黯的阴疮作痒加干姜、樟脑、蜈蚣（炙）；热毒引起四肢长满红点作痒减狼毒加龙胆草、大黄、白矾；血燥皮肤作痒减狼毒加雄黄、甘草（或用当归饮子）；由于血虚风燥阻于皮肤，肤失濡养，内生虚热而发虚热，肤色淡红作痒减狼毒加川椒、五倍子（炒），对于难辨病因，痒极痛心难忍的，可加蟾酥或炒巴豆，可排脓消肿见脓即效。见有风湿引起疮疡，遍体作痒，抓破血溢，毒汁甚多者，可在原方基础上减山甲加白芷、蛤粉、密陀僧、龙骨。

以上各法因病情变化调整使用，药物可用油调或鸡蛋清调敷，效佳。如遇疮疡破溃时间长疮面作痒的，可用硫黄二两，铜勺内熔化后加银朱五钱，搅均倒油纸上，伺冷研细，用醋调上，亦可以白蜜调上，以解毒消肿敛疮。

黄水疮并耳疳（本病类似慢性化脓性中耳炎，又名沆耳证），无论痒痛轻重，凡是因毒水浸淫，皮破湿烂的，用雄黄、五倍子各二钱焙，血余灰、筋余焙干存性各一钱（即手足指甲），共为细末，梳头油调上（如是耳疳则干粉吹耳窍内），临床效果都很好。

【校勘】

①原为"没多僧"，应为"密陀僧"。

②原为"硃"，应为"朱"。

【选注】

笔者注：证候分析虫郁肌肤，故手指、指缝、腕屈、肘内、股内、臀下等处瘙痒，并表现为黑线、丘疹与水疱。疥虫易在温暖环境下活动，刺激皮肤而致痒，故尤以遇热或夜间更为明显。大便不爽，小便发黄，舌红苔黄，脉弦数乃湿热之征。

【小结】

痒是因风、湿、热、虫之邪客于皮肤肌表，引起皮肉间气血不和；或由于血虚风燥，肤失濡养而成。痒是皮肤病的一个主要自觉症状，疮疡的肿疡、溃疡过程中亦有发生。由于发生痒的原因不一，病变的过程不同，痒的情况也各有差异。临床常用的中药外用止痒药有：1. 冰片：又称龙脑、梅片，味辛苦，性微寒。此药使皮肤有凉爽的感觉，对于热性皮疹有良好的止痒作用。配成散剂时，可先加数滴乙醇，研匀后再加其他药物。亦可配成 1%～2% 洗剂、酊剂。还可配成乳剂、软膏、糊膏、油膏，配制时先用液体石蜡研磨溶化，然后加入。2. 松香：是甘温药，有燥湿、杀虫、止痒之功效，常用于湿疹、慢性皮炎等。研末撒敷或调敷患处。3. 薄荷：性凉，味辛，具有疏散风热止痒作用。可煎水外洗，亦可取鲜薄荷叶，揉搓后局部搽拭。4. 蛇床子：性温，味辛苦，具有燥湿祛风、杀虫止痒作用。常用治肛门瘙痒、女性阴痒、湿疹、滴虫性阴道炎等。多煎汤熏洗或研末调敷。5. 地肤子：性寒，味辛苦，具有清热利湿、祛风止痒功效。用于阴囊瘙痒、湿疹及荨麻疹等。一般煎汤熏洗。6. 川椒：为辛热药，有温通止痒作用。一般属风寒性瘙痒性皮肤病均可应用。常与艾叶合用煎汤外洗。7. 苦参：性味苦寒，具有清热燥湿、杀虫止痒功效。煎汤外洗用于治疗湿疹、阴部瘙痒病等。8. 苍术：性温，味辛苦，具有祛风燥湿止痒作用。煎汤外洗或研末配膏外用，可用于湿疹、皮炎糜烂渗出期及其他瘙痒性皮肤病。9. 百部：甘苦微温，具有杀虫止痒作用。常用于疥疮、皮肤癣菌病、蛲虫病及虱病等。可用酒浸渍配成酊剂或水煎剂外洗，亦可研末或煎煮浓缩再配成软膏剂外用。10. 甘草：性平，味甘，加水煎煮用作湿敷，可用于急性湿疹、急性皮炎的糜烂渗出期及其他糜烂渗出性皮肤病，具有良好的除湿止痒效果。11. 其他具有止痒作用的药物：轻粉、山甲（炒）、狼毒、藜芦、闹羊花；大风子、水银；干姜、章脑、蜈蚣（炙）龙胆草、大黄、白矾；

雄黄、甘草；川椒、五倍子、蟾酥、炒巴豆、白芷、蛤粉、密陀僧、龙骨、硫黄、银朱。此外，野菊花、苍耳子、徐长卿、白鲜皮、千里光、荆芥、防风等亦是较为常用的外用止痒药。上述止痒药既可单独使用，亦可联合使用，还可根据临床辨证与具有其他作用的中药组成复方应用。

【原文】

备用诸各偏方

夹纸膏（专贴下部腰腿诸疮，溃久患口缠绵不敛，色暗多阴）

章丹一两，官粉八钱，铜绿、胆矾、银朱①各五钱。

以上共为细末，香油和均，油纸七层，刺细孔，铺均。按每层上将药薄摊令均。原数七层，共叠，铺贴患上，加以布帛绑住。候六七日一换。重者二三次便愈。

【阐释】

夹纸膏主要用于治疗下部腰腿诸疮，溃久患口缠绵难以收口，而且疮面色暗寒而少热的阴疮，较为常见的是臁疮（小腿下部的慢性溃疡）。方用（剂量略）章丹、官粉、铜绿、胆矾、银朱。共为细末，香油和匀。用油纸七层，纸上刺细孔透气，每层纸将药膏薄摊铺匀，七层共叠，铺贴于患处，再以布帛绑住固定，每周换一次药。一般重者二三周即可治愈。

【校勘】

①原为"砂"，应为"朱"。银朱即硫化汞。无机化合物，分子式 HgS，鲜红色的粉末，有毒。由汞和硫混合加热升华而得。用作颜料和药品。明·宋应星《天工开物·丹青》："凡朱砂、水银、银朱，原同一物。所以异名者，由精粗老嫩而分也。"明·李时珍《本草纲目·石三·银朱》："银朱乃硫黄同汞升炼而成，其性燥烈，亦能烂龈挛筋，其功过与轻粉同也。"外用常研末调敷治疽疮发背、血风臁疮、日久顽疮不收等。

【选注】

《金鉴》卷七十一：夹纸膏　黄丹（炒）、轻粉、儿茶、没药、雄黄、血竭、五倍子（炒）、银朱、枯矾各等分。制法：上为末。（功能主治）祛腐，止痛。主臁疮溃腐。（用法用量）量疮大小，剪油纸两张，夹药于内，纸周围用面糊粘住，纸上用针刺孔，先将疮口用葱、椒煎汤洗净拭干，然后贴上，以帛缚之。3日1洗，再换新药贴之。

《验方新编》卷八：夹纸膏　樟脑3钱，铜绿1钱。（功能主治）臁疮。（用法用量）用猪板油和药捣烂，以油纸夹之，贴患处。1～2日翻转贴，3～4日脓尽而愈。如4日后脓尚未净，再换1纸。

【小结】

本药膏主要用于治疗下部腰腿诸疮，常见溃久患口缠绵难以收口，而且疮面色暗寒而少热的阴疮，临床最常用于臁疮。臁疮是指发生在小腿下部的慢性溃疡：又称裤口毒、裙边疮。相当于西医的小腿慢性溃疡。本病多继发于恶脉（下肢静脉曲张）和丹毒等病。其临床特点是多发于小腿中下1/3交界处前内外侧，溃疡发生前患部长期皮肤瘀斑、粗糙，溃烂后疮口经久不愈或虽已经收口，每易因局部损伤而复发。此病俗称老烂腿。多因久立或负重远行，过度劳累，耗伤气血，中气下陷，以致下肢气血运行不畅，或形成恶脉气血瘀滞于肌肤，肌肤失养，复因损伤（蚊虫叮咬，湿疮，碰伤等），湿热之邪乘虚而入，发为疮疡，肌肤溃烂，经久不愈。此方每周换药一次，大多病例两三周即可见效。

【原文】

收胬散（专治阴虚疮患胬肉高突，久不收回，或因初溃挤脓胬肉翻①出者，皆可取效）

大熟地切片烘干炒枯，乌梅肉炒炭二味各等分为末，撒膏药上贴之，不过三五日，胬肉自然收回而愈。

【阐释】

收胬散专治阴虚疮患胬肉高突或久不收回，也有的是初溃挤脓造成胬肉翻出者，本方亦可用。方用大熟地切片烘干炒枯、乌梅肉炒炭，二味各等分为末，撒膏药上贴之，或撒在胬肉表面，上盖敷料，不过三五日，胬肉即可消退，疮面可愈。

【校勘】

①原为"番",应为"翻"。

【选注】

《集验良方》卷一(摘录):黑龙丹,别名收胬散、收胬黑龙丹。(处方)大熟地(切片,烘干,炒枯)1两,乌梅肉(炒炭)3钱。共为极细末。(主治)一切恶疮怪毒,或生于横肉筋窠之间,因挤脓用力太过,损伤气脉,以致胬肉突出,如梅如栗,翻花红赤,久不缩入。

【小结】

胬肉是一种慢性炎症引起的组织变性或增生,疮口在愈合过程中形成的肉芽也属于这种增生,从而影响疮面的愈合。收胬散就是主治这种增生及一切痈疽溃后,胬肉凸出的有效方剂。方用大熟地(切片、烘干、炒枯)、乌梅肉(炒炭)共为极细末,掺撒在胬肉上,外用膏贴。

【原文】

猫骨丹（治鼠疮瘰疬溃久缠绵不愈,上之甚效）

大枣四个代蒂炙成炭,信石一两煅透,猫骨一具（用自死猫埋于土内经夏取出,皮肉以烂净,将骨炙成炭）,冰片、麝香不拘多少,共为细末,用米泔水将疮洗净,以香油将药调上。如疼用香油不时扫之,伺余腐去尽,再换生肌药上之渐愈。

【阐释】

猫骨丹用于治疗鼠疮瘰疬(淋巴结核)溃久缠绵不愈者,临床效果肯定,古代很多医家都有治愈的病例。方用4个带蒂大枣炙成炭,另用信石一两煅透,埋于土内经夏皮肉已烂净的猫骨一具,冰片、麝香不拘多少,诸药共为细末。将患处用米泔水洗净(其有氧化性可以清洁疮面),药末用香油调匀敷于疮面。如果患处疼痛可用沾有药末的香油不时轻涂,等到余腐去尽后,再换生肌药外敷即可渐愈。

【选注】

《本草纲目》:猫(释名)家狸,(气味)头骨:甘、温、无毒。(主治）……3. 多年瘰疬。用猫头、蝙蝠各一个，都加上黑豆，烧存性，共研为末敷患处。其疮已干，则调油涂搽。内服五香连翘汤。4. 痈疽不收。用猫头骨一个，火煅，研为末。另取鸡蛋十个煮熟，去白，以蛋黄煎出油，加少许白蜡调骨末敷涂，极效。

【小结】

猫骨入药治疗鼠疮瘰疬（淋巴结核），除了《本草纲目》之外，多家本草也有记载，中医亦有很多治愈的病案散见古代医籍中，尽管现代由于抗痨药物和外科疗法的应用，这些传统的方法已经淡出人们的视野，但是随着耐药结核菌的出现，结核病的危险又引起人们的警觉，医学家同样在关注这种可怕的发展，因此，中医中药治疗结核病的方药和相关理论将可能是人类战胜耐药结核菌的重要武器。

【原文】

又治鼠疮方

银钩子（火煅）、黄柏、泽泻①各等分。为末，香油调搽。

【阐释】

银钩子火煅后成为熟银，将其与等量的黄柏、泽泻共研为末，用香油调匀外敷于疮面，用于治疗鼠疮（淋巴结核）。

【校勘】

①原为"泄"，应为"泻"。

【选注】

《中医大辞典》（李经纬、邓铁涛等主编）：老鼠疮，即瘰疬。……鼠瘘，病名。又名瘰疬，即颈腋部淋巴结结核。

《内经词典》（张登本、武长春主编）：鼠瘘，病名。瘰疬溃破后所形成的经久不愈的瘘管，因其状如鼠之洞巢，故名。

《本草纲目》：银，亦名白金、鎏。（气味）银屑，辛、平、有毒；生银，辛、寒、无毒。（主治）口鼻疳蚀，穿唇透颊。用银屑一两，放入三升水中，在铜器内煎成一升，一天洗三、四次。身面赤痣，常用银块揩擦发热，慢慢自行消退。

《本草逢原》：银箔功用与金不殊，但入气分，不入血分，稍为不同。《肘后方》治痈肿，五石汤用之。

【小结】

火煅之银屑可以收敛难收口之疮疡，此处用于治疗鼠疮。黄柏是清热解毒、清热燥湿药。可治疗痈疽疮毒、皮肤湿疹。泽泻性寒，具有利水渗湿的功效。现代医学研究，泽泻可降低血清总胆固醇及三酰甘油含量，减缓动脉粥样硬化形成；泽泻及其制剂现代还用于治疗内耳眩晕症、血脂异常、遗精、脂肪肝及糖尿病等。但泽泻具有肝毒性、肾毒性，服用不当，能让肝脏、肾脏出现肿胀以及其他中毒症状，因此最好不要长期使用。以上三药配合，可以清热解毒、利水渗湿，治愈难收口之疮疡。

【原文】

治牙疳妙方 （走马牙疳上之甚效）

红枣去核，入信于枣内火炙枯焦，再用黄柏、冰片少许，以上共研细末，上于患处或吹之，神效。

【阐释】

将红枣去核，把信石填入枣内火炙至枯焦后研碎为末，再用黄柏、冰片少许，共研细，用此末涂于或吹之于牙疳处，此方治走马牙疳。

【选注】

《儒门事亲》卷五：牙疳者，龋也。龋者，牙龈腐烂也。

《厘正按摩要术》卷四·列证：牙疳，由内蕴胎毒，外感热毒，毒瓦斯上攻，牙根溃烂，随变黑腐，臭秽难闻，辨证最速，名为走马牙疳。内治以泻毒清热主之。

分阴阳（二百遍），推三关（一百遍），退六腑（二百遍），清天河水（二百遍），水里捞明月（五十遍），摇头（三十遍）。凡推用香麝葱汤水。金枣砒一枚，用红枣一个去核，以红砒黄豆大一粒入枣内，湿纸重重包裹，慢火上至烟尽为度，研细末。穿肠骨一钱（即狗屎中未化骨，于白色屎内寻之即得)，珍珠、牛黄各五分，冰片八分，广木香一钱二分，铜绿二钱五分，人中白三钱。共八味，各研细末，秤准和匀，先用防风二钱，马兜铃三钱，甘草一钱，煎汤洗患处。以旧青布拭净毒血，用前药末一分，磨陈京墨调药擦之，大有神功。韭根松萝茶各二钱，煎成浓汁，乘热以鸡翎蘸洗患处，去净腐肉。

【小结】

此方中所用的信即信石、砒石，信石辛酸大热，有大毒。入肺经。功用蚀疮去腐。用于痔疮瘘管、走马牙疳（指起病急骤、发展很快、牙龈红肿、溃烂疼痛、流腐臭脓血、多发生在小儿的一类病症）等症，取其强烈的腐蚀和攻毒拔毒之功。该品剧毒，内服宜慎用，须掌握好用法用量，不可持续服用，不能做酒剂服，孕妇忌服，外用也不宜过量，以防局部吸收中毒。中医临床治牙疳，用去核大枣，包裹信石，煅炭研末，外敷患处；治痔疮，配白矾、硼砂、雄黄等制成外用药，如枯痔散。

【原文】

又贴牙疳神妙方

巴豆一个，红枣一个，官粉豆大一块。唾津调捣，贴印堂穴上，一饭时去之立效。

【阐释】

此方用于治疗牙疳，方用巴豆一个、红枣一个、官粉豆大一块，用唾液调捣均匀成膏状，贴敷于印堂穴上，一顿饭的时间即见效，取掉即可。

【选注】

《纲目拾遗》：粉锡（即官粉），今杭城多有业此，名曰粉坊。工人无三年久业者，以铅、醋之气有毒，能铄人肌肤，且其性燥烈，坊中人每月必食鹅一次以解之，则其不能无毒可知。或曰，其造制时则其气有毒，若成粉便不毒。如果有毒，则前人方中何以入食剂，而又不遗制解之法。殊不知此物性能制硫黄，除酒酸，雌黄见之则黑，糟蟹得之不沙，入药能堕胎，傅面多生粉痣，其剥蚀猛悍之性，等于砒硇，惟少服之则可。

【小结】

本方用于外敷治疗牙疳，既方便又快捷。但应注意巴豆和官粉的功效和使用及特殊的要求，必须在医生的指导下使用才安全。巴豆的药性味辛、热，有大毒。归胃、大肠、肺经。外用巴豆油对皮肤有刺激作用，引起发红，可发展为脓疱甚至坏死，所以本方虽然是外用，也应该注意观察有无不良反应，一旦出现不适应马上停药。官粉又名铅粉，为用铅加工制成的碱式碳酸铅，可消积、杀虫、解毒、生肌、燥湿止痒。主治疳积、下痢、虫积腹痛、症瘕、疟疾、疥癣、痈疽、溃疡、口疮、丹毒、烫伤。本品因副作用较大。应该在医生指导下使用，切勿自行使用。

【原文】

治小儿肥疮妙方

肥皂子五个用水微泡，捣开去内子，每个填巴豆二个，红糖少许，用线绑住，盐泥包固，灭火煅成炭，去泥研末入轻粉一钱半、槟榔末五分，共研均将秃发剃去，小灰水洗净，香油调涂头上外用。大黄或牛膝熬水即时服之，以引其毒下行便愈。

【阐释】

小儿肥疮，俗称秃疮，因其疮疡常常引起小儿脱发故名。可用下方疗效可靠。方用肥皂子（为豆科植物肥皂荚的种子，《纲目》：甘，温，无毒。……治风秘，下痢，疮，癣）5个用水微泡，稍软即捣开去籽芯，每个填巴豆二个，再加红糖少许，用线绑住以免巴豆漏出，再用盐泥包固煅烧成炭，磕去外面的泥土后研末，再入轻粉一钱半、槟榔末五分，共研均匀香油调匀备用。遂将秃发剃去，用小灰水洗净（一种植物烧成灰后浸在水中形成的碱性水，可以除去头上的油垢），将调好的药膏敷在头上。同时用大黄或牛膝熬水即时服之，内引其毒下行，内外结合肥疮可愈。

【选注】

《医宗金鉴》外科卷上　头部：秃疮（方歌）秃疮风热化生虫，瘙痒难堪却不疼，白痂如钱生发内，宜服通圣擦膏灵。（注）此证头生白痂，小者如豆，大者如钱，俗名钱癣，又名肥疮，多生小儿头上，瘙痒难堪，却不疼痛。日久延漫成片，发焦脱落，即成秃疮，又名癞头疮，由胃经积热生风而成。宜用防风通圣散料，醇酒浸焙为细末，每服一钱或二钱，量其壮弱用之。食后白滚汤调下，服至头上多汗为验。初起肥疮，宜擦肥油膏，用久则效。已成秃疮者，先宜艾叶、鸽粪煎汤洗净疮痂；再用猪肉汤洗之，随擦踯躅花油，以杀虫散风，虫死则痒止，风散则发生，血潮则肌肤润，久擦甚效。

【小结】

肥疮是发生于头皮和头发的一种皮肤癣菌感染。相当于西医头癣中的黄癣，极易传染，多见于农村儿童，青少年和成人也可能发生。其症状特点是头皮损害为小圆形硫磺色的厚痂，结痂松脆，有鼠臭，痂下有浅溃疡，数个结痂可融合成片，愈后留下萎缩性疤痕，常造成头发脱落。病程缓慢，到青春期可以减轻，但不能自愈，若不治疗，可终身不愈。治疗以杀虫解毒为原则。此病记载首见于隋代《诸病源候论》，以后诸家有所发挥。明代《外科启玄》中称为肥黏疮，对其病因、症状都有详细描述，说此病多生于小儿头上，有黄脓，多由理发、剃刀引起。肥疮多因脾胃湿热蕴蒸，上攻头皮所致；或因污手摸头、枕头和理发工具不清洁等传染毒邪而成。初起为红色丘疹，或有脓疱，干后结痂，颜色蜡黄，形如黄豆，外观如碟状，边缘稍隆起，中央微凹陷，毛发从中央部贯穿，称为黄癣痂，是此病传染的根源。黄癣痂不易剥去，刮去后可见潮红的湿润面，此痂逐渐扩大、增多或相互融合，结成大片的黄色厚痂，往往散发类似鼠粪的臭味，是此病的重要特征。病变多从头顶部开始，逐渐向四周扩大，可侵犯整个头皮，但头皮四周约1厘米宽的区域不易累及，所以头发的一圈仍可健康存在。头发干燥，失去光泽，散在脱落，日久痊愈，留有萎缩性疤痕；其上残存少数毛发，虽不折断，但容易拔除。自觉瘙痒。病程很长，多由儿童期开始，持续到成人，甚至带病终身。少数糜烂化脓，伴有附近淋巴结的肿胀疼痛；有的侵犯面、颈部，仅有丘疹和少数鳞屑；也可累及指（趾）甲，使甲板混浊、变形，甲板游离缘下可见到黄癣痂。治疗宜杀虫清热解毒利湿。药用茵陈、蒲公英、蛇床子、苦参、白藓皮等。外治，搽一扫光或雄黄膏，同时把病发连根拔去，每日洗头，两日剃发一次，剃刀应用沸水煮透消毒。预防：①早期发现，早期治疗，以减少传染来源；②本病有传染性，所以不可使用患者的梳子、帽子、枕套等用具；理发用具应每日分别用水煮沸15分钟；患者应彻底治愈后，才能参加集体活动。

【原文】

漱骨槽风内溃牙床肿胀方

细辛、川椒、防风、银花、白芷、荷叶蒂各三钱。熬水常漱，渐可痊愈。

【阐释】

此方为漱口方，主治骨槽风、内溃、牙床肿胀等症。方用细辛、川椒、防风、银花、白芷、荷叶蒂各三钱熬水常漱，可使炎症消散、疼痛减轻、逐渐痊愈。可于每餐后先刷牙，再用此方漱口。

【选注】

《重楼玉钥》卷上曰：凡骨槽风者，初起牙骨及腮内疼痛，不红不肿，惟连及脸骨者，是骨槽风也。

【小结】

骨槽风，病在牙槽骨，以牙槽骨腐坏，甚或有死骨形成为其特征。证见耳前腮颊之间红肿、疼痛，溃口流脓，脓中带有腐骨，日久难愈。又称穿腮毒、附骨、穿珠。相当于颌骨骨髓炎。临床上，以发于下颌骨为多见。多因平素对牙齿保护不周，牙齿龋蚀，风火邪毒，乘机侵入，循经上灼，邪毒较盛，深袭筋骨，结聚牙槽骨中，遂致牙槽骨受损，腐坏成脓，穿腮而出。若素体虚弱，或久病不愈，余毒未清，气血损耗，肌败骨腐，则溃口难敛，形成瘘管。除此以外，颌骨受伤折断，瘀血不行，气血失和，邪毒侵袭，也可引致本病。

本病属于病虽不大却很难愈的病症。根据病情的急缓，病程长短，邪正的偏胜而分为两型：

1. 邪热炽盛

主证：本病多见于下颌骨。初起下颌骨疼痛，逐渐加剧，多个牙齿松动，不敢咬物，咬则疼痛剧烈，患侧腮颊红肿焮热，并可穿溃流脓，溃后症状虽可略减轻，但溃口不易愈合，口唇有麻木感。全身可有憎寒壮热、头痛、口臭、便秘、舌红苔黄或黄腻、脉弦数等症状。

证候分析：风火邪毒，深入骨槽，蒸灼筋骨，故下颌骨疼痛剧烈；热邪腐灼，故骨质败坏，久则成脓；牙齿附于牙槽骨上，牙槽骨既腐坏，故牙齿松动不固，咬物无力，咬则疼痛更甚；牙槽骨败坏，波及腮颊，故腮颊红肿疼痛，脓液穿过腮颊流出，故成溃口；因病位较深，邪毒不易消尽，故疮口难愈；因邪热盛，故全身症状也较明显，有憎寒壮热、头痛、口臭、便秘等症状及舌脉表现。

治疗

（1）内治：宜祛风散火，清热解毒，用清阳散火汤加僵蚕。方中荆芥、防风、白芷升散风邪；牛蒡子、白蒺藜、升麻疏风散热；黄芩、石膏、连翘清热解毒；当归活血和血，甘草调和诸药；僵蚕搜风散结。热盛者用黄连解毒汤合仙方活命饮加减。

（2）外治：

①吹药：牙龈红肿、疼痛，可吹敷冰硼散。②敷药：腮颊红肿，外敷清凉膏。

③切开：颌面部红肿已有脓液者，应切开排脓，并放置引流。

2. 气血亏虚

主证：溃口日久不愈，流脓清稀，有腐骨形成，从溃口露出。全身有微热，头昏目眩，精神困倦，食少，舌淡苔白，脉细弱等症状。

证候分析：素体虚弱或久病，正不胜邪，气血损伤，邪毒滞留，邪毒不断腐蚀，故疮口难愈；内有死骨，脓液清稀；骨槽腐败，故齿无依靠，以至最后脱落。气血不足，则见头昏、目眩、精神困倦等症状。

治疗

（1）内治：宜补养气血，托毒外出，用中和汤，方中人参、黄芪、白术、当归、白芍、大枣、甘草、川芎补气补血、培元扶正，白芷、桔梗排脓，川芎、当归和血活血，肉桂、生姜温中。若阴寒太过，见脉象沉细，形寒肢冷，酸楚隐痛，面色白少华，神志倦怠者，用阳和汤。方中以熟地、鹿角胶以补血，麻黄、白芥子、肉桂、炮姜辛温祛散阴寒之邪，以温阳散寒敛疮。

（2）外治：

①敷药：外敷阳和解凝膏，以解毒散结，补托排脓，祛除腐骨，敛口止痛。亦可用真君妙贴散敷肿处。②切开：切开溃口，刮除腐骨，钳取死骨。③拔牙：对无法保留的牙齿，予以拔除。

此处介绍的漱口方方便效果好，而且价廉。笔者在临床上治疗风火牙疼常用：细辛、白芷、防风、花椒各1钱，煎汤漱口（不可咽下），百发百中，其方与此方同理。

【原文】

治缠绵顽疮久不愈方

马齿苋、白矾、青黛三味共捣贴于患上，可得速愈。

【阐释】

缠绵顽疮久不痊愈的可用此方。将马齿苋、白矾、青黛三味共捣贴于患处，可以很快痊愈。本方剂中，马齿苋取其散血消肿之力，白矾燥湿、解毒，青黛可以抗病原微生物，用作一种广谱抗生素，并有解毒杀虫、燥湿止痒的功效。

【选注】

《寿世保元》：治下部生湿疮。热痒而痛。寒热。大小便涩。食亦减。身面微肿。用马齿苋四两研烂，入青黛一两。再研匀敷上。

【小结】

马齿苋性寒，味甘酸；入心、肝、脾、大肠经。功效：清热解毒，利水去湿，散血消肿，除尘杀菌，消炎止痛，止血凉血。主治痢疾、肠炎、肾炎、产后子宫出血、便血、乳腺炎等病症。散血消肿，利肠滑胎，解毒通淋，治产后虚汗（时珍）。李时珍认为，马齿苋所主诸病，皆只取其散血消肿之功。白矾主要应用于消痰、燥湿、止泻、止血、解毒、杀虫。治癫痫，喉痹，疾涎壅甚，肝炎，黄疸，黄肿，胃、十二指肠溃疡，子宫脱垂，白带，泻痢，衄血，口舌生疮，疮痔疥癣，水、火、虫伤。青黛咸，寒。归肝经。能清热解毒，凉血，定惊。现代医学研究证明：青黛可以抗癌，青黛中含有靛玉红，对动物移植性肿瘤有很好的抑制作用。靛玉红能提高动物单核巨噬细胞系统的吞噬功能，对异常增生粒细胞和嗜酸性细胞有作用。青黛可以抗病原微生物，例如炭疽杆菌、肺炎球菌、志贺痢疾杆菌、霍乱弧菌、金黄色葡萄球菌和白色葡萄球菌等等。外用：解毒杀虫，燥湿止痒；可用于湿疹。青黛还可以治疗温病热盛，斑疹，吐血、咯血，小儿惊痫，疮肿，丹毒，蛇虫咬伤等，但它并不是一味保健药，请谨慎服用。青黛难溶于水，需要内服时应做散剂冲服。

【原文】

治血瘤妙方

甘草熬浓①汁，以笔蘸涂瘤之周围，又用芫花、大戟、甘遂各等份，三味共研细末醋调，另用一笔蘸涂于甘草圈内，不可相连。耐是其药相反之故，涂后次日瘤当缩小，再如前法涂之，不过三四次即愈。

【阐释】

治血瘤可用下述外敷之法：用甘草熬成浓汁，以毛笔蘸涂血瘤四周，再用芫花、大戟、甘遂各等份，三味共研细末用米醋调匀，另用一支毛笔蘸之，涂于甘草圈内，甘草与海藻、甘遂、大戟、芫花相反，所以两圈不可相连。涂后次日瘤当缩小即告有效，再如前法涂之，一般三四次即可痊愈。

【校勘】

①原为"脓"，应为"浓"。

【选注】

《类证治裁》：血瘤自血脉肿起，久而现赤缕或皮色赤。

笔者注：海绵状血管瘤属于常见肿瘤疾病之一，推荐一种中医外科治疗方法。药物：当归尾、桃仁、三棱、莪术各20克，藏红花、田三七、血竭、水蛭各15克。制药方法：混合焙干共研细末，浸泡密封于白米醋500毫升内，1个月后即可使用。用法：用时摇匀外擦患处，每日3～4次，有效者用药3个月后即可明显缩小，半年后能全部消退。

【小结】

本节所讲的血瘤相当于西医的海绵状血管瘤。其特点是：出生时或出生后不久，皮肤上发生肿块，色红而内含血丝，破皮则血流难止。应与血痣相鉴别。心火妄动证，治宜凉血活血、抑火滋阴，方用芩连二母丸；气血瘀滞证，治宜行气活血、化瘀通络，方用桃红四物汤。局部可用消痔灵注射液注射；瘤体较大而局限者，可行手术治疗。本节介绍的治血瘤妙方，妙在其使用的是非手术疗法，而且是外用药物，安全性大大增强，方便实用，效果容易观察，价钱低廉。

本节妙方中的各味药物功效：凡用偏性较强的药物欲缓其性者，常用甘草以缓其性。甘草泻火解毒，可治疗痈疽疮疡、咽喉肿痛以及药物、食物中毒。甘草浓汁画在外圈，一是为了解各药之毒，二是为了防止化瘀后的血气外泄。甘遂属苦寒、有毒之品，可消肿散结，用于治疗疮痈肿痛。芫花的消肿瘤作用，在《本草原始》中有："煎汁渍丝线，系痔易落，系瘤。"大戟苦，寒。有毒。入肺、脾、肾经。可消肿散结，用于痈肿疮毒及痰火瘰疬，内服外用均可。

【原文】

痔漏神异效方

用药之次数日，痔管脱出并不疼痛，永不再犯。

大济蛤蟆七八个，同红高粱①一斤，共入砂锅内，用水二三碗，煮半日。伺蟆烂水尽，拣去皮骨，再用母鸡一只拴笼内，将此高粱①每日喂之，勿令饮水，至数日内外，鸡必脱尽翎毛，将鸡宰讫，连肠并脏用水淡煮，尽食其肉。病者数日亦必将患管退落而愈。

【阐释】

痔漏是非常痛苦和难于根治的病症，现介绍的神异效方使你在用药之次数日，痔管即脱出而且不疼痛，并从此除根。方用大济蛤蟆（癞蛤蟆）七八只，同红高粱米一斤，共入砂锅内，用水二三碗，炖煮半日，等癞蛤蟆肉烂水尽但不要糊锅即撤火，拣去皮骨弃之只留下煮熟的高粱米。将此高粱米每日喂一只母鸡，不要给母鸡饮水，数日之后，鸡必定会脱尽翎毛，此时将鸡宰后连肠并脏用清水淡煮，至肉熟尽食其肉，患者即会数日将患内漏管退落而愈。

【校勘】

①原为"粮"，应为"粱"。

【选注】

《脉因证治》卷四：痔漏（因证）因虫就燥也。乃木乘火势而侮燥金，归于大肠为病，皆风、热、燥、湿为之也。盖肠风、痔漏总辞也，分之则异。若破者则谓之漏。大便秘涩，必作大痛。此由风热乘食饱不通，气逼大肠而作也。受病者，燥气也；为病者，胃湿也。胃刑大肠则化燥，化以乘燥热之实，胜风附热而来，是风、燥、湿、热四气而合。故大肠头成块，湿也；大痛者，风也；结燥者，主病兼受火邪也；不通者，热也。（治）以苦寒泻火，辛温和血润燥、疏风止痛。

【小结】

本节的痔漏神异效方，是将疥蛤蟆破结石瘀血、治痈肿阴疮之药力转而赋予鸡肉中，使瘘管像瘀血腐肉般脱落，顽患可愈。疥蛤蟆，学名蟾蜍又称癞蛤蟆。味辛，性凉，微毒。主治祛邪气，破结石瘀血，痈肿阴疮。能治外阴溃烂、恶疽疮，疯狗咬伤。能合玉石。又治温病发斑危急，去掉蟾蜍的肠生捣食一两只，没有不愈的，还可杀疳虫，治鼠瘘和小儿劳瘦疳疾，面黄，破腹内结块。

【原文】

治努[1]**伤必效方**（受努[1]见血即服莫过七日者方妙）

麝香、血竭、蟾酥、硼砂、朱砂、雄黄各一分，俱用上好的。以上共为极细。七童子乳合为丸，如高粱[2]粒大，每服三丸。高粱[2]米汤送下，服药之后，三日之内，只许服高粱[2]米粥，莫食别物必愈。

【阐释】

用力不当而导致的身体伤害称作努伤（不合并骨折），受努见血即服此方，对于伤在七日内者疗效最好。方用麝香、血竭、蟾酥、硼砂、朱砂、雄黄各一分，俱用上好的（杂质少较为纯净的），诸药共为极细（过200目筛即可）。用七岁男童的尿合为丸（童子乳就是童便，是一味中药，有祛瘀化血功效，民间在跌打损伤后，第一时间内找来男童的小便喝，有疗效显著的病例），每丸如高粱粒大，每服三丸。用高粱米汤送下，三日之内，只许服高粱米粥，别吃别的食物才能保证痊愈。

【校勘】

①原为"瘀"，应为"努"。

②原为"粮"，应为"粱"。

【小结】

不正确用力而导致的身体伤害，叫努伤（中医也称胸胁迸伤或岔气）。临床诊断主要是看病因、伤痛部位，是否迁延其他部位，主要症状（疼痛为主），伴随症状如有无发热、胸闷、胸痛，呼吸困难，腹痛等。常见的病因是由于用力举重，搬运物品，抬或提拿重物时用力屏气，局部使用力量超过胸部（胸椎、胸壁或胸腔）所能承受的力量，或姿势不正，用力不当，使胸壁的肌肉、小关节受到牵拉扭错，产生胸胁闷痛，呼吸不畅、攻窜不定等一系列症状。多见于青壮年、重体力劳动者。除了上述的方剂之外，笔者介绍手法治疗的方法如下。

此症多以调气为先，活血为后。"气为血帅""气行血则行"。气滞解除，方达舒气止痛的目的。

1. 施外科按摩基础手法。

2. 患者取仰卧位：术者用两拇指分别点掐两内关、公孙穴各约 1 分钟（二穴配合有调气之功能）。

3. 在足背部第二、三跖骨间之前方凹陷处陷谷穴，施掐法半分钟。

4. 在期门穴（双侧）掐按半分钟。

5. 在章门穴（双侧）按揉半分钟。

6. 在两小腿阳陵泉和足三里穴处各按揉半分钟。

7. 如岔气者，可将痛处的皮肤用拇、食指捏起，让病人大声咳嗽，在咳嗽的一瞬间猛提皮肤，如此 3～5 次，疼痛可减轻。

8. 在伤痛处沿肋骨间隙自上而下由后向前地施推摩法约 2 分钟。

9. 如局部有瘀斑或压痛明显者，可外用活血中药及盐面糊剂。

外科明隐集

（下）

【原文】

外科明隐集医案录汇卷上

疔毒汇案

　　以下此集各案，皆系亲经治验，遂时记录，而将某村某名并书明确，乃为学者以凭所实，而专功入道也。若论集中之名，皆属乡农之辈，诚乃贻笑大方，余居都远散乡，生成贪好间懒，命数不趁功名，只落不堪世用，岂能得逢高贵，按浮情品行有分，论得病贵贱皆同，贤明高见者，必以医情为论，性尊气昂者，必以农贱为嘲也。

　　○霍各庄李茂生之母，膻中生一疔毒，二三日间，患头绵溃，黄汁渗流，周旁翻肿，麻木隐疼，坚硬紫黯，如与胸骨结而为一之状①心忙闷乱，憎②寒壮热，势险情急，初服蟾酥丸，热葱汤送服，见汗微效，遂投七星剑汤，加菖蒲、连翘、荆芥、防风，仍以葱汤催发通汗，内觉安愈，其旁肿处，渐觉退消。间日腹忽牵疼连及后背，原患反不知疼，余意略其毒势未减正气不胜毒邪之故。遂投托里消毒汤加乳香、没药，内疼立止。患孔上以紫霞膏，旁涂蟾酥锭③面，渐次脓生腐化缓愈。

　　注论

　　凡医疡科之暴患，初法俱宜发汗散表为要。遂次即当解毒之法，散表之次，邪毒即释。止疼得安，效在托里。

【阐释】

　　本病案之下各病案均为何景才先生临床治验，是第一手的资料，真实可靠。希望有幸获此书和应用治验中医药有所得者，身怀恭敬之心并将医术献于有求于吾辈者，为更多的病患带来福祉。

中医将症状发展到很严重地步的疔疮称为疔毒。本例是发展较快并出现全身症状的急症。治疗的原则首当发汗散表，亦可同时加用解毒之剂。只有毒解疮溃，全身症状才能逐次缓解。另外，外用的化腐生肌药可以同时使用。

【校勘】

①原为"壮"，应为"状"。

②原为"增"，应为"憎"。

③原为"定"，应为"锭"。

【选注】

笔者注：憎寒：中医病证名，是一种外有寒战，内有烦热的症状。这是由于热邪内伏，阳气被阻，不能透达所致。壮热：感觉燥热难受，体温升高明显，身热灼手，或伴有恶热烦渴的表现。憎寒与恶寒不同。恶寒，即怕冷、畏寒之意。恶寒的症状为感觉很冷，得衣加被后也不得以缓解，在外感表证或阳虚里证都可出现。外感恶寒，是因风寒在表，必兼有发热、头痛、脉浮等表证；阳虚恶寒，是内脏虚寒，阳气不足，必见身冷、脉沉等里寒证。此外，还有里热盛而外现假寒的，虽有恶寒、手足冰冷的症状，但患者口渴、呼吸气粗、便秘、溺赤、脉多滑实。

【小结】

本例疔毒急症有憎寒壮热，热毒壅盛，势险情急，即投蟾酥丸，热葱汤送服，以解毒消肿，活血定痛者，见汗微效。汗不透邪难解，遂投七星剑汤，加菖蒲、连翘、荆芥、防风，仍以葱汤催发通汗，病情方见缓。之后再用托里消毒汤加减清除余邪，使症渐愈。

【原文】

○白庄韩炉匠一女，颧骨疔毒，初如粟米，头焦僵暗，旁肿水亮，毒黄已走，肿至咽喉，昏睡不醒，势至垂危。连投七星剑汤，加桔梗、防风、银花、连翘、花粉、菖蒲、茯神、荆芥，服后见汗，神清渐效。外涂蟾酥丸面兑①南星、皂角，肿亦消解。次见微脓将愈，又被外风袭染，普面宣②浮，复投散风活血之剂缓安。

注论

疗毒之患，失误调治，毒黄走散，若在四肢^③，串染迟缓，犹可容医，若居面部胸腋，稍有迟失，命多难保。初观斯症之险，七恶互现，量难逃生。后得安愈，系属万幸^④，虽是命数所关，亦在法未遗失。

七星剑汤，解毒散风逐邪发汗。每施疗毒必经神效，实称渡世宝筏，随症加减，亦在医之变通，不可专方为帅也。

【阐释】

此例为疗毒失治，毒黄走散，肿至咽喉，昏睡不醒，势至垂危之症。头面乃诸阳之首，火毒蕴结于此，则反应剧烈，变化迅速，如不及时治疗或处理不当，毒邪易于扩散，有引起走黄的危险，一旦失治极容易引起头面部或颅内的感染，甚至危及生命。此案中用七星剑汤加减，解毒散风、逐邪发汗，使危症得以平安。

【校勘】

①原为"对"，应为"兑"。

②原为"宜"，应为"宣"。

③原为"支"，应为"肢"。

④原为"辛"，应为"幸"。

【选注】

笔者注：七恶：指疮疡症中的七种不良征象。有两种说法：①大渴、发热、泄泻、淋闭（bì，即小便不利）为一恶；脓血既泄，肿痛仍较严重，脓液恶臭为二恶；目斜视，黑睛缩小，白睛出现红丝为三恶；气粗发喘，或气短，呼吸困难，精神恍惚，身倦嗜卧为四恶；肩背活动不便，四肢感到沉重无力为五恶；饮食不能下咽，服药后即呃逆呕吐为六恶；声音嘶哑，气色衰败，唇青鼻红，面目和四脚均出现浮肿为七恶；②神志昏愦（kuì），心烦舌干，疮色紫黑，言语不清为一恶；双目斜视，疮流血水，经常出现惊悸不安为二恶；形体消瘦，脓清而臭，患处肌肉软陷，按之不知疼痛为三恶，皮肤枯槁，鼻翼煽动，声音嘶哑，咳喘多痰为四恶；脸色暗淡，舌干口渴，阴囊收缩为五恶；周身浮肿，肠鸣，呕吐，呃逆不止为六恶；疮形倒陷，四肢厥冷，疮口血水自溢为七恶。

【小结】

七星剑汤系明代外科大家陈实功氏所创。原方载于《外科正宗》疮论疗第十七卷疗疮主治方中，陈实功为该方所制的适应证为"治十三种疗疮，初起憎寒作热，恶心呕吐，肢体麻木，痒痛非常，心烦作躁，甚至昏聩。"现代外科用七星剑汤治疗外科急性浅表感染和急性疮疡，收效满意

【原文】

○一崔姓男，拇①指疗证，初生失治，指尖干燥，通指肿硬，势甚猛恶，色紫青暗，形若橘皮。涂上蟾酥丸面，兑皂角妙贴散，毒黄虽未延散，肿仍不消。复用砭法刺划，刺孔渗流毒汁，如窝瓜皮刺裂流出嫩汁之状②移时定如粉条，其流遂止。余忖其理，总乎毒成之后，被风寒所滞，故而凝结不通，复行砭后，令一人口噙姜、艾、银花、贯众、甘草熬水，吸其砭针之孔，数换数吸，毒势遂觉渐消。又以溻肿汤，加艾叶、银花、干姜、防风，患面知疼，血水荡流，渐次见脓，后按溃疡之法，腐化肌生而愈。

注论

毒黄将欲走散，肿处势若橘纹，色或鲜暗，毒汁闭塞不通，恐多患成之次，误被风寒袭滞，血脉凝结，汁水不行。即当刺孔吸拔，毒邪遂吸而出，气血自然通行。涂敷之药，方得其力，其法确属第一。

【阐释】

拇指疗证，初生失治，虽经各种方法施治，毒黄虽未延散，肿仍不消。考虑其病因系风寒所滞，而凝结不通，故砭后，用姜、艾、银花、贯众、甘草熬水，对患处数换数吸，毒势遂觉渐消。再以溻肿汤，加艾叶、银花、干姜、防风，渐次见脓并有痛觉，后按溃疡之法，腐化肌生而愈。此案用药汁数换数吸冲洗患处之独到的治法非常有效，及时清除了患处毒素，又发挥了局部用药

之功能。现代医疗器械用此法作拇指疗证或其他疮疡之外治，效果更为便捷。

【校勘】

①原为"母"，应为"拇"。

②原为"壮"，应为"状"。

【选注】

《医宗金鉴》卷六十八：蛇头疗发自指端筋骨，根深毒重，天蛇毒发自指端肌肉，其毒稍轻。

【小结】

手足部疗疮是指发生于手足部的急性化脓性疾患。由于发病部位、形态及预后不同，而有多种病名。生于指头顶端者，叫蛇头疗；生于指甲周围者，叫沿爪疗；发于指甲旁的，叫蛇眼疗：生于甲后者，叫蛇背疗；生于手指螺纹的，叫螺疗；生于手指骨节间的，叫蛀节疗；一指通肿者，叫泥鳅疗；生于指中节前，肿如鱼肚者，叫鱼肚疗或蛇腹疗；生于手掌中心者，叫托盘疗。临床较为常见的有蛇眼疗、蛇头疗、蛇腹疗、托盘疗等，分别相当于西医的甲沟炎、化脓性指头炎、手指化脓性腱鞘炎、掌中间隙感染等。本病若治疗失误，容易损伤筋骨，继而影响手足功能。本案应为蛇头疗（化脓性指头炎）。蛇头疗初起指端觉麻痒而痛，继而刺痛，灼热疼痛，有的红肿明显，有的红肿不明显，随后肿势逐渐扩大，手指末节呈蛇头状肿胀，红热明显。成脓时有剧烈的跳痛，患肢下垂时疼痛更甚，局部触痛明显，往往影响睡眠和食欲。常伴恶寒、发热、头痛、全身不适等症状。一般 10～14 天成脓。溃后脓出黄稠，逐渐肿消痛止，趋向痊愈。若处理不及时，任其自溃，溃后脓出臭秽，经久不尽，余肿不消，多为损骨征象。本案以局部症状为主，初期用金黄膏外敷，或用本节介绍的清洗疮患的办法，还可用鲜猪胆 1 枚套住患指，每日 1 次。成脓期脓成应切开排脓，根据患病部位不同，而选择不同的切口。

【原文】

○南寺头杨从山母，乳生疗毒，初发僵焦暗疱，附冷憎①寒，旁肿紫坚，形小势恶。治以七星剑汤，见汗之次，外敷蟾酥丸面等法，渐次得效。患内顽肉将要离活，周露线边之际，偶因惊骇，卒然暴变，腐肉顽僵，紫晕延现。心悸脉短，形神更改。复投四物汤加菖蒲、远志、茯神、乳香、甘草，微效复反。又以蟾酥丸二粒服之，其次渐觉毒束悸止，患鲜脉常，后至腐肉脱落，忽生风肉，紫嫩隐亮，外以紫霞膏，加干姜、硇砂上于患面，遂刮瘀腐顽肉，退尽。又受暴怒复犯，心神忙乱，患处又生顽腐，脓遂减止。复换香贝养荣汤，加菖蒲、乳没，连服略安，后以补中益气之剂兼服，外以生肌等药缓愈。

注论

暴怒伤肝，惊恐伤肾，肝肾两伤，致有惊悸忙闷之现。疗毒之情，本关脏经积隐之毒，偶为外因邪令所感为患，见效之次，最宜慎养，否则致有以上之犯。

蟾酥丸医疗毒效验异常，外敷内服，勿可勿失，以免舍美玉求顽石之误也。

【阐释】

本案系乳生疗毒，初发僵焦暗疱，附冷憎寒，旁肿紫坚，形小势恶。治以七星剑汤见汗已效，再外敷蟾酥丸面等法，病势已减。然偶因惊骇，卒然暴变使病情反复。于是复投四物汤加减并服蟾酥丸，增强机体排毒抗病之能力。后又有风肉生，外以紫霞膏加干姜、硇砂应之，退去瘀腐顽肉。后又受暴怒使病情反复，患处又生顽腐，脓遂减止。再以香贝养荣汤加菖蒲、乳没连服，再以补中益气之剂兼服，外以生肌等药渐次收功。此病程跌宕起伏，医家并未慌乱，从容应对，为后学临床留下范例。

【校勘】

①原为"增"，应为"憎"。

【选注】

《疡医大全》：夫患痈疽之人，慎勿着恼，若触着多致脓成败溃。……

程山龄曰：凡病中设有挟风寒者，即宜断去荤腥油腻，微服散药，俟外邪祛尽，再用滋味调补。大抵将息痈肿，不可缺少滋味，以血肉能生血肉也。然又不宜过多，使肉气胜谷气，更忌生冷滞气之物，恐反伤脾胃耳。并宜避风邪，戒嗔怒，寡思虑，少言语，兢兢保养为贵。至于病后将息，毒大者三年内宜远帏幕，毒小者期年内宜远帏幕，犯之则成虚损，或成偏枯，或阴减天年，不可不慎也。其他戒怒慎风，亦须常作有病时想。(《十法》)王肯堂曰：保全胃气，浓味与生冷皆除。勿冒风寒，大热与大寒当避。多言多动，不免真气之有伤。久坐久行，皆致起居之不适。寡思节欲，尤戒恚怒悲忧。汤粥适时，更宜清虚恬静。(《准绳》)

【小结】

俗话说，病宜三分治七分养。任何疾病若要治好，首先医家诊断要清要准，其次用药要准确到位，再次患者要遵医嘱安心慎养。此例患者治疗过程中"偶因惊骇，卒然暴变，腐肉顽僵，紫晕延现。心悸脉短，形神更改。"不仅原来的疔毒发生逆变，又添了情志方面的疾病。于是，原发病和继发病同治，内科病和外科病共同用药，才使病情向好。可见安心慎养之重要。

【原文】

〇大厂荣德堂王姓一妇者，右外膝眼一证，溃后半月有余，陷黯腐烂，不疼不热，延开无脓，止未深伤，腐边穰软色紫贼亮。究其原情，初系疔毒之轻患，失于调治，延迟如此之状[①]。见其患上贴护膏药一张，问其来由，言系巴膏。余悟谢蕙庭遗著之书云，巴膏药内有穿山甲，疔症误用，则必走黄。因其性发太甚之故。今忖斯患，原系疔毒轻症，若原关重，恐难医治矣。遂用七星剑汤加苍术、荆防汗之，外以蟾酥丸料，兑紫霞膏、石膏上之，二三日后患口收束，腐似离活之状[①]后至腐脱，忽生风肉，紫嫩突翻，边起硬棱，以刀刮刺不疼，瘀凝成坨，遂上以硇砂、干姜、肉桂、血竭、蜈蚣、白芷刮上数次，渐疼脓生，次减硇砂、干姜加龙骨、乳没、白蔹、珠麝，脓稠肌生，换贴千捶膏，缓日而愈。

注论

疔毒与疮，虽皆疡科，疔速疮缓。治者之法，其理有殊，后学庸浅，每照正宗所传，糊泥并论，每常误命。后学入道，宜当细辨。

初如粟米，起至豆大，麻痒不疼，单生一枚，二三日自溃，浮烂无脓，遂次旁硬患缩，或身冷拘紧，心烦呕恶闷乱者，疔毒也。初小渐大，肿盘高起，疼热并现，溃破见脓者，疮疖也。初起表寒拘紧，肿色紫热，宽延促速，黯亮异常，溃见秽脓，安危之期与疔毒之日相仿者，时令瘟毒也。白头老与疔毒相类，头尖顶脓。风毒疖形似疔毒，生非一枚，火疙瘩状①若疔毒，盘高疼热。为医之道，临床辨悟，理各有别，庶不致误。

穿山甲坏疔毒，不止敷贴而矣，汤服之剂，尤属更甚。余见疔毒，每有走黄，察其前医之方，或有误者疔坏甚速，每致无救，死者之冤，非属医者之所故也②。

【参阅】

谢蕙庭先生着良方集腋③

【阐释】

初系疔毒之轻患，失于调治，本节主要提示疔症误用穿山甲，必走黄。因其性发太甚之故，疔坏甚速，每致无救。特警示后学。

【校勘】

①原为"壮"，应为"状"。

②此处似应为：非属后医之所故也。

③原为"液"，应为"腋"。此处"集腋"即是积少成多之意，指良方之大集。

【选注】

《本草经疏》：痈疽已溃不宜服，痘疮元气不足不能起发者，不宜服。

《医学衷中参西录》：穿山甲，味淡性平，气腥而窜，其走窜之性，无微不至，故能宣通脏腑，贯彻经络，透达关窍，凡血凝血聚为病，皆能开之。以治疔痈，放胆用之，立见功效。并能治症瘕积物，周身麻痹，二便秘塞，心腹疼痛。若但知其长于治疮，而忘其他长，犹浅之乎视山甲也。疔疮初起未成脓者，余恒用山甲、皂刺各四钱，花粉、知母各六钱、乳香、没药各三钱，全蜈蚣三条。以治横痃，亦极效验。其已有脓而红肿者，服之红肿即消，脓亦易出。至症瘕积聚，疼痛麻痹，二便闭塞诸证，用药治不效者，皆可加山甲做向导。

【小结】

疔疮相当于颜面部、手部的急性化脓性感染及部分特殊感染，是一种发病迅速而危险性较大的疾病。疔的范围很广，包括西医的疖、痈、坏疽的一部分，皮肤炭疽及急性淋巴管炎。因此名称繁多，证因各异，按照发病部位和性质不同，分为颜面部疔疮、手足部疔疮、红丝疔、烂疔、疫疔五种。其总的治疗原则是清热解毒，常用五味消毒饮、黄连解毒汤加减。若处理不当，易发走黄或损筋伤骨。

本节主要提示疔症初起误用穿山甲，必走黄，这是何景才临床的真实记录，因为其性发太甚，使疔成坏症，每致无救。尽管临床对穿山甲的使用有不同看法，但是何景才的治验应该引起后学的重视。

【原文】

○金庄萧性一男，腕生疔毒，初失调治，虽未走黄，证势甚险，心忙闷乱，余视治，见其原患形如豆大，白浆灰疱，刺破内肉尚红，似有血浸之状①，度其证象，不致危险如此。用以七星剑汤，发汗之次，遂以内固清心散兼服立即效验。将欲见脓，病者自度已愈，不以为事，延迟二三日，证遂复犯如旧。又约诊视，其时患已八九日矣。诸恶悉增，止于六脉洪大，复投清心散，虽获微效，移时仍然。次即右耳连颐紫肿，遂起燎泡，其理总乎缓于失治，原患未见多脓，致有如此飞黄之险。仍以二味拔毒散，加蟾酥、皂角调上，虽未深伤，继之左耳又然鼻额皆肿。余意其原情之理，总系汗未大通，脓未得见，中误调治故致此险。急以生芪、银花、地丁、角刺、苍耳、牛蒡、薄荷、党参、荆防、甘草，清神兼汗之剂，服次，头面坚肿似觉红活，连服三四剂后，精神略增，昏乱渐退，头面肿消，原患腕处霎发知疼，遂次毒汁始流，腐烂离活，换上紫霞膏，兑蟾酥、硇砂，伺腐脱之次，按溃疡之法调理渐愈。其后究问原情之理，尔言初起之时，本系轻患，因受旁者指引以蒜艾灸之，次便增添闷乱之证。岂非受病者不明医理险有危亡之失。

注论

凡治疔毒，首重发汗，次要见脓。汗通邪散，而无走黄深伤筋脉之忧。脓见毒解，真气周行，可保危亡之害。汗不通，脓难见，二者缺一，危亡难免。

飞黄之害，较比走黄，尤为更甚。若非汗见在先，其患头面难免深伤之恶，既有深伤之害，性命何能保全？疔毒之患，原属毒邪迅速之疾，数日内外非保则死，急治犹恐有变，岂容中止。

疔毒之患，原乃暴证，脉宜洪大，最忌微细，如此之重患得生，总凭脉之洪大，而故获安也。

附注

隔蒜灸法，原出前代所传，总未分确辨用之理。近今之人，医学不精，糊混乱施，不管疮疔瘿瘤，属阴属阳，邪令正令，内因外因等证，宗古虚传，一概滥用。受害死者，不知多少人矣。金鉴之法，原系仿照正宗所著，而有总论治法歌云，无论阴阳灸最宜。按斯之论真是令人难解，岂有阴阳不分，一概可施之理。后学不精，宗此之传概而用之，理之是否后贤体试，其利其害，必可有知。愚庸之辈，恐终未醒，前医滑寿评假王叔和之脉诀云，求医之明，为书所误，高明入道，必有鉴辨。（王懿生附案）

【参阅】

滑寿字伯仁着《诊家枢要》王叔和西晋时明医，所著脉经，文深难解，不易俗传。现今王叔和脉诀乃系宋朝时无名之俗子冒着之书也。

【阐释】

此例疔毒，整个治疗过程断断续续。初失调治，虽未走黄，证势甚险，以七星剑汤、内固清心散兼服立即效验。将欲见脓之时，又延迟治疗二三日，证即复发。再次诊视，诸恶悉增，六脉洪大，复投清心散获微效，次即右耳连颐紫肿，遂起燎泡，原患未见多脓，致出现飞黄之险。遂以二味拔毒散，加蟾酥、皂角调上，病情并未控制。急以生芪、银花、地丁、角刺、苍耳、牛蒡、薄荷、党参、荆防、甘草，清神兼汗之剂，连服三四剂后，精神症状渐退，头面肿消，遂次毒汁始流。再用紫霞膏、兑蟾酥、硇砂外敷，渐愈。此例病患的反复甚而出现全身症状，除了不规范的治疗之外，还有在疮疡初起以蒜艾灸之，以致出现反复、闷乱之证。蒜艾灸法出自《医学正宗》，后在《医宗金鉴》中有总论治法，并提出"无论阴阳灸最宜"。后人对前人之说一律照搬，不去临床验证的态度不可取。

【校勘】

①原为"壮"，应为"状"。

【选注】

《外科正宗》：凡见是疮，便妄加艾灸，殊不知头乃诸阳之首，中等灸，火益其势，逼毒内攻反为倒陷走黄之证作矣。

笔者注：滑寿，字伯仁，一字伯休，晚号樱宁生。元末明初著名医家，著有《十四经发挥》、《诊家枢要》、《读素问钞》、《难经本义》等医学著作，为祖国医学的发展做出了巨大的贡献。《十四经发挥》为针灸学著作，《诊家枢要》则是脉诊专著。《读素问钞》是分类整理、择要类编《素问》之作，开节要类编《素问》之先河。《难经本义》则考证《难经》条文出处，详加点校，求其本义，使《难经》医理彰显于世，成为注释《难经》的典范之作。尝谓"医莫先于脉"，乃撰《诊家枢要》一卷，类列 29 脉，颇有发挥。气血，是打开脉学迷宫的钥匙。倘能悟彻此理，则千变万化的各种脉象，可一理相贯，触类旁通，而不必囿于众多脉象之分，画地为牢，死于句下。恰如《脉学指南》云："上古诊脉，如浮沉迟数等，名目不多，而病情无遗。后世胪列愈伙指下愈乱，似精反粗，欲明反晦。蓄求迹而不明理之过也。"《诊家枢要》亦云："得其理，则象可得而推矣。是脉也，求之阴阳对持统系之间，则启源而达流，因此而识彼。无遗策矣。"对唯脉是医的倾向提出了告诫。

《疮疡经验全书·疔疮》：疔疮初生时，红软温和，忽然顶陷黑，谓之癀走（即走黄），此证危矣。

【小结】

此节主要论述的是：凡治疔毒，首重发汗，次要见脓，脓见毒解。汗通邪散，而无走黄深伤筋脉之忧。汗不通，脓难见，二者缺一，危亡难免。本例初即用隔蒜灸法，既未发汗，又未见脓，以致飞黄（走黄向头面部发展并伴有全身症状），如不及时救治险成危症。走黄是疗毒走散，内攻脏腑所致的一种急性全身性危重病证。其特点是：疮顶忽然陷黑无脓，肿势迅速扩散，伴见七恶证。

灸法是借助灸火的热力给人体以温热刺激，达到防治疾病目的的一种疗法。古书言，"药之不及，针之不到，必须灸之"。灸法的原料很多，但临床上多以艾叶为主。艾叶气味芳香，易燃，具有温通经络、行气活血、祛湿逐寒、消肿散结及防病保健的作用。《名医别录》曰"艾味苦，微温，无毒，主灸百病"。

隔蒜灸是临床常用的艾柱灸中间接灸的一种，所谓间接灸就是灸时艾不直接接触皮肤。其他间接灸还有隔姜灸、隔盐灸等，临床可根据病症选择。同样，艾灸亦具有温通经络、行气活血、祛湿逐寒、消肿散结的作用。同时，用蒜的目的有二：使传热均匀，防止局部皮肤灼伤。除此，蒜本身具有散寒解毒之功。如患者因外感寒湿，阻滞经络，气血不通而发为疖肿，肢体活动功能受限。用隔蒜灸治疗有效。本法要点是因受寒湿且时间不长，但若系热毒所致或感受寒湿已久，早已化脓，则非本法所宜。隔蒜灸属于热疗的范围，是一种以热治热、以毒攻毒的治疗方法，古代中医师曾用隔蒜灸治疗颈部肿物。但使用灸法应注意个体差异，由于机体的状态、年龄、性别、神经系统的调节功能以及过去的经验等不同对热的耐受力会有所差异，同一温度的刺激会产生不同的效应。因此灸法等热疗有如下

禁忌：

1. 急性炎症反应如牙龈炎、中耳炎、结膜炎、面部肿胀等，用热可使局部温度升高，有利于细菌繁殖，会加重病情。

2. 未明确诊断的急腹症　用热可减轻疼痛，但容易掩盖病情真相，而贻误诊断和治疗。

3. 危险三角区感染　因该处血管丰富，且面部静脉无静脉瓣，又与颅内海绵窦相通，热疗可使该处血管扩张，血流量增多，易造成严重的颅内感染和败血症。

4. 各种出血性疾病　因为用热可使局部血管扩张而加重出血倾向。

5. 软组织损伤早期　软组织损伤24～48小时内用热可加重出血和肿胀，

加重疼痛。

6. 治疗部位有恶性肿瘤　因为用热会加速细胞新陈代谢，加速肿胀，血液循环加快，从而加速恶性肿瘤转移。

7. 人体有金属移植物部位　因为金属是热的良导体，易造成烫伤。

8. 皮肤疾病　如湿疹、开放性引流伤口处，用热会加重皮肤受损，增加患者不适。非炎症性水肿时不用热疗，因用热可加重水肿。

【原文】

〇错桥王姓一男，上唇患疔毒证，三四日间僵粟未溃，麻痒坚黯，附冷拘紧，治用蟾酥丸三粒，服后以葱水催发通汗，附冷遂减，患溃汁流之次，周匝红盘发起，形若汤烫之状①，疼痛渐增，孔内上以紫霞膏兑蟾酥、番硇，毒水时流，次见微脓腐脱，上以生肌散，敷玉红膏而愈。

注论

疔毒初现，本属迅速之险候，粟疱已溃之次，忽而抬肿盘高，分界疼热并现，名曰护伤。若见如此之兆，毒邪自能减半，其理确为险中转顺即改易治之患也。

【阐释】

生在唇部的疔叫唇疔，其发病迅速而且危险性较大，若处理不当，易引起走黄危证而危及生命。此例先用蟾酥丸三粒服后以葱水催发通汗，之后出现抬肿盘高、分界疼热之"护伤"现象，这是治疗得法、用药有效的反应，是毒邪外出，疮患局限的良兆。之后的外敷紫霞膏、生肌散、玉红膏的治疗也就顺利了。

【校勘】

①原为"壮"，应为"状"。

【选注】

《疡医大全》：申斗垣曰：唇疔初起如粟，或不痛，或痒甚，其形甚微，其毒极深，其色或赤或白。若唇口上下紫黑色者，根行甚急，不一日间头面肿

大，三四日内即死不救。医者于初起时，即用快刀割去此毒。唇缺亦所难顾，再从容补唇，诚为救命之快捷方式也。（《启玄》）

陈远公曰：有唇上生疔者，或口角旁，或上下唇，不论大小，大约皆脾胃火毒也。宜早散之，否则毒瓦斯炽炎，必且艰于饮食，往往有腐烂死者。疔毒以愈小而愈横也。治法急泄其火毒，不可损伤脾胃之气，毒易散矣。救唇汤：金银花一两，紫花地丁一两，白果二十个，桔梗三钱，生甘草三钱，知母一钱，水煎服。一剂疼止，二剂疔消，三剂痊愈。已烂者又二剂。

【小结】

本节主要介绍疔症治疗中的"护伤"现象，这对于临床观察病情演变过程非常重要，尤其是初次接触疔症治疗的新手，对于附冷遂减、患溃汁流之后周匝红盘发起、形若汤烫之状、疼痛渐增等症状能知道是治疗有效的好兆头，对于可顺序向下阶段用药非常重要，可以加深对于正确治疗病程的认识，是重要的临床经验的积累。否则，遇到以上症状会不知所措，以为治疗失当，而采取不当的措施，甚至发生医疗事故。

【原文】

〇韩家府王姓一幼儿，耳前听会穴生疔毒证，僵腐钱许，周旁突肿，颐颔淡红漫硬，似要走黄之形。治以棱针挑刺溃孔，毒汁瘀血浸流不已，上以蟾酥丸面兑巴豆、番硇。肿外敷以蟾酥锭①面，加白矾、雄黄、风化硝②，次渐腐脱脓生，换上生肌散，盖玉红膏而愈。

注论

古贤云，疔证速刺血之语，乃千古不改之论，然而亦当细辨证之形状③。其刺之法，宜当施于盘高毒现之时，毒汁荡流，方为用当。即敷周外涂药，若在初起嫩粟隐含肉内之际，如刺太早，毒汁瘀血无多，反致增害走黄。有关生命之咎，毋可不慎，若用刺法必待盘起毒现方可，否则恐致异变。

【阐释】

疗证速刺血乃先贤治疗疗症之经验，但何时开刺有讲究，即开刺的适应症：盘高毒现之时，内毒已经向外发展和渗出最合适。刺太早，毒汁瘀血无多，疗尚未熟透，容易走黄。开刺之后外敷蟾酥丸面兑巴豆、番硇，如肿胀甚可敷以蟾酥锭①面，加白矾、雄黄、风化硝。待腐脱脓生时可换敷生肌散、盖玉红膏至痊愈。

【校勘】

①原为"定"，应为"锭"。

②原为"消"，应为"硝"。

③原为"壮"，应为"状"。

【选注】

《外科心法要诀》：唇生疗毒，细看腿弯中紫黑筋，用长针刺破，血出即愈。

【小结】

本节介绍疗证速刺的临床指征，是宝贵的临床经验。刺得及时可为下一步的治疗打下基础，刺太早，疗尚未熟透，容易走黄。错过时机会给后面的治疗造成困难。

【原文】

○又伊弟一稚子，臂生一疗，初发形若鱼脐，将要走黄，昏睡神愦，究其原情，本因瘟死之畜肉传毒为患。治投以内固清心散加蟾酥、川军，用银花、贯众、菊花煎汤送下，服后神清聊效。外以蟾酥锭①面敷涂，患孔渐高，上以蟾酥丸面，遂次生脓知疼，按溃疡治法而安。

注论

每逢疗毒，原生之初，不见粟疱，便是陷孔，溃若鱼脐之状②者，多因畜毒染受之由，其患原属毒猛瘟盛之情。治稍迟缓命多难保。医者倍加详细，分明毒邪轻重之理，受患原情之由，施治之法，投机应证，庶无妄误之错矣。

【阐释】

遇到疔症之初不见粟疱，便是陷孔，溃若鱼脐之状的病患，加之有接触病畜的病史即可诊断为疫疔。治疗应先投以内固清心散加蟾酥、川军，用银花、贯众、菊花煎汤治疗全身症状，截住毒邪内陷之路。再以蟾酥锭面外敷等治疗溃疡之法，即可治愈。

【校勘】

①原为"定"，应为"锭"。

②原为"壮"，应为"状"。

【选注】

《证治准绳》：若因剥割疫死牛马猪羊，瞀闷身冷，遍体具有紫疱；疫疔也。

【小结】

本例鱼脐疔是一种疫疔，是皮肤接触疫畜染毒而生的一种特殊疔疮，具有传染性，又称为紫燕疔。临床特点是初起如虫叮水疱，很快干枯坏死如脐凹，全身症状明显，有很强的传染性、职业性，治疗不及时容易走黄。治疗应以全身症状入手先行，同时跟进局部治疗，内治、外治并进，确保疗效。

【原文】

○马房利姓一少年，下颏疔毒。初发之际，粟麻将溃。偶经他医误用卫生汤，重加山甲之大剂，服后遂次胸腋宣肿，心乱呕哕，约余诊视，其患虽未甚重，便现神怯气暗之状①以七星剑剂②加荆防、菖蒲、远志、茯神、牛蒡、朱砂。外涂蟾酥锭③面，加雄矾、大黄，渐觉余肿微消，患孔遂高，外上紫霞膏弗效。腐肉仍系僵燥，毒汁不通，复又重加巴豆，兼以玉红膏盖之，渐见毒汁通流，相继脓生腐尽，上以生肌之法而愈。

注论

疔毒之证，原属外邪内毒之由。附骨阴疽原属不内外因兼之虚阴之由④。山甲之性，与温补之药并用，即为托法。本系提托阴证外发回阳之用者。尔医动则每以山甲治疗毒，亦不知其不明药性，亦不知其不识证理，坏证终不省悟，如此之辈，诚属醉生梦死之徒，病家求其调治，岂非自取其危。醉怨其谁，梦怨其谁，错怨其谁耶？

疗毒之患，表邪已解，溃破之后，患孔锈涩，腐化迟缓之际，外上之药，对巴豆兼施其法，有功无害，勿以其性猛烈毒甚为嫌耶。

【阐释】

本病案是治疗失当之一例。其失当之处是误用卫生汤，重加山甲之大剂，以山甲治疗毒险成坏证。由于已出现神怯气暗之全身症状，遂以七星剑汤加荆防、菖蒲、远志、茯神、牛蒡、朱砂控制炎症扩散，防止走黄。另外涂蟾酥锭面，加雄矾、大黄，使局部疮疡局限，再外敷紫霞膏重加巴豆，使疗毒尽快向外发散，兼用玉红膏使脓生腐尽，随后外敷生肌之药而愈。

【校勘】

①原为"壮"，应为"状"。

②原为"剂"，似应为"汤"。

③原为"定"应为"锭"。

④原为"虚阴之由"，似应为"阴虚之由"。

【选注】

《验方新编》：七星剑汤　治疗已走黄，心烦昏愦者。苍耳子（酒炒、去刺）、野菊花、草地丁、丁香、半枝莲各三钱，蚤休二钱，麻黄一钱，酒煎服。盖被卧取汗。

【小结】

七星剑汤系明代外科大家陈实功氏所创，载于《外科正宗》疗疮论，适应证为"治十三种疗疮，初起憎寒作热，恶心呕吐，肢体麻木，痒痛非常，心烦作躁，甚至昏聩。"是治疗疗症，防止走黄的成功方剂。直至现在仍是中医外科治疗疗毒等急性皮肤感染、疮疡，预防合并症和败血症的首选方剂。此方如果此案初起即用，病程会大大缩短。所以，正确的诊断和精准的用药，才可能使病患减少痛苦和损失。

【原文】

〇南寺头杨姓一坤者，颧骨疔证，初则麻木微肿，头僵附冷拘紧，三四日次，治以七星剑汤加南星、苍术、芥穗、防风汗之，外涂蟾酥丸面，加干姜、皂角，服汤剂后，微见躁汗，证情略效。余忖表未甚通之故，复将原剂重加麻黄，乃见通汗。又复恶心呕哕，换服菖蒲、远志、茯神、连翘①、花粉、银花、希苤、麦冬、地丁、乳香、生地、草节，服次内证悉退，原患之周，遂起红粟延满破浸微汁，旁肿渐消，次觉疼痛。涂以玉红膏兑雄黄、乳香、炒军，疼止红退，原患之毒，渐次结缩，缓日而愈。

注论

十剂曰，轻可去实，葛根麻黄之类是也，轻者是言麻黄性味之说也，实者是言病理表实邪盛之说也，阴邪在表之证，情因邪气闭塞，正气不通，故而附冷拘紧，无汗恶寒，脉见弦浮，甚至短微。治者之法，当以受病之形，论所应施某法之理，勿以伤寒之说为分也。疔毒初现，即为暴患，毒隐脏腑，邪居腠理，毒为其本，邪为其标。医治之法，宜当急则治标，缓则治本。发汗之后，外邪已解，内毒之病，便可容医用麻黄治疔毒，借其能发里中之表，散邪胜强他药之力为用也。勿以性热为嫌，而误暴患促速生死反掌之命也。荆防二活，皆能发汗，而且性和，未若麻黄速捷之猛，治疗之法，宜急不宜缓，宜暴不宜柔，恐误时日而致难救为悔耶。

疔毒已成，将要走黄之际，忽而旁周暴起红粟，痒疼并作，名曰满天星，乃为易轻消愈之吉兆，若无满天星护伤之顺，不脓而消者罕有。

【参阅】

徐之才备陈药性分解为十：宣②、通、补、泄、涩、滑、燥、湿、轻、重，后人故称为十剂。

【阐释】

疔的内治原则：以清热解毒为大法，火毒炽盛证宜凉血清热解毒。如发于下肢者应注重清热利湿。此例颧骨疔证，初则麻木微肿，头僵附冷拘紧，呈现暴患之证。毒邪隐在脏腑，邪居在腠理，毒为其本，邪为其标。医治之法，宜当急则治标，缓则治本。以七星剑汤加南星、苍术、芥穗、防风等发汗之后，外邪已解，内毒之病，再重用麻黄治疗毒，以发里中之表，其散邪胜强他药，勿以性热为嫌而拒绝使用。

【校勘】

①原为"连召"，应为"连翘"。

②原为"宜"，应为"宣"。

【选注】

笔者注：中医所说的"十剂"，是方剂分类的方法之一。指宣、通、补、泄、轻、重、滑、涩、燥、湿十类中医药物和方剂的总称（参阅明李时珍《本草纲目·序例·十剂》）。宣剂，"宣可去壅"，壅既是壅塞不通之意，如用宣散踊越之品以治胸闷闷呕恶等壅塞证。具有开郁除塞作用的方剂，主要由宣开散郁药物组成。如气郁用香附、枳实、桔梗开之；火郁用山栀、青黛散之；湿郁用苍术、厚朴升之，甚则用风药胜之；痰郁用南星、橘皮化之，甚则瓜蒂、藜芦涌之；血郁用桃仁、红花行之；食郁用山楂、神曲消之。皆属宣剂范围。《沈氏尊生书·要药分剂》："徐之才曰：宣可去壅，生姜、橘此之属也。王好古曰：木郁达之，火郁发之，土郁夺之，金郁泄之，水郁折之，皆宣也。"通剂，"通可去滞"，滞既是留而不行之意，如用通利之品可治乳汁不通，湿痹留滞经络等证。通可去滞，如通草、防己之类。通是通利，滞是留滞之证。如产后气血壅盛，乳汁不下，宜通草、漏芦等药以通窍下乳。湿痹是由于湿邪留滞，以致四肢缓弱，皮肤不仁，可见天阴雨时身体沉重酸痛，宜防己、威灵仙等药去留滞的湿邪。补剂，"补可扶弱"弱既是虚弱之意，如用补益之品，以治体倦神疲，正气不足等证。泄剂，"泄可去闭"闭既是闭塞之意，如用开泄之品，以治腑实便秘，肺实气急等郁闭证。《沈氏尊生书·要药分剂》："徐之才曰：泄可去闭，葶苈、大黄之属是也。""张从正曰：实则泄之，诸痛皆实，痛随利减，芒硝、大黄、牵牛、甘遂、巴豆之属，皆泻剂也。其催生、下乳、磨积、逐水、破经、泄气，凡下行者，皆下法也。"轻剂，"轻可去实"，实既腠理壅实之意，如用轻浮之品，以治外感表邪，肌腠闭塞无汗之证。《沈氏尊生书·要药分剂》："徐之才曰：轻可去实，麻黄、葛根是也。"张从正曰：

"风寒之邪，如客皮肤，头痛身热，宜解其表。《内经》所谓因其轻而扬之也。"也指主治相似的方剂中作用较轻缓者。《伤寒论翼·制方大法》："其间有轻重之分，下剂之轻者，只用气分药；下剂之重者，兼用血分药。酸苦涌泄，下剂之轻者，故芍药枳实为轻剂；咸苦涌泄，下剂之重者，故大黄芒硝为重剂。"重剂，"重可镇怯"怯既神气怯弱之意，惊恐不宁之意，如用重镇之品以治心神浮越，惊悸不宁之证。《沈氏尊生书·要药分剂》："徐之才曰：重可去怯，滋石、铁粉之属是也。""张从正曰：重者，镇坠之谓也。怯则气浮，如表神守而惊悸气止，朱砂、沉香、黄丹、寒水石皆镇重也。久病咳嗽，涎潮于上，形赢不可攻者，以此坠之。经云：其重者，因而减之，贵其渐也。"也指主治相似而药力较峻猛的方剂。《伤寒论翼·制方大法》："……其间有轻重之分，下剂之轻者，只用气分药；下剂之重者，兼用血分药。酸苦涌泄，下剂之轻者，故芍药枳实为轻剂；咸苦涌泄，下剂之重者，故大黄芒硝为重剂。"滑剂，"滑可去着"，着既着而不去之意，如用滑利之品，以治膀胱、尿道等砂石凝着有形之证。涩剂，"涩可固脱"，脱既滑脱不禁之意，如用收涩之品以治自汗、盗汗、遗精、遗尿、肠滑泄痢、崩漏带下久病滑泄之证。燥剂，"燥可去湿"，湿既湿邪过盛之意，如用燥湿之品以治水肿腹胀、小便不利等水湿内停之证。湿剂，"湿可去枯"（一曰湿可润燥）枯既是枯燥之意。如用滋润之品治干咳无痰，口舌干燥等津液不足证。

【小结】

疔症患者多急起寒热头痛，胸闷烦躁，恶心呕吐，舌僵口干，舌绛苔黄，或便秘，或腹泻，小便赤涩，脉洪数。若失控则可转入神昏谵语，甚至抽搐痉厥。治宜清热解毒，活血凉血之剂。此例患者虽然没有明显的走黄迹象，但其疮患在面部，一旦出现走黄就非常危险。此症内服可选五味消毒饮；偏于热者可内服黄连解毒汤加大黄等；重证者可选用解毒大青汤；若神志昏聩，此例已有头僵附冷拘紧症状，则宜内服七星剑汤。外邪已解，可在原方基础上重用麻黄驱除内部之毒邪，不必拘于麻黄性温之嫌。

【原文】

〇小景庄刘姓一中年，眉心疔毒之证。初如粟米，继之麻痒微肿，因经他医，用以棱针连刺数孔，内服清解之药，并有穿山甲三钱，服药之次，遂觉面肿坚硬，眼目封闭，恶心神乱，眩晕气促。余诊其脉实而兼短，总因初失汗散之法，投以七星剑汤，减麻黄加菖蒲、远志、茯神、荆防、牛蒡、银花、甘草，外涂蟾酥锭①面兑雄矾，服涂之次，肿虽仍然，坚硬渐解，色聊红活，二便均和，内觉舒畅，仍以原法投用，延至数日，邪肿渐消，患内生脓，次后腐脱缓愈。

注论

疔毒暴患，情属险速，施疗之法，失则必变。斯疾之失，其情有三，险遭妄陷，初未汗散，法失一也。未起即刺，法失二也。暴患投用山甲，法失三也。三失之中，山甲尤甚。故有肿坚胀闷走黄之险，如此急患，有此三失，而后逢生，诚为三生有幸。外科邪瘟暴发之患，用山甲，似如内科寒阴虚病用大黄之理，无甚相远。此等浅败医门之辈，混投妄治，真是以人命为儿戏耶。疔毒之证，本属暴患，数日内外非保则死。将瞀之次，投方难求得获大效，但能聊保缓日，便是患者救援，延至数日之外，自然毒邪之恶渐解，阳气陆续加增，毒消邪散真气盛旺，患高脓生，命可保矣。每有走黄之际，患者增现闷乱，病家不懂医理，日请数医，意欲立效速愈，虽有明者，亦难尽力，反将有可生之命，付之冥乡矣。

【阐释】

此例眉心疔毒之证，由于治疗的失误，几成险症。初如粟米，继之麻痒微肿，此时应该使用汗散之法，但他医却以棱针对未起之疮连刺数孔，不仅失去了汗发的治疗时机，而且误刺容易使毒邪扩散甚至走黄。此时又服用清解之药，并有穿山甲三钱，服药之次，遂觉面肿坚硬，眼目封闭，恶心神乱，眩晕气促等走黄之证。何景才接诊后，诊其脉实而兼短，遂投以七星剑汤，减麻黄加菖蒲、远志、茯神、荆防、牛蒡、银花、甘草，外涂蟾酥锭面兑雄矾，服涂之后，肿虽仍然但坚硬渐解，疮色渐红活，全身状况减轻，在原法治疗基础上，肿消、邪散、脓生、腐脱，缓愈。

【校勘】

①原为"定"，应为"锭"。

【选注】

笔者注：疗疮走黄是指疗毒走入血分之险证，又名癀走。疗疮之毒邪迅速走散而入于血分，使全身出现寒栗高烧、神志昏愦等险证的原因：多因患疗疮毒甚，正气内虚；或因火热毒邪炽盛，又失于防治，促成火毒外散而侵入血分，继攻内脏而成。此证与痈疽之内陷相当。临床证见疗疮疮顶由红肿高起而转里陷、有脓而转为脓减或无脓、肿势趋于散漫，迅速向四周扩散等局部证候转轻，而全身症状加剧。此刻患者多急起寒热头痛，胸闷烦躁，恶心呕吐，舌僵口干，舌绛苔黄，或便秘，或腹泻，小便赤涩，脉洪数。若治疗不及时则可转入神昏谵语，甚至抽搐痉厥。治宜清热解毒，活血凉血之剂。内服可选五味消毒饮；偏于热者可内服黄连解毒汤加大黄等；重证者可选用解毒大青汤；若神志昏愦，则宜内服七星剑汤，或疗毒复生汤。外治可用疗疮常规药剂。痈疽疗肿之脓已成者，均宜尽早切开排脓，排脓不畅者，应扩大切口并以纱条引流，使脓通畅外出。对于颜面、鼻唇三角处之疗毒，尤当慎重，切忌挤压，否则易成走黄与痈疽内陷之脓毒血症（病菌通过内眦静脉扩散至颅内形成脓肿），会危及生命。

【小结】

疗毒发病急骤，情属险速，施疗须果断得法，否则极易走黄恶化。此例前为误治，后又遇明医挽救，是患者万幸，留给后世医者三大教训：初未汗散，失去最佳治疗时机，失误之一。疗疮尚未发起即刺，属不当治疗，容易使毒邪走散，失误之二。疗疮初起误投山甲，险至走黄，失误之三。三种失误，误用山甲尤甚，至以出现肿坚胀闷之险。

【原文】

〇韩各庄一杨姓男，右手中指疗证。初由刺伤为患，因劳丧事兼受殃气冲染，遂致骞发，失于调治，延染手背，燎疱渐漫，毒黄将走散串，而致心烦闷乱，睡卧不安，惊悸谵语。余投以柴胡清肝汤加菖蒲、远志、枣仁、茯神、朱砂，连服之次，毒解邪退。外上以紫霞膏兑蟾酥丸，似见微脓之状^①，忽而一夜暴变，患口沿溽，内变灰白，败血涌流，通腕紫乌，神衰气冷，脉沉迟细。究其情由，本因误犯房劳之故，而现此态。急以六味地黄汤加参、芪、桂、草，服后微觉败血略止，腕处僵陷变为顽腐，疼痛渐增。余意斯患本因房劳暴变之故，精气两伤，恐用前法不能济事，复改纯阳热补，以托里定疼汤加参芪、附子、郁李仁、甘草二三剂后，渐觉阳气增壮，脓汁复生，臊^②臭气秽，顽腐渐脱。患者难于药资，生肌之法未得接济，其新肉渐忽平满高胬，患家喜其已愈。余观其象，患肉紫突不平，鲜嫩黯亮，系乃寒阴外袭所生风肉。伊家不信，余以竹片刮刺，紫血荡流，移时冷定成坨，不知疼楚，深刮有声，伊家始信，果系风肉不敛之故。复上以紫霞膏兑姜桂、血竭，渐次知疼，仍系难于药力，而以杨叶敷法，醋泡杨叶，兑以姜、桂、白蔹、五味子，贴于患上，每日易换，两月有余，方得平复，上以敛口之药而愈。

注论

房劳伤肾，暴怒伤肝，疔毒之后，实为紧要之戒，较比别忌犹属更甚，否则致有立毙之害，君子宜当慎重，以全医者病家两益之事。疔毒未见通脓之先，热药之法宜当酌用，今遇此房劳气虚阳竭之际，当以脉理形情用法，勿以斯患为戒也，此亦急则治标之道，反此妄投，生死立判。

大概^③绵溃之证，前面之疔毒，后背对口等疽，各证溃后，腐肉离活之际，必现臭似腥臊^②之味，其乃毒邪已解之象，旁肿必亦塌软。证之真理，乃系有可望生之兆也。绵溃小证与通溃等疮不在此论，贤者鉴焉。

【阐释】

本例右手中指疔证初由刺伤致患，后又因居丧期间受劳兼受殃气冲染，且失于调治，致疔毒延染手背，燎疱渐漫，将成走黄之势。出现了心烦闷乱，睡卧不安，惊悸谵语等全身症状。经投以柴胡清肝汤加减使毒解邪退。再外敷紫霞膏兑蟾酥丸，似见微脓之状，诸症将缓，但一夜暴变，患口败血涌流，通腕紫乌，神衰气冷，脉沉迟细，气虚阳衰。究其情由系误犯房劳之故。遂以六味地黄汤加参、芪、桂、草救急，后觉力不足复改纯阳热补，以托里定疼汤加参芪、附子、郁李仁、甘草以助阳增强自身抵抗力。使阳气增壮，脓汁复生，顽腐渐脱。后因患者药资困难治疗失时，出现新肉渐忽平满高窝，此为寒阴外袭所生风肉会影响疮口收敛。遂以紫霞膏兑姜桂、血竭外敷，或以醋泡杨叶，兑以姜、桂、白蔹、五味子外敷，每日易换，两月余，肉芽渐趋平复，再敷敛口药而愈。房劳伤肾，疗毒之后，实为紧要之戒，其他如暴怒、居丧情感巨变对于疗症的治疗影响很大，如不慎忌则有大害，君子宜当慎重，疗虽属外科病但亦应以脉理形情辨证用药。

【校勘】

①原为"壮"，应为"状"。

②原为"臊"，应为"臊"。

③原为"盖"，应为"概"。大概是现在的用法，原用的大盖也是对的，也是表示推测，相当于"大约"、"大概"。宋·王安石《游褒禅山记》：盖余所至，比好游者尚不能十一。游褒予也。本书为了现代人阅读方便，均"盖"改为"概"。

【选注】

《疡医大全》：论杂忌须知　凡病时，忌怒，忌疑虑，忌身体不洁人来看，忌鱼、羊、鹅肉、烧酒、面食、生冷瓜果、腌腊等物，疮口敛百日后，不作渴者，方可入房。凡一切痈疽疮肿毒证，将欲好之时，如往有丧人家吊孝，并拜望等项，其疮肿即复发，切忌，切忌。凡痈疽大证，虽有姬外家，不得艳装相见，每见痈疽溃后，大肉已生，姬外家往来，虽无交接之事，而欲念一动，精已离宫，每致虚陷喘急而亡者数人。病者当惜生命，不可不为拒绝也。

【小结】

走黄是疗症在病变发展过程中，因火毒炽盛，或正气不足，导致毒邪走散，内传脏腑而引起的一种危险性证候。本病例走黄的病因有三：治疗不及时不彻底；房室之劳伤肾，降低了全身抵抗力；居丧情感巨变对于疗症的治疗不利。疗疮毒邪走散为走黄，相当于西医的毒血症、败血症、脓毒血症。走黄是疗毒走散，内攻脏腑所致的一种急性全身性危重病证。《疮疡经验全书·疗疮》云："疗疮初生时，红软温和，忽然顶陷黑，谓之'癀走'，此证危矣。"
癀走，即走黄，病属逆证范畴。《外科正宗》云："凡见是疮，便妄加艾灸，
殊不知头乃诸阳之首，……中等灸，火益其势，逼毒内攻反为倒陷走黄之证作
矣。"其特点是：疮顶忽然陷黑无脓，肿势迅速扩散，伴见七恶证。生疗之
后，火毒炽盛是发生走黄的关键。临床常见因早期失治，未能及时控制毒势；
或因挤压碰伤，或因过早切开，造成毒邪扩散；或误食辛热之药及酒、肉、
鱼、腥等发物，或加艾灸，更增火毒，促使火毒鸱张，以致机体防御功能破
坏，疗毒走散，毒入血分，内攻脏腑，而成走黄之病。走黄的诊断不难，首先
一定要有原发疗疮病灶。原发病灶处忽然疮顶陷黑无脓，肿势散漫，迅速向四
周扩散，皮色暗红。出现寒战高热，头痛，烦躁不安；或伴恶心呕吐、口渴喜
饮、便秘腹胀或腹泻；或伴肢体拘急、骨节肌肉疼痛；或伴发附骨疽、流注
等；或伴身发瘀斑、风疹块、黄疸等；甚至伴神昏谵语、呓语谵妄、咳嗽气
喘、胁痛痰红、发痉发厥等。现代实验室诊断对确诊有帮助：血白细胞总数可
达 20000/L 以上，中性粒细胞 80%～90%。尿中可出现蛋白。脓液和血液细菌
培养多为阳性。还应根据病情作肝肾功能和电解质测定，以及心电图、胸部 X
线摄片、B 型超声波检查等。可以较早期发现内部脏器的损害，以便早期投
药，防止病情的进一步扩散。

【原文】

　　○本村邵姓者一女，股生疗毒，初如鱼疱，昏睡不醒，心闷懒
食将要走黄。患处坚硬，顽腐紫黑，毒汁涩少。治以野菊花、希莶
草、防风、地丁、菖蒲、远志、荆芥、银花、茯神、生地、连翘，外
敷蟾酥丸面加皂角、干姜，刺患透孔，上以蟾酥丸面，紫霞膏加番
硇砂。屡投三四日，终未透腐，复加炒巴豆盖玉红膏，始得顽腐渐
化，次按溃疡治法，生肌而愈。

注论

　　疗毒之名，自古相传，举世之人皆知疗证属毒，但不知毒本属
阴，俗医不信者多也。其理以形色情迹辨别可知也。麻痒不疼，一

也。不红不热，二也。坚凝患陷，三也。外形有此三可证，而内服之药皆以发汗而获奇验，外上之药，每以巴豆热毒之性，而得腐化脓生。余曩自初学之次，每亦疑无定确，后因渐经阅揣，始悟其属纯阴也，理之是否，明者入道，久经自可知矣。

【阐释】

本例股生疔毒，局部疮疡初如鱼疱，坚硬、紫黑，毒汁涩少。但有昏睡不醒、心闷懒食等全身症状，显示将要走黄。针对其火毒炽盛证宜凉血、清热解毒、安神醒脑，治以野菊花等 11 味，外敷蟾酥丸面加皂角、干姜，刺患透孔，并外敷蟾酥丸面、紫霞膏加番硇砂。屡投三四日后顽腐不透时，复加炒巴豆盖玉红膏使顽腐渐化，遂次生肌而愈。何景才认为疔症为阴证，理由有三：一是患处麻痒不疼。二是患处不红不热。三是患处坚凝患陷。除了外形有三条根据，他认为疔症用内服之药皆以发汗而获奇验，可视为阴症。外敷巴豆用其热毒之性，令腐化脓生，这从治疗方法和用药也可以证明疔为阴证。

【选注】

《中藏经·论五丁状候》：皆由喜怒忧思，冲寒冒热，恣饮醇酒，多嗜甘肥、毒鱼酢酱，色欲过度之所为也。畜其毒邪，浸渍脏腑，久不摅散，始变为丁。

《疡医大全》：总由脏腑积受热毒，邪气搏于经络，以致血液毒滞于毛孔、手脚、头面各随脏腑部位而发。

【小结】

疔初起状如粟粒，色或黄或紫，或起脓水疱、脓疱，根结坚硬如钉，自觉麻痒而疼痛轻微，继则红肿灼热，疼痛增剧，多有寒热。如见壮热烦躁，眩晕呕吐，神识昏愦，为疔疮内攻之象，称为"疔疮走黄"。可见，疔之走黄的关键在于出现了全身症状，疔毒向体内扩散，对全身的各脏器有不同程度的损害。此时的病症是属阴、属阳则要从全身的状况，并通过四诊八纲来判断，在此基础上决定治疗的方案。

回顾中医外科的发展，临床对于疔的认识也是不断深化的。清代《外科大成·疔疮症治》认为"是症多感于肃杀乖戾之气或畜恶尸忤之变"，强调了其发病的外因。新增了全身性的羊毛疔，"身发寒热，状类伤寒，但前心后心有红点如蚤斑者是也"。《医宗金鉴·外科心法要诀》明确指出"夫疔疮者，乃火证也"。《外科证治全书·疔疮》将疔疮的发生归咎于热毒，概括了前人的论述，指出"其论相同，然无非毒气客于经络及五脏内蕴热毒"。所以，把疔症这一大类皮肤感染性的疾病用阴症或阳症来限定它还是有一定困难的。笔者认为，还可以再细分一下，分门别类概括对临床的指导性会更强。

【原文】

〇伏集刑广田之母，左腕患疔毒证，附太渊穴之外。初经他医，只以败毒清凉之剂治之，斯证表邪正盛之时，失误汗散之法，迟致患顶塌缩，僵腐坚陷，旁肿类似橘纹，色黄淡亮，毒黄已属走散，七恶互现，呕哕不休。余以内托安神散加乳香、银花、野菊花，宁神解毒。呕吐微减，二剂加伏龙肝冲汤同煎，遂觉神安，诸恶悉退。外以蟾酥丸面周涂，毒势收束，患孔上以紫霞膏、蟾酥丸面，后致腐肉离活，内服改以内固清心散、护心散轮服，调理甚效。原患未愈，右腕忽肿，发起白粟毒疱数枚，延染遍现，大如黄豆，隐含毒浆，红热并现，疼痛应心，旁肉微肿。服以荆防败毒汤减参桔加乳香、银花，外涂玉红膏兑雄黄、儿茶、轻粉、大黄、五倍子、黄柏，搽上之次遂获效愈。

注论

审斯疔患原情，盖因失治，毒邪迅盛，荣卫被耗，以致真阳之气衰微，毒攻脏腑而生呕哕。其情之理，分格有二，医当辨解，勿可糊泥不恻，邪伤少阳之分，而致呕恶者，有时而止，不由自哕，其证多现将发之时，治宜发散少阳之剂，其呕便止。毒攻太阴之分，而致呕哕者，脾虚胃败，涌吐不休，其证多现已成之时，治宜宁神解毒，土妥其呕自愈，此治之理乃系虚则补其母之义也。心为脾之母，补脾之药甘缓壅滞，恐毒不能疏通，反致增变。法当以益心之剂，苦辛快利，取其速达峻解而得捷效，此乃隔二之治也。丹溪曰，凡证皆有隔二隔三之治，勿可执一为用也，余宗先圣古理，每施以上之法，医各等患或可应效。

【参阅】

朱颜修，字震享，号丹溪，著《本草通遗》

【阐释】

此例腕部疔毒证，开始只以败毒清凉之剂治，在表邪正盛之时误失汗散之时机，迟致毒黄走散，七恶互现，呕哕不休。何景才以内托安神散加减宁神解毒，使呕吐微减。再加伏龙肝冲汤同煎，遂觉神安诸恶悉退。再外用蟾酥丸、紫霞膏、蟾酥丸面使腐肉离活，然后改以内固清心散、护心散轮服，已近痊愈。但右腕忽肿，发起白粟毒疱数枚，大如黄豆，隐含毒浆，红热疼痛并现，并向周边浸润发展。经服荆防败毒汤减参桔加乳香、银花，外涂玉红膏兑雄黄、儿茶、轻粉、大黄、五倍子、黄柏，搽之遂获效愈。本病例因未及时汗解失治，使毒邪迅盛，荣卫被耗，真阳之气衰微，毒攻脏腑而生呕哕。呕哕之证病机应予分清，以防止治疗失误：邪伤少阳之分而致呕恶，时发时止，不自主哕，常见在发病之初，治宜发散少阳之剂，其哕可止；毒攻太阴之分而致呕哕，属脾虚胃败，涌吐不休，常见于病程中末期，治宜宁神解毒。脾土得安，其呕自愈，此治则是虚则补其母，心为脾之母，补脾之药甘缓壅滞不可用，恐致毒不能疏通反致增变。而以益心之剂达到补脾之效，此乃"隔二隔三之治"中的隔二之法应用的范例。

【选注】

《证治准绳·杂病》：小便不通，丹溪大法，小便不通，有热、有湿、有气结于下。宜清、宜燥、宜升，有隔二隔三之治。如因肺燥不能生水，则清金，此隔二。如不因肺燥，但膀胱有热，则宜泻膀胱，此正治也。如因脾湿不运而精不升，故肺不能生水，则当燥脾健胃，此隔三。

笔者注："隔二隔三之治"是根据五行乘侮亢害的规律，治疗与我脏有我克关系的脏为"隔二"，以肝为例即治脾，治疗与我脏有克我关系的脏为"隔三"，以肝为例即治肺。临床上应相互配合使用。"隔二隔三之治"首见于《医宗金鉴》，吴谦等人在注释《金匮要略》时提出。此后，也有医家引用此说，涵纳根据五行乘侮规律确定的各种治疗方法，作为一个治则用于临床，何景才此节就提到朱丹溪的此种治疗思想。并在治疗呕哕之证时使用了隔二之法这个重要的治疗原则。

【小结】

这是一例腕部疔毒证误失汗散之时机，迟致毒黄走散，而及时救治的病案。何景才以内托安神散加减宁神解毒，使呕吐微减。再加伏龙肝冲汤同煎，遂觉神安诸恶悉退。再外用蟾酥丸、紫霞膏、蟾酥丸面使腐肉离活，然后改以内固清心散、护心散轮服，已近痊愈时再发右腕疔毒，病情急骤并向周边浸润发展。经服荆防败毒汤减参桔加乳香、银花，外涂玉红膏搽之遂获效愈。本病例值得后世汲取的治疗经验，是在病程中出现呕哕时，如何判定真实的病因并给出正确的治疗方案，以防治疗失误：邪伤少阳之分而致呕恶，特点是时发时止，不自主哕，常见在发病之初，治宜发散少阳之剂；毒攻太阴之分而致呕哕，属脾虚胃败，发作时的特点是涌吐不休，常见于病程中末期，治宜宁神解毒，脾土得安其呕自愈。后者的治则是虚则补其母，心为脾之母，而以益心之剂达到补脾之效。此时补脾之药甘缓壅滞不可用，恐致毒不能疏通反致增变。这是"隔二隔三之治"中的隔二之法应用的范例，后医可从中对于五行相生相克之理的应用有更深刻的理解。

【原文】

○北务本族一妇者，反唇疔证，坚肿紫硬，麻木闷痒，原患溃烂，腮颔漫肿，表现寒冷，心悸呕乱。前经他医投以清解降消之剂，而致如此。五六日后，诸恶悉增，余投以七星剑汤加荆防、乳香、花粉汗之，旁肿涂以蟾酥丸面加雄矾、皂角，一夜之次，患盘高起，旁肿渐消，诸恶悉退，遂觉舒畅。患面顽烂瘀腐闭塞，上药不得其效，用以刀针刮刺浮腐至尽，瘀血毒汁拭搽，上以紫霞膏，兑干姜、巴豆、蟾酥面，盖以玉红膏，知疼脓生，后至腐脱红活，敷以生肌之药渐愈。

注论

干姜巴豆之性，热而辛散，能逐寒凝积滞，则便生脓。外用之法与内服之理义无相远，斯患屡投外上之药罔效，后以刀针刮去顽凝腐瘀至净，令其恶血毒汁流尽，再行上药，方能得便。邪瘀凝腐不去，终难借其药力，斯理好比隔冰取水，不凿其冻焉能得便耶。

【阐释】

反唇疗证一妇，局部坚肿紫硬、麻木闷痒。其原患溃烂、腮颌漫肿，身寒、心悸、呕乱，经他医投以清解降消之剂五六日后，诸恶悉增。何景才用七星剑汤加荆防、乳香、花粉汗之，旁肿涂以蟾酥丸面加雄矾、皂角，一夜之后，旁肿渐消，诸恶悉退，全身舒畅。但患面顽烂瘀腐闭塞，外敷药效果不明显，于是用刀针刮刺浮腐至尽，瘀血毒汁拭搽，再外敷紫霞膏，兑干姜、巴豆、蟾酥面，盖以玉红膏，腐脱红活，再敷生肌之药渐愈。可见刀针刮去顽凝腐瘀后再用外敷药效果更好，好似凿开冰冻取水比隔冰取水更便捷。

【选注】

《医宗金鉴》外科卷上：反唇疗、锁口疗（方歌）反唇疗发唇里棱，锁口疗在嘴角生，粟米坚肿麻痒痛，脾胃心经火毒成。（注）此二证俱由火毒而成。反唇疗生于唇棱偏里，上唇属脾，下唇属胃；锁口疗生于嘴角，系心、脾二经所属。二证初起形如粟米，色紫坚硬如铁，肿甚麻痒木痛，寒热交作，烦闷作呕。反唇甚则令唇外翻，锁口甚则口不能开，俱属迅速之证，须当速治，迟则毒气攻里，令人昏愦、恶心，即名走黄。治法俱按疗门，禁用灸法。

【小结】

反唇疗是指疗生于唇棱偏里者。《医宗金鉴》卷六十五："反唇疗发唇里棱，"系由脾胃二经火毒结成。症初起形如粟米，色紫坚硬。肿甚麻痒木痛，寒热交作，烦闷作呕，甚则令唇外翻。治宜清热解毒，方选五味消毒饮及犀角地黄汤，外用蟾酥锭。切忌挤压碰撞，以免疗毒走黄。此例误治系投以清解降消之剂，而未用汗解，致使出现走黄之象。经用七星剑汤加荆防、乳香、花粉由汗解之，旁肿涂以蟾酥丸面加雄矾、皂角，使毒散肿消，全身症状减轻。由于瘀凝腐难去，此例以刀针刮去顽凝腐瘀至净，令其恶血毒汁流尽后再用外敷之药，效果极显著。何景才认为这样迅速地用手术方法清除顽腐组织后，再施膏散外用更有利于药效直达病所。

【原文】

邪毒阴疽汇案

〇大厂海起云偏对口一证，初虽轻小，失于汗散之法，旁渐坚肿，紫暗不润，患面绵溃。前经他医投过清凉消降之次，全项似觉胀重疼及肩臂，食少神怯，饮冷不止，六脉沉短，溃孔坚僵。究其患处，喜于热汤沃洗，似乎形阳证阴，错格之象。治投托里定疼汤，加白芷、羌活①、苍术、银花，外用溻肿汤加苏叶、赤芍、蕲艾、菖蒲，汤洗之次，便觉脓生腐活，坚消神增，旁疼立止，疮口高束，饮冷遂止，气色和缓。改以溃疡大法，生肌敛愈。

注论

项患残年，纯阴无疑，属阳者少。斯证形状疼胀紫黯而不热，发渴饮冷而神怯，似乎阴阳相格驳杂之象。察其六脉，沉短，患处喜于热汤，不可以阳决之。仲景论伤寒有阴阳相格之说，情通理尽，后称神妙。疡科虽属小门，亦关性命之德，生死存亡，凭医之处，仁者宜当究恻。

【参阅】

张机，字仲景，著《金匮要略》《伤寒论》

【阐释】

疡科虽属小科，亦关人之生死存亡，医生临证应慎重诊治，首先应判定病之阴阳表里虚实寒热。本例有以下证据可视之为阴症：患属残年，属阳者少；临床症状有疼胀紫黯不润，患面绵溃而不热，发渴饮冷而神怯，似乎阴阳相格驳杂之象。再察其六脉沉短，且患处喜于热汤，即诊为阴症，遂投托里定疼汤，加白芷、羌活、苍术、银花，外用溻肿汤加苏叶、赤芍、蕲艾、菖蒲，汤洗之次。脓生腐活，坚消神增，旁疼立止，疮口高束，饮冷遂止，阴阳相格驳杂之象消失，气色和缓。遂用溃疡大法，疮疡渐愈。

【校勘】

①原为"恬"，应为"活"。

【选注】

《外科十法》：脑疽（对口　偏对口）生于脑，名曰脑疽。生于颈后，名曰对口。生于颈旁，名曰偏对口。正对口易治，偏对口难治。因其软肉与喉相近也。多因膏粱醇酒，风寒壅遏所致。宜用神火照法，次用乌金膏搽之。外贴万全膏，取其易溃。腐后则用防风汤洗之，掺以海浮散，仍贴万全膏，频换数次。即愈矣。

《外科证治全书》卷三：生项后入发际正中，因与口对，故俗名对口，患偏两旁则名偏对口。治当辨其红白：色红者口干作渴，饮水不歇，小便频数，或淋沥作痛，舌上燥黄如鸡内金者，乃肾水枯竭，心火上炎，此证最恶，急用加减八味丸以滋补之，否则不救。余按痈疽治法。

【小结】

偏对口，病名，出自《外科证治全书》卷三。也即偏脑疽，系指生于项后偏旁的脑疽，出自《外科大成》。（方歌）脑疽项正属督脉，左右偏脑太阳经，阳正阴偏分难易，治与痈疽大法同。（此疽有正有偏，正属督脉经，入发际名为脑疽，俗名对口；偏属太阳膀胱经，名为偏脑疽，俗名偏对口。正脑疽系阳亢热极而生，其证多焮赤肿痛，色鲜红活，根束顶尖，时痛时止。督脉纯阳，草于尾闾，上贯巅顶，挟毒上升，故易脓、易腐、易敛，多属顺证；若偏脑疽，系寒热错杂所生，其证漫肿，色暗，平塌，坚硬。然足太阳经外阳内阴，从头走足，阳降阴凝，难脓、难腐、难敛，多属逆证。更有兼风湿者，其疮根又易于散大旁流。故顺逆二证，治法当辨别是痈是疽。脑痈者，皮薄易破；脑疽者，皮厚难破。初起有表证，令人寒热往来，宜服荆防败毒散；有里证，令人口唇焦紫，大渴，大便结燥，宜服内疏黄连汤。若疮势已成，可按痈疽肿疡、溃疡门大法治疗。

【原文】

○赵各庄付广田之母，对口疽证，绵溃紫坚，旁肿灰黯，木硬隐疼。渐染延开。初治投以汗散之剂，遂用提托汤剂，外以冲和膏兑炒大黄、姜桂、蟾酥，敷涂兼以桑火炭烘法轮施。项沉立解，紫黯遂退。患孔上以紫霞膏、蟾酥丸兑肉桂，盖以玉红膏，邪阴渐退，僵腐离活，患口收束。换服补中益气汤剂，形神爽健。至腐肉将脱之际，受以劳寒心烦不寐，又投归脾汤加肉桂、五味子，温室静养，患口上以生肌等药而安。证虽险恶，始终内外治法投方皆属应效，故得安愈。

注论

脑疽项患之证症，总由脏腑七情蓄蕴久积之毒，偶染外因不正时邪之令，内外相博而成斯疾。初发麻木紫黯，误于汗散，则宽延染大，已①成胀疼，误于攻托，则深伤筋膜，斯疾多阴少阳，多虚少实，始终咸当。戒服凉药，投方如果应证，十中或愈六七。头后项上，证有数名，形情各异，理无相远，皆属险候，宜当细辨，毋可糊泥错误。温室静养，桑火烘法，乃治邪阴之证妙法。如遇项患，色黯隐疼，坚紫沉胀，皆属纯阴。毋②失此法，以助药力，速于成功。

【阐释】

本例对口疽证，初期绵溃紫坚、旁肿灰黯、木硬隐疼、渐染延开，表现典型，但略有延误，病势偏阴、偏虚。初治投以汗散之剂，遂用提托汤剂，外敷以冲和膏兼以桑火炭烘法轮施见效，项沉立解，紫黯遂退。患处敷以紫霞膏、蟾酥丸、盖以玉红膏，邪阴渐退，僵腐离活，患口收束。再服补中益气汤剂，精神转好。腐肉将脱之际，因劳寒心烦不寐，可用归脾汤加肉桂、五味子，于温室静养，外敷生肌等药而安。本证虽险恶，但治疗及时、内外治法投方皆效，是极成功的验案。

对口疽，即脑疽证症，病原来自脏腑七情蓄蕴久积之毒，偶染外因不正时邪之令，内外相博而成。初发麻木紫黯，误于汗散，则宽延染大，误于攻托，则深伤筋膜，此病多阴少阳，多虚少实。治疗中应戒服凉药，投方如果应证，见效较快。头后项上，证有数名，皆属险候，宜当细辨慎治。本症用温室静养、桑火烘法，乃治邪阴之证妙法。临床见疮疡色黯隐疼、坚紫沉胀，皆属纯阴。借此法助药力，速效价廉。

【校勘】

①原为"巳"，应为"已"。

②原为"母"，应为"毋"。

【选注】

《外科十三方考》：二问曰：何为对口花、对口疽、对口疔？答曰：花者眼多；疽者顶平；疔者顶尖如角多痒。又问曰：三者何以治之？答曰：名虽不同，其治则一。头者经络之径路，前有口舌相干，不可言易，先须认清五善、七恶，治疗方有把握。如在十余日间有脓者，则易治，如不成脓，如一包败絮者，则难治。治法可内服"中九丸"，外敷"麻凉膏"，再用熏洗之法，自易痊愈；如有管者，当用药线取之，然后再以生肌药敛口。

【小结】

对口疽，病名。出自《外科正宗》卷一。即脑疽。脑疽，又名对口、对口发、对口疮、对口疽、对口疔、对口痈、脑漯、落头疽、项疽、项中疽、脑后发、脑痈、大疽；属虚则又称为脑烁。即指生于脑后发际正中的有头疽。多因膀胱经湿热邪毒上壅或阴虚火炽、热邪上乘所致。因头为诸阳之会，脑为髓海，疽发之后，毒邪内陷，易伤脑髓，致神志昏愦而成险证。其治初起宜清热疏风，解毒活血。虚者宜补气血，托邪毒。治疗方法：黄连1钱，升麻1钱，葛根1钱，柴胡1钱，赤芍1钱，川芎1钱，归尾1钱，连翘1钱，桔梗1钱，黄芩1钱，羌活1钱，防风1钱，金银花1钱，甘草节1钱。水2碗，煎8分，临服入酒1杯，食后服。

【原文】

○芦庄本族一妇者，疽生枕骨之下，初如豆大，皮僵灰白，寒热往来，七八日后，根漫坚硬，发皮渐改，灰白形如汤泼之。溃后始觉疼，遂次头胀，肩重目眩色黯。治以托里透脓汤，加羌活、荆防、麻黄汗散兼施，似觉见效，次投排脓汤，倍人参、肉桂，加木通、银花、白芷、乳香、没药，外敷玉龙膏兑蟾酥、皂角、炒大黄，患内上以蟾酥丸面兑炒巴豆、肉桂、血竭，遂得脓通腐化。始终以溻肿汤加银花、赤芍、菖蒲、艾叶，洗法未缺。余肿消尽，腐脱肌生，敛口而愈。

注论

大凡灰白绵溃，如针刺之疼，似乎燎浆，而有灰疱，皮内或似隐含灰脂似脓稀少，或若灰汁之状者，皆为阳气不能上敌毒邪，虚热外现，治宜速当提托助阳解毒。若逢漫肿之上，外生如豆大尖疙瘩，或脓如苍蜡者，乃为阳虚毒盛。治宜补气解毒；若肿而色黯，坚疼木闷，恶寒附冷者，乃为气败表实。治宜重发通汗，透表散邪；若红肿焮热，疼痒兼作，唇干燥渴者，俱属阳火毒热，治宜清降败毒；若漫肿白硬，肩沉项重，眩晕便赤者，乃属气虚湿盛，治宜透表利湿。诸原如此，亦不可执偏拘法，若有以上互相兼见者，宜当寻其毒邪虚湿瘀滞等理，辨因兼法施治，方为活达变通之道也。

【阐释】

疽生枕骨之下，治疗方法须诊断清楚病之虚实而定。凡疮面灰白绵溃，皮内或似隐含灰脂似脓稀少，疼如针刺者，为阳气不能上敌毒邪，出现虚热，治宜提托助阳解毒；若出现漫肿，局部生出豆大尖疙瘩，或脓如苍蜡者，为阳虚毒盛，治宜补气解毒；若肿而色黯，坚疼木闷，伴有恶寒附冷时，为气败表实，治宜重发通汗，透表散邪；如果局部红肿焮热，疮处疼痒，唇干燥渴者，属阳火毒热，治宜清降败毒；如出现局部漫肿白硬，连带肩沉项重、眩晕便赤者，此属气虚湿盛，治宜透表利湿。有的临床症候不似上述这样典型，或有以上互相兼见者，应当根据病患的个体毒邪虚湿瘀滞等不同病因，辨证施治。本案比较典型，疮初如豆大，皮僵灰白，并有寒热往来。七八日后，根漫坚硬，溃后始觉疼，之后出现头胀、肩重、目眩、色黯。用托里透脓汤，加羌活、荆防、麻黄汗散兼施，见效后再投排脓汤，倍人参、肉桂，加木通、银花、白芷、乳香、没药，外敷玉龙膏兑蟾酥、皂角、炒大黄，疮处敷以蟾酥丸面兑炒巴豆、肉桂、血竭，使脓通腐化。始终以溻肿汤加银花、赤芍、菖蒲、艾叶外洗。治疗及时、规范、准确，使肿消、腐脱、肌生、疮敛而愈。

【选注】

《外科大成》卷二：玉枕疽（生于玉枕），脑后发（生玉枕稍下，在风池穴）形如硬疖，坚而难溃，痛引项肩，气粗鼻塞。此足太阳膀胱经伏阳结滞而成，少壮红肿出白脓易愈。老弱者紫陷流黄水难瘥，实者内疏黄连汤，加羌活、金银花之类，或卫生散、贵金丸，虚者托里消毒散，加升麻、葛根、酒炒黄芩、栀子之类，兼服蜡矾丸，有头者刺之，涂拔疔散。无头者以离宫锭子涂之，或灸风门穴三七壮，艾如绿豆大。

《疡医大全》：申斗垣曰：玉枕疽即后脑发。乃足太阳兼督脉阳维脉所主，多血少气，在玉枕二穴风府穴端。（《启玄》）陈实功曰：玉枕疽生于脑后枕骨，中坚而难溃，痛引肩项，鼻塞气粗，此足太阳膀胱湿热凝滞而成，痛痒不一。（《正宗》）

《外科心法要诀》卷三：脑后发。脑后发生在督经，热结风府粟肿疼，红活易溃稠脓顺，紫暗难溃血水凶。（注）此证属督脉经，枕骨之下风府穴，由积热外受风邪凝结而成。初如粟米，肿作疼痛，引头顶肩项，气粗鼻塞，渐大如盘如碗。红活速溃出稠脓者顺；紫暗难溃时津血水者逆。初起内外治法，按玉枕疽。其余内外治法，俱按痈疽肿溃疡门。

【小结】

正确的诊断是有效治疗的重要前提，此节对玉枕疽的虚实判断是从疮面的局部表现入手，参照全身症状的细致观察做出的，以此提出治疗之法。在本案例的治疗上，何景才把内服药、外敷药、烫洗药共同使用，全方位治疗，规范而有效。

【原文】

○夏庄李坤妇者，项患对口疽证，已经数日之外，毒邪传①里。疮形陷黯，溃处钱许，清汁时浸，旁肿紫坚，面色虚胖，食少神怯，旁绽耳后之际。治投十补汤加荆、防、独、芷、银花、泽泻，外以桑火烘法，洗以溻肿汤加银花、紫荆皮、苏叶，周涂冲和膏加皂角、肉桂，患孔上以紫霞膏、蟾酥丸面、硇砂，服涂烘汤之次，患悉获效。次见微脓，忽而内增哕嗽，改投补中益气汤加贝母、木香，形神聊安。伺至腐肉脱尽，疮边之肉反翻乖突，上以生肌药，外以青杨叶贴勒，渐收口敛而安。

注论

项患之证，每居残年，若受血气方刚之中年，虽生此患，亦无深伤之害。即便残年，若在初发邪未内传之际，速投发表散汗之法，免使外邪搏内，其时筋脉未受残伤，虽致宽染，证终不妨，非在命数所关，全在医之得法也。

【阐释】

年老体弱者多患对口疽证，显然与年老体弱之人的正气虚衰抵抗力减弱有关，但若残年体弱之人染病，如在初发之邪未内传之际，即速投发表散汗之法，可避免外邪搏内，诸症宜治不至关乎命数。此例对口疽证，接诊时已是数日之后，病已毒邪传里。疮形陷黯，旁肿紫坚，并有面色虚胖，食少神怯的全身症候。治投十补汤加荆、防、独、芷、银花、泽泻，扶助正气，使正气充足并清热解毒，驱邪外出。并以桑火烘法，洗以溻肿汤加银花、紫荆皮、苏叶，患处涂冲和膏加皂角、肉桂，患孔上以紫霞膏、蟾酥丸面、硇砂，服涂烘汤之后获效，疮见微脓。继之忽见哕嗽，疑是气虚不能温化痰湿，遂投补中益气汤加贝母、木香，于是全身症状转佳。腐肉脱尽疮边之肉出现反翻𦞂肉，是肉芽增生，即外用生肌药、青杨叶贴敷，渐收口疮敛而安。

【校勘】

①原为"傅"，应为"传"。

【选注】

《疡医大全》：……王肯堂曰：脑痛皮起，易得破穴，急破急出脓不害。脑疽皮浓，难得破穴，须急发内毒，使破穴方可。脑铄一处初起如横木掘，上起顶门，下止大椎，发肿如火烧，其色青黑如靴皮，大硬不见脓，即损外皮，如犬咬去肉之迹，难愈。（《准绳》）……薛立斋曰：脑属足太阳膀胱经积热，或湿毒上涌，或阴虚火炽，或肾水亏损，阴精消涸，始成疽也。陈远公曰：有生疽于头顶者，始名脑疽。若对口偏对口，俱非真脑疽也。此疽九死一生，大约生此疽者，皆肾火沸腾也。脑为髓海，通于肾，肾无火则髓不能化精，肾多火髓亦不能化精，不但不化精，而随火升降，且化为毒以生痛疽矣。盖肾之化精，必得脑中之气以相化，若脑中无非肾火，势必气化为火，火性炎上，不及下降，即于脑中髓海自发其毒，较之脑气不流而为毒者更甚。故往往有更变形容，改换声音，疮形紫黑，烦躁口干，甚至脑骨俱腐，片片脱下，野狼狈之状，不可言语形容者，又何以救之耶！此证须问饮食若何，倘饮食知味，即可用药。名曰五圣丹：金银花八两，玄参、麦冬各三两，黄芪四两，人参二两。水煎服，四剂渐愈，改用十全大补汤，重四两，服四剂，又改用八味地黄汤，恣其酣饮，自可痊愈矣。此救九死一生之法，然舍此实无第二法也。此疽得于房术者居多，兴阳涩精，俱是丹石燥烈之品，霸阻精道，日积月累，真阴枯烁，髓竭火发，遂至溃顶而不可救，人又何苦博女子之欢，丧千金之命耶！（《冰鉴》）窦汉卿曰：脑疽若色黯不溃，或溃而不敛，乃阴精消涸，名曰脑烁，为不治。（《全书》）

【小结】

此案例由于治疗时机已过，病已毒邪传里，并有面色虚胖，食少神怯的全身症候。治投十补汤加味扶助正气，使正气充足并清热解毒，驱邪外出。并以桑火烘法，洗以溻肿汤加味，患处涂冲和膏加皂角、肉桂，患孔上以紫霞膏、蟾酥丸面、硇砂，服涂烘汤之后获效。对口疽证年老体弱者多患，可能与年老体弱之人的正气虚衰抵抗力减弱有关，但若残年体弱之人染病，如在初发之邪未内传之际，即速投发表散汗之法，可避免外邪搏内，诸症宜治且不至造成生命危险。此案例中，何景才对治疗手段的正确运用是值得后人学习和借鉴的。对于年老体虚之人患病，一定要注意培植体内正气，增强抗病能力，同时恰当使用驱邪之药，才能利用人体自身的优势战胜病邪。

【原文】

〇小东关孙老先生，项患偏对口附左之证，坚肿一处，联络三四枚，有类百脉疽之状，数日之久，微热紫疼，绵溃信脓，肝肾脉见牢数，形神如常，食少隔闷，生发迟缓，势类缠绵之象。治投参、芪、苓、草、芎、归、乳、没、青皮、生地、银花、木通、白芷，患孔上以蟾酥丸面兑轻粉炒大黄，服药二剂渐次疼止，溃孔开大，微见稀脓，肿处似觉收束，次更补中益气汤，加银花、茯苓、花粉，次渐脓稠腐脱，按溃疡成法，缓而痊愈。

注论

凡治项背肋腰绵溃之证，首重发汗透表，次即提托温活，表通则邪散，气充则毒减，腐活则脓生，首尾忌用寒凉之药。其患若系误认为毒火，骤用清降之法，气血受其克伐，邪毒滞逆肉脉之分，轻而转重，久则深伤宽染，形气衰羸，而致败坏病者，始终未省其害，为医不精，不但无益，而且有损，仁者宜当加慎。俗子贪夫之辈，虽然明知自艺庸浅，终系因贪隐忍，故误。如此伤天灭理，岂能逃脱阴报。

【阐释】

本例偏对口证，肿胀最重的有一处，其周围还有三四处，肿绕颈项有似百脉疽的症状，已有数日，微热紫疼，绵溃信脓，肝肾脉见牢数，主热邪阻滞。虽形神看起正常，但食少隔闷，疮肿生发迟缓呈缠绵之象，预示中气不足。治投参、芪、苓、草、芎、归、乳、没、青皮、生地、银花、木通、白芷，患处敷蟾酥丸面兑轻粉炒大黄，服药二剂渐次疼止，疮面见大，微见稀脓，次更补中益气汤，加银花、茯苓、花粉，增强中气托脓外出，次渐脓稠腐脱，缓而痊愈。此等项背肋腰绵溃之证，治疗原则首重发汗透表，次即提托温活，表通则邪散，气充则毒减，腐活则脓生，治疗首尾忌用寒凉之药。若误认为此症为毒火，骤用清降法药，气血受其攻伐，邪毒即会滞逆肉脉之分，久则深伤宽染，而致败坏衰羸，医者应当审慎对待病患，认真研读经典，树立大医精诚的崇高理想，造福一方。

【选注】

《外科大成》卷二：百脉疽。肿绕颈项，疼痛身热，不食上气咳嗽，其发引耳不可以肿，十五日可刺，见脓者顺，见血者逆。

笔者注：脉疽又名百脉疽，出自《刘涓子鬼遗方》卷一，即指颈部痈，今谓之颈部蜂窝组织炎，治疗可参照外痈。以葡萄球菌或链球菌为主引起的皮下组织、筋膜下、肌间隙或深部结缔组织弥漫性化脓性炎症，炎症可向四周扩散，若经及时有效治疗，预后良好，发生败血症者，预后严重，常发生于四肢或其他部位。发生于手指者，称瘭疽，应及时给予足量的抗生素治疗。发生于颈部、前胸者，可引起喉头水肿、压迫气管，应及时抢救。

目前临床上的主要治疗方法：

1. 抗生素治疗：发炎情况还不是很严重时通常只需采取抗生素的治疗，局部涂抹或是口服药。2. 当伤口已经形成脓疡，就必须采取外科手术的切开引流与伤口的扩创处理。虽然引发蜂窝组织炎的原因是细菌感染，但是并不是所有受感染的人都会得蜂窝组织炎，除了主要的原因——伤口不洁继发感染外，有些疾病的患者属于较容易感染蜂窝组织炎的高危险人群：

①外伤：开放性创伤伤口是造成细菌入侵的主要原因，必须谨慎处理，持续的复发，就必须要特别小心，病情变化应及时就医，不要以为只要在皮肤上涂些软膏即可，有时表面的愈合并不能代表内部细菌被彻底杀灭，仍可能复发。

②脚气：又称香港脚，严重者常会出现水泡，伤口脓肿，若是处理不慎，或是持续的发作，即使脚上的伤口已经好了，可是内部的细菌感染却会出现在远端的小腿上，引起下肢的蜂窝组织炎。

③拔牙：有些人就是因为拔智齿或后面的大牙（因为这些牙根较粗），伤口较大，而且口腔经常接触食物、残渣的积存，感染的控制不当也易引起蜂窝组织炎。

④糖尿病：糖尿病患者的下肢较易出现伤口愈合不全的问题，若不谨慎处理更易引发蜂窝组织炎甚至局部坏死性筋膜炎，常须截肢，严重者甚至能引起死亡。

⑤痛风：痛风患者本来脚的大拇指关节就易受尿酸结晶的侵蚀，万一遭细菌感染，极容易使感染加剧，引起蜂窝组织炎。

⑥肝功能受损者：有肝硬化或肝功能不全的患者，伤口的愈合力和对细菌感染的抵抗力都比较差，容易产生水疱及坏疽。

⑦免疫力较差者或是使用免疫抑制剂者：本身免疫系统较差或因为器官移植、骨髓移植而需终身服用免疫抑制剂者，都会影响免疫系统的正常工作，患蜂窝性组织炎的可能性都会因此提高。

【小结】

本病例偏对口疽属于有头疽，是发生在皮肤与肌肉的化脓性疾病，好发于中、老年人，多发于项后、背部。相当于西医的痈。其特点为：患处先有粟粒样脓头，脓头相继增多，焮热红肿疼痛。由于脓液排泄不畅，故根脚散漫，肿块范围常在 10 厘米以上，溃烂之后，状如蜂窝，同时伴有比较严重的全身症状。应与疖、脂瘤染毒相鉴别。其病因为热毒蕴滞，治宜清热利湿、和营解毒，方用仙方活命饮加减；如为阴虚火炽证，治宜滋阴生津、清热解毒，方用竹叶黄芪汤加减；对于气虚毒滞证，治宜扶正托毒，方用托里消毒散加减。外治分为三期：初期与溃脓期应箍围消肿，提脓去腐；若脓腐已熟，应手术切开，以彻底引流；后期则用生肌收口药。

【原文】

○西马庄一宋姓者，腰生蜂窝发，绵溃旁坚，色紫胀黯，溃面多孔，毒汁浸流，信脓全无，误服他医之药，内有川军、木通、连翘、生地等剂，遂次延染旁开，心烦闷乱，坐卧不安，隐疼胀重。余究其患半月之久，邪已①内传②，治以十补汤加粟壳、陈皮、乳香、羌活，外以手法刺刮瘀腐，放散恶血，用以溻肿汤加苏叶、赤芍、银花、菖蒲、防风、艾叶烫，次外上蟾酥丸面加肉桂、炒军、巴豆、番硇，次后便觉神安食爽，患处收束，次至腐脱，改上生肌之药，盖以玉红膏，察其新肉紫黯生迟，加以肉桂、人参面，渐次暗退，肌润而瘥。

注论

斯疾原情，诚属阴险，他医猜以毒火施治。古人立法寒热兼论，本属引蒙入学之道，后学当以阴阳致情博理施法，而不能细察精微，竟将形色脉理弃之化外，而以定理之常方专一，每用病家迷朦，误遭妄试，理之曲直，岂止尽在庸医之错耶。近世又有许多不识字的或者认字无几，得受专方二三，外用白降丹、三品锭，以为神奇，见病便治，更有高明受病之家，求其治疗，证坏命倾，终尤未省，真是"两贤"相遇。

【阐释】

此例患者腰生蜂窝发（有头疽形似蜂窝状者），绵溃旁坚，色紫胀黯，溃面多孔，毒汁浸流，信脓全无，又误服他医内有川军、木通、连翘、生地等剂，遂次疮疡扩散，出现心烦闷乱，隐疼胀重，提示邪已内传。何氏接诊后遂用十补汤加粟壳、陈皮、乳香、羌活，补益气血、温阳理气，外以手法刺刮瘀腐，放散恶血，用以溻肿汤加苏叶、赤芍、银花、菖蒲、防风、艾叶烫，之后外敷蟾酥丸面加肉桂、炒军、巴豆、番硇，治疗后患者便觉神安食爽，患处收束、腐脱，改敷生肌之药，盖以玉红膏。继之发现新肉紫黯生迟，是阳气不足，遂加以肉桂、人参面，暗退、肌润疮愈。此例患者病势阴险，误遭他医妄试以毒火施治，若非明医及时介入治疗，难逃险境。古人立法严谨，寒热兼论，然有后学者不能细察精微，竟将形色脉理弃之，而以定理之常方应万变之病情，更有许多不识字的或者认字无几者，得受专方二三，外用某药某药，肆意夸大疗效和治疗范围。也确有一些病患有病乱投医，乱用药，竟以自己的性命试医试药，岂不悲哀。

【校勘】

①原为"巳"，应为"已"。

②原为"搏"，应为"传"。

【选注】

《医宗金鉴》外科卷上：蜂窝疽（方歌）蜂窝疽形如蜂窝，胸侧乳上疮孔多，漫肿紫痛心火毒，黑陷者逆顺红活。（注）此证生于胸侧乳上，亦有遍身而发者，由心火毒盛而成。色紫漫肿疼痛，身发寒热，初起六、七孔，渐渐延开有三、五寸，亦有六、七寸者，形似蜂房，即有数十窍，每窍出黄白脓，宣肿疮面全腐。腐脱有新肉，色红鲜润者顺；若出黑水，气秽平塌者逆。始终内、外治法，俱按痈疽肿疡、溃疡门。遇气寒之人，至八、九日不溃，以神灯照每日照之，应期即溃。

【小结】

蜂窝发为病名。指有头疽发若蜂窝状者。出自《仙传外科集验方》卷九。好生于胸胁或肩后，或脊旁。多因该痈疽初起表面便有多个脓头，形似莲蓬头，故又有莲蓬发、莲子发之名。或因失治，继则至中期因损害加深，部分溃脓，疮面状似蜂窝，故又名蜂窝发、蜂窝疽。治同有头疽。此例患者腰生蜂窝发，绵溃旁坚，色紫胀黯，溃面多孔，毒汁浸流，信脓全无，这是患者误服他医之药，造成疮疡扩散，出现心烦闷乱，隐疼胀重，邪已内传之症，幸有何景才接诊才使其转危为安，接受正规的准确的治疗，病情迅速好转痊愈。此病例是对患者及其家属是极有启发的：有病要及时投医、要投明医。不要在自己的健康上吝惜钱财去找所谓"偏方"、"名医"，成为庸医、骗子试医试药的靶子，其后果十分危险。

【原文】

〇赵各庄傅姓者老翁印琛，项后一证，紫坚绵溃，微有信脓，旁微作肿，疼痛胀甚。止系形神健盛，初以荆防败毒散未效，后更提托止疼等法，毫无应验，疼胀依然半月之久。患处幸得敷涂等药，未经延散，疼仍不止。余忖其原之理，总因汗散未通之故，拟以一方，重用麻黄、羌活、芥穗、防风，佐以归尾、赤芍、桃仁、红花、乳香、白芷、苏叶、野菊，酒引服后以热葱汤催发重汗，肿疼止解，气爽脓通。二剂减麻黄，去桃仁、红花加苍术、陈皮、银花，渐次腐脱肌生而愈。

注论

大凡绵溃之证，未见通脓以前，无论日期远近，但是形气犹盛者，速当重发通汗，表汗透，荣卫行，邪毒解，疼必止。通则不疼之说，正是项背肋腰绵溃之患是也。汗之则诸疮已[①]，即初起至腐活以先之时也，绵溃之证，腐未离活，未见通脓之先，万不可作以溃后治之。普世疡医，多有不明其时之理，每将绵溃作溃后治之，乃是以昼为夜之误也，贤者务必于此留意，若果错此关节，必致医病两误矣。

此前案之疔毒与邪毒、阴疽二门之患，皆乃绵溃之证，其受患之原，概由外因拘引内毒所成。故皆发现促速，见标必系初如粟米或麻痒木硬，遂次外皮破绽，内仍坚硬，医名之绵溃。按绵溃之名，初破之形，似乎残棉旧毡铺塞之状，将见脓后，又如烂棉乱丝堵塞孔内而与脓血掺染，旁连好肉，丝络不断，故得绵溃之名。余治以前绵溃之患，内服之药，初用发汗，概以麻黄为首用之法，外上初用蚀腐之药，概以巴豆为首用之法。多医闻之而则惊骇，每以余为庸猛之道，不知余所常用其法，一世并未有伤生命之错。他医始终未悟，岂知暴患，若以平和之药治之，如不见效，再改性猛之药，证已误矣。余今表白细情，以奉后贤，勿可因疑误艺按疮科之理，万不可以伤寒之理为比。伤寒之证，原中内脏，应有阴阳相格之分，错用麻黄立能毙命。疮科暴患，原本邪伤其外，拘引内毒而成斯疾，毒邪俱属致阴，麻黄性阳力猛，实能由内直发于外，汗见表通，毒邪立解，即便不效，决无甚害。余以麻黄治邪盛之暴患，取其用而必当，即内经所云，汗之，则诸疮已之道也。不但绵溃之证，但是贴骨瘤②与肿毒二证，但是初发速现，附冷表实等证，俱宜加用。余遵经旨之道，他医以为庸猛，古方七星剑汤、五积散、万灵丹，俱系前贤立法，治暴患初起之药也。想必古人亦皆庸猛，不知后贤仍有能担庸猛二字者否。外用蚀腐，余治绵溃之疮，永不知有白降红升三品一条枪硇砂锭等药，但以紫霞膏加减用之患者得愈，并未有一人作残疾成废人者。按巴豆之性，乃系阳毒致热之品，以阳毒敌阴邪③，其性有提毒之力，而且生脓甚速，其毒并无残伤筋骨之害。余用紫霞膏治初起暴患僵腐顽硬，倍巴豆加蟾酥、硇砂，将要见脓，顽腐渐软减去蟾酥、硇砂④，用炒胡巴豆押去油，腐将离活，多加血余灰，腐脱甚速，决无失误，患者而且不受大疼。又按，千捶膏与本堂之黑鱼膏内，皆以巴豆之力，治行常疮毒，俱皆神效。治疗毒初起，用蟾酥丸面，亦以巴豆兑上，提毒透腐，皆能获效甚捷，明者宜当鉴之。

【阐释】

什么是绵溃之证？从事疮疡科和外科的医生不可不明。疗毒与邪毒、阴疽二门之患，均属于绵溃之证，其病因概由外因拘引内毒所成，故皆发现促速。其疮疡系初如粟米、麻痒木硬感，之后外皮破绽，但按之内核仍坚硬，医称此种病损为绵溃。按绵溃之名观之疮疡，初破之形，似残棉旧毡铺塞之状，如果见脓后，又如烂棉乱丝堵塞疮面与脓血掺染，旁连健康组织丝络不断，故得名绵溃。"通则不痛，痛则不通"，本例患者由于汗散未通之故，出现紫坚绵溃，微有信脓，旁微作肿，疼痛胀甚的以痛为主的症状。绵溃之证，在未见通脓之前，无论病程远近，但见形气犹盛者，即应重发通汗，表汗透，荣卫行，邪毒解，疼必止。汗之则诸疮已，从发病到脓成，绵溃之证，腐败组织还没有离活，因此万不可作溃后之证治之，否则将成以昼为夜之误也，造成病情之蔓延或恶化。本例初以荆防败毒散未效，后更提托止疼等法，毫无应验，疼胀依然半月之久。所幸病人敷涂等药，才使病势未扩散。何景才接诊后即重用麻黄、羌活、芥穗、防风，佐以归尾等9味，用酒引服并以热葱汤催发重汗，疼止、气爽、脓通。二剂减麻黄，去桃、红加苍术、陈皮、银花，腐脱肌生而愈。

　　何景才治绵溃之法，初用内服之药发汗，概以麻黄为首用，同时即外敷蚀腐之药，概以巴豆为首用。很多医之同行闻之惊骇，视此为庸猛（似含"不识深浅"的贬义）之道，但何景才常用此法，从未有伤生命之错。他医岂知，暴患若以平和之药治之，如不见效，再改性猛之药，证已误矣的道理。疮科之理不可以伤寒之理相提并论，伤寒之证病在脏器，错用麻黄立能毙命。疮科急症，原本邪伤其外并拘引内毒而成，毒邪俱属致阴，只有麻黄性阳力猛，才能由内直发于外，汗见表通，毒邪立解，即便不效，对人体亦无大害。即内经所云，汗之则诸疮已。此法用于贴骨瘤与肿毒二证，初发速现皮肤症候，并有附冷表实等证，用之效果也极好。古方七星剑汤、五积散、万灵丹，俱系前贤立法，治疮疡急症初起之有效药物，须知若不使用古人之庸猛之药，如何能降伏暴患。治绵溃之疮外用蚀腐，何景才以紫霞膏加减用之效果安全可靠。他认为，巴豆之性乃系阳毒致热之品，以阳毒敌阴邪有提毒之力，生脓甚速，而且无残伤筋骨之害。用紫霞膏治初起暴患僵腐顽硬，将要见脓、顽腐渐软时减去蟾酥、硇砂，腐将离活，可多加血余灰，腐脱甚速，患者也不会有难以承受的疼感。千捶膏与黑鱼膏，治行常疮毒，俱皆神效。治疔毒初起，用蟾酥丸面，亦以巴豆外敷，提毒透腐效果甚捷。这些宝贵的治疗经验后医可在临床应用，价廉速效的治疗方法是病患的福音。

【校勘】

①原为"巳"，应为"已"。

②原为"溜"，应为"瘤"。

③原为"以阳毒敌邪阴"，应为"以阳毒敌阴邪"。

④原为"炒"，应为"砂"。

【选注】

笔者注：《素问·五常政大论》云："汗之则疮已。"一般理解为在疮疡初起之时，正气未虚，可应用开腠解郁药物，给邪气以出路，使毒邪随汗而泄。一切体表浅显疾患都可称为疮，病机为"营气不从，逆于肉里，乃生痈肿（《素问·生气通天论》）"。即营气运行不畅，瘀阻于肌肉腠理之间，血郁热聚而生疮痈。以广汗法（以汗为目的的所有方法）的思路来解"汗之则疮已"，"汗"便不仅仅局限于"发汗"，而是理解为无论应用何法最终"自然得汗"，应用范围也便不再是"疮疡初起之时，正气未虚"，而延伸到外科疾病的始终。

《素问·阴阳应象大论》云："其有邪者，渍形以为汗，其在皮者，汗而发之"；张介宾云："疮在表，则汗之则已"；《外科正宗》在肿疡治法中说："……饮热就暖者，邪在表也，宜汗之"；薛己《外科枢要》中写到"肿作痛，便利调和，脉浮而洪，其邪在表，当先托其里以汗之"……总之，壅阻于皮肤血脉之间的毒邪，皆可随汗而散。换言之，汗是"阴阳和合、营卫通畅"的标志，也就是体表健康恢复的标志，体表健康了，自然疮就愈合了。

张洁古云："治疮之大要，托里、疏通、行荣卫三法。"这便将汗法治"疮"的总则做了具体的分解："托里者治其外之内……外之内者其脉浮数，焮肿在外，形症外显，恐邪气极而内行故先托里以防其于也"；"疏通者治其内之外……内之外者其脉沉实，发热烦躁，外无焮赤，痛甚，邪气深于内也，故先疏通脏腑以绝其源"；"行荣卫者治其中也……内外之中者，外无焮恶之气，内亦脏腑宣通，知其在经，当和荣卫也"。三者是言具体的战术细节，而广汗法之"汗"所言为战略意图，无论如何治疗，"自然得汗"为其治疗的目标和终点。

以上诸家之说意为：得汗，疮才会"已"。而《伤寒论》85条所言"疮家虽身疼痛，不可发汗"，又是何意呢？从字面上来理解，85条包含了两层意思：一为疮家不可用发汗的方法来治疗疮，二为疮家即使有外感，偶尔用发汗之法也不可。一为得汗，疮才会"已"；一为疮家不仅不可用发汗的方法来治疗疮，而且即使有外感，偶尔用发汗之法也不可。"疮家不可发汗"与"汗之则疮已"是否矛盾呢？

钱瑛曰："……疮家气虚血少，荣卫衰薄，虽或有伤寒身疼痛等表证，亦慎不可发汗。若误发其汗，则阳气鼓动，阴液外泄，阳亡则不能柔养，血虚则无以滋灌，所以筋脉劲急而成痉也。"准确地提示了"疮家"的特征在于"气虚血少，荣卫衰薄"。笔者理解"疮家"应为"素患疮者"。当然，还有另外的一些观点也应该引起我们的重视，如张童燕等认为"疮"为"灸疮"，"疮家"为身上长有灸疮的慢性病患者。"气虚血少，荣卫衰薄"的人，如果使用"发汗"的方法，则因体液丢失而导致血容量下降，容易出现张仲景所谓之"痉"。可如果不将"汗"局限于"发汗"，而解为"得正汗"的思路，则"气虚血少，荣卫衰薄"的人也是"可汗"的。笔者认为，"疮家不可发汗"与"汗之则疮已"并无矛盾之处，是从不同的角度强调"汗"的不同方面的，即外科疾患为"在表"者，是应该用"汗"的思路来解决的，但对于体质虚弱者不可贸然"求汗"，要明白"汗"不仅有"发汗"一法，"阴阳和合、营卫通畅"之"自然得汗"、"得正汗"才是"汗"之真谛。仲景的临证也证实了这一点，一方面立虚人禁汗之诫，另一方面又创扶正发汗之法，如少阴表证，虽少阴阳虚，仍以汗法解表，方用麻黄附子甘草汤；《金匮要略·痉湿暍病脉证治》云："太阳病，其证备，身体强，几几然，脉反沉迟，此为痉。瓜蒌桂枝汤主之。"

【小结】

本例是治疗由于他医误治而获效的经典。患者由于汗散未通之故，出现紫坚绵溃（外皮破绽、内核仍坚硬），微有信脓，旁微作肿，疼痛胀甚的症状。经何景才重用麻黄、羌活、芥穗、防风，佐以归尾等9味，用酒引服并以热葱汤催发重汗，疼止、气爽、脓通。二剂减麻黄，去桃、红加苍术、陈皮、银花，腐脱肌生而愈。以此病例何景才引出并阐发了何谓绵溃之证；"通则不痛，痛则不通"，"汗之则诸疮已"理论的临床应用；绵溃之疮内外结合的治疗方法；麻黄、巴豆、蟾酥丸面、紫霞膏等药的临床运用经验。其对临床最具指导意义的是：从发病到脓成，绵溃之证，腐败组织还没有离活，因此万不可作溃后之症治之，否则将造成病情之蔓延或恶化。

【原文】

时令邪毒瘟毒汇案

以前首案疔毒，以下邪毒瘟毒，其患之由，原乃一因，而受俱关厉疫不正之气促发暴现之患，本因受灾之后，以经络阴阳各分形类为异也，疔毒、邪毒、瘟毒初发，俱关多兼附冷，但止疔毒、邪毒多偏不疼，疔毒绵溃，邪毒闷肿，瘟毒兼疼又且宽延散大。疔毒发无定处，瘟邪每居腮颔胸肩。疔、邪二证初治之法，必宜重发通汗，瘟毒初治之法，应宜清表解毒，同受分异治各有别，本因证发分繁不一，致令医道崎岖难进，而无闭眼直路矣。余今特将疔邪瘟分论各汇，聊为分别，以奉同道之高贤明鉴焉。

【阐释】

疔毒、邪毒、瘟毒的病因都和疠疫不正之气有关，相似的症状是开始发病多兼附冷，但疔毒、邪毒一般疼痛不明显，疔毒绵溃，发无定处，邪毒闷肿。瘟毒不仅疼而皮肤病变面积常宽延散大，病变部位常在腮颔胸肩。病变初始的治疗：疔、邪二证必宜重发通汗，瘟毒应宜清表解毒。以上三种病症临床表现多不同，诊治方法各异，故将疔邪瘟分论各汇，分别研讨，以奉同道明鉴，在临床验证。

【选注】

笔者注：毒邪是中医病因中独立的致病因素。毒邪可分为生物性毒邪、物理化学性毒邪和内源性毒邪3大类。其发病特点是毒邪致病具有一定的传染性，毒邪可以与六淫相互夹杂而致病，感染人体后发病迅速，也可潜伏后发病。证候特点是初期可以不出现典型的症状也无明显的阴阳寒热属性；毒邪致病可以出现瘀血、肿块、痰液等病理产物；不同的毒邪而作用于不同的五脏六腑；毒邪致病有顽固性迁延难愈和广泛内损性的特点。

【小结】

中医常称症状严重的疔疮为疔毒。临床可见以单个毛囊皮脂腺为中心的硬结，局部压痛，硬结增大时以头皮疖肿疼痛剧烈，硬结变软时即已形成脓肿。感染扩散可引起淋巴结炎或淋巴管炎，区域引流淋巴管红肿，淋巴结肿大伴有压痛。"邪毒"含义较广，包括外来之毒及内生之毒。外来之毒指非人生而即有，是从外感而得之，即"夫毒者，皆五行标盛暴烈之气所为也"（《素问·五常政大论·王冰注》）。内生之邪毒，则是脏腑功能失调的病理产物，尤指脾肾阳虚致湿滞不运，气化枢机失转，变生成的湿浊痰瘀。邪毒无论外来、内生，损伤气血而成瘀在传染病的发生发展中显得十分突出。瘟毒是指瘟疫病邪中具有毒性者，即兼有易在皮肉组织蕴郁的特点，致病可兼见局部病变，如大头瘟之类。王清任在《医林改错》中说：不分男女老少，众人同病（即有传染性），乃瘟毒也。或曰既是瘟毒，姜附热，芩连凉，皆有见效者，何也？余曰：芩连效在初病，人壮毒胜时，姜附效在毒败，人弱气衰时。又曰，有芩连姜附服之不效，而反有害者，何也？余曰：试看针刺而愈者，所流尽是黑紫血，岂不是瘟毒烧炼？瘟毒自口鼻入气管，自气管达于血管，将气血凝结，壅塞津门，水不得出，故上吐下泻。初得，用针刺其胳膊肘里弯处血管，流紫黑血，毒随血出而愈。或曰：所刺是何穴？诸明白指示。余曰：余虽善针，不必论，是穴名曰尺泽。人气管周身贯通，血管周身亦贯通，尺泽左右四、五根血管，刺之皆出血，皆可愈；尺泽上下，刺之亦可愈。总之，用针所刺而愈，皆风火气有余之症；不足之症，愈针愈坏，此针灸家隐讳不肯言也。对于邪毒除了外科的治法外，姜春华老中医提出的清热解毒是重要的截断方法。急性热病主要特点是有热有毒，邪毒侵入，热由毒生，病毒不除，则热不去，必生逆变。临床虽有宣透、清气、化浊、清营、凉血诸法的不同，但清热解毒总是交织其中。姜老先生指出：用清热解毒要掌握两个法度：一是早用，在卫分阶段即可加入清热解毒之品；二是重用，量要大，贴要重，甚至可日夜连服2～3贴，这样才能截断病邪，这对把好气分关，尤为重要。先生常用的清热解毒药有银花、连翘、苦参、鸭跖草、黄连、黄芩、黄柏、山栀、蒲公英、大青叶、板蓝根、穿心莲、四季青、知母、鱼腥草、紫花地丁、野菊花、龙胆草、青黛、茅根、芦根等。先生治疗流行性出血热认为本病多系表里俱热，瘟毒燔灼，耗血动血劫伤心肾所致，早期也并不因表邪已经透解而不再逆传。诚如杨栗山在《伤寒瘟疫条解》中说："凡见表证，皆里证郁结，浮越于外也。虽有表证，实无表邪，断无再发汗之理"，故应及早使用大贴量的清热解毒截断方药，直折伏遏之温毒，则不仅身痛、发热、恶寒等表证可除，而且可由发热期超过低血压期、少尿期，直接进入恢复期，使病程阻断或缩短。先生还认为：发热的高低、热程的长短，直接影响病情的进展和转归，因此，重用清热解毒及时控制高热，是截断病情发展的关键。这些治疗经验对于我们在临床对时令邪毒瘟毒的施治，都有极大的指导和借鉴作用。

【原文】

〇北务沈姓一老翁，耳后项旁之间邪毒作肿一证，经属少阳，形似上石疽相类，其原向有郁结一核，嗣后偶卧乘风之处，遂感邪令作肿坚胀木硬，色黯不疼，皮现紫热，身潆心闷，寒热往来。前经他医投以清火败毒之剂，反致坚肿愈闷。余治用四物汤加黄芩、半夏、柴胡、荆芥、防风、白芷、麻黄，发汗得安。外以蟾酥丸、皂角、肉桂等面，兑玉龙膏，贴护数日，生阳。原患肌肤通溃，改上生肌等药调理，禁忌风寒，后致邪毒结肿虽愈，原疾郁证仍存而安。

注论

附冷拘紧，寒热往来之情，其原有四，遂证而附冷、面赤、形盛者表实也，治宜发散寒邪为要。病之日远，附冷恶寒者，形衰体弱也，治宜补气助阳为要。初病发热恶寒者，邪实正虚也，治宜补正散邪为要。久病寒热往来者，气血荣卫两虚，邪居少阳也，宜柴胡四物汤加减之为要。

【阐释】

疾病初起发热恶寒者，是邪实正虚，治宜补正散邪为要。如果是久病寒热往来者，往往是气血荣卫两虚，邪居少阳，治宜柴胡四物汤加减。本例患者系一老翁，耳后项旁间邪毒作肿，经属少阳。他医投以清火败毒之剂，反致坚肿愈闷，显然正虚之体不耐清火败毒之剂之攻伐。何景才用四物汤加黄芩、半夏、柴胡、荆芥、防风、白芷、麻黄，发汗得安。外以蟾酥丸、皂角、肉桂等面，兑玉龙膏，贴护数日，生阳，保护阳气培植正气。之后原疮患通溃，改敷生肌等药调理，仍禁忌风寒，后致邪毒结肿向愈，虽然原疾郁证仍存，但可以从缓治之。

【选注】

笔者注：上石疽，病名。生于颈项部之石疽。见《医宗金鉴》卷六十四。此病由肝经郁结、气血凝滞经络所致。生于颈项两侧，或左或右，小如豆粒，大如桃李，坚硬疼痛。初起体实者，宜服舒肝溃坚汤；若气虚可服香贝养荣汤。也可外用葱白、蜂蜜捣敷。日久不消者，以阳燧锭每日灸之。溃后用海浮散或八宝珍珠散合红升丹外撒盖以膏药。该病相当于现代医学的肿瘤或淋巴结肿。

【小结】

疮疡之证的治疗，要着眼于人的虚实，不能只盯着病。本例前期的治疗失当就是只知用清火败毒之剂治邪毒疮肿，而忽略了这是年迈衰微的病人所患的邪毒疮肿，并非年轻体实之人。现代人有一种对"中西医之不同"的说法：西医是治人身上的病，而中医是治疗有病的人，二者的视角和思维都有差异，所以治疗的效果上就有了差距。我以为，中医还是应该坚持自己的治疗理念，好的疗效就是医学的真理性最实在的体现。

【原文】

〇金庄车同耳下邪毒一证，初由牙槽骨受染风邪为患，牙疼外肿，坚而木胀，渐次耳下颐颔继肿，无汗恶寒，皮色不变，隐疼坚胀，咽喉遂次即亦肿疼。急以牛蒡子、桔梗、川军、芒硝、当归、川芎、木通、元参、僵蚕、射干①、甘草，服后次日，咽微获效，颐仍如前，似觉现热之状②。其形总因表邪未解之故，复投七星剑汤加苍术、薄荷、荆防、白芷、羌活、柴胡，服次表气遂通，附冷渐止，咽喉反疼，黏涎时吐，形神甚险，复投山萸、牛蒡、银花、半夏、桔梗、知母、当归、枳实、南星、射干、川芎、甘草，服次咽立消解，痰涎遂止，外肿之处涂以蟾酥锭③面兑皂角、白芷、菖蒲，颐颔渐觉收束高肿，又以透脓散加鹿角霜、蛇退④，服后患软脓胀，开刺异秽腥汁，上以桂菽生肌散加人参面，缓而消愈。

注论

参思咽喉复犯，反增痰涎涌盛之理，总因外邪过盛，闭塞内脏毒火，以致痰生涌溢。用以行痰之剂，遂即效验。为医之道，理宜急则治标，缓则治本。

【阐释】

本案患者由于牙槽骨受染风邪，开始出现牙疼坚肿、木胀，接着蔓延耳下颐颌肿疼，成耳下邪毒。临床可见患者无汗怕冷，面颊隐疼坚胀但局部皮肤颜色并无改变，然后咽喉又出现肿疼。急以牛蒡子、桔梗、川军、芒硝、当归、川芎、木通、元参、僵蚕、射干、甘草水煎急服，第二天咽部症状缓解，但面颊肿痛如前，并似觉发热，究其原因是表邪未解。再投七星剑汤加味，药后表气遂通，附冷渐止，但咽喉反疼，并时吐黏涎，呼吸不畅，症状凶险，再投山萸、牛蒡、银花、半夏、桔梗、知母、当归、枳实、南星、射干、川芎、甘草等行痰，药后痰涎遂止，咽部症状缓解。之后外肿之处涂以蟾酥锭面兑皂角、白芷、菖蒲，面颊症候局限收束，用透脓散加鹿角霜、蛇退内服，刺开患处脓肿，外敷桂菽生肌散加人参面，疮患渐愈。大凡咽喉之患即便施治得当，也常常向呼吸道下方发展，其因与毒火炽盛有关，使痰涎涌盛，此时即应急则治标，否则表证未解会酿成大患。

【校勘】

①原为"千"，应为"干"。

②原为"壮"，应为"状"。

③原为"定"，应为"锭"。

④原为"螟"，应为"退"。

【选注】

笔者注：颐颌（yí hàn）是中医的解剖学名词，其指人的腮颊。汉·无名氏《杂事秘辛》："朱口皓齿，修耳悬鼻，辅靥颐颌，位置均适。"中医称唇颊肿痛为颐颌肿。

【小结】

本例患者由于牙槽骨受染风邪，开始出现牙疼坚肿、木胀，接着蔓延至耳下颐颔肿疼，成耳下邪毒。经过治疗咽部症状缓解，但面颊肿痛如但咽喉反疼，并时吐黏涎，呼吸不畅，症状凶险。临床所见咽喉之患即便施治得当，也常常向呼吸道下方发展，一是与毒火炽盛有关，使痰涎涌盛，二是炎性渗出物常常就近延及气管甚至下呼吸道。此时即应急则治标，解决呼吸道的急性感染，以防表证未解会酿成大患，待急症控制了再从缓治疗局部疮患。

【原文】

○小窝坨赵姓一聋者，颐颔时邪之患，坚肿紫硬，腮间高发一处，下肿延及咽胸。附冷拘紧，表实邪盛，痰涎涌盛，神昏形险。治投七星剑汤加银花、薄荷、苍术、独活、防风，发见通汗，肿处敷以蟾酥锭①面兑雄矾、皂角、风化硝②。原盘之肿，立见收束。次以扁针开刺，紫血异脓时流毒解。汤以溻肿汤加艾叶、苏叶、防风、银花、赤芍，肿消脓尽。次按溃疡门治法，收敛而愈。

注论

斯患邪毒过盛，逆滞肉脉之分，蔽塞内火不能发通，故而胸颐俱肿，痰涎壅盛，发汗之次，邪散表通，郁火得升，故致脓遂酿成，诸功悉效。治法虽与疔毒无甚相远，发原非系绵溃，故与疔门不得同论。

【阐释】

患者颐颔坚肿紫硬，腮间高发一处乃时邪之患，因邪毒过盛，逆滞肉脉之分，蔽塞内火不能发通，故下肿延及咽胸致胸颐俱肿，痰涎壅盛，身冷拘紧。此为表实邪盛、神昏形险之象。治投七星剑汤加味散风清热、化痰解毒、发见通汗，肿处外敷蟾酥锭面兑雄矾、皂角、风化硝，使疮肿收束、脓成，再以扁针开溃，使脓流毒解，后以溻肿汤加艾叶、苏叶等味外洗，则肿消脓尽、收敛而愈。发与疔的治法有相似之处，但两者的临床表现不同，应予区分。

【校勘】

①原为"定"，应为"锭"。

②原为"消"，应为"硝"。

【选注】

笔者注：发是疮疡的一种，"痈之大者名发"，说明发的病变范围较痈为大。故中医临床一般把来势迅猛而病变范围大于痈的外疡称之为发。《外科精义》云："夫五发者谓疽发于脑、背、肩、髯、鬓是也。"其特点是在皮肤疏松的部位突然红肿蔓延成片，灼热疼痛，红肿以中心最为明显，而四周较淡，边缘不清，有的3～5天后皮肤湿烂，随即变成褐色腐溃，或中软而不溃，伴有明显的全身症状。生于结喉处的，称为锁喉痈；生于臀部的称为臀痈；生于手背部的，称为手发背；生于足背的，称为足发背。发从临床的表现和发病特点来看，相当于西医的疖、痈并发蜂窝组织炎、急性蜂窝组织炎。其治疗方法：外感风温挟痰热之邪，内因肺胃积热，痰热毒邪壅积于结喉者，治以散风清热，化痰解毒。后脓血大泄，加上高热耗津以致胃败，故口干少津，纳谷不香；胃纳不佳，气血生化乏源，见疮口难以收敛；阴液亏耗，余毒未尽，故低热不退，疮口暗红；舌尖红、脉细数均为阴虚之象的，治法：益胃养阴，清解余毒。外治法，毒肿初起用玉器散或双柏散以金银花露或菊花露调敷患处。并经常保持敷药湿润。脓成则切开排脓，刀法应循经直开。脓排尽再用生肌散、白玉膏换药，直至口敛疮愈。

【小结】

发与疔有时难以区分，尤其是病因接近时。发的特点多发生在皮肤疏松的部位，突然红肿蔓延成片，灼热疼痛，红肿以中心最为明显，而四周较淡，边缘不清。而疔初起在某处皮肤上突起一粟米样脓头，或痒或麻，渐渐红肿热痛，肿胀范围在3～6厘米左右，根深坚硬，状如钉丁。重者可伴恶寒发热。约5～7天，肿势逐渐增大，四周浸润明显，疼痛加剧，脓头破溃。此时可伴发热口渴、便秘、溲赤。约7～10天，顶高根软溃脓，脓栓（疔根）随脓外出，随之肿消痛止，身热减退而愈。所以，疔的全身症状要更重，加之起初期的表现合参，还是不难鉴别的。

【原文】

○金庄萧姓一幼儿，胸下近腋暴肿之证。坚肿不疼，皮色如常。

初发之时，如见鬼神之状[①]，继之周身寒凛，惊战哭叫，遂又疼楚号哭，半胸促肿，动则疼甚，汗流被体，时或有止，谵语不食。约余诊视，忖其病由，总系感受时邪厉疫之灾，故而有此暴促异形之状[①]。拟方重用苍术、贯众加荆、防、羌、芷、乳、没、银花、花粉、甘草节，煎服之次，疼苦即息，饮食遂进，患渐高肿，红热并现，遂次生脓，溃即消愈。

注论

时疼时止，疼苦异常，谵语战惊，身凛自汗，促发暴现，如见鬼神。诸如此类，皆属时令邪灾时邪之证。乃因天气不正，节候失常，厉疫之气不能消化，人受其染，故有以上异形怪妄之态。虽然自汗频出，勿以表虚而为定论。其理总系邪攻原患，疼则表气立虚，邪攻腠理，不疼则表气立固。施治之法，仍以散邪透表为要，表通里达，真气壮盛自汗即止，邪无所附，灾疫立除。

苍术散邪，功难尽述，古称强妙。陶隐居云，除邪气，弭灾[②]，功称为首。今施以上之法，兼之贯众避瘟，荆、防、羌、芷散表，乳没止疼，银花、花粉、甘草解毒。每用治以邪瘟，必获奇验。

【参阅】

陶弘[③]景，字隐居，著发明药性、名[④]医别录

【阐释】

幼儿胸下靠近腋窝处突然发生肿胀，肿硬不疼，皮色如常。初发之时，时疼时止，疼时痛苦异常，谵语、身凛、自汗，如见鬼神、精神症状较重。继之周身寒凛，惊战哭叫，精神症状又增。忖其病由，估计是感受时邪厉疫之灾，故而有此突发、精神症状渐增之势，当然不排除这是幼儿发病，自控力较弱之故。拟方重用苍术（有散邪弭灾之功）、贯众（避瘟之用）加荆防、羌芷散表，乳没止疼，银花、花粉、甘草解毒。药后诸症减、饮食进，疮患高肿、局限、红热并现，脓成，溃即病除。此症虽有较重的全身症状，但仍以散邪透表为要，表通里达，真气壮盛自汗即止，邪无所附，诸症立减，灾疫可除。

【校勘】

①原为"壮"，应为"状"。

②原为"沴"（lì），为错字，应为"灾"。

③原为"宏"，应为"弘"。

④原为"明医"，应为"名医"，指有名望、造诣深、治病疗效好的医生。

【选注】

笔者注①：凛（jìn）寒冷到极点。冻的打哆嗦。

笔者注②：陶弘景（456～536），字通明，齐梁间道士、道教思想家、医学家，自号华阳隐居，丹阳秣陵（今江苏南京）人，卒谥贞白先生。入齐，为诸王侍读，除奉朝请，征左卫殿中将军。梁武帝永明十年（492）辞官赴句曲山（茅山）隐居，从孙岳游学，并受符图经法，遍历名山，寻访仙药。在整理古籍《神农本草经》的基础上，吸收魏晋间药物学的新成就，撰有《本草经集注》七卷，所载药物凡七百三十种，对后世本草学之发展有很大影响，是一颗璀璨的明珠。《名医别录》，药学著作。简称《别录》，3卷。辑者佚名（一作陶氏）。约成书于汉末。是秦汉医家在《神农本草经》一书药物的药性功用主治等内容有所补充之外，又补记365种新药物，分别记述其性味、有毒无毒、功效主治、七情忌宜、产地等。由于本书系历代医家陆续汇集，故称为《名医别录》。原书早佚。陶弘景整理医籍，细心、严谨、周密、实用，是我们今天整理中医古籍的一面镜子，不愧为一代名医，流传千古，至今还被世人所推崇。

【小结】

本症应视为腋痈。腋痈是指生在腋部的急性化脓性疾病，又名"夹肢痈"。其特点是腋下肿胀热痛，皮色不变，伴恶寒发热，上肢活动不利。相当于西医的腋下急性化脓性淋巴结炎。本病多因上肢皮肤破损染毒，或其他部位疮疡毒邪循经流窜所致；或与四时节令不正、感染厉疫之气有关；或因肝脾血热兼恚怒气郁，致腋窝邪毒蕴结，气血瘀滞而成。初起腋窝部多暴肿，皮色不变，灼热疼痛，同时上肢活动不利，伴恶寒发热、纳差。若肿痛日增，寒热不退，可能持续1～2周，肿块中央变软，皮色转红，按之波动感明显，溃后脓出稠厚，肿消痛止，容易收敛。如溃后流脓不尽，肿势不退，多因溃口太小，或因溃口位置偏高，引起袋脓，以致引流不畅，影响愈合，甚或导致瘘管形成。此症应与腋疽鉴别：腋疽初起结块推之可动，疼痛不甚，化脓需3个月；

溃破后脓水稀薄夹有败絮样物质，收口缓慢；一般无全身症状。临床辨证论治：肝郁痰火腋窝肿胀、疼痛，上肢活动不利；伴发热，心烦，头痛，口苦咽干，大便秘结，小便黄赤；舌红，苔黄，脉弦滑数。辨证分析：肝郁气滞，郁久化火，气郁痰火之邪阻滞腋窝经络，气滞血瘀而成痈；热毒蕴结，经络不利，故上肢活动不利；痰火内蕴，故发热，心烦口渴，大便秘结，小便黄赤；舌红、苔黄、脉弦滑数均为痰火之象。治法：清肝解郁，解毒消肿。方药：柴胡清肝汤加减。如呼吸不利，加瓜蒌、枳壳宽胸理气。

外治法：脓成切开时刀法宜循经直开，低位引流。脓尽可掺生肌散，外盖生肌玉红膏，并加盖棉垫，紧压疮口，以加速愈合。本例患儿有较重的全身症状和精神症状，其病的根子还在邪毒未除，所以散邪透表，表通里达，药到真气壮盛自汗即止，邪无所附，诸症立减。如果只盯着全身症状而忽视清除局部毒邪，可能会延误治疗。

【原文】

〇赵庄赵姓一中年，下颏邪毒一证。溃孔一处，顽肉塞突，孔大如柑，旁肿坚硬，胀坠微紫，不疼不热，牙关紧皱[①]，似如骨槽风状。月数有余，久迟未愈。治投外敷玉龙膏加南星、肉桂、草乌、狼毒，烫以溻肿汤，加艾叶、防风、麻黄、透骨草，患孔上以紫霞膏，加干姜、硇砂，敷涂汤洗之后，坚肿立消，数日渐愈。

注论

邪肿多兼阴盛之证，类似郁结之象，其细之情理各有别，发来促速，绉直不和，无红少热，每多附冷增寒者，邪肿时令之证是也。肿而坚胀，如石镶嵌，皮色隐青，牵引作疼，渐次缓生者，郁结谋虑之证是也。其因各有分歧，治法理不相同，为医之道，临疾宜加慎解，投法庶不致误。（杨景瑞识注）

以前邪毒，以下瘟毒，症虽一因，受染为患，而以不甚疼痛色暗偏阴之象者为邪，而以疼热微红偏阳之象者为瘟。

【阐释】

此例下颏邪毒，疮面大如柑，有顽肉塞突，旁肿坚硬，胀坠微紫，不疼不热，病程长至月数有余，久迟未愈，呈现阴盛、郁结之象。杨景瑞氏认为，邪毒、瘟毒，病因相似，但临床表现不同：不甚疼痛色暗偏阴之象者为邪，疼热微红偏阳之象者为瘟。二者治疗方法各异：本例邪毒外敷玉龙膏加南星、肉桂、草乌、狼毒；溻肿汤加艾叶、防风、麻黄、透骨草外洗；外敷紫霞膏，加干姜、硇砂。瘟毒偏阳则以散邪透表为主。

【校勘】

①原为"绉"，应为"皱"。

【小结】

本节以下颏邪毒为例，阐述邪肿多兼阴盛、类似郁结之象，临床表现无红少热，多附冷增寒。肿而坚胀，皮色隐青，牵引作疼，慢性发作者多与情志郁结谋虑过度有关。临床诊断治疗不仅要区分邪毒、瘟毒，还要区分邪毒之中由于病因不同、治则治法也不相同的邪毒。作为医生，对于疾病关键在于甚解，这不仅是科学的态度，也是良知的体现。

【原文】

〇周庄子白连芳，瘟肿一患，颐颌闷肿，隐疼红热，初由毒疖结患几枚，复感邪瘟，搏染而成斯疾。下肿至胸，类似疗毒走黄之象，形迹甚凶。治投加减荆防败毒散加大青叶、地丁清解。外以蟾酥锭①面周涂，三四日后，旁肿尽消，颌肿高起，次渐成脓，开溃之次，患口虽属平和，忽而自汗不止，湿浸衣被，表增恶寒，面黄虚羸②之状。复投以内服四物汤加五味子、黄芪、防风、党参、白术、桂枝、地骨皮、甘草，服后自汗立止，外以敛口之药上得渐愈。

注论

疮疡溃后汗之为患，其情有四，睡后汗出不止，身体弱败，心神慌悸者为盗汗。平常汗出不止，有时附冷，面色萎黄者为自汗。四肢逆冷，脉沉迟细，汗出如珠者为亡阳。行常多汗，毛骨耸然，动则更甚者为表虚。总而言之，概由阴阳气血诸虚中之所来也，其理不一，治疗之法各有专施，当补当热，固表滋阴，各从其类，否则弗效。

防风本系发表除湿之药，而用止汗每得获效。大约之情，同散表之剂则能发汗；同固表兼补之剂则又止汗；同黄芪、白术为玉屏风散，固表止汗。故赞黄芪得防风而功宜大乃相畏而相益也。东垣曰，防风乃卒伍卑贱之职，随所引而至，是言其性之最属和缓，而能有助力之功也。

【参阅】

李杲，字东垣，著《用药法象》③

【阐释】

此例瘟肿初由生几处毒疖开始，又感邪瘟致颐颌闷肿，隐疼红热，蔓延下肿至胸，似有疔毒走黄之险象。经用加减荆防败毒散加大青叶、地丁清解。外用蟾酥锭面周涂，三四日后，肿消、颌肿高起、已渐成脓，开溃之后，局部平和。突发自汗不止，湿浸衣被、恶寒、面黄、虚赢之状显现，预示阴阳气血诸虚所致。即投以内服四物汤加五味子、黄芪、防风、党参、白术、桂枝、地骨皮、甘草，服后自汗立止，外以敛口之药上得渐愈。可见，病情变化无常，立法方药必随之变化。当补当热，固表滋阴，随症加减，方为有效。疮疡溃后汗之为患，有四种情况：睡后汗出自己不知为盗汗，常见于身体弱败、阴虚心神不宁者；平常汗出不止为自汗，此类患者有时身上冷、面色萎黄；汗出如珠者为亡阳，患者四肢逆冷，脉沉迟细；表虚者身上常多汗，动则更甚，有时汗后还起鸡皮疙瘩。治疗阴阳气血诸虚的汗多方药很多。防风同散表之剂则能发汗，同固表兼补之剂则又止汗，同黄芪、白术为玉屏风散，固表止汗。故东垣曰，防风随所引而至，其性之最属和缓，应视为助力止汗之良药。

【校勘】

①原为"定"，应为"锭"。

②原为"赢"，应为"赢"。

③《用药法象》，药学著作。一卷。金·李杲撰。据《本草纲目序例》称，此书在《珍珠囊》的基础上，增加了用药凡例，诸经向导及纲要治法等

内容。原书已佚。但其内容保留于《汤液本草》上卷中。

【选注】

笔者注：李杲，字明之，真定（今河北省正定）人，元代名医。晚年自号东垣老人，他是中国医学史上"金元四大家"之一，是中医"脾胃学说"的创始人，他十分强调脾胃在人身的重要作用，因为在五行当中，脾胃属于中央土，因此他的学说也被称作"补土派"。李东垣脾胃学说的核心是："脾胃内伤，百病由生。"这种独特理论反映了时代的特点，也体现了他对于《内经》等著作细致研读的成果。其著作《脾胃论》对后世医家关于脾胃病及以脾胃为主的治疗方法有着重要的影响，起到了指导作用。其主要著作包括：《脾胃论》3 卷（1249）、《内外伤辨惑论》3 卷（1231）、《兰宝秘藏》3 卷（1251）、《伤寒会要》、《用药法象》、《东垣试效方》等。《用药法象》是一部药学著作。一卷。据《本草纲目序例》称，此书在《珍珠囊》的基础上，增加了用药凡例、诸经向导及纲要治法等内容。原书已佚。但其内容保留于《汤液本草》上卷中。"脾胃内伤，百病由生。"这一独特理论，在中医疡科的诊断治疗中仍在发挥着重要作用。

【小结】

疮疡溃后汗之为患的病例在临床比较常见，其因往往出现在清热解毒、攻伐太过之后，虽然减缓了疮疡的症状，也常常使阴阳气血诸虚而生，此时即应内服四物汤加五味子、黄芪、防风、党参、白术、桂枝、地骨皮、甘草，益气、补血、调血、养阴、止汗。自汗止，气血调和，疮疡自然容易愈合。

【原文】

〇金庄金姓一妇者，耳窍时令瘟毒之证。闷肿紫黯，绵溃坚疼，心乱不安，形类疔毒走黄之象。周起燎疱，究其受患之由，不甚险要，后因他医投以穿山甲，兼之清凉之剂，次后忽肿疼甚，心慌闷乱，遂起燎疱，而致危险。约余诊视，投以加减荆防败毒散，加银花、龙胆草、野菊花，外以蟾酥锭①面，加雄矾皂角涂之，服上之次，心乱遂止，疼痛渐安，原患之处微效。太阳耳前等处，软而宣肿，重坠，色紫晕胀，即以瓷峰砭划数处，紫血浸流，继之黄汁，此肿未罢，旁肿又宣②，延及普面，止于未增燎疱，尤为属顺。次又神昏多冷，复以补中益气汤剂减去麦冬加肉桂，服觉聊安。数日已过，渐觉神清③，肿消后，以扶理脾胃等药，调理月余方安。

注论

促发暴现之患，邪瘟疔毒是也。施治之法，俱宜发汗透表，汗见之次，渐投解消之剂为要。穿山甲性燥④力速，穿发猛盛，宜托阴疽，岂可施于暴患。大凡利于水者必不利于火，世道之理皆然。如此邪瘟暴患，而以性燥④猛烈之山甲，穿通发托，以上之证若非如此山甲之发，岂能暴变促速，神昏闷乱乎。内昏外肿，久迟不消，乃其山甲之性未过之故也。此等浅学俗辈，而以山甲投治邪阳瘟毒暴患，正如负薪救火，止于未烧其自身邪。龚云林曰，世无明医冤死者半，其语何曾是虚。

【参阅】

龚云林著《寿世保元》

【阐释】

庸医害人不用刀而用法和药。本案患者耳窍染时令瘟毒，局部闷肿紫黯、绵溃肿硬疼痛，心乱不安，像疔毒走黄。病史所述，开始病情不重，因他医投以穿山甲兼之清凉之剂，才出现肿疼甚、心闷乱，局部起燎疱并现险情。何景才接诊后即用加减荆防败毒散（加银花、龙胆草、野菊花）内服，外敷蟾酥锭面，加雄矾皂角涂之。药后心乱遂止，疼痛减轻。耳前等处，软而宣肿，色紫晕胀，用瓷峰砭划开数处，见紫血浸流，继之黄汁。之后患处肿胀延及面部，但燎疱并未增加，属于顺症。之后又出现神昏身冷等正虚邪实之状，再以补中益气汤（减去麦冬加肉桂）内服，诸症均减，神清、肿消，余症用扶理脾胃等药调理，月余痊愈。此例邪瘟突发之外科急症，本应发汗透表，汗见后渐投解消之剂即可痊愈，但遇到庸医错用穿山甲穿发猛盛之品，使急症变成危症，出现神昏闷乱、外肿久迟不消。如非何氏及时接诊救危，此症后果难料。世界上如果没有明白医理的医生，病人恐怕五成要死于庸医之手，龚云林之说并不过分。

【校勘】

①原为"定"，应为"锭"。

②原为"宜"，应为"宣"。

③原为"精"，应为"清"。

④原为"躁"，应为"燥"。

【选注】

笔者注：龚廷贤（1522～1619），字子才，号云林山人，又号悟真子。江西金溪人。父龚信，字西园，一说字瑞芝，任职太医院，撰有《古今医鉴》8卷。廷贤幼攻举业，后随父学医。他承家学，又访贤求师，医名日隆。曾任太医院吏目。1593年，治愈鲁王张妃臌胀，被赞为"天下医之魁首"，并赠以"医林状元"匾额。龚廷贤著有：《种杏仙方》4卷（1577）、《万病回春》8卷（1587）、《复明眼方外科神验全书》6卷（1591）、《云林神彀》（1591）、《鲁府禁方》4卷（1594）、《寿世保元》10卷（1615）、《小儿推拿方脉全书》3卷（1604）。尚有《医学准绳》4卷、《经世全书》8卷、《痘疹辨疑全幼录》3卷、《本草炮制药性赋定衡》13卷等。亦托名为龚氏所撰。上述著作中《万病回春》和《寿世保元》流传最广。《寿世保元》是龚廷贤晚年的代表作，亦可充分反映其养生观。龚的主要养生思想是：固肾气，保根本；调脾胃，养后天；饮食重在有节，气血贵在流通；此外，亦很重视房室养生。其自序中提到："余谬为保元云者，正欲保其元神，常为一身之主；保其元气，常为一身之辅。而后神固气完，百邪无能奸，百病无由作矣"如何保之？纵观全书我以为关键在"脾胃"二字。因在开卷《脾胃论》篇即有："夫脾胃者，仓廪之官也。属土以滋众脏，安谷以济百骸。……人之一元，三焦之气。五脏六腑之脉，统宗于胃，故人以胃气为本也"。保元即调元，调元即调脾胃。对于疮疡之患的治疗调脾胃也是极重要的。

【小结】

邪瘟疔毒是一种突发的外科急症。治疗的法则是发汗透表，有汗之后应使用解消之药。穿山甲属于性燥穿发的猛药，只有遇到阴疽时发托才用。本例邪瘟本属急症，妄用山甲就会出现神昏闷乱、外肿久迟不消，这是由于山甲之性太过了，就像火上浇油，非但不能灭火，反而会造成人体自身的伤害。所以，庸医治病，常常造成患者的意外伤害。龚云林曰，世无明医冤死者半之说并非耸人听闻。

【原文】

○苇子庄杨姓一少男，项左颐下之患，初肿暴发，漫延中现高突一处，隐疼，色黯，坚硬如石，神色昏愦，表现恶寒。究其原由，系其自以解消之剂施治未效，而致如此之状，又用清降消毒之药，皮现紫青坚肿大疼，痰涎涌盛，乘危将笃。延余视治，恻其初受之理，系因外受邪瘟染引，结郁而成。理宜先以汗散清瘟，后用解消之法，或可望效。伊家颠倒施治，致使邪伤肉脉，引贼内攻，故致坚肿内恶，悉增而成险候。余投加减荆防败毒散，加苍术、皂刺，渐次坚消内软，刺出通脓，敷以生肌等法，缓而痊愈。

注论

促发暴肿之证，其原有三，暴肿红热疼在患处者为毒火。忽肿紫胀木疼微热者为瘀滞。忽肿紫黯宽延散大附冷拘紧者为邪瘟。诸因如此，惟在临证医之辨别，理达而症愈。误错而证危，生死之关，凭医之处，勿可粗意不辨，而致名德两失也。

【阐释】

少男患颈部左侧腮下肿痛，突发、蔓延、高突，隐疼、色黯、坚硬如石，恶寒、神色昏愦。初肿时自以解消之剂施治未效，又用清降消毒之药，皮现紫青，坚肿大疼，并有痰涎涌盛危象。何景才接诊后诊为：外受邪瘟染引，内有结郁而成。应先以汗散清瘟，后用解消之法，但患者自治法则正与此相反，致使邪伤肉脉，引贼内攻，已成险候。遂投加减荆防败毒散（加苍术、皂刺），疮渐坚消，开刺通脓，外敷生肌药渐愈。对于突发暴肿必须明确病因，才能保证治疗有效。暴肿红热疼为毒火；突发肿紫胀、木疼、微热者为瘀滞；突发肿紫黯、延散、身冷拘紧者为邪瘟。医生必须探究病因和临床表现，辨别是毒火、瘀滞还是邪瘟，如粗意不辨，不仅名德两失，更重要的是对病患的伤害将难以挽回。

【选注】

笔者注：颐，是中医解剖学名词，指面颊，腮，下巴：支～。意为，以手托下巴。唐·白居易《除夜》诗："薄晚支颐坐，中宵枕臂眠。"宋·苏轼《十八大阿罗汉颂》："第六尊者右手支颐，左手拊孺师子，顾视侍者择瓜而剖之。"清·蒲松龄《聊斋志异·粉蝶》："每为之鼓《天女谪降》之操，辄支颐凝想，若有所会。"

【小结】

这是一例病患自治导致误治的案例。患者项左颐下肿痛，系外受邪瘟染引，内有结郁而成。治疗应先以汗散清瘟，后用解消之法，但患者自治法则正与此相反，致使邪伤肉脉，引贼内攻，成为险候。幸得何景才救治及时才使其转危为安。此例误治病案的警示作用在于使后世医生，面对突发的肿痛一定要详细询问病史，明辨病变是毒火、瘀滞还是邪瘟，诊断明确用药到位才能保证药到病除。

【原文】

附骨阴疽汇案

○苇子庄杨姓者一妇，股后生附骨阴疽一证。通股闷肿，皮色如常，毫难移动，针刺至骨，不知疼痛。脚膝胖胀月余之久，不知腿之所在，面色萎黄，肌肤消瘦。约余诊视，审其原因，伊言，初起漫肿隐痛，色常，无红少热，步履艰难，次渐疼极。伊家自行施治，以降火消毒之剂屡投，愈重，次后反致不疼，全股若死，肌肤冰冷，自又用针刺患三孔，渐则僵干，如寸许圆陷，深僵至骨，死腐脱落，似如蜣螂蛀孔之状。余详斯患原由，蹾挫留瘀，系属不内外因之由。其家未达确情，作以肿毒施调，屡投寒凉降剂，久而肌肤血脉为寒所滞，荣卫不能通行，故而全股若死。余初以阳和解凝汤投治罔效，次以流气饮加附子、肉桂，毫无效验，反致中上二焦烧热。又以桑炭烘法，皮肤成疱，犹不知疼，总因股肉将死，药不通络，法难周行。似乎无法可疗之象，推不得却。余思一法，以布包碎冰逐日于患上贴敷，冰化再易，次渐有热气冒散，三四日后，微知疼木，复以阳和汤剂，内外相兼施治遂获大效。数日溃孔脓生，换服健脾滋补之药，缓而痊愈。

注论

按斯患理，发原初末，悉系纯阴。医者临证，宜当格辨，阴阳虚实，表里寒热，医者之应晓。审因专用，格物意诚，医者之当决。如此之患，初肿漫延，皮色不变，无红无热，隐疼迟缓，附骨阴疽，理之定矣。成中虽未确见，形外已然无疑，医之用法，当从其类。古者明医，虽有从治、反治、克治之法，用最取效。非洞明造化，真知灼见者，何敢效习古风。余以冰敷之法愈此致阴已乘之患，偶而侥幸。详参此理，以阴物而引阴邪外出，非系以贼攻贼之法，确乃以寒导寒之用。

【阐释】

一妇股后生附骨阴疽。通股闷肿，皮色如常，针刺至骨，不知疼痛。脚膝胖胀月余之久几无知觉，面黄肌瘦，慢性病容。何景才诊其原因，知蹾挫留瘀引发，初起漫肿隐痛、色常无红少热、步履艰难，次渐疼极。患者自行施治，以降火消毒之剂屡投愈重，肌肤冰冷全股若死，自又用针刺患三孔，渐则僵干，如寸许圆陷，深僵至骨。患者以肿毒施调，屡投寒凉降剂，久而肌肤血脉为寒所滞，荣卫不能通行全股若死。何氏以阳和解凝汤、流气饮加附子、肉桂、桑炭烘法，药不通络，似乎无法可疗之象。何氏思一法，以布包碎冰逐日于患上贴敷，冰化再易，次渐有热气冒散，三四日后，微知疼木，复以阳和汤剂，内外相兼施治，数日溃孔脓生，换服健脾滋补之药，缓而痊愈。究其病机，阴物（冰块）而引阴邪外出，虽不是以贼攻贼之法，确乃以寒导寒之意也。

【小结】

本病案既是一则患者自治误治的案例，还是一例治法奇特的案例，值得后世医生在临床实践中研究其理。患者本属意外蹾挫留瘀之损伤，用一般活血化瘀之剂或配合针灸、手法等即可治愈，然患者自行施治，以降火消毒之剂屡投，反加重病情，以致不疼，整个股部肌肤冰冷若死肉一般。患者又用针刺患三孔，渐则僵干如寸许圆陷，深僵至骨，死腐脱落成蛞蝓蛀孔之状，肢体几成残体。何景才接诊后以阳和解凝汤、流气饮（加附子、肉桂）、桑炭烘法等毫无效验，患处竟无痛觉。何景才无奈之下用冰敷之法，竟治愈此致阴已乘之患。笔者认为：患者的阳气在大量的降火消毒之剂屡投之下被阻遏，使经络血脉处于休克状态（微循环不畅），在冰块（请注意：虽然冰块是凉的，但却是无毒的，与大量的寒凉之药不同，凡是药都有毒性）的诱导下，身体的阳气逐渐回转，同时逼邪气外出，再以阳和汤剂，内外相兼施治使溃孔脓生，换服健脾滋补之药，渐至身体康复。虽是病无常势、治无常法，但创新用药治法是有风险的，才有艺高人胆大之说。

【原文】

○霍各庄李敬忠之父，足患疽证。闷肿胀硬而木，𤺄[①]大罕见，针刺至骨，毫无所知，色青兼暗，动转以手挪移，不知足之所在，跗面偏外，连络溃绽三四疮孔，无脓无腐，如虫蛀毡面之状，孔肉浅鲜。究其受患之原，半月以前至通州店内，住宿空房，次即足肿，身冷拘紧，回归之后，渐觉如此。初治用以补托流气之剂，外兼汤洗活血等法。连服数日，病势止系表里舒畅，饮食如旧，足疾毫无所效。推辞不却，忖其患之情象，势若常人形神健盛，仍复用以活络流气之剂，重加麻黄、寄生、萆[②]薢、苏叶、羌活，大剂连服五六次，屡见通汗，外以桑炭烘法，始见微效，后至知疼大热，兼之外上等药，月数有余，方得消旧，渐获安愈。

注论

详斯之患，受于久寒空室，系属起居不慎之由。病者素禀真阳气弱，汗后表虚易于染受，既其受患已久，犹然形气健盛，实乃邪因无兼别证之候，非以重汗屡发之剂，万难奏效。如再遇此肿硬色常形气不败之证，勿失重发通汗之道。

邪者，乃天地间杀伐厉疫之冤气也，时节失常，故有此灾。人受斯患，医称邪令。外受之因。吴仪洛先生辨疮肿云，气盛顶尖，血盛根束，疼为毒盛，不疼为邪盛之说。真是明鉴达机，妙通医理，永垂无改之确论也。

【参阅】

吴仪洛，乾隆时人，著《本草从新》

【阐释】

足患疽证，局部肿胀、粗大、闷胀木硬、色青兼暗，用针刺至骨竟毫无知觉，足背连溃三四疮孔，无脓无腐，孔肉浅鲜。病因缘于起居不慎，受于久寒空室后即足肿，身冷拘紧。病者素禀真阳气弱，汗后表虚易于染受，因无兼非以重汗屡发之剂，万难奏效。初治用补托流气之剂，外兼汤洗活血等法数日，病势有缓解但足疾毫无所效。视诊患者形神健盛如常人，故仍复用活络流气之剂，重加麻黄、寄生、萆薢、苏叶、羌活，大剂连服五六次，外以桑炭烘法，屡见通汗后已见微效，渐知疼感大热。内外兼治月余，渐得安愈。吴仪洛辨疮肿之明鉴达机说，为临床之金科玉律：气盛顶尖，血盛根束，疼为毒盛，不疼为邪盛。何景才前辈谆谆告诫吾辈：如再遇此类肿硬色常无疼、无脓、无腐之证，一定要用汗解之法才能去除邪毒而康复。

【校勘】

①奘（zhuǎng）：作形容词，意为粗而大。

②原为"萆"，应为"萆"（bì）。萆，名词，指蓑衣，一种用草制成的防雨用具。萆，雨衣。一曰蓑衣。——《说文》；萆，谓之蓑。——《广雅》。笓（bì），名词，A. 本义：用荆条竹木之类编成的篱笆；B. 同本义：笓，荆竹织门也。亦作萆。——《玉篇》；C. 萆露兰蓁，以处草莽。——《史记·楚世家》。裴骃集解引服虔："萆露，柴车素木也。"成语：萆路（柴草），萆门（用荆竹和树枝所编成的门）。萆路蓝缕（柴车和破衣），形容创业的艰辛。

萆薢（bì xiè）出自《神农本草经》。陶弘景：萆薢，今处处有。亦似菝葜而小异，很大，不甚有角，节色小浅。《唐本草》：此药（萆薢）有二种、茎有刺者根白实，无刺者根虚软，内软者为胜。似薯蓣，蔓生。功能：利湿去浊，祛风通痹。利湿去浊，祛风除痹。主治膏淋，白浊，白带过多，风湿痹痛，关节不利，腰膝疼痛。

【选注】

笔者注：疽，中医外科疾病病名。指气血为毒邪所阻滞，而发于肌肉筋骨间的疮肿。见《五十二病方》。《灵枢·痈疽》称："热气淳盛，下陷肌肤，筋髓枯，内连五脏，血气竭，当其痈下，筋骨良肉皆无余，故命曰疽。疽者，上之皮夭以坚，上如牛领之皮。"其特点为疮肿深而重。邪毒的含义较广，包括外来之毒及内生之毒。外来之毒指非人生而即有，从外感而得之，即"夫毒者，皆五行标盛暴烈之气所为也"（《素问·五常政大论·王冰注》）。内生之邪毒，则为脏腑功能失调的病理产物，尤指脾肾阳虚致湿滞不运，气化枢机失转，变生之湿浊痰瘀。邪毒无论外来、内生，损伤气血而成瘀在传染病的发生发展中显得十分突出。邪毒内盛，即身体内邪毒非常厉害。

笔者注：吴仪洛（约1704～1766）字遵程，澂浦人。秀才。先世藏书甚富，且多海内稀见医书。幼习举业，旁览医籍，后改研岐黄。曾游湖北、广东、河北、河南等地，并留成四明（今宁波）五载，入天一阁苦读医籍，学业举益精。行医40年，名噪乡里。著《本草从新》。《本草从新》药学著作。十八卷。清·吴仪洛撰。刊于1757年。作者认为汪昂"不临症而专信前人，杂糅诸说，无所折衷，未免有承误之失"，故将汪氏《本草备要》重新修订，保留其合理部分，增改其不足。并补充了一些《本草纲目》所未收载的药物，故名《本草从新》。全书分类法参照《本草纲目》，共收药物720种。较为简明实用。现存几十种清刻本，1949年后有排印本。该书是在汪昂《本草备要》的基础上加以重订而成的药物学著作。同时，对药物的真伪和同一药名而性味、功用所以不同，以及修治等，都一一述及。全书分类仿《本草纲目》，较为简明实用。本书在近代本草学著作中流传较广，有一定学习和临参考价值。

【小结】

本例为重症足疽，局部肿胀、粗大、闷胀、色青兼暗，足背连溃三四疮孔，用针刺至骨竟毫无知觉，局部似已坏死。幸在患者虽然年长，但形神健盛如常人，可胜任重汗屡发之剂，经内外兼治月余，渐得安愈。吴仪洛辨疮肿之说之"不疼为邪盛"确是名言，何景才前辈在临床中更有真知灼见：见此肿硬色常形气不败之证（邪盛之证），重发通汗是治疗大法。

【原文】

○夏庄杨增，足生一疽，原因刺伤之由，足跗闷肿，紫暗木硬若石，肤现微阳，筋骨肉脉，并无疼痛。前被他医误敷寒凉之药而至闷乱不食，心神昏梦。余初视此证，大约与四阴疽①（四肢阴疽）相似，投以蟾酥丸，见汗，内觉微效。次服阳和汤，加车前子、牛膝、防己②、紫苏汗之，二三剂遂见微宽，未获大效。其内外踝之上下俱现漫肿，复投渗湿之剂，敷以立消散，漫肿缓退，外跗青肿木硬仍然未消。又以山甲、当归、白芷、鹿角霜、蛇退③、川芎、党参、肉桂托之，患处渐溃，外上化腐之药，陆续消之有半，形色仍旧。余度斯患，初受之后，被风寒污水邪瘟所伤，形色外皮虽现微阳，内实纯阴，又被他医敷过寒凉之药，而故气血不能运行，阴冷难于消散，皮现邪阳，为紫为热。仔细详参，紫而现暗，热而不鲜，实属外阳内阴错杂之证也。复用蟾皮贴二三次，去尽患处之邪阳瘀热，又用桑火烘法，除其内阴，患孔以黄腊灸法，遂获大效。邪腐始脱，脓渐见稠，患处似乎将愈，仍有旁肉微硬之象，足若履地，则便木胀，想其已愈，有如此之状，终系虚阴寒凝不休之故，又用溻肿汤加麻黄、艾叶、透骨草洗之，患口以附子饼灸法，疮遂高敛，旁坚退消而愈。

注论

胫足为患，除有疼热，鲜肿为阳毒，其余坚肿木胀，紫暗不疼，或致时疼时止等因，皆有分辨。木硬紫暗不疼多属阴冷血凝，邪令之患也。治者之法莫远温散。时疼时止，疼彻④筋骨，多属阴虚血耗，命肾素亏。治宜滋阴救燥，引火归原，详参等理各有异因。脉理形色，必须细辨。如寒阴凝滞，投以寒凉之剂，如血燥阴虚，误用温热之法，皆为医道不明，妄误生命之过也。

【阐释】

足刺伤后生一疽，足背紫暗、闷肿，木硬若石，无痛。被他医误敷寒凉之药而至闷乱不食，心神昏梦。何景才接诊初视此证与阴疽相似，属阴冷血凝，邪令之患，即用蟾酥丸见汗、微效。再服阳和汤（加车前子、牛膝、防己、紫苏）汗之，二三剂后见效但不大。而且其内外踝之上下俱现漫肿，复投渗湿之剂，敷以立消散，漫肿缓退，外跗青肿木硬仍然未消。又以山甲、当归、白芷、鹿角霜、蛇退、川芎、党参、肉桂托之，患处渐溃，外上化腐之药，陆续消之有半，形色仍旧。显然疗效仍不理想，分析整个病程，原因在于风寒污水邪瘟伤及，虽形色似微阳，内实纯阴之症，又被过寒凉之药所攻伐，使气血运行不畅，阴冷难于消散，为紫为热乃局部所现邪阳，紫而现暗，热而不鲜，实属外阳内阴错杂之证。

于是用蟾皮贴疮疡去尽患处邪阳瘀热，再用桑火烘法除其内阴，患处以黄腊灸法防止肉芽生长，促进邪腐始脱，但仍有旁肉微硬、虚阴寒凝之象，足部活动时木胀，后用渴肿汤加麻黄、艾叶、透骨草洗之，患处以附子饼灸法，疮遂敛，旁坚消，疮疡愈。此症治验：木硬、紫暗、不疼多属阴冷血凝邪令之患，治法莫远温散。时疼时止，疼彻筋骨，多属阴虚血耗肾亏，治宜滋阴救燥引火归原。如误投寒凉之剂，就是庸医误命了。

【校勘】

①原为"四淫疽"，应为"四阴疽"或"四肢阴疽"。

②原为"已"，应为"己"。

③原为"蜋"，应为"退"。

④原为"辙"，应为"彻"。

【选注】

笔者注：有关"阴疽"，《中华医学大辞典》里有这样的描述：1）疽之属阴证者；2）横痃之生于右腿夹缝折纹中者。此证或由先天不足，或由七情郁滞凝结而成，生左腿夹缝褶纹中，形长如蛤，漫肿坚硬，痛牵睾丸，上及少腹，属三阴经。阴疽，症状表现为漫肿无头、肤色不变、不热少疼者为疽，属阴证。多由气血虚而寒痰凝滞，或五脏风毒积热，攻注于肌肉，内陷筋骨所致。

四阴之地，其实就是指天、地、人、时四阴。四阴之地就是见不到阳光的地方。

【小结】

阴疽是由阴痰阻隔气血，郁滞经络所致。病变部位漫肿不红，坚硬如石为其特征。一般起病缓慢，或伴有全身虚寒性症状。本病多因顽痰阻于经络，或为营血虚寒，寒凝痰阻，痹滞于肌肉、筋骨、血脉，以致气血凝滞，痰瘀凝结积聚而发。主证：一般初起都呈形如桃李，或状如鸡卵，逐渐增大，漫肿如碗，坚硬如石，肤色不变或紫暗，麻木疼痛，并无焮热，难消难溃，既溃难敛。顾伯华先生认为：阴疽病期较长，是阴寒虚证。清代以前常与"流注"相混淆，自清代起才分开。流注属阳证，脓出不久可愈；而阴疽流痰是阴寒虚证，缠绵日长，始有酸胀漫肿而微高起，但不坚硬，溃后流豆腐渣样物，难以收口，身体逐渐疲弱，相当于西医的"骨与关节结核"。其病因是痰塞络道，气血虚寒，凝结而成。其大法是初服阳和汤，温经散寒而化痰结；溃后用人参养营汤，调补气血、益肾壮骨。本病例即用此法，再据辨证，略有变化，使冷脓肿自行吸收。说明中医中药治疗骨结核不但有效，且可免除手术之痛。

【原文】

〇金庄一金姓妇，腰生痰注发，上至肩骨，下至肾俞，月半之久，坚硬如石，初无疼热，后至胀疼难移。施以温托之法，罔效。复用桑火烘法、雷火神针，始得发红现热，伺脓已熟，开刺溃泄，青色淡紫多汁，次后患内空陷不敛，外敷当归、白芷、乳香、肉桂，以布帛勒，伺内肉连合，外以敛收之药上愈。

注论

每逢漫肿无头，皮色不变，初疼隐隐，形长宽大，阳和消之不应，决难速溃。投以桑火烘法、雷火神针，兼服助阳气行瘀痰之剂，或可促之速溃。已[1]溃之后，皮色如常，内宽空陷，涂以归芷桂乳，每经得效，再逢如此之患，莫忽以上之法。

【阐释】

腰生痰注发已一个半月，患处坚硬如石，初无疼热，后至胀疼难移。施用温托之法不效。复用桑火烘法、雷火神针，方有红热，伺脓已熟开刺，溃泄脓量多，青色淡紫，但患处空陷不敛，外敷当归、白芷、乳香、肉桂，以布帛勒紧使患处无空腔，促内肉连合，外敷敛收之药而愈，此例为痰注发治验。

【校勘】

①原为"以"，应为"已"。

【选注】

《医宗金鉴》外科卷上：痰注发（方歌）痰注发如布袋形，按之木硬觉微疼，其发不红亦不热，湿痰七情郁滞成。（注）此证发于脊背，长形如布袋，短形如冬瓜，按之木硬，微觉疼痛，不热不红，皮色如常。由湿痰、七情、郁滞凝结于肌肉之分，日积深久而成。初起宜服疮科流气饮，外贴金凤化痰膏消之。如此久远疲顽，治之不消者，届期要溃。治法俱按痈疽溃疡门。

【小结】

痰注发属于无头疽的一种，其特点是皮色不变或漫肿色白，形长宽大，初疼隐隐继之可疼痛彻骨。疮疡难消、难溃、难敛，并能形成瘘管。治验治法是以桑火烘法、雷火神针，兼服助阳气行瘀痰之剂，或可促之速溃。溃后内宽空陷者，应加压包扎去除死腔，涂以归芷桂乳，即可收效。

【原文】

○萧永治肩后生疽，坚肿贴骨，气短心烦，恶寒身紧。余视此候，乃属气虚表实之证，投以荆防败毒散加麻黄、苏叶、银花、陈皮汗之，微觉束小，坚硬仍然，复以九龙丹降之。外贴化核膏，加皂角、丁香，渐次消散。

注论

凡证兼属表实，治法贵乎早施发汗透表之剂，若待恶寒拘紧已过，邪遂乘里，再投汗散之法，无所施用，证难移轻，仍有阴毒难释之证，贵乎热下。里邪阳盛，贵乎凉下。阴阳糊泥，治法颠倒，误证之错何逃。

【阐释】

肩后生疽，坚肿贴骨，并有气短心烦，恶寒身紧等全身症状，属气虚表实之证，投以荆防败毒散加麻黄、苏叶、银花、陈皮汗解，疮疡略有局限但仍坚硬，复以九龙丹降之，外贴化核膏，加皂角、丁香，渐次消散。此症气虚兼表实，治宜早施发汗透表之剂，若待恶寒拘紧已过，邪即入里，再投汗散之法则难见效，如有阴毒难释之证应热（温）下，用于脾、肾阳虚、冷积阻于肠胃的里寒实证。温下之时还须加入甘温益气药物，使正气得助，更能发挥温下的作用，方如温脾汤。至若寒滞宿食，气机阻塞，发病暴急，又当辛热峻下，方如三物备急丸；如里邪阳盛应凉（寒）下，治法：清热利湿，和营托毒。方药：仙方活命饮加减（便秘者，加生大黄、枳实泻热通腑）。热下、凉下万不可错用，以免误证、误命。

【选注】

《外科正宗》卷三：九龙丹（处方）儿茶、血竭、乳香、没药、巴豆（不去油）、木香各等分。（制法）上药为末，生蜜调成一块，瓷盒盛之，临时旋丸寒豆大（笔者注：临用时取蚕豆大一块）。（功能主治）治鱼口、便毒、骑马痈、横痃等初起未溃，及梅毒初起，遍身见有红点，或阳物肿痛破烂者。（用法用量）每服9丸，空腹时用热酒适量送下。大便行四五次，再吃稀粥。肿甚者，间日再用一服自消。

《外科方外奇方》卷二：九龙丹（处方）斑蝥5分（去头足，糯米炒黄），乳香3分，没药3分（去油），雄黄2分，血竭1分，麝香1分5厘，冰片7厘，元胡5厘，元参5厘。（制法）上为极细末。（功能主治）拔毒，生肌，化腐。（用法）掺患处。

《外科全生集》（摘）：化核膏（组成）菜油4斤，壁虎14条，蜘蛛28个，蜗牛26枚。主治：瘰疬，结核，恶核。用法用量：摊贴。（制法）后3味入油锅熬至枯，浮油面，取出；再入新鲜首乌藤叶半斤，甘菊根半斤，薄荷半斤，牛蒡半斤，苍耳半斤等草，武火熬至草枯，出渣，俟油冷，再入连翘4两，元参4两，苦参4两，白蔹4两，白芥子4两，僵蚕4两，水红子仁（各捣碎）4两，大黄4两，荆芥4两，防风4两，浸1宿，熬至黑枯，以油沥清，见过斤两，加制木鳖油半斤，配炒黄丹慢入慢搅，搅匀，文火再熬，熬至滴水成珠，膏不黏指为度；再加入丁香油2钱，麝香2钱，苏合油。（附注）凡瘰疬结核恶核，此膏贴即暗消，但毒根不除，必以子龙丸日服三次，外用膏贴，方可除根，以杜后发。

《应验简便良方》卷下（摘）：子龙丸（药物组成）白蔻仁3两，川厚朴4两，制甘遂2两，红芽大戟2两，白芥子4两。（主治）颈项、胸胁、背、腰、筋骨牵引钩痛，流走不定，手足冷木，气脉不通，痰涎在胸膈上。喉中结气似若梅核，时有时无，冲喉闷绝，又遍身或起筋块如瘤如粟，皮色不变，不疼不痛，但觉酸麻，或自溃串烂，流水如涎，经年不愈，有若管漏；又治瘰疬、鱼口、便毒、贴骨、一切阴疽。（制法）上药各为细末，炼蜜为丸，如梧桐子大。（用法用量）每服3分，淡姜汤送下。

【小结】

肩后生疽，发汗透表不及邪即入里，如果出现以下两种情况，应作相应处置：1. 火毒蕴滞肿块色红灼热，根脚收束，上有粟粒样脓头，疮面腐烂，流脓黄稠；发热，口渴，便秘，尿赤；舌红，苔黄，脉弦数。辨证分析：外感风温、湿热毒邪，内有脏腑蕴毒，邪毒蕴结于肌表，以致营卫不和，经络阻塞，气血凝滞，故肿胀疼痛；热毒炽盛，故色红而灼热，发热；热胜肉腐，故疮面腐烂，脓出黄稠；口渴、便秘、尿赤、苔黄、脉弦数皆为热毒内盛之象。治法：清热利湿，和营托毒。方药：仙方活命饮加减。便秘者，加生大黄、枳实泻热通腑。2. 气虚毒滞肿势平塌，根脚散漫，化脓迟缓，皮色赤暗不泽，脓水稀少，腐肉难脱，疮口成空壳，闷胀疼痛；伴畏寒，高热，精神萎靡，面色少华，口渴喜饮，小便频数；舌质淡红，苔白腻，脉数无力。辨证分析：气血虚弱，气虚无力托毒，毒邪留滞，故疮形平塌；血虚无以化脓，故腐肉难脱；热毒留滞不解，故仍畏寒、发热、口渴喜饮；气血亏虚，机体失养，故精神萎靡，面色少华；舌淡红、苔白、脉数无力为气虚之象。治法：扶正托毒。方药：托里消毒散加减。诊断必须明确，两法不可错用，否则会误治。

【原文】

○南寺头杨姓一中年者，腿折纹缝阴疽一证，初小渐大，形长如蛤，无红少热，坚硬不疼，时常恶寒，月余之久，色渐变紫，形体羸衰。屡经他医，数投热下清解凉消等剂终未获效，神气愈败，饮食渐减。约余施治，以阳和解凝汤，内加木香、苍术、独活，连服二剂，色转红活，渐觉疼热，精神略增，复用温和汤洗之法，即溻肿汤加麻黄、茴香、苏叶，敷以皂角妙贴散，加肉桂、麻黄、干姜、南星，渐次成脓，开刺以紫霞膏加肉桂、乳香，去腐将尽，复用生肌散，加人参面上愈。

注论

斯患初发，总乎纯阴挟郁之象，故而坚肿隐胀，久累缠绵，数经他医，滥投清解克伐之剂，致使气血暗损，食少神衰，险有危亡之咎，不识证情，误投妄治，不以生命为意，天理何忍。

王洪绪阳和解凝汤，用治阴疽，实为妙尽情通之道。观古多医遗著等书，未有同其理者，后贤施法，宜当择善而宗，不但患者得生幸甚，为医名德两全，犹更幸甚耶。

【参阅】

王维德字洪绪，乾隆时人，著《外科证①治全生》

【阐释】

中年患者腿折纹缝阴疽一证，无红少热，坚硬不疼，时常恶寒月余，色渐变紫，形体羸衰。曾经他医数投热下清解凉消等剂未获效，神气愈败，饮食渐减。何景才接诊以阳和解凝汤（加木香、苍术、独活）连服二剂，疮面即转红活，有疼热感，神见爽。再用溻肿汤加麻黄、茴香、苏叶汤洗，外敷皂角妙贴散（加肉桂、麻黄、干姜、南星），脓渐成，开刺，外敷紫霞膏（加肉桂、乳香），去腐将尽，外用生肌散加人参面敛愈。此例误投清解克伐之剂使气血暗损，险成危症。幸得何景才用王洪绪阳和解凝汤救治，使患者得愈，亦为后贤施法治阴疽留下宝贵经验。

【校勘】

①原为"症"，应为"证"。

【选注】

笔者注：《外科证治全生集》，又名《外科全生集》，1卷，刊于乾隆五年（1740）。王维德整理祖传秘术及生平经验而成《外科全生集》。此书后经清末马培之重新分卷并作评注，以前集三卷、后集三卷流行。此书先总述痈疽病因、证候、诊法并列症29种。按人体上、中、下三部分论外科病证治疗，并兼以内、妇、儿各科病症治疗经验，计外科效方75首，杂病验方48首。另介绍200余种外科常用药之性能及其他炮制，复附有作者治验之案，甚便于临床施用。

《外科证治全生集》：阳和汤（组成）熟地一两（30～40克）肉桂一钱，去皮，研粉（3～5克）麻黄五分（2～3克）鹿角胶三钱（10～15克）白芥子二钱（6～10克）姜炭五分（2～3克）生甘草一钱（3～5克）。（用法）以上七味共为细末，开水送服一钱（3克），日二次。临床效果胜过水煎服。（用法）水煎服。（方歌）阳和汤法解寒凝，贴骨流注鹤膝风，熟地鹿胶姜炭桂，麻黄白芥甘草从。（功用）温阳补血，化痰通络。（主治）阴疽。漫肿无头，皮色不变，酸痛无热，口中不渴，舌淡苔白，脉沉细或细迟者。

【小结】

阴疽多由素体阳虚，营血不足，寒凝湿滞，痹阻于肌肉、筋骨、血脉所致，故局部或全身见一系列虚寒表现。治宜温阳补血，化痰通络。阳和解凝汤（即阳和汤）重用熟地，滋补阴血，填精益髓；配以血肉有情之鹿角胶，补肾助阳，益精养血，两者合用，温阳养血，以治其本，共为君药。少佐于麻黄，宣通经络，与诸温和药配合，可以开腠理，散寒结，引阳气由里达表，通行周身。甘草生用为使，解毒而调诸药。综观全方，补血与温阳并用，化痰与通络相伍，益精气，扶阳气，化寒凝，通经络，温阳补血以治本，化痰通络以治标。用于阴疽，犹如阳光普照，阴霾自散，故称“阳和”。

【原文】

○芦庄同理公事友杨子荣，项患之证。肿硬漫延，旁坚胀闷，不疼少热，皮色如常，纯阴之象，显而已见，治投阳和解凝汤减鹿角胶，避其物假价昂。加鹿角霜、当归、荆防、白芷、皂刺，连服二三剂后，微觉宽缓，外用溻肿汤加麻黄、防风、菖蒲、艾叶汤洗，渐消而愈。

注论

观斯以上之患，形色实属纯阴，故而色常坚胀，其因总乎寒邪逆于肉脉筋骨之分，闭塞腠理，气血不得流行，故有肿坚木胀无红少热之象。治投阳和解凝之剂，其功之效，类乎春深日暖，寒冷自解，天气温和，冻凝渐化之理也。

王洪绪阳和解凝汤之性，麻黄得熟地而不发，熟地得麻黄而不滞，继类奏功，真为千古确定卫生之宝法也。

【阐释】

颈部生肿硬漫延纯阴之证，患处及周围硬胀，不疼少热，皮色如常。是由于寒邪逆于肉脉筋骨之分，闭塞腠理，气血流行艰涩之故，治投阳和解凝汤减鹿角胶（鹿角霜代，避其物假价昂），加当归、荆防、白芷、皂刺，连服二三剂后，病减身宽。外用溻肿汤（加麻黄、防风、菖蒲、艾叶）汤洗，肿渐消而愈。阳和解凝汤之麻黄得熟地而不发，熟地得麻黄而不滞，是为绝配。

【选注】

笔者注①：鹿角霜。鹿角霜为鹿角熬胶后的残渣，温补之力小于鹿角和鹿角胶。可用于脾胃虚寒，食少便溏等证。也有时作为鹿角或鹿角胶的代用品，但用量需比两药大些，一般为二、三钱，特殊需要时也可用到七至八钱。

笔者注②：腠理是中医解剖学名词，泛指皮肤、肌肉、脏腑的纹理及皮肤、肌肉间隙交接处的结缔组织。《素问·疟论》说："故风无常府，卫气之所发，必开其腠理，邪气之所合，则其府也。"腠，又称肌腠，即肌肉的纹理，或肌纤维间的空隙；理，皮肤纹理，即皮肤上的缝隙。唐代王冰注："腠，为津液渗泄之所；理，谓文理逢会之中。""腠理，皆谓皮空及纹理也。"因而可以认为，肌肉和皮肤的间隙相互沟通，共称为腠理。腠理，是渗泄体液、流通气血的门户，有抗御外邪内侵的功能。腠理与三焦相通，三焦通行的元气和津液，外流入于腠理，以濡养肌肤，并保持人体内外气液的不断交流。《素问·阴阳应象大论》说："清阳发腠理"。张仲景《金匮要略·脏腑经络先后病脉证》说："腠者，是三焦通会元真之处，为血气所注；理者，是皮肤脏腑之文理也。"腠理的疏密影响着汗孔的开合和汗液的排泄。在正常情况下，卫气充盈于腠理之中，控制和调节腠理之开合。正如《灵枢·本脏》所说："卫气者，所以温分肉，充皮肤，肥腠理，司开合者也。"若腠理紧密则汗孔多闭，故体表无汗；若腠理疏松则汗孔多开，故体表有汗。所以，腠理的疏密直接影响到汗液的多少，调节人体的津液代谢和体温的高低。在病理情况下，若腠理开，则令汗出，可致伤津脱液。如《灵枢·决气》说："津脱者，腠理开，汗大泄"，《素问·举痛论》也说："寒则腠理闭……炅则腠理开，荣卫通，汗大泄，故气泄。"所以腠理有时又被视为汗孔。腠理是外邪入侵人体的门户。腠理致密可提高人体抗病能力，防止外邪入侵。若腠理疏松或腠理不固，则风寒外邪易于侵袭人体，发作感冒等病证；腠理闭郁，则毛窍闭塞，肺气不宣，卫气不得外达，在表的风寒之邪难出，可引发恶寒发热、无汗等症。

【小结】

纯阴之症，故有肿坚木胀无红少热之象，这是阴疽诊断的要点。究其病因系寒邪逆于肉脉筋骨之分，闭塞腠理，气血不得流行之故。之所以投阳和解凝之剂，其功类乎春暖寒冷自解之理。何景才此例中用鹿角霜代鹿角胶，不仅避其物假价昂，也可有效地扩大药源，为子孙后代造福。

【原文】

○大厂顺兴王姓一女，腿膝隐肿，皮色不变，夜疼更甚，附冷拘紧，饮食不思，其患之象与鹤膝风、缓疽相类。治投以阳和解凝汤减鹿角胶加荆防、柴胡、羌活、牛膝、苏叶，服见重汗。外用蒜灸之法，汤以活血散凝之药，渐消。复用疮科流气饮减桔梗、槟榔、白芷，加乳香、没药，连服而愈。

注论

以上之效，总在阳和解凝之法。下部之患，初肿漫延，皮色不变，虽系微热疼甚，总亦虚阴兼之时邪之令搏引之因，阳和之剂继之流气等法，行凝解消，实称永载不改妙用之法也。

【阐释】

腿膝隐肿，皮色不变，夜疼更甚，身冷、拘紧、纳呆，症状与鹤膝风缓疽相似，此乃虚阴兼之时邪共同致病。何景才以阳和解凝汤减鹿角胶（阴虚有火者不宜用，因其性热复腻滞难化）加荆防、柴胡、羌活、牛膝、苏叶，可一直服用到有大汗出时，同时外用蒜灸、活血散凝药外洗，再用疮科流气饮加减行凝解消，临床遇此类疮患此法必效。

【选注】

笔者注①：隔蒜灸，又称蒜钱灸。本法首载于晋·《肘后备急方》。而隔蒜灸一名，则最见于宋陈自明的《外科精要》。古人主要用于治疗痈疽，宋代医家陈言在所撰《三因极一病证方论》卷十四中有较详细的论述：痈疽初觉"肿痛，先以湿纸复其上，其纸先干处即是结痈头也……大蒜切成片，安其送上，用大艾炷灸其三壮，即换一蒜，痛者灸至不痛，不痛者灸至痛时方住。"该书还提到另一种隔蒜灸法，即隔蒜泥饼灸："若十数作一处者，即用大蒜研成膏作薄饼铺头上，聚艾于饼上灸之"。在明·《类经图翼》中又作进一步的发挥："设或疮头开大，则以紫皮大蒜十余头，淡豆豉半合，乳香二钱，同捣成膏，照毒大小拍成薄饼，置毒上铺艾灸之"，发展成隔蒜药饼灸法。现代在灸治方法上基本上沿袭古代，有医者将其发展为铺灸；在治疗范围上则有所扩大，如用以治疗肺结核及疣等皮肤病证。

　　《医宗金鉴》卷四（摘）：疮科流气饮（组成）人参、厚朴（姜制）、桔梗、防风、紫苏、黄芪（盐水炒）、枳壳（麸炒）、当归、白芍（酒炒）、肉桂、乌药、甘草各 3 克，川芎、南木香、白芷、槟榔各 2 克，生姜 1 片。（用法）用水 400 毫升，煎至 320 毫升，温服。（功用）行气解郁，祛湿化痰。（主治）七情郁结，湿痰凝滞肌肉，发于脊背，致成痰注发，形如布袋，或如冬瓜，按之木硬，微觉疼痛，不热不红，皮色如常。

　　笔者注②：鹤膝风一名游膝风，一名鼓捶风，痢后得者为痢风。单生者轻，双生者最重。因循日久，膝肿粗大，上下股胫枯细。由足三阴经虚，风、寒、湿邪乘虚而入为是病也。膝内隐痛寒胜也，筋急而挛风胜也，筋缓无力湿胜也。初肿如绵，皮色不变，亦无焮热，疼痛日增，无论单双，俱宜服五积散汗之。

　　缓疽一症由外寒深袭，血瘀凝滞而成。生于两膝上，或生于膝两旁，肿硬如馒，木痛日增，其色紫黯，积日不溃，证之情形，与下石疽相似，惟多焮热，肿久则腐烂肌肉、皮肤。初服当归拈痛汤，以宣通湿热，次按中石疽治法，内宜温补，外宜灸法。虚甚者十全大补汤相兼治之。

【小结】

　　初肿漫延，皮色不变，微热、疼甚为诊断此类虚阴之邪的要点。用阳和解凝汤、疮科流气饮即可行凝肿消。

【原文】

〇又王姓一稚子，膝盖之患，隐肿色常，疼甚兼热，类乎前证。治投以前之法，应证渐消。服药之次，泄下红黄秽汁，后换四物汤加乳香、没药、牛膝、陈皮、续断、肉桂、苍术、甘草，全瘥。

注论

前后二证，形类相仿，用法无远，其效并同，虽然皆属纯阴兼邪之患，用法之际俱然表邪未过，故得皆验。二证虽同，治时一证，稍有迟缓，未便并能奏效。大概医此邪阴之患者，宜早不宜迟，早施者邪未内搏，肉脉无伤。迟者反此，多有不效，而致溃后败坏，勿可不慎也。

【阐释】

孩童患膝盖隐肿，色常、疼甚、兼热，类乎纯阴兼邪之前证，遂投前证之法，服药后泄下红黄秽汁，症见轻，换四物汤加乳没、牛膝、陈皮、续断、肉桂、苍术、甘草而愈。前后二证，虽然同属纯阴兼邪之患，均在表邪未过时施治，故皆验。治疗此类邪阴症，宜早不宜迟。因早治邪未入内，无伤肉脉。迟者则易致溃后败坏甚而伤内。可见，迟治与误治大同小异。

【小结】

纯阴兼邪之患，表邪未过时施治是治疗的最佳时机。因早施邪未内搏，无伤肉脉。迟者易致溃后败坏甚而伤内。因此，病患早就诊，医生早确立诊断早施治，病才能早愈。

【原文】

〇北务同族一女妇，股阳疽证，环跳穴下漫肿无头，皮色如常，隐疼内坚，延迟二月之余。屡经他医，多方罔效，渐至疼胀难忍，形神瘦弱。诊视其脉，细而兼数。投以托里定疼汤，加荆防、羌活、苏叶、苍术、麻黄、银花，连服之次，患处高突，势类内成之状，即以扁针开刺，泄出异脓，污汁甚多，恶臭难近。复投四君子汤，加芍、地、芪、桂、故纸、山药、五味子、砂仁，脓水仍稀，改方以归芍地黄汤加参、芪、川芎、杜仲、牛膝、甘草，调理月余，渐至溃孔轻浅，精神增加，饮食如常，行止无妨，止于患孔终难收敛，原患之周旁起硬肉，屡投收敛之药罔效。终系缠绵不愈，复用当归、白芍、独活、防风、艾叶、紫荆皮、透骨草、麻黄、甘草，共为粗末，盛布袋中，水喷湿润，盖贴患处，以热器（热水袋、电热器、电吹风均可）每日烘熨，未至数日，硬埂遂消，孔敛而得痊愈。

注论

纯阴附骨之患，溃后多生异变，致归败坏之候。斯疾虽属危而更顺，不意将愈，旁起硬梗，屡投多法罔效。试以袋熨温热之药，速得捷验。详此阴疽溃后生此坚埂之理，总属荣卫虚怯，寒阴易于结凝，故而投以温热之法，即获速敛。理或有别，药岂应效，再逢是患，勿失其法。

【阐释】

股阳疽证，漫肿无头，皮色如常，隐疼内坚二月余。他医经治未效，疼胀难忍，形神差。何景才诊其脉，细而兼数（阴亏虚热之证），投以托里定疼汤加味，似脓已成，遂以扁针开刺，泄出脓污，多且恶臭。复投四君子汤加味后脓仍稀，再用归芍地黄汤加味调理月余，局部疮患及全身症状均缓解，仅在原患周旁起硬肉（肉芽）难以收敛。复用当归、白芍、独活、防风、艾叶、紫荆皮、透骨草、麻黄、甘草，共为粗末，盛于布袋中喷湿盖患处，以热器每日烘熨，不几天肉芽（硬肉）消解孔敛疮愈。

【选注】

《证治准绳·疡医》卷之四：股阳疽《灵枢》云：发于股阳，名曰股阳疽，其状不甚变色，痈肿内薄于骨，不急治，三十日死矣。或问：腿外侧胯下，五六寸生疽何如？曰：此名伏兔发，寒热大作，疼痛彻心，肿无头是也，属足阳明胃经。先贤谓不治之证，早觉早治为上，急隔蒜灸，灸而疱起者可治，无疱者难治。

《医宗金鉴》外科卷下：股阳疽、环跳疽（方歌）股阳疽生股外侧，内搏于骨不变色，环跳疽肿腿难伸，俱由风湿寒凝结。（注）股阳疽生于股外侧，胯尖之后，其毒内搏骨节，脓深至骨，故漫肿不变色也。环跳疽生胯骨节间之环跳穴，所以腰难屈伸，漫肿隐痛也。此二证皆由风、湿、寒凝结而成。属足少阳胆经。初起宜服黄狗下颏方，更刺委中穴出黑血，其腿即能转动。若漫肿大痛者，俱宜服内托黄芪汤；痛而筋挛者，万灵丹汗之；痛止换服神应养真丹。遍身走注作痛，两脚面胖肿者，亦服万灵丹汗之；痛止则宜服大防风汤倍加参、术、归、芪等药宜消之。若时时跳痛将溃，宜托里透脓汤服之；溃后脓清稀者，宜十全大补汤加牛膝，外以豆豉饼灸之。疮口紫陷者，十全大补汤加附子服之，外换附子饼灸之。食少者，胃弱也，诸虚皆禀于脾胃，宜香砂六君子汤减去砂仁加当归服之。俟胃口强盛，仍服十全大补汤。溃而反痛者，气血虚也，治宜峻补。始终外治法，俱按痈疽肿疡、溃疡门。但环跳疽溃破，多成踵疾。

【小结】

现代中医临床认为：无头疽系指骨与关节的化脓性疾病，包括附骨疽和环跳疽。其主要特征是：漫肿色白，疼痛彻骨，难消，难溃，难敛，并能形成瘘管。附骨疽湿热邪滞证，治宜清热利湿、化瘀通络，方用仙方活命饮合五神汤加减；热毒炽盛证，治宜清热利湿、和营托毒，方用黄连解毒汤合五神汤加减；脓毒留恋证，治宜调补气血、解毒化湿，方用托里消毒散。环跳疽湿热下注证，治宜清热利湿、和营解毒，方用五神汤加味；气虚血滞证，治宜益气活血，方用补阳还五汤加味。外治除按一般阳证疮疡处理外，应注意防止病理性骨折以及小窦道、死骨的处理，并配合抗生素、支持疗法进行治疗。本例股阳疽系纯阴附骨之患，溃后虽未异变，但旁起硬梗难以敛口，经用袋熨温热之药而捷验。此种难愈之肉芽是因荣卫虚怯，寒阴结凝，故而投以温热之法才可获敛。

【原文】

外科明隐集医案录汇卷下

肿毒汇案 （十八则）

　　按，治疡科之法，证由外因而现者，初治概以发汗散表为要。前册疔毒、时毒邪毒、阴疽三患，俱关外因为患之由，其次附骨疽并此以下肿毒咽证，湿浸四门，亦多关有外因拘染为由者，医若临患，但当察其形状，可知确理。凡兼外因成患，证势必然促发暴现，或多附冷身紧无汗；或多唇青面透寒色；或多气粗面紫兼暗。若施发汗散表之法，即或不能立时消愈，亦必移深居浅，转重为轻。其次再寻内情之理，治之方为得①当。其下阴虚顽败末三门，决无干于外因之理者，医当以意辨理施治可也。

　　【阐释】

　　疮疡初治概以发汗散表为要。而疔毒、时毒邪毒、阴疽三患，均有外因参与致病。肿毒咽证，湿浸等症常因外因作用于内因发病。疮疡发病的规律是：凡兼外因者病势常促发暴现，并常常有发冷身紧无汗、唇青色寒、气粗面暗等全身症状。即使发汗散表也不一定立时缓解，也有可能移深居浅，转重为轻。总之，对于病因是内因、外因、内外因相染应诊断清楚，才可能标本兼治尽快康复。

　　【校勘】

　　①原为"的"，应为"得"。

　　【小结】

　　《内经》以"汗之则疮已"立论，用解表法治疗疮疡初期为原则。即使发汗散表不一定病情立时缓解，也有可能移深居浅，转重为轻。疮疡的诊断与治疗应注意病因与病程，对于病因是内因、外因、内外因相染应诊断清楚，才可能标本兼治使病情速安。

【原文】

○陈辛庄陈殿宏，二阴之间，屏翳穴生疽。约余诊视，其患坚肿延漫色紫兼青，隐胀闷疼，恶寒拘紧。治投荆防败毒散加乳、没、青皮、木香，服后肿处微高，表邪全解，复投清托解毒之剂。余忖其患原情，总由素禀气弱，偶感外因邪厉之灾，拘引肝肾之毒，内外相兼为患，况且穴地致险，理应肿溃迟缓，或可渐愈。伊性素急，不明医理，恐致迟愈，转请他医，投以清降之剂不效。又用热下之药，兼以针刺咽喉，令流多血，服刺之后，暴泄三四次，即时患毒高突倏忽促溃，绿水秽污，约有盆许，臭而兼腥，立时昏迷，阖家惶恐，他医不辞而去。即又延余复视诊其六脉，迟微而短，自汗亡阳，肢体厥逆，昏危三四次矣。问其证势，已然语音微渺，止摇手矣，视其患孔圆陷，深窟有如蝼蝈所蛀之窝者状，神气衰怯，命将须臾。余急以四逆汤中加吴茱萸、肉桂、熟地、枸杞、杜仲、白术，服后汗止肢温，精神聊安，连服二剂改以十补汤加滋养命肾之药，屡投缓效。外上生肌等药，加参桂，盖以玉红膏，伺孔浅复加龟板发灰，渐敛缓愈。

注论

参忖斯疾，神昏气短，大汗肢厥，脉沉短小，亡阳之象已确。四逆加补之剂，急施莫误。勿可以附子健悍之性为嫌，而误阳败将弃之命耶。张景岳曰，今之用附子者，必待势不可为，不得已然后用之不知回阳之功，当于阳气将去之际，渐用以望挽回，若以阳竭①之后，虽再想用，其时已是死灰不能复燃矣。又《明医杂著》云，气虚用四君子汤为主，血虚用四物汤为主，气血两虚之甚，俱宜加熟附子，盖四君四物，性皆和平，宽缓须得附子健悍燥②速之性行之，方能成功。附子虽是热毒，本不可轻用，但遇阳虚真确，虽系暑月，亦可用也。今视其疾，正在暑月炎夏之时，而用以上之剂，立获奇功。参忖古人之意，总以虚实为定论，不以四季为分别也。

余在初观斯疾之际，证之情象，势虽成形，气血犹能敌邪，安危反掌之际，偶经他医投以峻降之剂，真气被其克伐，毒邪乘虚致伤荣卫，而致溃泄绿污，深伤肝肾，致使患者几乎枉陷。为庸医者，心面全无愧乎。

【参阅】

张景岳著《景岳全书》王纶字汝吉号节斋著《明医杂著》《本草集要》

【阐释】

屏翳穴（即会阴穴）位置生疽，患处坚肿延漫、色紫兼青，隐胀闷疼，恶寒拘紧。治投荆防败毒散（加乳、没、青皮、木香），服后表邪解、患肿局限，复投清托解毒之剂。患者为求速愈转请他医，投以清降之剂不效，又用热下之药，兼以针刺咽喉，令流多血、暴泄，患处速溃，秽污排出盆许，臭而兼腥，立时昏迷，他医不辞而去，无奈病人又请何景才接诊，诊其六脉，迟微短，自汗亡阳，肢体厥逆，昏危、语音微渺，神衰命危。急投四逆汤（加吴茱萸、肉桂、熟地、枸杞、杜仲、白术），服后汗止、肢温、神清，此方连服二剂后，改用十补汤加滋养命肾之药，外敷生肌药加参桂，盖以玉红膏，等患处孔浅时复加龟板、发灰而渐敛缓愈。俗语说：效不更方，效不改医。但此患者为求速效，放弃有效的治疗另求他医造成误治，成自汗亡阳之势。四逆加补之剂，急施莫误。如畏附子健悍而弃之则生命难顾。附子虽是热毒，本不可轻用，但用药以虚实为定论，如果遇气血两虚的病患，即便是暑月也应该用。

【校勘】

①原为"结"，应为"竭"。

②原为"躁"，应为"燥"。

【选注】

笔者注：《景岳全书》六十四卷　明代张景岳所著。张介宾（1563～1640），号景岳，字会卿，别号通一子，明代的杰出医学家。祖籍四川绵竹。时迁浙江会稽（今浙江绍兴）。他出生于兼通医药的官僚世家，自幼聪明好学，博览经史百家，其父张寿峰曾先教他读《内经》，十四岁带他进京拜名医金英为师，尽得金传。壮年时投笔从戎，遍历东北各地，后卸职回乡，专攻医学，把广泛的经史、天文、术数、堪舆、律吕、兵法等知识运用到医学之中，很快成为名医，求诊者络绎不绝。张景岳非常重视《内经》，对《素问》、《灵枢》进行了30多年研究，注重在实践中检验和发展医学理论，用将近四十年的精力研究《内经》全部，著《类经》三十二卷，分摄生、阴阳、脏象、脉色、经络、标本、气味、论治、疾病、针刺、运气、会通十二类，颇似现代的中医学基础。他还用图解的形式，对阴阳、五行、运气、经络等学说系统阐发，撰成《类经图翼》十一卷，集自己对《内经》有独特发挥的论文为《类经附翼》四卷。晚年结合个人丰富的临证经验和独到深湛的理论，撰成《景岳全书》六十四卷，载临床各科的理法方药，确是一部较完整的"全书"。晚年复辑短论四十五篇，名《质疑录》，直到 78 岁去世，他为医药学宝库增添了二百余万字的文献。在医学思想上张景岳属温补学派，喜用熟地和温补方药，人称张熟地。

《明医杂著》六卷（明）王纶撰，薛己注。刊于 1549 年。此书系王氏医学杂著。前三卷医论部分，论述内科杂病以及妇产科、眼耳、鼻、齿等病证治。其中也分析了李杲、朱震亨治法及方论。末附元·滑寿《诊家枢要》；卷四风症；卷五小儿诸证及用药法；卷六附方。王氏原撰于 1502 年。流通本为《薛氏医案》本，由薛己另加注按，或附医案，内容颇有发挥。现存多种明刻本。1949 年后有排印本。

《本草集要》王纶编撰，王纶（1453～1510）字汝言，号节斋。远祖居陕西铜川，五代时迁浙江慈溪，出身于明代官宦。王纶幼习儒业，甲辰年（1482）举进士，历任主客员外郎、参政、布政使、都御使等官职。先后编撰《本草集要》、《明医杂著》、《医学问答》、《节斋胎产医案》、《节斋小儿医书》等。《本草集要》的编撰目的是"止取其要者，以便观览"（作者自序）。全书分三部：上部一卷为总论，主要依据《神农本草经》等前人著作，论述本草大意、汤药丸散剂型、方剂配制分量、用药之法等；中部五卷，系"取本草及东垣丹溪诸书，参与考订，删其繁芜，节其要略"（《本草集要·凡例》）而成，载药 545 种；下部两卷，根据药性所治，将药物分为十二门，包括治气、治血、治寒、治热、治痰、治湿、治风、治燥、治疮、治毒、妇人、小儿。每门之中又分成二至四类，如治痰门内分为治热痰虚痰药、治湿痰行痰药、治寒痰风痰药、消克痰积药共四类。这种将药物按性能分门别类，发展了陶弘景的通用药分类法，对临病用药制方，确能起到易于检寻的作用。现存四种明刻本。

【小结】

俗语说：效不更方，效不改医。此乃经验之谈，万古不灭之理。但是世上的人，往往不能依理行事。这山望着那山高，总想有病要看最好的医生，享受最好的医疗服务，殊不知最好的医疗应该是最有效的治疗，并非是最大牌的医院和医生。尤其不能给自己的病倒计时，要求给予自己不切实际的病程或治疗方法方药，这样极容易落入庸医之手。此例患者为求速效，放弃有效的治疗另求他医造成误治，成自汗亡阳之势，幸得何景才速用四逆加补之剂，救治于危难，也为吾等后医留下经典案例。

【原文】

○北务刘姓一少妇，肿毒之患，产后败血流瘀，积滞于小腿肚，肿硬疼苦二十余日，延及足跗，肿疼难移，前经他医，屡投清消之剂，愈甚。余视其患，势在必溃之状，投以当归（炙）、蛇退、鹿角霜、白芷、川芎、黄芪、皂刺、山甲（煅）、乳牛牙，排托之剂，加牛膝、红花，肿处涂以玉龙膏、冲和膏，二三日后，腹①泄数次，其疼立止，肿处敷药者全消，惟有足面无涂药处未消。腿肚肤肉，凉如冰冷，复投疮科流气饮，减桔梗、槟榔、木香，加红花、草②薢、鹿角霜，外用烫洗活瘀等法，仍敷前药，余肿渐消而愈。

注论

忖思其患，气虚下元作肿，血积凝滞为疼，投以托里活瘀之剂，未溃而反消者，其理总乎肉脉阳和周行，邪凝滞瘀由内得泄，复兼流气活络之剂，使其表里荣卫舒畅，故致得以消愈。

【阐释】

少妇产后败血流瘀，积滞于小腿肚成肿毒之患。肿硬疼延及足跗20余日。曾经他医屡投清消之剂，愈甚。何景才接诊时肿毒已在必溃之势，经投炙当归、蛇退、鹿角霜等排托之剂，外敷玉龙膏、冲和膏二三日后，腹泻数次后其疼止、肿消（只有足面无涂药处未消），腿肚冰冷。此为邪凝滞瘀由内得泄，但表里荣卫尚欠舒畅，再投疮科流气饮（减桔梗、槟榔、木香，加红花、萆薢、鹿角霜），外用烫洗活瘀并仍敷前药，余肿渐消而愈。此例产后气虚下元作肿，血积凝滞为疼之患，经用托里活瘀之剂，肿毒未溃而反消显然不同于其他同类病患，说明邪凝滞瘀由内而散与由外溃散之理相同，肉脉阳和周行，表里荣卫舒畅，机体自然康复。

【校勘】

①原为"复"，应为"腹"。

②原为"萆"，应为"萆"。

【选注】

笔者注：玉龙膏，原方来自《宋·太平惠民和剂局方》。玉龙膏是生物磁场疗法与中医外治疗法有机的结合，通过生物磁场的阈值效应，矢量效应，滞后效应和层次效应，以及与天然中草药物的协同作用，使之达到治疗淋巴疾病（淋巴结炎，淋巴结肿大，急慢性淋巴结炎，瘰疬，淋巴结核）等症的临床效果。

成分：香附、厚朴、莪术、三棱、当归、生草乌、生川乌、大蒜、白芷、穿山甲、木鳖子、蜣螂、胡黄连、大黄、蓖麻子、乳香、没药、芦荟、血竭、雄黄、肉桂、樟脑、阿魏。玉龙膏的组成药物都是天然草药、从山上刚采集下来、必须在12个小时内加工完毕、这样才能不破坏药材的分子结构、最大限度的发挥药效。我国古代历朝历代，新鲜草药直接入药是名医大家制药的精髓、确保妙手回春、药到病除的法宝，最新医学发现任何药材在脱水的过程中不仅会造成水分流失、同时会造成药性、药力的大量流失、使原有的药效大打折扣，而玉龙膏通过新鲜药材直接入药、免去脱水过程，最大限度的保证了药效，使药材的药性提高几十倍。

冲和膏源自汪机《外科理例》（明嘉靖二年）。……治一切疮肿不甚热。积日不消。紫荆皮（炒五钱）赤芍药（炒二两）独活（去节炒三两）白芷（一两）菖蒲（一两）上为末。葱头煎汤。调搽。

【小结】

少妇产后败血流瘀，积滞于小腿肚成肿毒，硬疼延及足跗20余日。曾经他医屡投清消之剂病情加重；实属误治。何景才接诊时肿毒已在必溃之势，经投炙当归等诸药组成的排托之剂，外敷玉龙膏、冲和膏后腹泻数次，其疼止、肿消，本病例未溃而因腹泻毒消显然不同于其他同类病患，说明邪凝滞瘀由内而散与由外溃散的道理是相通的，只要能给毒邪找到出路，令其走散，身体脏腑即会协调，表里荣卫舒畅，机体自然康健。此例病案对于临床的指导性不言而喻。

【原文】

○何去昌之幼儿，缠腰丹毒之证。微肿紫热，普生白粟，宽延二寸余许，破者凝汁结焦色暗，周腰之半疼苦异常。诸书俱云，周腰已遍即能毙命。治用锋针遍刺余疱，放出毒汁，涂以柏叶散，内服蟾酥丸，以白芷、大黄、龙胆草煎汤送服，宣①解见汗而瘥。

注论

但逢以上缠腰丹毒之患，辄投以上之法敷服，连经数证悉已效验。医门虽云，证无常理，药无常方，此患此方，每施必效，备录原法，以预再用。

【阐释】

幼儿缠腰丹毒一证。患处微肿紫热，长了许多粟状白色疹子，宽延二寸余许，破溃之处流出汁液凝成暗色痂，疼苦异常。治用锋针遍刺余疱，放出毒汁，涂以柏叶散，内服蟾酥丸，以白芷、大黄、龙胆草煎汤送服，汗出毒解而瘥。用以上之法外敷内服，数证悉已效验，很多病例都效果明显，临床治愈。

【校勘】

①原为"宜"，应为"宣"。

【选注】

《外科正宗》卷二（摘录）：蟾酥丸（别名蟾酥解毒丸）（处方）蟾酥6克（酒化）轻粉1.5克，枯矾、寒水石（煅）、铜绿、乳香、没药、胆矾、麝香各3克，雄黄6克，蜗牛21个，朱砂9克。（制法）上药分别研末，称准。先将蜗牛研烂，再同蟾酥和研稠黏，再入各药，共捣极匀，丸如绿豆大。（功能主治）清热解毒，消肿定痛。主热毒内蕴，治患疔疮、发背、脑疽、乳痈、附骨疽、臀腿等疽及一切恶疮。（用法用量）每服3丸，用葱白17厘米，患者自嚼烂，包药在内，用热黄酒50毫升送下，盖被约一小时出汗为效。甚者再进一服。外用制成药条插疮口中，或做药饼贴盖疮口。（禁忌）孕妇忌服。

《外科方外奇方》卷四（摘录）：柏叶散（组成）石柏末4.5克，轻粉3克，雄黄3克，青黛6克，滑石3克，寒水石（煅）6克，银朱4.5克，辰砂15克，铅粉6克，侧柏叶末3克。（用法）共为细末。丝瓜叶汁调涂。（主治）天疱疮。

笔者注：带状疱疹是由水痘—带状疱疹病毒感染引起的一种常见的皮肤病。中医称之为"缠腰龙"、"缠腰火丹"、"蛇串疮"或"蜘蛛疮"。何景才称其为"缠腰丹毒"。此病多因情志不遂，饮食失调，以致脾失健运，湿浊内停，郁而化热，湿热搏结，兼感毒邪而发病。主要的症状就是强烈的疼痛，隋朝巢元方《诸病源候论》将带状疱疹的疼痛形容为"惨痛"。我将此病分为3个阶段：出疹前（也可称之为混沌期），一般是数日至数月不等，患者的痛处不太固定，常指出模糊（混沌）一片，容易误诊为软组织损伤、心肺疾患、消化系统疾患等，到处寻医问药而无果，直至疹出。出疹期，一般在一周至数月不等，此期有相继出现的疱疹和与之相伴的剧烈疼痛，疼痛无休无止，昼轻夜重，疼痛性质难于言表难以忍受。如果疹退痛消可视为治愈。否则会留有后遗症，进入后遗症期，患者常有疼痛、胸闷、局部痒疼等多样化的症状。笔者介绍3个阶段的一些有效方剂和方法。

1. 出疹前期。疹前疼痛治宜清疏肝经风热火毒、和络止痛。方用桑皮饮合柴胡清肝汤加减，药如：桑白皮15至30克，地骨皮12至15克，木通6至9克，葛根9至12克，柴胡6至9克，黄芩12至15克，天冬12至15克，麦冬12至15克，玄参12至15克，甘草3至6克，加入生姜3片，葱头1枚。水煎服，每日1剂。槐花散：将槐花（或槐角、槐米）一味，微炒，研为细末。每次以温黄酒送服9克，每日3次。

2. 出疹期。消炎止疼。治宜清肝火、利湿热、化瘀止痛。方用加味龙胆泻肝汤。取龙胆草、栀子、黄芩、柴胡、板蓝根、生地、丹皮、野菊花、紫花地丁、赤芍、生甘草各10克，蒲公英15克，元胡20克。眼部出现疱疹者加青葙子、谷精草各10克；大便秘结加大黄6克。水煎服，每日1剂。

3. 后遗症期。疼痛、胸闷、睡眠差。①益气化瘀法，适用于心气虚弱体质偏虚者：黄芪15克，丹参15克，党参12克，白术10克，白芍10克，川楝子10克，元胡10克，制乳香10克，没药10克，当归12克，丝瓜络10克，炙甘草6克。水煎服，每日1剂。②通络镇痛法，适用于体质偏强壮伴有血压偏高者：生蒲黄8克，五灵脂12克，元胡12克，川楝子12克，地龙12克，丝瓜络15克，白芍45克，甘草6克。入夜疼痛加剧者加桃仁、红花各12克；刺痛难忍者加乳香、没药各12克；兼胀痛者加郁金、姜黄各12克；明显瘀血者加丹参30克，川芎12克；疼痛影响睡眠者加琥珀末3克（分冲）、酸枣仁15克。水煎服，每日1剂。③行气化瘀法，适用气虚和气滞血瘀者：柴胡12克，赤芍12克，当归15克，丹参15克，元胡15克，红花10克，白术10克，制乳香6克，没药6克，川楝子10克，枳壳8克，炙甘草5克。头痛加川芎10克；气虚加黄芪30克；失眠加柏子仁、远志各10克。水煎服，每日1剂。

　　在急性发作期，笔者使用过针刺、放血、走罐法，效果非常好，简要介绍如下。①挑刺至阳穴，并放血或拔罐停10分钟；②刺血双手蛇眼穴（在拇指背侧，指间关节的中点处），医者先用大拇指、食指搓动患者拇指两侧，使其充血，常规消毒蛇眼穴周围，医者用自己虎口及食指握住患者大拇指，使其指关节屈曲，暴露出蛇眼穴，用消毒过的三棱针点刺此穴，之后通过医者食指的收缩和放松挤出血液并用棉签擦去，一次放血2毫升。双手都做。每日或隔日一次，如果治疗及时，病程可控制在一周左右，最长不超过两周，效果极佳；③艾灸法。在带状疱疹初起时就可以进行，越早越好，先用三棱针在带状疱疹向前发展的头部进行点刺，以刺破表层皮肤为度，这时有血水渗出，渗出多时可用消毒棉签稍稍蘸去，然后用艾条对准针刺部位进行温灸，以皮肤感觉到温热为度，开始艾灸时间要长一些，至少要1小时以上，每天1次，后面可以每次半小时。第一次艾灸后，就会感觉到发病部位有清凉感觉，疼痛减轻，而带状疱疹头部一般不再向前发展了，治疗三天左右，水疱会缩小甚至干枯，有结痂的趋势，这时基本上活动时不再感觉到痛苦了，坚持一周基本痊愈。针刺的作用就是在火毒前行处打开个突破口，使毒火有出处。再使用艾灸的通经活络作用将火毒引发出来，而达到毒邪消散的目的，使疮愈身体康复。我国明代医家李梴在其著作《医学入门》中写道："凡药之不及，针之不到，必须灸之"。无独有偶，古希腊医学之父希波克拉底在"格言"中强调：病，药不可治时用铁治；铁（针刀）不治时用火治；火不治时，该病无法可治。由此可知，艾灸一类的火疗在世界范围内有着广泛的应用，它已深深地植根于中华民族的文化中，应该加以弘扬。

【小结】

缠腰丹毒在现代医学称之为带状疱疹，在人们的日常生活中比较常见，是一种病毒感染所致的急性疼痛性皮肤病。其发病特征为：患处有水疱约绿豆大小，疱膜紧张发亮，中心凹陷呈脐窝状，个个独立，成簇若串珠，呈带状分布，基底部发红，疱群间皮肤正常。伴有刺痛或火辣辣的灼痛。多发于腰腹部，形似一条火红色的龙缠绕于腰间，故俗称"串腰龙"，中医则称之为缠腰火丹。临床还可见发于患者头、颈、胸背及大腿内侧等部位。发疹前常有低热、疲倦、失眠、食欲不振等轻重不一的前驱症状。局部皮肤有灼热和刺痛的感觉，1～2 天后出现皮疹，有时刺痛和皮疹同时发生。若处理不当，患者局部则疼痛不已。发生在面部的病情较重，疼痛剧烈，甚至影响视力和听力，严重的水疱可大如鸡蛋，或有出血点、血痕、坏死。常常影响患者正常的工作及生活，一旦确诊，应及时治疗。治疗原则：抗病毒（中医用清热解毒治法），局部清洁，预防续发感染。现代多采用中西医结合的治疗，该病病程一般在1～2 个月之间，医药费在数千元至万元不等，如果发生在中老年人，该病的后遗症还比较麻烦，迁延期甚至在一年以上。相比之下，何景才所用的中医综合疗法简便易行费用低病程短患者痛苦少，应该推广使用。

【原文】

〇大厂一同族叔，脚拇①趾②证，肿毒木痒紫黯，肤面溃烂，微热不疼。治敷蟾酥锭③面，加白芷、炒军、赤芍、草乌、南星，醋涂余肿之处，立见宽快，瘀紫尽消，毒束患高，疮口上以紫霞膏，兑硇砂、蟾酥，渐次知疼，生脓而愈。

注论

疮疔肿毒，原当分辨，此证来由，似肿毒而不疼热，似疔毒原无粟疱，似是而非，两相兼类之患，每常有之。治投以上束敷之法，偶得速愈，录存记用。

【阐释】

脚拇趾肿毒证，肤面溃烂，木痒紫黯，微热不疼。似肿毒而不疼热，似疔毒原无粟疱，似在两症之间。外敷蟾酥锭面（加白芷、炒军、赤芍、草乌、南星），醋涂余肿之处，局部瘀紫尽消，毒束患高，痒热立减。在溃烂疮口外敷紫霞膏（兑硇砂、蟾酥），渐次知疼，脓成而愈。疮疔肿毒有时临床难以分辨，常见两相兼类之患，用以上束敷之法疗效甚妙。

【校勘】

①原为"母"，应为"拇"。

②原为"指"，应为"趾"。

③原为"定"，应为"锭"。

【选注】

《本草汇言》：醋，解热毒，消痈肿，化一切鱼腥水菜诸积之药也。林氏曰，醋主收，醋得酸味之正也，直入厥阴肝经，散邪敛正，故藏器方治产后血胀、血晕，及一切中恶邪气，率时昏冒者，以大炭火人烫习，内以解米腊沃之，酸气遍室中，血行气通痰下，而神自清矣。凡诸药宜人肝者，须以醋拌炒制，应病如神。又仲景《金匮要略》治黄汗，有黄芪白芍桂枝苦酒汤；谭氏治风痰，有石胆散子，俱用米醋入剂，专取其敛正气，散一切恶水血痰之妙用也。

《本草求真》：米醋，酸主敛，故书多载散瘀解毒，下气消食。且同木香磨服，则治心腹血气诸病：以火淬醋入鼻，则治产后血晕；月合外科药敷，则治瘰结痰癖、疸黄痈肿；暨口漱以治舌疮；面涂以敬损伤积血，及杀鱼肉莱蕈诸毒、至醋既酸（收），又云能散痈肿者，以消则内散，溃则外散，收处即是散处故耳。

《别录》：（醋）消痈肿，散水气，杀邪毒。

【小结】

疮疔肿毒有时临床难以分辨，常见两相兼类之患，敷外蟾酥锭面加味、醋涂余肿之处、溃烂疮口外敷紫霞膏加味之束敷之法疗效肯定。

【原文】

○马各庄杨姓一老妇，小腿肚之证。毒邪相兼，为患紫肿坚暗，漫延䏶①疼，半身尤甚，疮口僵陷，患面腐烂兼坚。治投荆防、乳没、银花、羌活、当归、牛膝、粟壳、肉桂、甘草，服见通汗，外上金蟾散加石膏，䏶疼即止，毒水荡流，紫肿渐消，疮色红活，腐活脓生而愈。

注论

详此肿处，䏶疼牵引半身，总属内因情郁毒滞下部而为是患。察其外形，漫黯溃烂，亦难免不无邪淫兼染。方内荆防、肉桂，岂止解毒之品，临疾辨度，非可专一之定也。疡科虽为小道，遇证亦当辨因。原因之情，仍有独见兼见之分，医治之法，宜当究其兼受各因之理，分格用法，若果不能变通，绝难尽道。近世多有一等浅俗之辈，执一偏方见病皆能应治，病家问是何因，答曰毒火，毒火二字之外，其尚未得闻之乎，便能装模作样，自称先生。

【阐释】

老妇，小腿肚患处紫肿坚暗，疮口僵陷、腐烂、漫延䏶疼牵引半身，系情郁毒滞下部毒邪相兼之证。治投荆防、乳没、银花、羌活、当归、牛膝、粟壳、肉桂、甘草，服见通汗，外敷金蟾散加石膏，肿消疼止，毒水荡流，腐活脓生而愈。本例因情郁毒滞邪淫兼染之证，方内荆防发散疮疹、肉桂散寒止痛、活血通经，是针对病情而设，疡科虽为小科，但所遇病症亦相当复杂，也有独见兼见之分，医治之法如不能变通，绝难应对临床病患。近世多有庸医等浅俗之辈，执一偏方而应万病，以毒火二字应病家八方咨询，堪称中医之败类。

【校勘】

①䏶（xìng），意为肿："凡初觉䏶聚结热，疼痛肿赤，……不可缓也。"《玉篇》肿痛也。《广韵》肿起。

【选注】

《药奁启秘》：金蟾散（处方）干蟾皮不拘多少。（制法）研为末。（功能主治）消肿退毒。（用法用量）银花露同蜜调敷。

笔者注：何景才多次提到疡科为小科，其由来何处？这要从中医临床分科说起。中医十三科是指我国古代医学分科。元代、明代的太医院都把医学分为十三科。元代十三科分为大方脉科、杂医科、小方脉科、风科、产科、眼科、口齿科、咽喉科、正骨科、金疮肿科、针灸科、祝由科、禁科。明太医院的十三科是大方脉、小方脉、妇人、疮疡、针灸、眼、口齿、咽喉、伤寒、接骨、金镞（音促）、按摩、祝由等科。大方脉科是专门治疗成年人的疾病的，相当于现在的内科。相比之下疮疡科就是小科了。

【小结】

毒邪相兼之证的诊断与治疗，要根据单个病例的特点具体分析和遣方用药。疡科虽为小科，但所遇病症未必是小病，且病情亦相当复杂，也有独见兼见之分，医治之法如不能变通，绝难应对临床病患。

【原文】

〇庐庄李松泉颐后毒肿。邪因搏引郁火为患，初肿坚硬如蛤，推不移动，色微紫青，脖难周转，虽无表里相现，证势确属险要。初治投以表汗之剂，连投未获甚效，肿硬依然犹旧，精神仍属健盛，换九龙丹热下之次，始见大效。外以布帛暖护，禁避风寒而消。

注论

九龙热下峻刚，虽是降毒消坚之剂，终属伤气败神，临证施用宜当择辨，形神健盛气象如常，止可暂用，若遇气血虚衰年残神怯之人，咸当禁用。然而亦不可深畏其性猛烈以误证患。庸粗胆大行险，每用也常获效。

【阐释】

外邪引体内郁火成颐（腮帮子）后毒肿。开始肿色微紫青，如蛤大不移动，颈部活动受限，证势险要。初治连投表汗之剂未效，肿硬依旧，精神尚佳，于是换九龙丹热下之次，始见大效。疮患外面用布帛保暖维护、避风寒渐愈。

【选注】

《外科方外奇方》卷二：九龙丹（处方）斑蝥5分（去头足，糯米炒黄），乳香3分，没药3分（去油），雄黄2分，血竭1分，麝香1分5厘，冰片7厘，元胡5厘，元参5厘。（制法）上为极细末。（功能主治）拔毒，生肌，化腐。（用法）掺患处。

【小结】

九龙丹是降毒消坚热下峻烈之剂，临证应看患者体质择用，形神健盛者也只可暂用，气血虚衰老弱神怯者禁用。但对于适应症患者还是应在医生指导下慎重而果断地使用，以达到治疗的目的。

【原文】

○夏垫德顺店主人，项患百脉疽证。连发数枚，大如柑豆，头尖变白则溃微脓，内坚如核，根脚紫晕，疼痒硬胀，扭转艰难，原患未罢，它处又发。屡经他医施以清降之剂，罔效。余以九龙丹热下二三次，外用针刺患顶，泄出稀汁紫血，点以蟾酥锭①面兑雄矾、狼毒、大黄，坚消疼止，紫晕渐退，项颈遂宽而愈。

注论

诸疮疼痒皆属心火，以上之患即此之谓。虽然如此，斯患之象总乎兼邪之理。疼痒紫热系属毒火，坚胀核突扭转绞直，类似邪滞，热降得效，缓而渐愈。其理确定，若止毒火之因，无兼别象，前医投过清降之法必应效愈，岂待热下方始获验。

【阐释】

项患百脉疽证。连发数枚如柑豆大，头尖变白则溃微脓，内坚根脚紫晕，疼痒硬胀颈难转。原发未愈，它处又起，屡投清降之剂无效。何景才视为毒火（疼痒紫热）邪滞，故以九龙丹热下、针刺患顶泄出稀汁紫血，点以蟾酥锭面兑雄矾、狼毒、大黄，坚消、疼止，紫晕渐退遂愈。

【校勘】

①原为"定"，应为"锭"。

【选注】

《外科正宗》卷三：九龙丹（别名）九龙败毒丸（《经验奇方》卷上）。

（处方）儿茶、血竭、乳香、没药、巴豆（不去油）、木香各等分（制法）上药为末，生蜜调成一块，瓷盒盛之，临时旋丸寒豆大。（功能主治）治鱼口、便毒，骑马痈，横痃等初起未溃，及梅毒初起，遍身见有红点，或阳物肿痛破烂者。（用法用量）每服9丸，空腹时用热酒适量送下。大便行四五次，再吃稀粥。肿甚者，间日再用一服自消。

《外科大成》卷二：百脉疽，肿绕颈项，疼痛身热，不食上气咳嗽，其发引耳不可以肿。十五日可刺，见脓者顺，见血者逆。

《刘涓子鬼遗方》：百脉疽，肿起环颈项疼痛，身体大热，不敢动止，不能食，此有大畏恐骇，上气咳嗽，其发引耳，不可以肿，十五日可刺导引，不刺导引见血，八十日必死。

【小结】

百脉疽即指颈部痈，现代医学谓之颈部蜂窝组织炎，治疗可参照外痈治法。此例治验提示：如病因为单纯毒火，投清降之法必效，如兼邪滞则应用热降之法。

【原文】

〇马庄李姓一媳，手指蛇头疔证。闷肿坚疼，开刺微见少脓，凝血无多。上以玉红膏暂止，复发，夜更疼甚，通手麻木，服以麻黄、野菊花、荆防、乳香、当归、银花、生芪、地丁、甘草节，遂次疼止立愈。

注论

大概诸疼之疮，俱关毒盛，其因之细，各有分歧①。施治之理，宜当从类，瘀凝结滞，宜当活血通络；阴虚血燥，宜当滋润培原；寒凝积滞，宜当发汗温经；劳乏虚损，宜当调和荣卫。大约等法，总不远于通发滋润之道，故曰通则不疼之说，乃为古今之确论。

【阐释】

手指蛇头疔证，闷肿坚疼，毒盛则痛甚。开刺微见少脓，凝血无多为瘀凝结滞。外敷玉红膏稍缓，再复发，夜疼甚，通手麻木，此为寒凝积滞，治宜发汗温经，内服麻黄、野菊花、荆防、乳香、当归、银花、生芪、地丁、甘草节汤剂，药后渐次疼止而愈。

【校勘】

①原为"岐"，应为"歧"。

【选注】

《素问吴注·卷二十二》：热甚则痛，热微则痒，疮则热灼之所致也。故火燔肌肉，近则痛，远则痒，灼于火则烂而疮也。心为火，故属焉。

《类经·疾病类·一》：热甚则疮痛，热微则疮痒。心属火，其化热，故疮疡皆属于心也。

【小结】

中医临床认为，痒多属风，而疼痛、疮疡等证常与火热有关。"诸痛痒疮"是多种疼痛而兼疮疡的病证，这些病证主要因邪气阻滞经络，瘀凝结滞气血不通所致，治宜当活血通络；阴虚血燥，宜当滋润培原；寒凝积滞，宜当发汗温经；劳乏虚损，宜当调和荣卫，经络通畅则疼痛自消，从而达到治疗目的。

【原文】

○吴村李敬斋之内室，腕生肿毒一证。又类疔毒之象，初起之情，原系轻患，后因临丧，偶被尸厉殃气礜肿而致患孔熟烂，旁延宽晕，又因他医误用蒜艾灸之，遂次患瘖坚硬，通腕胀肿，牵引疼甚，有时或止。约余诊治，诊其六脉短而沉涩，大概总系血虚毒盛，邪伤脏腑，神脉逆滞之故。肿处涂以蟾酥锭①面，兑雄矾、内服菖蒲、远志、茯神、黄芪、防风、希莶、蚤休、银花、花粉、连翘、野菊、乳香、甘草，服涂之次，疼痛立止，肿消晕退，渐见脓生，换服调理脾胃之剂而愈。

注论

疼引半身，不知疼之所在之情，总因邪毒内攻脏腑，神血两虚之故。治者之法，宜当宁神解毒之剂，定在发而必中，胜如兼补气血之道多矣。

隔蒜灸疮之法，不知当日始兴何医所授，历代之人，你我相传，照本誊录，以为得能，偏遇冒充医者之辈，读见信以为神奇，动则以此巧妙之法见证便试，不知法患应所当否，医者以此杀人，患者被此受害始终两不作声，真是令人笑倒。

【阐释】

腕生肿毒轻证，后因临丧被尸厉殃气相染而致疮溃，并向周边延宽。又误用隔蒜艾灸，致疮胬坚硬、通腕胀肿、疼甚、时发时止。何景才接诊，其六脉短而沉涩，属血虚、气滞、毒盛。肿处外敷蟾酥锭面（兑雄矾），内服菖蒲、远志、茯神、黄芪、防风、希莶、蚤休、银花、花粉、连翘、野菊、乳香、甘草，服涂之后疼痛立止，肿消、脓生，用调理脾胃之剂而愈。此例患者神血两虚而误用隔蒜灸疮之法，造成疮肿蔓延，此证给后人的教训是：治疗方法再好也有适应症，否则老病失治还要添新病。原病来自天灾，新病来自人祸。

【校勘】

①原为"定"，应为"锭"。

【小结】

隔蒜灸：隔蒜灸是用蒜做间隔物而施灸的一种灸法。大蒜辛温喜散，有消肿化结、拔毒止痛之功。隔蒜灸最早见于《肘后备急方》："灸肿令消法，取独头蒜，横截厚一分，按肿头上。上置艾柱，灸至痛者不痛。"主要用于疮疡、肿胀、痈、疽、无名肿毒、肺痨、腹中积块、蛇蝎毒虫所伤。隔蒜灸在临床使用时应选择适应证，对于本例神血两虚之证应慎用或不用隔蒜灸疮之法，以防疮肿蔓延。

【原文】

○大曹庄宋姓一妇者，左腋附后肿毒一患。起发迟缓，漫肿色常，微硬渐疼，屡投补托之剂，兼以外敷等药二十余日，似觉微脓，患者烦于久累，催余开刺，针溃之次，微见脓血，肿疼暂止，三四日后，原患之下，延及前胸，复行红肿焮热，遂又疼甚。忖其原情之理，证虽阴阳相半之候，患者素多残疾，气不胜毒故而起发迟缓。又因开刺太早，原气败泄，毒滞未得冲化荣卫不周，故致复肿礜发，心神烦乱，盘界漫涣，总乎原阴亏乏之理。复投托里定疼汤，加枣仁、菖蒲、远志，托补之次，脓得充熟，复行开出通脓，内空宽陷，量难速效。余悟证治全生贴勒之法，令其重叠布帛，外以硬革通留中孔，使疮口脓行通流，以袋勒束，务要疮内贴合，勿泄原气，脓得外出，过五六日之次，疮内俱已[1]平和，外色鲜润，真气渐盛，饮食屡增而愈。

注论

大凡痈肿之患，以致阴阳相半，或附骨阴疽，开刺之理，总宜待伺脓熟八九，始可开放，万无一[2]失，开放若行太早，真气克毒未尽，毒凝未便全化，多致重复礜发，致使患者复受疼楚，反增迟愈，为医勿可不慎也。

王洪绪曰，余治王姓一媳，溃疡空宽，患孔之外贴膏，中留空孔，以布帛捆绑。人问曰，既以膏贴，何又加以布束？答曰，凡疮属阴者，皮外虽活，内膜终生，开刺伤膜，膜烂则死，所出之脓，仅在皮里膜外，中似空弄，又不能以生肌药放入，故应内服温补滋阴活血之剂，外贴活血温暖之药，加以束捆，使其皮膜相连易于脓尽。而且易于连接生肌之义，以上之法，虽是平常，其理乃情达致尽之道。今施此法，果效甚奇，何其古人真能精于其细者。

【阐释】

左腋附后肿毒，起发迟缓、漫肿色常、微硬渐疼（疮属阴）。屡投补托、外敷等药二十余日，似觉微脓，患者急于速愈催医开刺，微见脓血（开行太早，真气克毒未尽，毒凝未便全化），症见反复，疮患下延及前胸，红肿焮热，疼之更甚。复投托里定疼汤（加枣仁、菖蒲、远志）托补，脓较前成熟，再行开刺，脓腔宽陷难敛。何景才依王洪绪《证治全生》贴勒之法，患孔之外贴膏，中留空孔，以布帛捆绑，使疮内贴合，脓得外出，新生组织易长，一周左右疮已平和，身体康复。

【校勘】

①原为"巳"，应为"已"。

②原为"遗"，应为"一"。

【小结】

本例治验有两点：1. 痈肿切开是有指征的，必待脓熟八九成才行，如开行太早，真气克毒未尽，毒凝未便全化，多致病情反复，使患者复受疼楚，病程迁延；2. 脓腔较大松宽时可用贴勒之法，切口之外贴膏，中留空孔对准切口，并以布帛捆绑（加压），使疮内贴合，既利于排脓又便于愈合。以上两点，作为临床医生必须牢牢掌握。

【原文】

〇本村一杨姓妇者，小指根节毒肿一证。刺出微脓似水，溃孔高突，次肿手背，疼甚难禁，敷药罔效。憎寒附冷似乎毒邪并盛之状，投以荆、防、独、芷、贝、翘、银花、麻黄、花粉、灵仙、甘草节，酒引煎服，以热葱汤催发通汗，立时疼止肿消，效若影响，患敛而瘥。

注论

证象虽非疔毒，又非重患，而现表疼甚，岂可轻忽施法。投以荆、防、独、芷，通散表邪，花粉、银花、贝、翘、甘草，以解内毒，麻黄发里中之表，灵仙使引为导，服后见汗疼止肿消，而获速验。方虽平常，其理确乃合乎通则疼止之义也。

【阐释】

小指根节毒肿，刺出微脓似水，溃孔高突肿连手背，虽非疔毒，但疼甚难禁敷药无效，而且憎寒身冷故应考虑其表邪内毒兼有。投以荆、防、独、芷，通散表邪，花粉、银花、贝、翘、甘草，以解内毒，麻黄发里中之表，灵仙使引为导，酒引煎服，以热葱汤催发通汗，服后见汗疼止肿消，此寻常之方足以证明通则疼止之理。

【小结】

表邪内毒兼有之肿毒。投以荆、防等11味，酒引煎服并以热葱汤催发通汗，可通散表邪，达到见汗疼止肿消的治疗效果。

【原文】

○小厂马姓者一女妇，乳上生疽，大如碗许，坚硬隐胀，推不移动，皮色如常，胸隔塞闷，气不舒畅，胁肋胀满，饮食渐减，脉牢沉涩。总原谋虑郁滞，肝脾两伤之候，延累数月，次渐觉重。治投三棱、莪术、当归、木香、砂仁、白芷、川芎、生地、乳没、贝母、甘草，黄酒煎服三四剂，外贴化核膏，熨以木香饼，渐次效验。后将原服之方为末蜜丸，每用三四钱，终未更方，服之月余痊愈。

注论

初观斯疾，似乎缠绵难愈，终无效期之患，试投以上内服外贴之法，渐次效愈，而获奇验，诚属不意，偶逢之功，原方着录，以备再用。

【阐释】

妇乳生疽，如碗大，坚硬隐胀，推之不移，皮色如常，提示阴症。胸隔塞闷，气郁，胁胀，食减，脉牢沉涩，提示肝郁气滞，肝脾两伤。病程缠绵数月渐重。治投棱、术、归、乳没等软坚散瘀理气化滞之品，黄酒煎服三四剂，外贴化核膏，熨以木香饼，渐效。再将原方为末蜜丸，每服三四钱，终未更方，月余痊愈，效不更方此乃生动案例。

【选注】

《诸病源候论》卷四十：肿而皮强，上如牛领之皮，谓之疽也。足阳明之脉，有从缺盆下于乳者，其脉虚则腠理开，寒气客之，寒搏于血，则血涩不通，故结肿而气又归之，热气洪盛，故成疽也。热久不散，则肉败为脓也。

《外科启玄》：初发即有头曰乳疽。

《校正外科大成》：乳痈、乳疽生于乳房，红肿热痛者为痈，坚硬木痛者为疽。由肝气郁结，胃热壅滞而成也。

笔者注①：木香饼熨法。木香饼组成：生地黄（一两，捣烂）木香（五钱，研末）共和匀，量疮肿大小，作饼贴肿上，以热熨斗间日熨之；坚硬木痛者，每日熨之，即可舒通结滞。

笔者注②：乳疽指乳腺深部化脓性感染，属于阴证。系由于肝气胃热蕴结而成。主要症状为乳房结块，坚硬微痛，皮色不变，肿块渐渐增大，成脓较慢，化脓时有恶寒发热，溃后流出黄色脓液，溃孔较深。痈疽之发于乳房部者，当辨证论治。乳痈偏于阳、实证，乳疽偏于阴、虚证。诊断依据：1. 初起乳房深部结块微痛，皮色不变，压痛不显。2. 一月左右肿块疼痛加重，逐渐增大，全身恶寒发热，周身不适，口干口苦，舌红苔黄，脉弦数。3. 溃后流出黄白脓液，后渐转清稀，脓液亦可从乳头溢出，愈合缓慢。4. 外周血白细胞和中性粒细胞均增高。

鉴别诊断：1. 乳痈：其病变部位较浅，成脓时按之应指，溃脓后愈合较快。2. 乳痨：乳房内结块如梅李，不痛，边界不清，皮肉相连，数月之后肿块渐大，皮色微红，逐渐穿透皮肤，流脓清稀或挟有败絮样物质，形成窦道，长期不愈，多发于肺痨、瘰疬之后。3. 乳癖：乳房内出现形状大小不一的肿块，疼痛与月经周期有关，终不化脓破溃。4. 乳癌：乳房肿块生长迅速，质地坚硬，高低不平，病久皮核相连，疼痛剧烈，溃流血水。

辨证论治：1. 初期：乳房深部结块，皮色不变，肿块较硬，隐隐作痛，压痛不显，或全身微有恶寒发热，舌红苔薄黄，脉弦略数。疏肝清热、通乳散结。瓜蒌牛蒡汤加银花、蚤休等。2. 酿脓期：3～4 周肿块逐渐增大，疼痛加剧，皮肤焮红灼热，按之应指，恶寒发热，口干口苦，便秘溲赤，舌红苔黄，脉弦数。清热解毒排脓。3. 溃脓期：脓肿破溃，先流出黄稠脓液，后转稀薄，或脓液从乳头溢出，或形成乳漏，肿痛渐消；舌红苔黄，脉弦。扶正托毒。

【小结】

乳疽属于阴证，是由于肝郁气滞胃热蕴结而成，现代医学认为是乳腺深部化脓性感染，病程缠绵。本例治验用棱、术、归、乳没等软坚散瘀理气化滞之品、外贴化核膏、木香饼熨患肿，原方为末蜜丸收尾，每服三四钱，终未更方。

【原文】

○东厂刘姓一友之妇，腋下肋处瘰疬之证。联络三四枚，大小不一。八个月余，无红少热，隐胀疼痛，气闷不舒。治投芎、归、香附、柴胡、三棱、莪术、砂仁、木香、陈皮、枳壳、牛蒡、甘草，连服二剂之次，疼止胀消，肿处渗流黄汁甚多，即日得效而愈。

注论

大约肿毒之患，生发腋肋之处者，多由隐郁之情，况且斯疾无红少热，坚硬隐胀，甚则必现色青。故以平肝解郁行消兼佐益阴之剂而获速效，三棱能破气分经之瘀滞，莪术能行血分中之逆郁，木香、砂仁、枳壳、香附皆能荡消内郁，生活中滞，牛蒡散结热，柴胡引少阳，芎归生阴血，甘草和诸味。投方虽系应证，不意获效之速甚。

【阐释】

一妇腋下肋处生瘰疬三四枚，大小不一。患处无红少热，隐胀疼痛，患者气闷不舒八月有余。此处肿毒多与肝郁气滞有关，应平肝解郁行消兼佐益阴，投芎、归等12味，三棱能破气分经之瘀滞，莪术能行血分中之逆郁，木香、砂仁、枳壳、香附荡消内郁、中滞，牛蒡散结热，柴胡引少阳，芎归生阴血，甘草和诸味，连服二剂后，疼止胀消，肿处渗流黄汁甚多，即日得效而愈。

【选注】

笔者注：三棱，气味淡，微有辛意。莪术，味微苦，气微香，亦微有辛意。二者性皆微温，为化瘀血之要药。其行气之力，能治心腹疼痛，胁下胀疼，一切血凝气滞之证。若与参、术、诸药并用，大能开胃进食，调血和血。细忖二药之区别。三棱理血活血化瘀、破血行气，用于血瘀气结，经闭腹痛，症瘕积聚等症，消积止痛，泻胃，用于食积气滞，脘腹胀痛。本品含有挥发油等，有减少血小板数、抑制血小板功能、抑制内外凝血功能，促进纤溶活性等，对血栓形成有抑制作用。莪术理血活血化瘀，破血行气，消积止痛，泻胃，用于气滞血瘀，经闭腹痛，症瘕积聚；饮食不节，脾运失常，食积胀痛，脘腹胀满疼痛；早期宫颈癌，卵巢癌，症见腹中包块坚硬、疼痛，崩漏下血者，肝癌、胃癌、胰腺癌，症见腹胀肝区隐痛者。临床上见身体虚弱不耐攻伐者应减轻三棱、莪术用量。

【小结】

妇人腋下肋处生瘰疬，此处肿毒尤其多发于妇人，常与肝郁气滞有关，应投平肝、解郁、行消兼佐益阴之剂，此方用药精到，尤其三棱、莪术用得极妙。

【原文】

○王必屯王三先生之妇，耳后少阳之际一肿毒证。初发类乎结核，二十余日渐肿斜宽，坚硬若石，皮色如常，疼隐半身，脉沉短涩，情属结郁之患，与上石疽相类。治投四物汤加柴胡、龙胆、三棱、莪术、贝母、乳香、木香、青皮、砂仁、甘草，患处涂以蟾酥锭①面加僵蚕、白芷、皂角、菖蒲、丁香、陈皮，内服二剂，四五日后，患处高纵而现红软，刺放青脓，上生肌散兑参桂面，内脓渐稠，缓次痊愈。

注论

斯患原情，实似久累，难获速效之象。投以内服外敷等法，盖乃郁解阳生，故得验愈。凡治妇女七情内因结郁等患，但是初疼隐胀，皮色不变，若果早施平肝解郁和血散坚之药，即便不能立消，亦必得其速溃，其患若是延期失治，消溃迟缓，久恐变成败证，生斯患者，宜当慎之。

【阐释】

一妇耳后少阳之际生一肿毒，初发似结核，20余日后渐肿斜宽，肿坚硬若石，皮色如常，脉沉短涩（沉涩血瘀，短涩微循环瘀滞，沉短是正虚生慢病），与上石疽相似，由七情内因结郁，以致气血凝滞经络成患。治投四物汤加味、外敷蟾酥锭①面加味，四五日后，患处红软，刺放青脓（说明肿毒偏寒），遂在生肌散兑参桂面外敷，内脓渐稠（转阳），渐愈。

【校勘】

①原为"定"，应为"锭"。

【选注】

《医宗金鉴》外科卷上：上石疽。此疽生于颈项两旁，形如桃李，皮色如常，坚硬如石，〔兴〕痛不热，由肝经郁结，以致气血凝滞经络而成。此证初小渐大，难消难溃，即溃难敛，疲顽之证也。初起气实者，宜服舒肝溃坚汤；气虚者，宜服香贝养荣汤，外用葱白、蜂蜜捣泥敷贴。日久不消者，以阳燧锭每日灸之，以或消、或软、或将溃为度。既溃法同瘰疬。

【小结】

此例病患的正确治疗是在病发20多日后，其原因是疾病初发时诊断不明确，凡见妇女七情内因结郁为患，初疼隐胀，皮色不变，即应早施平肝、解郁、和血散坚之药，即使疮疡不能立消，也会速溃。还好后来内外兼治使郁解阳生，未成败证，反得验愈，庆幸之余，记取教训会受益更多。

【原文】

〇后店王姓一中年，手中指近背之处肿毒一证。初由刺伤为患，延及全背，闷肿坚胀，色紫兼黯，疼连半身，心烦附冷。观其证势，总属毒盛凝滞挟之时邪之象，故有疼甚牵引半身之状。治投荆防、希莶、地丁、柴胡、灵仙、银花、归、地、花粉、乳香、草节发散解毒之剂，加酒煎服，见汗之次，疼痛减半，肿硬聊消，患处之中，渐觉高束，遂现绵溃黑腐，以棱针刺出稀脓，复投托里定疼汤，加黄芪、银花、防风、花粉、甘草，外以潒肿汤加贯众、蜂房、菖蒲、赤芍汤洗之次，疼痛全止。顽腐尽化，毒势虽系减消，止于气弱神虚，手背全已陷坏，改服十补汤加乳香、陈皮调补荣卫，外用生肌之药，盖贴玉红膏，静养缓愈。

注论

吴仪洛曰，疼为毒盛，不疼为邪盛之说，论证之理，千古无改。论治之理，应有格辨，治法若不分明随因施用之理，临疾投方未便果效，按论毒之一字，用法施治辨解有三，治者有清毒散毒托毒之法。既一毒字治何分三，医学不通，岂能分格，施疗之理，若难分明确理，投方何可获验。

肿毒初起，由外因而受者，毒邪居表，患者多现附冷身㾓，投以发汗散表之剂。毒邪自腠理逐散，其毒便解，或可望消。肿毒由内因而作者，情必恶心呕吐，或者烦躁偏渴，二便秘涩。法宜清降峻利，毒从二便泄下，即或不消，亦必移重转轻。初误调治，致成溃疡，毒居患处，气血必虚，疼痒兼作，脓生迟缓，诸证屡增而成险候。法宜托补，脓从气化，毒邪自减，可免变证之忧。三法分施随意，解毒之药兼当并用。余今摘古人汗清托之余意，而将毒分三论，用法辨分专定之理，以免妄误之忽，明者鉴之。

【阐释】

手中指背由刺伤致肿毒，延及手背，肿胀色黯，疼连半身，心烦附冷，呈毒盛凝滞挟邪之状。治投荆防等发散解毒之药（加酒煎服），见汗后疼痛减半，肿略消，患渐高束，现绵溃黑腐，遂以棱针刺出稀脓，复投托里定疼汤（加黄芪、银花、防风、花粉、甘草），外用溻肿汤（加贯众、蜂房、菖蒲、赤芍）洗后，痛止、腐尽、毒势减消。但气弱神虚、手背陷坏，遂改服十补汤（加乳香、陈皮）调补荣卫，外敷生肌药盖贴玉红膏，逐渐康复。

【小结】

此案例治验有二：1. 依吴仪洛论疼为毒盛，不疼为邪盛之说，确定病症为毒盛凝滞挟邪，投荆防等发散解毒之药，使治疗见效。2. 治毒盛者有清毒、散毒、托毒三法，使用不当则难获效。由外因而起之肿毒初起，毒邪居表有身冷恶寒者，用发汗散表之法，其毒便解；肿毒由内因发者，必有恶心呕吐、烦躁偏渴，二便秘涩等症状。用清降峻利之法，二便泄下，毒即消或移重转轻；如为肿初误治，成溃疡者气血必虚，疼痒兼作，脓生迟缓，诸证屡增或成险症，此时必宜托补使脓成，毒邪自减，以杜变证。将毒分三论，是何景才灵活运用古人汗清托之法的创新之举，望后辈临床加以验证和体会。

【原文】

〇东厂一刘姓友，痔漏之证。脱肛肿疼，沥血不休，起立犹难。余投补中益气汤加槐角、郁李仁、防风，服药之次，下血即止，形气聊增，次改四物汤加羌活、郁李仁、银花、石决明、防风、地榆、胡连服后便下多气，疼痛立止。又因神虚不眠，改投归脾汤加决明、银花，暂获安愈。

注论

凡诸痔漏脱肛等证，俱属阳明虚秘，兼之阴分亏乏，久而渐成斯患。医治之法，宜当初以补中益气汤剂提升清气，遂用滋阴、润燥、止痛、解毒、活瘀之法，必可望效。其理乃清气升而浊阴自降，瘀滞解而疼痛立止。通则不疼，以上之理，即此之谓。证虽不能杜其后患，本因虚久之故，现法总属投方应证，而获渐愈也。

【阐释】

痔漏（痔疮）证，脱肛肿疼，便血不止，起立犹难。何景才投补中益气汤（加槐角、郁李仁、防风）提升清气，药后下血即止，症状稍减。改服四物汤（加羌活、郁李仁、银花、石决明、防风、地榆、胡连）滋阴、润燥、止痛、解毒、活瘀，药后便下多气，疼痛立止。患者神虚不眠，用归脾汤（加决明、银花），渐愈。大凡痔疮、脱肛等证，与身体阳明虚秘、阴分亏乏相关，有常见、多发、迁延、时好时坏的特点。治则之理即清气升而浊阴自降，瘀滞解而疼痛立止。但若想除根，病患必须配合医生，养成良好的饮食起居习惯，系统治疗。

【选注】

笔者注：常言道，十人九痔，这句话就说明了痔疮是很常见的肛肠科疾病，痔疮发作的时候不仅痛苦，也很尴尬，常常痛不可言传，只有自己咬紧牙关忍受。笔者治愈的痔疮患者很多，现有几点感触与同行和患者朋友们分享：一是要了解自己和自己所患的病；二是有信心和耐心治疗；三是要配合医生听从医嘱。做到此三点痔疮完全可以用保守的方法治好。还有三点生活习惯中要注意的：

1. 禁食辛辣食物、忌烟戒酒，多吃一些富含纤维的食物，促进肠道蠕动，防止便秘引发的痔疮。其中道理你可以从各种媒介去了解，这里不再展开说，如果这些做不到，治疗成功基本无望。

2. 每天清洗肛门，同时可以采用热水坐浴（用 1∶5000～1∶10000 高锰酸钾溶液或 0.9% 温盐水）的方法，帮助静脉血流循环变得顺畅一些。尤其大便后应及时清洗肛门，为了避开上下班的不便，可以将大便时间定在早上起床后或晚上下班回家后。如果正在发病期间，可在坐浴后使用外用药（九华膏或马应龙痔疮膏），药后即卧床，疗效会更好。

3. 平时不要扛举重物，也不要做可能增加负压的活动。不要坐在地面上，尤其是坐湿土地和石板地极易诱发痔疮，如果想坐在地上休息，可以垫上防潮的垫子或是塑料袋也可以。

我还遇到很多痔疮并有胆结石、胆囊炎的患者，他们在胆囊炎治愈或切除胆囊术后，痔疮也不治而愈。我分析这与胆囊炎性分泌物从直肠排出过程中刺激了肛门内外的痔核有关，所以凡有胆结石、胆囊炎的患者应该抓紧治疗，对你的痔疮治疗会有有帮助。如果痔疮症状很严重，或者说非手术治疗完全无效的情况下，长期的病痛还可能因长期便血造成贫血，或有其他变症的可能。此时就必须要去医院做切除术。

【小结】

此例治验有三点：止血用补中益气汤加槐角、郁李仁、防风，药后下血即止；止疼用四物汤加羌活、郁李仁、银花、石决明、防风、地榆、胡连，药后便下多矢气，疼痛立止；痔疮患者坐卧不宁大多睡眠不好，用归脾汤加石决明、银花。案例提供的思路和原理，但在每个病患个体，病情还有差异，要注意临证之辨证施治，才能把前辈的经验变成自己的方法。

【原文】

〇威武屯王姓者一女，乳疽之证。四五日肿坠，木黯坚硬并胀，内隐似核，皮色不变，不疼不热，附冷恶寒。拟方以荆防、青皮、白芷、香附、木香、银花、芎、归、砂仁、贝母、花粉服之二剂，色紫疼热，高肿胀疼，刺开稀脓甚多，外以桂菽生肌捻上之，肌平而愈。

注论

初观斯疾形色类乎思虑伤脾缠绵之证。投以前方效见捷速，录存方案以备再用。

荆芥能散血中风邪，防风能行血中毒热，疮疔初起，每常并用不缺之剂，表实邪盛加发汗散表之药。里实毒盛加清热解毒之药。其余痰郁气滞，漫肿色常，阴疽已^①成，用虽无功亦无甚害。

【阐释】

乳疽四五日，肿坠、木黯、硬胀，手按患处内似有核（是否有核必须按之才可确诊），皮色不变，不疼不热，附冷恶寒（似思虑伤脾缠绵之阴证）。拟方以荆防（荆芥能散血中风邪，防风能行血中毒热，常用于疮疔初起，表实邪盛加发汗散表之药，里实毒盛加清热解毒之药）、青皮、白芷、香附、木香、银花、芎、归、砂仁、贝母、花粉，服二剂后患处色紫疼热、高肿胀疼，脓已成切开出较多稀脓，外敷桂菱生肌捻引流，疮患逐渐平复痊愈。

【校勘】

①原为"巳"，应为"已"。

【小结】

《校正外科大成》辨分乳痈、乳疽的方法十分简明：乳痈、乳疽生于乳房，红肿热痛者为痈，坚硬木痛者为疽。乳疽由肝气郁结，胃热壅滞而成。此例乳疽表现就比较典型，治疗用荆防等12味散行血中风邪、毒热、清热解毒，舒肝理气、化郁散结，使脓成毒解，切开、引流、外敷药而疮愈。

【原文】

王懿生附案

〇大厂金姓一妇者，乳疾之证。初发促肿，内隐硬块如盅，微现红热，附冷恶寒，脉见沉数而弱。投以荆防败毒散加麻黄、苍术、乳香，服后以葱汤催发通汗，恶寒立退，肿核消之过半。连服次剂兼之外涂皂角妙贴散加菖蒲、白芷，全消而愈。

注论

既然邪因暴患，理应脉见浮紧之候，反得沉数而弱者何也？其情乃因暴邪太盛，真阳之气不能格敌，故而脉沉兼数。脉虽沉数，来去似不分明，而且又不顶指，故不可以内热决之。治投加味荆防败毒散，遂得消愈。其理乃表通邪自散，气充毒自减也。若不明其致细，便以清解之法治之，万难如此之消速矣。

荆防败毒散即人参败毒散去人参加荆芥、防风之方也①。其方治瘟疫之灾，深伤真元，形神衰微之要药。古人立法，但以气色神脉决之，故而汪讱庵论人参败毒散，多加指确之理，惟恐后人因疑改减，以误生命也。吴又可治瘟疫，多用清凉之剂，惟将人参败毒散赞言其妙。治外科加荆防者乃为达表助里，以除沉疴。每用必效，理之奇异，非俗者可知也。（杨景瑞附注）

【参阅】

汪讱庵著《本草医方合编》②；吴又可著《瘟疫论》③

【阐释】

乳疾初发、促肿、内隐硬块如盅，微现红热，附冷恶寒，脉见沉数而弱（沉脉为阴，其病在里，沉数而弱为内有虚热），乃因暴邪太盛，真阳之气不能格敌致内有虚热。投以荆防败毒散加麻黄、苍术、乳香服后以葱汤催发通汗，恶寒立退，肿核半消，此为表通邪自散，气充毒自减之理。外敷皂角妙贴散加菖蒲、白芷，肿消而愈。荆防败毒散治瘟疫，其理在于其重在治表，表通邪自散，可解形神衰微。人参败毒散治外科疾患加荆防者乃为达表助里，以除兼有内虚之沉疴，真乃奇方。

【校勘】

①原为"荆防败毒散即人参败毒散减荆芥、防风之方也"，应为"荆防败毒散即人参败毒散去人参加荆芥、防风之方也"。

②原为"《医方本草合篇》"，应为"《本草医方合编》"。

③原为"《广瘟疫论》"，应为"《瘟疫论》"。

【选注】

作者注：人参败毒散。组成：柴胡9克，前胡9克，川芎6克，枳壳9克，羌活9克，独活6克，茯苓9克，炒桔梗6克，人参6克，甘草5克，生姜2片，薄荷2克。用法：水煎，分2～3次，温服。功效：益气解表，散风祛湿。主治：气虚之人，外感风寒湿证。憎寒壮热，无汗，头项强痛，肢体酸痛，鼻塞声重，咳嗽有痰，胸膈痞满，舌苔白腻，脉浮濡，或浮数而重取无力。方义：本方原为素体气虚、外感风寒湿邪证而设。邪滞肌表，卫阳被遏，经脉不利，故寒热无汗，项强肢痛；素体脾弱气虚，易停湿生痰，加之风寒犯肺，肺气不宣，痰湿阻滞气机，故鼻塞胸闷，咳嗽有痰，苔腻脉浮；脉濡或重取无力，为正虚气弱之象。本证的病机要点在于风寒湿客于肌表经络、痰湿气阻于胸膈肺脾、正虚气弱无力祛邪外出，治宜解表祛风除寒湿，健脾化痰畅气机，益气扶正助祛邪。方中羌活、独活辛温发散，祛一身上下之风寒湿邪，通利关节而止痛，为君药。柴胡辛散解肌退热，川芎行血祛风，助君药解表散邪、宣痹止痛，为臣药。枳壳降气，桔梗开肺，前胡祛痰，茯苓渗湿，合以畅气机而宽胸膈，除痰湿而止咳嗽；更以小量人参益气扶正以助解表，使祛邪不伤正，共为佐药。甘草和中调药，兼助益气；生姜、薄荷发散外邪，也为佐使。全方正邪兼顾、表里兼治，祛邪而不伤正，可使表解里和。效用特点：1.寓补于散，祛邪不伤正。2.内外并调，即祛风散寒除湿以解表，健脾化痰理气以和里。3.解表尤擅散邪退热止痹痛，和里兼能健脾畅肺复升降。临床应用：本方适用于小儿、病后、产后、年老、体弱等外感风寒湿邪者。现代主要用于感冒、流行性感冒、支气管炎、风湿性关节炎、荨麻疹、湿疹、疮疡、痢疾等病。方理：足太阳经脉行一身之表，主束骨而利关节；手太阴肺主宣降，外达皮毛，与大肠相表里；足太阴脾主运化，外通肌腠，与胃相表里。大凡气虚之体多兼停湿蕴痰，易感外邪，外感初发之时多见里外同病，且邪易入里。风寒夹湿外客肌表，营卫郁滞，则见寒热无汗、疮疡隐疹；或风湿滞于经脉关节，则见头身关节疼痛；在里之痰湿气滞，肺失宣降，水道不利，则见咳痰胸满、身肿尿少。若邪陷胃肠，清浊相混，则见腹痛泻利等症。本方具有多种功用，不仅能祛风散邪退寒热、行气和血散痈疮、除湿通络止痹痛，又能宣肺化痰宽胸膈、通畅气机利水湿、健脾升阳止泻，故临床被广泛运用于四季感冒、肌肤疮疡、风毒瘾疹、风湿痹证、痰嗽喘逆、水湿肿满、痢疾初起等病证。此方以"透表和里"为特点,清代医家喻昌曾用本方治时疫初起之痢疾患者,可使陷里之邪退表而解,痢疾得愈,被称为"逆流挽舟"之法,现代则多用于气虚或痰湿之人,感受风寒湿邪之胃肠型感冒者。荆防败毒散即人参败毒散去人参加荆芥、防风之方。主治外科体表感染见疮疖初起,伴寒热、脉浮者。

　　作者注:《本草医方合编》方药著作。清·汪昂撰。刊于1694年。系《本草备要》与《医方集解》的合刊本。各见本条。现存数十种清刻本及多种石印本。

　　作者注:吴又可,名有性,字又可,号淡斋。公元1582～1652年(明万历十年～清顺治九年)明代江苏吴县人。一生从事中医传染病学研究,著有《瘟疫论》一书,阐发了传染病病因学说。《温疫论》共二卷。卷一载论文五十篇,主要阐发温疫之病因、病机、证候、治疗,并从中参论温疫与伤寒的区别。卷二载论文三十篇,着重叙述温疫的各种兼挟证治,还设立了多篇有关温疫的质疑正误及疫疠证治的辨论文章。《温疫论》一书提出了当时对传染病的称呼"疫病"的病因是"非其时而有其气"。《温疫论》认为伤寒等病是由于感受天地之常气而致病,而"疫病"则是"感天地之疫气"致病。《温疫论》将"瘟疫"与其他热性病区别开来,从而使传染病病因突破了前人"六气学说"的束缚。《温疫论》在中国第一次建立了以机体抗病功能不良,感染戾气为发病原因的新论点。《温疫论》指出"戾气"的传染途径是通过空气与接触,由口鼻进入而致病。《温疫论》中还指出戾气有特异性,只有某一特异的戾气才引起相应的传染病。该书还认为疔疮、发背等外科病是由于杂气感染,而不是由于"火"。《温疫论》首次把外科感染疫病与传染病的病因划入同一范畴。《温疫论》也十分重视机体抵抗力的重要性。该书认为:"木气充满,邪不可入",机体抵抗力强,则虽有接触传染的可能,但不大会发病。假如"本气适逢亏欠,呼吸之间,外邪因而乘之",机体抵抗力减低,又受到传染,则可以发病。《温疫论》还提出了传染病的传染途径是"有天受,有传染"。"天受"就是空气传染,"传染"就是接触传染。所以书中注明"凡人口鼻通乎天气","呼吸之间,外邪因而乘之",认为传染病流行形式可以是大流行,也可以是散发的。

【小结】

　　荆防败毒散即人参败毒散去人参、加荆芥、防风形成的又一奇方,治疗外科体表感染如疮疖初起，伴寒热、脉浮者效果奇佳。此案例是兼有内虚的乳疽，使用该方应抓准适应症，才能药到病除。

【原文】

咽喉汇案 (六则)

○东厂刘二先生之妇，暴患喉证致险垂危。右颔微肿，汤水难下，咽则反由鼻孔呛出，喉中不疼，咽紧声哑，附冷身濛，四肢逆冷。治以散寒逐风却邪之药，南星、牛蒡、姜蚕、当归、荆芥穗、防风、薄荷、独活、桔梗、甘草，煎冲姜汁，不得下咽，众皆惊慌。余以葱姜熬汤熏其口鼻，刺少商灸照海穴，喉觉宽缓，后则得咽。以葱姜熬汤催见通汗，连服而瘥。

注论

咽紧声哑，外微作肿，附冷憎寒，多由风邪寒之为患。法重温散，发表见汗，便可得效。王洪绪云，缓病咽喉者非寒，暴患咽喉者非火之论，真为千古之宝鉴也。

【阐释】

暴患喉证致险垂危一妇，右颔微肿，咽紧声哑不疼，汤水难下，咽则由鼻呛出，附冷身濛，四肢逆冷。治以散寒逐风却邪之药，南星、牛蒡、姜蚕、当归、荆芥穗、防风、薄荷、独活、桔梗、甘草，煎冲姜汁难下咽，何景才以王洪绪"暴患咽喉者非火"之论，以用姜熬汤熏其口鼻，刺少商灸照海穴，使喉宽缓得咽。遂以葱姜熬汤催见通汗，连服而瘥。可见，多读古之前贤之书，临床工作中就会受益匪浅。

【校勘】

①原为"荆穗"，应为"荆芥穗"。

【小结】

寒热不清，治疗就无从下手。因此，中医诊断的四诊八纲，就是要通过望闻问切四诊，对患者的病情有个准确的判断。弄清楚患者疾病的阴阳、表里、虚实、寒热，为治疗遣方用药提供依据。缓症多虚多寒，暴症则多实多火，这是一般规律。但在喉症中往往呈现另一种特点，即王洪绪所归纳的：缓病咽喉者非寒，暴患咽喉者非火之论。本例治验就是对这一千古之宝鉴的最好佐证。

【原文】

○庐庄本族一侄女，卒中咽喉之患，形类喉闭之状，内外不肿，面色青黯，痰塞不通，声若拽锯①，气不得出，汤水难下，附冷恶寒。急以棱针刺少商，微见紫血，内以纯姜汤呛漱，喉内似觉微宽。服以干姜、皂角、南星等面，遂时呕出绿涎二三碗许，喉内得宽，气渐舒畅，换服归芍地黄汤加薄荷、桔梗、麦冬、川芎、甘草之剂，次见全疴。

注论

参因辨证，乃医者宜当究求。以上之患不疼不肿，无红少热，附冷咽紧，面青神怯，声若拽锯①，止闻其音不见其痰，实为真气被寒邪所闭，以致痰塞凝滞，上气不通。若不以姜汤辛散之性呛漱，喉关不开，纵②有导痰之法，无所得施。寒痰不得开导，稍有迟误，气愈虚而痰愈盛，咽愈紧而神愈败，虽有仙方，无门可入，止可束手待毙矣。（王懿生识注）

【阐释】

卒中所致咽喉之患，类喉闭之状，虽内外不肿但痰塞不通，声若拽锯，呼吸困难，汤水难下，面色青黯，身冷恶寒。此乃真气被寒邪所闭，痰塞凝滞，急以棱针刺少商，放出少量紫血，并用纯姜汤呛漱，宣通肺气使喉内微宽。再服以干姜、皂角、南星等面开导寒痰，呕出绿涎二三碗许，喉内得宽，气渐舒畅，换服归芍地黄汤加薄荷、桔梗、麦冬、川芎、甘草之剂，养血益气，滋阴清热，巩固疗效，渐次痊愈。

【校勘】

①原为"钜"，应为"锯"。"钜"是巨大的意思，而声若拽锯之"锯"是锯木的工具，这里是指痰塞凝滞时喉部发出的声音似在拽锯。

②原为"总"，应为"纵"。

【小结】

卒中所致咽喉之患的治疗，首当据因辨证，分清寒热阴阳。该症无疼、肿、红、热，身冷咽紧，面青神弱，呼吸不畅但闻其音不见其痰，此为寒邪闭塞真气，痰塞凝滞，非姜汤辛散之品呛漱不能温开喉关。喉内得宽即可开导寒痰，再以养血益气，滋阴清热收功。治疗过程最重要的环节在乎温开喉关，不容迟误，否则咽愈紧而神愈败，气愈虚而痰愈盛，痰愈盛病愈危。

【原文】

〇又本族一稚子，咽喉之证。颐颔闷肿紧硬，喉内左右相继俱肿如李，色灰紫黯，牙咬有声，黏涎时流，恶寒肢厥。治投南星、陈皮、桔梗、防风、羌活、芥穗、僵蚕、薄荷、当归、天麻、白芷、甘草、姜引服，次见汗遂愈。复因冒①犯风寒促肿，形势似前犹重。颐颔坚硬，下唇反垂，痰盛可畏。余思其患，初由正令表实痰盛，乃因表散之后腠理不密，复受外因寒邪，非正令之比，故而较前犹重。复投麻黄、苍术加荆防、独活、薄荷等法，散邪温经之药。服见通汗，肿硬又消，痰涎复止，下颔溃腐一处，上以生肌之药而愈。

注论

思其复犯，外虽坚肿，咽内原患全无干碍，实为腠理不密之由，故而多现外因寒邪之象。施法重于温经散邪，而获效验。大约总以形色情迹辨别，施法可得安愈也。又有婴儿因他证之后，表气虚败感邪令而病咽颐者，必多天吊。痰塞昏愦，面青神衰，即系内虚外邪，阴极现败之象。若系误认为热毒内闭，投以清解消痰凉剂，命遂枉陷。如遇斯疾，法宜补命门培阳气温经固本之法，如熟地、故纸、枸杞、吴萸、参、芪、桂、附、姜、草等药，或可回阳得生，勿可错过。

【阐释】

幼儿咽喉左右相继肿大如李，且腮部皮下颏肿硬，色灰紫黯，口流黏涎，恶寒肢厥。治投南星、陈皮、桔梗、防风、羌活、芥穗、僵蚕、薄荷、当归、天麻、白芷、甘草、姜煎服，汗出遂愈。后因感冒风寒又肿，较前更重，颐颌坚肿，但喉内症状并不重，只是痰盛。此病首发是正常的时令出现表实痰盛，经表散后腠理不密，才复感外寒，由于复感于外邪而非正令所以较前更重。再投麻黄、苍术加荆防、独活、薄荷等温经散邪之药。服后通汗、肿消、痰涎止，下颏溃腐一处外用生肌之药而愈。另有相似的病例：婴儿因他证致表气虚败，又外感邪令致咽颐病者，临床可见患儿抽风、痰塞呼吸不畅，面色青精神不好，此为内虚外邪，阴极现败之象，应该用补命门、培阳气、温经固本之法，如误诊为热毒内闭，误用清解消痰凉剂，恐怕难以回阳而陷入危症之中。

【校勘】

①原为"昌"，应为"冒"。

【小结】

此处讲了两个案例，值得在临床中借鉴：1. 幼儿咽喉肿证，正常的时令出现表实痰盛，经表散后因腠理不密复感外寒，症状较前更重。其因是复感外邪使之多现外因寒邪之象，经温经散邪即可获效。2. 婴儿因他证致表气虚败，又外感邪令致咽颐病者，临床症状可见抽风、痰塞、精神差等，此为内虚外邪阴极现败，必须用补命门、培阳气、温经固本之法回阳救逆，如误诊为热毒内闭，用清解消痰凉剂，就是误治，会使病患陷于危症之中。

【原文】

〇又族侄温昌，患乳蛾①证。喉内生左漫肿紫暗，刺如瓜瓤，表现恶寒。次日观其原刺之处，灰白臭秽，疼痛反增，痰涎不绝，面青神怯，大约斯患实属邪瘟搏于少阴之分，非阳热痰风之象，故而腐溃臭秽甚速。投以归芍地黄汤，加牛蒡、薄荷、桔梗、川芎、麦冬，服次遂觉宽缓，渐则安愈。

【阐释】

喉内左侧生乳蛾（扁桃体炎），漫肿紫暗，刺如瓜穰（已有脓苔），恶寒。次日原刺之处，灰白臭秽（化脓性扁桃体炎），疼痛加重，痰涎不绝，面青神怯，提示邪瘟搏于少阴并非阳热痰风之象，遂投以归芍地黄汤（加牛蒡、薄荷、桔梗、川芎、麦冬）养阴清肺、疏风清热，药后症状减轻，渐愈。

【校勘】

①原为"娥"，应为"蛾"。

【选注】

《症因脉治》卷二：归芍地黄汤（组成）生地、归身、白芍药、枸杞、丹皮、知母、人参、甘草、地骨皮（用法）水煎服。（功用）养血益气，滋阴清热。（主治）血虚咳嗽，盗汗自汗，骨蒸潮热，五心烦热，舌红苔少，脉细数或弦数。（方论）方中生地、当归滋阴养血，人参、甘草补脾益气，白芍、枸杞补肝敛阴，地骨皮、丹皮、知母清热除蒸。

【小结】

乳蛾，中医病名，是婴幼儿的常见病、多发病。系指喉核（即扁桃体）一侧或两侧红肿疼痛，表面可见有黄白色脓点，其状如蚕蛾的病证。故又名蛾子、喉蛾、乳蛾。发病急骤者，相当于今之急性扁桃体炎；发病缓慢者，相当于今之慢性扁桃体炎。本病多由肺胃热壅，火毒熏蒸于咽喉所致；治宜疏风清热，消肿解毒，方用清咽利膈汤加减。另外，气滞痰凝老痰肝火互结，感邪后也可导致本病，治宜清热涤痰，方用黄连温胆汤加减。肝肾阴虚，虚火上炎熏灼咽喉也可致本病，治宜滋阴降火，方用知柏地黄汤加减。本例前为扁桃体炎，局部漫肿紫暗，经刺使病情加重，局部灰白臭秽，此时已是化脓性扁桃体炎，疼痛加重，痰涎不绝，经用归芍地黄汤（加牛蒡、薄荷、桔梗、川芎、麦冬）后症状减轻，渐愈。如果此症开始即用疏风清热，消肿解毒之法（用清咽利膈汤加减），疗效会更好。

【原文】

○赵各庄马连升一幼女，患咽喉证。亦由外因感受之象，咽内偏左色如火烧，灰黯兼燥，内外不见甚肿，痰塞不通，声若拽锯①，腐烂腥臭，神昏多睡，证势危险类似前案之状。投以散风逐邪之剂，罔效。复以治前证之方，服后知疼臭减，神清②渐愈。

注论

究斯咽喉之证，初发不甚疼楚，色现灰黯，附冷拘紧，遂次腐臭。外因搏内，命门火虚无疑矣。治投滋补命肾之剂，证遂得效。再逢此患勿失前法，即是邪瘟为患，投以滋补命肾之法屡获效验。其理之义，大约滋补命门真阴肾水盛旺，而虚火自然归原。真阳正气得以上升，真养正驱邪之法也。

大凡咽喉之灾，内外肿疼红活，神气清楚者为内脏毒火，法宜清表消散之剂为要。若系初发不甚疼肿，憎寒壮③热，神昏多睡，内腐腥秽，脉见浮微甚至④弱细者，多系外因瘟邪搏染之由。初宜清表，遂次滋阴助肾，引火归原，证有悬殊，否则有误。（王懿生附注）

【阐释】

某幼女由感受外因致咽喉证，咽偏左色鲜红，泽黯兼燥，腐烂腥臭，内外肿不显，痰塞，神昏多睡，证势危险。投以散风逐邪之剂无效。改用归芍地黄汤（加牛蒡、薄荷、桔梗、川芎、麦冬），服后症状见轻，知疼臭减，渐愈。此症因感外因而发，并现命门火虚之象。故投滋补命肾之剂即效。为何邪瘟为患，滋补命肾之法能屡获效？其理在于滋补命门真阴使肾水盛旺，虚火自然归原，真阳正气得以上升，驱散邪瘟之力增长，疮疡和病患自然获愈，此即养正驱邪之法。

【校勘】

①原为"钜"，应为"锯"。

②原为"精"，应为"清"。

③原为"状"，应为"壮"。

④原为"致"，应为"至"。

【选注】

笔者注：咽喉之证系内有痰热，外感风火时邪，肺胃不清，风热聚结咽喉所致。应以清咽去火，解毒防腐为治则。用银花解毒汤、加味甘桔汤或麻杏甘石汤等，均有较好的疗效。中药六神丸、解毒丸、银翘解毒丸、紫雪丹及梅花点舌丹等中成药内服，对本病亦有效。临床中也有将中药制成冲剂或口服液者，如板蓝根冲剂、双黄连口服液等，服用方便，效果较好。常用吹药有冰硼散、锡类散、紫雪散、西瓜霜喷剂等，吹撒于扁桃体表面有良效。

【小结】

咽喉之患的诊治有内外之分：如果肿疼红活、精神较佳者常为内脏毒火，治疗以清表消散之剂为主；如果疼肿不重，腐烂腥臭，并伴有憎寒发热，神昏多寐等全身症状，脉浮微甚至弱细，多由外部瘟邪引发，治疗以滋阴助肾、引火归原之法为主。

【原文】

〇梁家庄敖姓一友，印祥其第三幼女受以时疫，患瘟毒咽喉之证。初发微疼不肿，四五日后烦热昏睡，目珠微红，声音若哑，周身血色晕暗。伊家以为隐疹发现，证势似觉反重之状。约余视治，诊其六脉浮乱至数，甚不分明，观其周身血色晕紫隐暗，实乃血脉被瘟毒滞逆，不能运行之故，岂是隐疹发现之形。治投以六味地黄汤去茯苓，重用茯神加芎、归、厚朴、柴胡、菖蒲、远志、大青叶、桔梗、甘草等药，明其心神，滋补真阴，运活血脉之法。服次一夜，神清睡止，周身凝血似觉淡红色润。连服之次，诸恶悉退。咽疼见肿，渐至数日之外，喉内出脓而愈。

注论

天行时瘟闷毒之灾，若中未期岁之幼年，诚为险逆之候，初误清表之法，必致神闷昏睡，周身血色晕滞紫暗，脉短至数不明。按其受患之情，瘟毒为本，咽乃证苗，医者万不可专以喉证施法。其时清托汗降和解之道全难施用，止投以滋阴活血明神之剂，引命火归原。少阴心肾盛旺，血脉得以运行，邪瘟之毒自然消解，性命或可以望挽回。

　　王洪绪曰，缓病咽喉者非寒，暴患咽喉者非火。俗医临患，必将以上之心烦身烧，直认以为毒火，辄投清凉之药，命遭枉陷。岂知证至斯时，乃系闷瘟闭塞于外，内脏火郁不得发腾，而致心烦身烧，岂真实热者乎，明者临证，但当以形色脉理决之为要，勿以自执己见，而误生命也。

【阐释】

　　幼女因染时疫而患瘟毒咽喉之证。微疼不肿，四五日后烦热昏睡、目赤、音哑、周身红晕色暗，以为是患了隐疹（又叫风瘾疹，一种幼儿易发疾病），病势似转重。何景才接诊，六脉浮乱至数（六脉浮而散乱谓之气绝，浮而数为表热，此时脉象是由于瘟毒入气分病势危重），其周身血色晕紫隐暗系血脉被瘟毒滞逆不能运行，并非隐疹，不可用清托、汗降、和解之法，只能用六味地黄汤加减等滋阴活血明神之剂，引火归原，运活血脉，邪瘟之毒自然消解，诸症消散，喉内出脓而愈。

【选注】

　　《白喉全生集》：六味地黄汤（处方）熟地5钱，淮山药8钱（炒），僵蚕1钱5分（姜汁炒），云苓3钱，丹皮（去骨），泽泻（盐水炒）1钱，麦冬（去心）1钱，炙草1钱，桂圆3粒。（功能主治）白喉愈后，阴虚有热者。（用法用量）水煎服。

　　笔者注：六味地黄汤的现代研究与应用表明，六味地黄汤可抑制衰老。经科学研究发现，人胚胎组织肺细胞，在经过六味地黄汤的处理，可多活十二代。一般而言，这种从人胚胎上取得组织经处理而成的培养细胞（叫作原代细胞）不同于传代细胞。这种原代细胞最多传二三代即退化，有的很快就会死亡。由此可见中药名方——六味地黄汤有一定的抗衰老作用。台湾研究人员为了解补肾和补气方剂对抗衰老的影响，选用补肾的六味地黄汤和补气的四君子汤进行研究，发现六味地黄汤对人类胚胎肺细胞确有抗衰老的作用，而四君子汤则无此作用。经六味地黄汤处理的肺培养细胞提高细胞抗氧化酶的活性，避免受到过氧自由基的攻击，进而延长细胞存活的代数。六味地黄汤虽然对人类胚胎细胞有抗衰老的作用，但并非越多饮越好。尽管在实验室的试管内有此成效，但人体复杂，一般人还是要经中医师的辨证论治，才能使六味地黄汤收到最好的疗效。

有几种人不宜吃六味地黄汤：

1. 健康人群。对于正常人群，如果没有明显肾阴虚的症状，我认为不适宜于自行长期服用六味地黄丸。

2. 明显是阳虚（包括肾阳虚、脾阳虚）的人不宜服用。肾阳虚的人面色偏白，体质虚弱，喜夏不喜冬，这样的人不适于吃六味地黄丸。许多因肾阳不足引起的勃起功能障碍患者，还一味地服用六味地黄丸，病症就会"雪上加霜"。这些患者应该选择治疗肾阳虚的药物，比如金匮肾气丸。

3. 肾阴虚但脾胃功能不好的人。六味地黄丸是偏于补阴的药，配方中阴柔的药多一些，吃了后会妨碍消化功能。中老人一般脾胃功能不强，服用更要谨慎。间断吃，影响不大；长期连续服用的话，就不可取了。服药之前应该先去咨询医生，有没有肾虚，是肾阴虚还是肾阳虚，该不该服用六味地黄丸，服多长时间，尽量避免由于盲目用药而造成的身体不适。

现代临床对六味地黄汤的应用有很多创新。滋阴补肾，可治疗肾阴不足所引起的虚火牙痛、牙齿松动及口舌生疮。（组成）熟地 15 克，山茱萸肉 12 克，山药 12 克，丹皮 10 克，泽泻 10 克，茯苓 10 克。上药加水适量共煎，去渣取汁。每天 1 剂，分两次服。

【小结】

本案例是因误诊而误施清表之法，致病人出现神闷昏睡，周身血色晕滞紫暗等全身症状，病陷险逆。王洪绪说，缓病咽喉者非寒，暴患咽喉者非火。医术不高的医生见到瘟毒所致咽喉之，会以为毒火，即投清凉之药，殊不知病患的心烦身烧是瘟毒闭塞于外，使内脏火郁不得发腾而致，并非真热，只有用六味地黄汤等滋阴活血明神之剂才能引火归原，运活血脉，消解瘟毒。如果妄投清凉之药，必陷于危症之中。

【原文】

时邪暴患咽喉论

以前咽喉证案，略言大盖，其外仍有邪盛喉证一论未经立案，另加敬诉。何为邪盛，其证发现更属促速，卒然见证，则便咽紧气急，或者痰塞不通，或者牙关紧闭，或者声音嘶①哑。诸书之名曰紧喉、慢喉、缠喉、哑胀、喉风、喉闭，其名虽皆巧异，受患之原情，恐未通明。按其各证之情，俱由时令邪气暴中，以致正气闭塞，兼风者多咽紧；兼痰者多喘促痰声；兼寒者多牙噤声哑。大约之理，总不过风、寒、痰借其邪气，各现其类，为此险恶之患，多医以为无治之候。余每遇此等各证，先以葱、姜、肉桂、麻黄熬汤令熏患者口鼻咽外等处，一时果能下咽汤水，即将所熬之汤陆续咽之。即再煎麻黄、苍术、人参、附子、吴萸、肉桂、干姜、甘草服之发散固正气。如痰盛者，即用牙皂、胆矾、南星等面，灌②服导之。如用前法熏之不能开关下咽，亦未曾有误别法，仍恐其证难以救治。若果见效，即是已弃之命未费毫利而得全生。余所论法止言患理，不言病名。后贤如临此等恶患，当以王洪绪之暴患咽喉者非火之说，为指明宗师，自无妄误矣。以前之法，乃邪气退正气通，风寒痰若无邪气挟助，岂能久居上焦至③阳之地乎，至④余毒火，即便不能暗消，自能成脓溃出而愈。

咽喉各证将愈，最忌酸物为要，以其收敛之性太甚之故。若是误食山里红犹属更甚，犯者多致不救，勿可不慎。

【阐释】

邪盛喉证的临床特征是起病快，刚一出现症状便是咽紧气急，或痰塞不通，或牙关紧闭，或声音嘶哑。各家医书名曰紧喉、慢喉、缠喉、哑胀、喉风、喉闭，虽然病名不同，但病因和症状相似。基本都是时令邪气突然侵袭人体，使正气闭塞，兼风者多咽紧；兼痰者多喘促有痰声；兼寒者多牙噤声哑。何景才将此病病因归纳为三：风、寒、痰，在外邪作用下发病。治疗先以葱、姜、肉桂、麻黄熬汤令熏患者口鼻咽外等处，之后如能下咽汤水，说明救治有望，即将所熬之汤陆续服下。即再煎麻黄、苍术、人参、附子、吴萸、肉桂、干姜、甘草服之发散固正气。如果痰盛，即用牙皂、胆矾、南星等面，灌服导痰。此类病案证明王洪绪所讲的暴患咽喉者非火之说，为宗师真言。用六味地黄汤加减等滋阴活血明神之剂，引火归原，运活血脉，可使邪瘟之毒自然消解，此乃正气通邪气退。咽喉各证将愈之时，应忌酸物为要，因其收敛之性太过，影响驱邪之力。尤其是误食山里红者多致不救，应避食之。

【校勘】

①原为"嶉"，应为"嘶"。

②原为"嚾"，应为"灌"。"嚾"（huàn）古同"唤"，呼唤。嚾（huān），喧嚣，喧哗："怨言嚾流。"在此为错用。

③原为"致"，应为"至"。

④原为"止"，应为"至"。

【小结】

何景才将咽喉诸证之病因归纳为三：风、寒、痰。治疗先以葱、姜、肉桂、麻黄熬汤令熏患者口鼻咽外等处，之后如能下咽汤水，说明救治有望，即将所熬之汤陆续咽之。即再煎服麻黄等味发散固正气。用六味地黄汤加减等滋阴活血明神之剂，引火归原，运活血脉，可使邪瘟之毒自然消解，此乃正气通邪气退，证明王洪绪之暴患咽喉者非火之说，为宗师真言。风寒痰若无邪气支撑绝不能久扰上焦，毒火也只能暗消或成脓溃出。总之，增强自身抗病能力、驱邪外出是身体康复最简捷而有效的办法。还要提醒各位同仁：遇到喉症患者，要嘱咐其治疗期间忌服酸性的食物和大蒜（生痰速度极快、量大，会恶化病情），以免影响治疗。

【原文】

痒毒湿淫汇案（七则）

○霍各庄李全和之母，血风痒证。腰脐以下，腿胫偏多。形若疥癣，色多紫燥，痒甚心烦，拳掌大小，各生分界。治服搜风顺气丸，外上水银、苦参、黄柏、雄黄、轻粉、大枫子、蛇床子、藜芦、多僧、枯矾，以玉红膏调搽，数次而愈。

注论

金鉴诸书，古有血风之名。证因血燥受风，故得是名。斯证难辨阴阳，总由脏腑素蕴积毒，为外风燥气所搏成证。搜风顺气丸润燥却风，故得效验。若投清热解毒之剂未便能愈。

【阐释】

血风痒证。古称血风，证因血燥受风。本例发生在腰脐以下、腿胫偏多，皮损形若疥癣、拳掌大、分界清楚、紫燥，痒甚心烦。治服搜风顺气丸润燥却风，外上水银、苦参、黄柏、雄黄、轻粉、大枫子、蛇床子、藜芦、多僧、枯矾，以玉红膏调搽，数次而愈。如用清热解毒之剂未必有效。

【选注】

笔者注：血风疮。病名。瘙痒性皮肤病之一种。出《疮疡经验全书》卷六。该病多因肝经血热，脾经湿热，肺经风热交感而发者。证见：初起者形若粟米，瘙痒无度，日轻夜重，其发多无定处或竟布遍全身。若抓破则流黄汁，浸淫成片。久则风毒郁结肌肤，耗血而火生，瘙痒更加剧烈，溃破则流血水。常伴有心烦不寐，咽干口渴，大便燥结，小便赤涩。治疗：宜用祛风凉血解毒之剂，初期可内服消风散；若出现血虚风燥之证，则可选服地黄饮子。外用可选雄黄解毒散煎水熏洗，疮面涂搽黄连膏，或用润肌膏。相当于丘疹性湿疹，或皮肤瘙痒症，或即紫癜性色素性皮炎等病。血风疮又名血疮。《诸病源候论·疮病诸候·血疮候》曰："诸患风湿搏于血气而生疮。其热气发逸，疮但出血者，名为血疮也。"《外科真诠》曰："血风疮生于两胫内外臁，上至膝，下至踝骨。"血风疮是因血虚受风，蕴热化燥，瘀阻经络所致。是以下肢及躯干下部出现紫色斑疹、或融合成片、皮厚如苔藓、瘙痒为主要表现的皮肤疾病。本病相当于西医学所说的色素性紫癜性苔藓样皮炎。皮肤瘙痒症是一种自觉瘙痒而临床上无原发损害的皮肤病。皮肤瘙痒症的病因尚不明了，多认为与某些疾病有关，如糖尿病、肝病、肾病等；同时还与一些外界因素刺激有关，如寒冷、温热、化纤织物等。皮肤瘙痒症有泛发性和局限性之分，泛发性皮肤瘙痒症患者最初皮肤瘙痒仅局限于一处，进而逐渐扩展至身体大部或全身，皮肤瘙痒常为阵发性尤以夜间为重，由于不断搔抓，出现抓痕、血痂、色素沉着及苔藓样变化等继发损害。局限性皮肤瘙痒症发生于身体的某一部位，常见的有肛门瘙痒症、阴囊瘙痒症、女阴瘙痒症、头部瘙痒症等。皮肤瘙痒症患者忌过多食用辛辣、鱼腥、酒类等，以免皮肤瘙痒加剧。不断搔抓不仅可使皮肤增厚，而且皮质变厚后反过来又加重了皮肤瘙痒，因此会形成愈抓愈痒、愈痒愈抓的恶性循环。此外，患者不宜烫洗患处，因为烫洗的方法只能起到暂时减轻瘙痒的作用，不仅没有治疗效果，而且会使病情加重。

皮肤瘙痒症的判断依据主要有两点：1. 根据临床表现、皮损特点的特征性即可诊断。2. 中医病机和辨证。中医认为本病系因内有蕴热外受风邪，风热闭塞腠理，发于肌肤；或因血不循经，溢于脉外日久耗阴伤血，肌肤失养所致。主证：皮疹发于下肢为小的铁锈色苔藓样丘疹，间有紫癜性损害，有的融合成片，口干舌质红，脉弦数。辨证：热伤血络，溢于脉外。

《医方类聚》卷一五三引《瑞竹堂方》：搜风顺气丸（处方）车前子75克，白槟榔、火麻仁（微炒赤色，退壳，另研人药）、郁李仁（汤泡，去皮，另研）、菟丝子（酒浸，焙干，炮作饼，晒干入药）、牛膝（酒浸二宿）、干山药各60克，枳壳（去瓤，麸炒）、防风、独活各30克，锦纹大黄150克（半生半熟）（制法）上为细末，炼蜜为丸，如梧桐子大。（功能主治）搜风顺气，润燥通便。治风热便秘，肠风下血。（用法用量）每服20丸，用酒、茶、米汤送下，早晨、临卧各一服。

【小结】

此例血风痒症（古称血风），证因血燥受风。现代临床将其归纳为瘙痒性皮肤病之一种，属于常见病多发病，痒甚心烦，病人比较痛苦，治疗也比较麻烦，本例治疗用搜风顺气丸润燥却风，外敷水银等外用药，以玉红膏调搽，数次而愈。现代临床多认为本病与某些疾病有关（如糖尿病、肝病、肾病等），同时还与一些外界因素刺激有关（如寒冷、温热、化纤织物等）。因此，除了药物治疗以外还要积极治疗原发病，同时避免外因刺激。

【原文】

〇又一李姓女，面生血粟。汁水红黄，痒燥浸淫，微现红肿。上以白芷、大黄、轻粉、黄柏、雄黄、五倍子、大枫子、黄连、蛇床、水银、苦参、藜芦，香油化黄蜡调搽渐愈。

注论

红黄汁水燥痒之证，行常每遇之患，证虽行常，其因有岐①。上部见生者，多毒多燥。下部见生者，多湿多淫。结痂如松脂之状，色紫者偏燥；旁干红热者偏毒；易于延染者偏湿；患宽腐烂者偏淫。虽各有因，总原邪风外受之由，亦难免不无内毒相兼之情也。

【阐释】

一女面部长血色粟粒状疹，渗出汁水红黄色，燥痒并向周边发展，略有红肿。用白芷、大黄、轻粉、黄柏、雄黄、五倍子、大枫子、黄连、蛇床、水银、苦参、藜芦等药为末，用香油化黄蜡调搽疮面，渐愈。这种痒疹如果长在人体上部的（头、面、颈、胸），多是由毒、燥引发；长在人体下部（腰、腿、外阴）的，多是由于湿、淫。其致病原因或邪风外受或内毒相兼。渗出物结痂如松脂状、紫者疹子多偏燥；疹子旁干红热者多偏毒；疹子如果易于向周边延染发展的多偏湿；疹子的面积较大或有腐烂的多偏淫。临床治疗时必须注意区分。

【校勘】

①原为"岐"，应为"歧"。

【选注】

笔者注①：轻粉主要含氯化亚汞（Hg_2Cl_2 或 $HgCl$）。天然产者，名角汞矿，但平常都用人工制备，为无味无色（平常带淡黄色）鳞片状结晶。化学上又名甘汞，其干燥品含 $HgCl$ 不得少于 99.6%。本品毒性虽小，但与水共煮，则分解而生氯化汞及金属汞，后二者都有剧毒；在曝光时，甘汞颜色渐渐变深，亦起同样变化而具剧毒。主要的用途：1. 用于疮疡疥癣，脓水淋漓作痒。轻粉辛寒燥烈，外用能祛风、除湿、散热而攻毒祛腐敛疮，杀虫止痒，对于疮疡属湿热，创面渗出物较多者尤为适用，故凡化腐、拔毒、生肌、止痒诸方中多可应用。如皮肤、黏膜部位疮疡湿烂，红肿热痛者，用轻粉配石膏、黄柏、青黛等研末外敷，以解毒敛疮，祛腐生肌；创面分泌物已少但久不愈合者，则与珍珠、龙骨、象皮等配用，可促进生肌敛疮；疮疡溃烂胬肉，即肉芽过度增生不敛者，与乌梅、冰片、西月石等配伍以祛腐生肌。治臁疮溃烂不愈，湿热甚者，以轻粉、黄连末伍用，猪胆汁调涂，或配儿茶、血竭、五倍子、黄丹等制成夹纸膏外贴可解毒祛腐，生肌敛疮。2. 用于梅毒、疳疮，亦取其劫风痰湿热之用。治下疳阴疮可单用轻粉干撒患处。若皮损肉烂，疼痛剧烈，则与珍珠、青缸花配用，如《外科正宗》月白珍珠散。治杨梅疮，以本品配大枫子捣烂外涂。3. 用于疥癣湿疹诸痒。轻粉味辛气冷而性燥，走而不守，故破风郁肌肤之痒因辛散可解，血燥生热之痒由寒凉可止，湿留肌肤则燥湿而除，疥癣生虫之痒则杀虫而止。治疥疮瘙痒流脂水，轻粉与大枫子、硫黄、黄丹配伍研末外撒，如《串雅外编》扫疥方；治癣癫瘙痒，以轻粉同雄黄、猪脂合和涂抹，杀虫止痒；本品与风化石灰、铅丹、硫黄为末用生油调涂，则治一切干湿癣疮，如《圣济总录》的如圣散；治风疹、皮肤瘙痒症等，可用轻粉与煅石膏、白芷制散剂外扑，以祛风除湿，清热止痒，如《医宗金鉴》三白散；临床有以轻粉扑治热痱，配黄柏、蛤粉同用，止痒去痱效果较好。

　　②笔者注：水银（汞）在常温下为质重液体。银白色，不透明，具金属光泽。易流动或分裂成小球。遇热易挥发，357℃成气体；在-39℃时凝固成锡样固体。不溶于水、乙醇、盐酸；能溶于硝酸、热硫酸中，形成汞盐。无臭。以银白色、具光泽、流动灵活、在光滑纸面上流过无遗留污痕者为佳。临床用的水银为自然元素类液态矿物自然汞；主要从辰砂矿经加工提炼制成，少数取自自然汞。通常用辰砂矿石砸碎，置炉中通空气（或加石炭及铁质）加热蒸馏，再经过滤而得。自然汞不多见。水银制剂的炮制方法，是将水银同脂肪研成细粉或油膏用。《雷公炮炙论》："在朱砂中产出者，其水银色欲红，收得后，用葫芦盛之，免致遗失。若先以紫背天葵并夜交藤自然汁二味同煮一伏时，其毒自退。若修十两，止用煎二味汁各七镒，和合煮足为度。"水银主要应用于疥、癣、麻风等皮肤病。水银杀虫止痒，治疗干湿疥疮，瘙痒无度，常配伍轻粉、雄黄、枯矾、大枫子等，如《外科正宗》绣球丸；治疥癣瘙痒，经年不瘥，可配伍雄黄、白矾、蛇床子等，如《圣惠方》水银膏；治疗大麻风皮肤损害，可以本品配伍生砂、铅皮、槐花做成熏药熏脐。水银用于治疗痈疽肿毒、梅毒、恶疮。水银有攻克热毒作用，配伍胆矾、硼砂、雄黄可治疗痈疽肿毒，初起未溃者，如《疡医大全》金箍散；治疗湿热引起的慢性溃疡，脓水不断，用水银与黄丹、百草霜等作隔纸膏贴之（根据患处大小做成纸袋，内放药末，捏匀，敷患处），如《证治准绳》水银膏；治杨梅结毒，溃破不能

收口，《外科大成》用水银与朱砂、雄黄配伍；治下疳腐烂作痛，久不收口，以本品与朱砂、淀粉、轻粉等配伍，制成粉剂外搽，如《医宗金鉴》银粉散。水银大毒，不宜内服（除非有医嘱）。

笔者注②：一伏时（yī fú shí），《本草纲目》论述药物修治时，常提到"蒸一伏时"、"煅一伏时"之类。一伏时究竟是多长时间，通过文献查考，《本草纲目》中的"一伏时"就是《圣济总录》所说的"一复时"。"伏"与"复"可以同声通假。"复"有来复即周而复始之意。古代以干支纪时，从子时到子时为一周时，从丑时到丑时亦为一周时，民间叫一个对时。故一复时等于十二个时辰即二十四小时，所以一伏时就是二十四小时。

【小结】

血色粟粒状痒疹，略有红肿，渗出汁水红黄色，有向周边发展趋向。长在身体上部的（头、面、颈、胸）多由毒、燥引发；长在人体下部（腰、腿、会阴）的多是由于湿、淫。另外注意区分渗出物的性状和症状，以决定用药之不同。

【原文】

〇西邻孙姓一小儿，头患痒毒之证。初如粟疮，痒极难忍，以后发肤遍溃白屑，延漫次渐红湿，如蜡黎头①状，上以轻粉、苦参、水银、大枫子、蛇床，香油化黄蜡膏调涂。痒虽微止，未得全效，又加黎芦、樟脑、大黄、倍山甲，三四日后结痂而愈。

注论

痒粟血风血疳浸淫等证，因由广繁，治法每不一定。海上偏方相传，用山甲片刮顽癣瘙痒之证，其痒便止，今以山甲兼用治痒亦相其类也。（杨景瑞识案）

【阐释】

小儿头患痒毒之疮，粟状，痒甚，后发肤溃烂有白屑，并向周边漫延，皮肤出现红湿，如蜡黎头状，用轻粉、苦参、水银、大枫子、蛇床，香油化黄蜡膏外敷。痒虽缓解但未愈，于是在原膏药中加黎芦、樟脑、大黄、倍用山甲，三四日后结痂而愈。山甲具有活血散结。消痈排脓的功效，本案例倍用山甲与用山甲片刮顽癣瘙痒之偏方，其理相通。

【校勘】

①文中"蜡黎头"即现在所说的"瘌痢（là lì）头"。

【选注】

《医学衷中参西录》：穿山甲，味淡性平，气腥而窜，其走窜之性，无微不至，故能宣通脏腑，贯彻经络，透达关窍，凡血凝血聚为病，皆能开之。以此疗痈，放胆用之，立见功效。

笔者注：瘌痢（là lì）头，由于某种疾病致使部分头发脱落，造成部分头皮裸露，统称瘌痢头。一般由疥疮、头癣、神经性皮炎等造成。现代医学认为瘌痢头是一种真菌感染性疾病，是由皮肤丝状菌引起的一类慢性皮肤传染病。根据感染部位的不同，可分为头癣（俗称"瘌痢头"）、体癣、手足癣，手癣亦称"鹅掌风"、足癣俗称"脚气"、甲癣俗称"灰指甲"或"灰趾甲"、叠瓦癣等。其中头癣可分黄癣、白癣和黑癣，导致瘢痕及脱发；体癣和股癣表现为红色丘疹或丘疱疹、水泡、鳞屑，自觉剧痒；手足癣临床症状较相似，共有4型（水泡型、间隙型、丘疹鳞屑型、角化增厚型），有水泡、丘疹、红斑、鳞屑，自觉瘙痒，极易发生继发感染；甲癣初起自指（趾）甲的远端侧缘或甲褶部失去光泽、变色、变形，表面有凹陷或沟纹、畸形。瘌痢头的原因很多，从遗传、荷尔蒙失调、精神压力、生产之后到各种重大疾病和传染病都会造成瘌痢头。主食和水果蔬菜摄入不足会引起营养缺乏，历代养生家一直提倡健康的饮食需要"五谷为充、五果为养"，现代城市人的主食消费量越来越少，主食摄入不足，容易导致气血亏虚、肾气不足。研究表明，肉食摄入过多是引起脂溢性瘌痢头的重要"帮凶"。另外还要排除甲状腺、内分泌和新陈代谢、以快速减重方式减肥等因素，也会造成身体适应不良，出现瘌痢头。另外洗发、护发要用略带酸性的洗发精，在洗完后冲净，再用醋滴几滴到水中，将头发泡一泡，然后再用护发素，平时洗头时不妨在水中放一点盐，也可以止住瘌痢头的发展。

常用的治疗瘌痢头的偏方：1.代赭石。将代赭石研为细面，每日早、晚各服3克，白开水送服，连服2～3个月。2.枸杞子15克，大米50克。将枸杞子、大米洗净，放砂锅中煮成粥，食用。3.何首乌30克，大米50克，冰糖适量。将何首乌放入砂锅中煎取浓汁后去药渣，然后放入大米和冰糖，将米煮成粥即成，食用。本方尤适用于瘌痢头久不愈。4. 野蔷薇嫩枝100克。猕猴姜50克。将药水煎百沸，取汁刷头。本方尤适用于病后瘌痢头。5. 生半夏、生姜各300克，麻油1000克。将药研末，以麻油浸渍半月，用时先以生姜片涂擦患处，后用药油涂之，每日1次，连用3个月，脱落眉发即生。6. 石灰、白酒各1500克。将石灰以水拌炒焦，用白酒浸之，半月后去渣，每次饮酒10毫升，每日1次，久之则新发更生。

【小结】

本例是小儿头部痒毒之疮治验，症见头皮粟状疮疡，痒甚，后发肤溃烂有白屑，很像蜡黎头。用轻粉、苦参、水银、大枫子、蛇床、黎芦、樟脑、大黄、倍用山甲，香油化黄蜡膏外敷而愈，特别是山甲消痈排脓的功效，为中医临床提供了经验。

【原文】

〇邳姓一女，项患淫痒。黄脂燥结，肤面染溃，毒汁时流，结如松脂，旁生白粟，遂即串染，痒极则疼，肌含红晕。互施散风清热解毒渗湿之药，终未获效。后以菊花叶、芙蓉叶、雄黄、樟丹、石膏、大麦熬粥调贴患处，三夜便愈，效如影响。

注论

菊叶、芙蓉叶，治过腿胫淫痒色暗兼疼多证，加以姜桂热散之药，每常获效。今施此患，加用清凉之性，又可得验。参其药性，大概润燥滋阴止痒，加法随其上下，辨分阴阳寒热，其理不一，医应治法，勿可概论。

【阐释】

颈部淫痒之症，局部溃烂，渗出毒汁，疮面黄脂燥结如松脂，显示症情偏燥，且周边生白粟串染，色红晕，痒疼。经用散风清热解毒渗湿之药未效。后以菊花叶（善治五疔、疬疔毒、痈疽、恶疮）、芙蓉叶（清肺凉血、解毒消肿）、雄黄（解毒杀虫）、樟丹（解热、拔毒、长肉、去瘀）、石膏（清热解毒、泻火是外治痈疽疮疡，溃不收口之良药）、大麦（除热、益气调中）熬粥调贴患处，三天即愈。此方中加用石膏后润燥滋阴止痒作用增强，疗效肯定。但如治疗腿胫淫痒色暗兼疼的病症，则应加姜桂热散之药，常常获效，这是因为前者偏燥而后者偏寒湿的缘故。

【选注】

笔者注：菊花叶，为菊科植物菊的叶。《本草求原》："辛甘，平。"可治疗疮、痈疽、头风、目眩。古典医籍有记载：①《食疗本草》："作羹，主头风、目眩、泪出，去烦热，利五脏。"②《日华子本草》："明目。生熟并可食。"③《本草求原》："清肺，平肝胆。治五疗、疳疔毒、痈疽、恶疮。"

用法与用量：内服：煎汤或捣汁。外用：捣敷。常用的经验方有：①治疗肿：菊叶一握（冬用其根），捣汁服一升。（《纲目拾遗》）②治疗毒，及一切无名肿毒：白菊花叶连根，捶取自然汁一茶盅，滚酒调服；用酒煮服亦可，生用更妙。病重宜多服。渣敷患处，留头不敷，盖被睡卧出汗。（《寿世良方》菊花饮）③治红丝疗：白菊花叶（无白者，别菊亦可，冬月无叶，取根），加雄黄钱许，蜒蚰二条，共捣极烂，从头敷至丝尽处为止，用绢条裹紧。（《纲目拾遗》）

芙蓉叶，别名地芙蓉、芙蓉、山芙蓉、胡李花、三变花、木棉。性凉，味微辛。有清肺凉血、解毒消肿的功效。临床主要用于治疗肺热咳嗽、肥厚性鼻炎、淋巴结炎、目赤肿痛、急性中耳炎、痈疽肿毒、恶疮、缠身蛇丹（带状疱疹）、脓疱疮、肾盂肾炎、水火烫伤、毒蛇咬伤、跌打损伤、阑尾炎等症。

【小结】

此例治验是针对颈部淫痒之疮，用菊叶、芙蓉叶为主药加味，分别治疗偏燥或偏湿寒的症候，临床治疗同样的淫痒之疮，必须辨分阴阳寒热，才能依法用药，不能以一方左右逢源。

【原文】

〇李文彩股内痒患，原由肿毒已愈之后，遍起破粟，微紫兼暗，痒甚则疼，汁水时浸，数投诸药未效。后以黄柏、藜芦、苦参、山甲、闹羊花、白矾，倍用干姜，熟油上调患处立愈。

注论

凡治痒证，总以散风杀虫之药为主，随其阴阳寒热加用，方为得①当。余每治痒证，兼以苦参、藜芦并用，取其相反而得相济，故获奇效。总因窃效古圣遗法，偶致侥幸，察朱丹溪治许白云之风痰导法，涌吐而即立瘥。今施其法，治皮肤外患，大概有功无害。若投内服之剂，非有洞奥达权之能者，勿可滥用。

【参阅】

朱丹溪，后世皆称朱真人，著《本草通遗》②

【阐释】

股内原有肿毒已愈，今又遍起粟疹，色紫暗，破溃时有汁水渗出，痒、疼，经治未效。遂用黄柏、藜芦、苦参、山甲、闹羊花、白矾、倍用干姜，熟油将诸药调敷患处而愈。临床治疗痒证，常用散风杀虫药为主，并根据疮疡的阴阳寒热加减用药。何景才治痒证，以苦参、藜芦并用，因两药相反而相济，故疗效好。古之大医朱丹溪治许白云痰症，用瓜蒂、栀子、苦参、藜芦，屡吐不透，后以浆水和附子尖服，始得大吐。这种用药的古圣遗法，使后人高山仰止，如不能洞奥古人达权之能，其方药断不可滥用，这不仅仅是对古人的敬畏，更是对病患生命的尊重。

【校勘】

①原为"的"，应为"得"。

②朱丹溪著书的态度十分严谨，至67岁时，著《格致余论》一书。不久又著《局方发挥》、《本草衍义补遗》、《伤寒论辨》、《外科精要发挥》等，今仅存前三部书。本节所列《本草通遗》一书，估计书名是笔误，何景才所在的时代文化事业不发达，出版物少、发行量小，何景才身居乡间也难看到在南方刊印和流行的书籍，如果看不到原书很难知道确切的书名，多是靠口传的信息，可能会误传。这样的解释只能是一种猜测。同样叫《本草通遗》的书笔者还没查到，名字接近的书只有《本草拾遗》，是陈藏器所编著（公元741年（辛巳年），唐开元二十九年），本节所说的显然不是这本《本草拾遗》。

【选注】

笔者注：《本草衍义补遗》为元医家朱丹溪传世的唯一一部药学专著，实为对宋医家寇宗奭的本草学著作《本草衍义》的补充修正之作。朱丹溪对其书的补遗源于朱丹溪对医经的娴熟和独到的医学理论与实践。综观全书，《本草衍义补遗》从增补开拓药物主治范围、纠正辨析药物舛误、评价解析药物特性3个方面，充实了《本草衍义》的内容。朱丹溪对《本草衍义》的补遗表现出药物学家在整理研究古医籍文献中应具有大胆质疑、提供证据的科学态度和敢于发明的创新精神。

【小结】

本例治验使用了藜芦、苦参这对反药治疗痒证，因两药相反而相济，故疗效好。古之大医朱丹溪治许白云痰症中使用了这对反药，这种治疗的辩证思维对何景才治疗思想有很大的影响力。因此何景才极为推崇《本草衍义补遗》一书，该书为元代医家朱丹溪传世的唯一一部药学专著，这本书至今对中医中药的理论和临床影响极为广泛，之所以如此，源于朱丹溪对医经的娴熟和独到的医学理论与实践。所以人们常说，真正对临床有指导性的药学书最好由临床家来写。

【原文】

〇同族一佺妇，腋下患生风毒之证。白粟周起，汁水浸淫，疼痒互现，延满肋胁。上以渗湿逐风之药，兼服汤剂，屡投罔效。后以蟾酥丸二粒，葱汤服后汗出，一夜次日患皆干痂，内觉舒畅，渐次而愈。

注论

斯疾之情，似乎心火毒风之理，虽非疔毒，察其生发暴促，故投蟾酥丸治之，遂获效验。蟾酥丸实为暴毒速迅等疮之圣药，勿以药少物常为失，其理全仗发汗透表散邪之功也。

【阐释】

腋下突发风毒，患处起白色粟状疹，并渗出汁水蔓延整个肋胁，又疼又痒。内外兼用渗湿逐风药，仍无显效。后以蟾酥丸二粒葱汤送服后汗出，经过一夜后疮面干痂，全身症状大减，渐次而愈。之所以投服蟾酥丸，是考虑其是病情突发，虽然不是疔毒，但似心火毒风之证，蟾酥丸为治急发暴毒等疮之圣药，其发汗透表散邪之力强，药虽少但功力猛。

【选注】

笔者注：风毒就是风疹，风为百病之长，许多皮肤病都与风邪有关，风疹就是由于外感风热时邪，由口鼻而入郁于肺卫，蕴于肌肤，发于皮肤。风毒如滞留在体内，会出现胀闷、游走性疼痛等症状。西医的治疗主要是支持疗法和对症治疗。

【小结】

本例是腋下突发风毒治验，经服用蟾酥丸二粒葱汤送服后汗出而愈，可见，药不在多而在于用得准、用得及时。用药的前提在于诊断正确，对病情的判断精准，才能用药精准。

【原文】

○卸甲庄李姓一小儿，眉上额间血风之证。初溃延漫瘙①痒无度，抓刺疼甚，串及鬓脸，紫燥皮烂，缠绵不休。治投白癣皮、木通、蝉退、白芷、当归、赤芍、甘草煎汤，送服五福化毒丹二三次。外上狼毒、苦参、轻粉、蛇床、闹羊花、黄柏、藜芦，香油化黄腊调敷，结痂而愈。

注论

内毒积久而生外热，热极生风，风久生虫之候。外患皮肤，皆能致痒，疼为毒盛。故而古圣云，诸疮疼痒皆属心火。详参内经之语，即是疼痒并作之疮，方为毒火。非是竟疼不痒之证为心火，亦非竟痒不疼之证为心火。外科疮证，非疼即痒，医法若是俱按心火之理施治，便能效愈，疮科先生更群聚矣。古人文简义奥，后学之辈，不察精微之细，见证便照毒火医治，投方不效，反疑古圣遗语谎误，非是古圣误后学，诚为后学之人不明经旨之义而自误也。竟有始终不解者多矣，辟如身临未到之处，误中转向，疑南是北，反笑日从西出矣。

【阐释】

小儿眉上额间生血风之证，开始疮溃漫延，串向面部及发际，极痒，搔抓刺疼，溃烂缠绵。此为内毒积久而生外热，热极生风，风久生虫之候。内经云，诸疮疼痒皆属心火。据此可知，疼痒并作之疮方为毒火，并非只疼不痒或只痒不疼之证为心火。外科疮疡非疼即痒，如果按心火施治，都能有效。此症用白癣皮、木通、蝉退、白芷、当归、赤芍、甘草煎汤，送服五福化毒丹二三次。同时用狼毒、苦参、轻粉、蛇床、闹羊花、黄柏、藜芦为末，香油化黄腊调敷，结痂而愈。

【校勘】

①原为"搔"，应为"瘙"。"搔痒"指用手指甲挠以止痒，而"瘙痒"是一种皮肤病或症状，这里应该是指瘙痒无度这种症状。无度就是没完没了的意思是指瘙痒无止无休难以忍受。

【选注】

《医宗金鉴》外科卷下：血风疮（方歌）血风疮证生遍身，粟形瘙痒脂水淫，肝肺脾经风湿热，久郁燥痒抓血津。（注）此证由肝、脾二经湿热，外受风邪，袭于皮肤，郁于肺经，致遍身生疮。形如粟米，瘙痒无度，抓破时，津脂水浸淫成片，令人烦躁、口渴、瘙痒，日轻夜甚。宜服消风散，外敷雄黄解毒散。若日久风邪郁在肌肤，则耗血生火，瘙痒倍增，夜不得寐，挠破津血，心烦，大便燥秘，咽干不渴，此属火燥血短。宜服地黄饮，外擦黄连膏、润肌膏，合而用之悉效。兼忌椒、酒、鸡、鹅、动风等物。（方剂）：雄黄解毒散（组成）：雄黄、寒水石（火煅，各一两）、白矾（生，四两）共研细末，滚水调敷。

《局方》卷十（摘）：五福化毒丹（别名青黛丸、化毒丸）（药物组成）桔梗（微炒）6两，玄参（洗，焙）6两，青黛（研）2两，牙消（枯）2两，人参（去芦）2两，茯苓（去皮）5两，甘草（炒）1两半，银箔8片（为衣），麝香（研）半钱，金箔8片（为衣）。（方剂主治）小儿热毒内蕴，口舌生疮，常患疮疖。（匿虫）鼻疳疮，热疳肌肉黄瘦，雀日夜不见物。胎敛疮。小儿热极，皮肤火热，红晕成片，游走状如火丹。（方剂功效）清膈凉血。（制备方法）上为细末，入研药匀，炼蜜为丸，每两作12丸。（用法用量）每1岁儿，1丸分4服，用薄荷水送下；及疮疹后余毒上攻口齿，涎血臭气，以生地黄自然汁化1丸，用鸡翎扫在口内；热疳肌肉黄瘦，雀目夜不见物，食后、临卧用陈粟米泔水化下。

【小结】

血风疮又名血疮。《诸病源候论·疮病诸候·血疮候》曰："诸患风湿搏于血气而生疮。其热气发逸，疮但出血者，名为血疮也。"《外科真诠》曰："血风疮生于两胫内外臁，上至膝，下至踝骨。"血风疮是瘙痒性皮肤病之一种。该病多因肝经血热，脾经湿热，肺经风热交感而发者。证见：初起者形若粟米，瘙痒无度，日轻夜重，其发多无定处或竟布遍全身。若抓破则流黄汁，浸淫成片。久则风毒郁结肌肤，耗血而火生，瘙痒更加剧烈，溃破则流血水。常伴有心烦不寐，咽干口渴，大便燥结，小便赤涩。治疗：宜祛风凉血解毒之剂，初期可内服消风散；若出现血虚风燥之证，则可选服地黄饮子。外用可选雄黄解毒散煎水熏洗，疮面涂搽黄连膏，或用润肌膏。相当于丘疹性湿疹，或皮肤瘙痒症，或即紫癜性色素性皮炎等病。血风疮是因血虚受风，蕴热化燥，瘀阻经络所致。以下肢及躯干下部出现紫色斑疹、或融合成片、皮厚如苔藓、瘙痒为主要表现的皮肤疾病。本病相当于西医学所说的色素性紫癜性苔藓样皮炎。本例治验使用的内服和外用药都很普通，但是效果都非常显著，何景才特别强调注重从清心火入手，结合病人个案的不同情况灵活用药，真正的疗效在于对每个病人具体病情的把握。

【原文】

痒毒湿淫汇案 （六则）

以前痒毒以下湿淫，二者受患原由，虽为一因，而以上部受者多偏风燥为阳，而以下部受者多偏湿淫为阴。故而本堂立案，分为痒毒、湿淫二说，以备同道君子临疾易于辨用也。

〇漫散菅马姓一男，脚胫湿毒之患，初发之象寒热往来，身凜无汗，脚胫漫延白粟小疱，遂即破烂，毒汁浸淫，疼则兼痒，与脚气之名无远。治投散表渗湿之剂，以防风、防己①、木通、麻黄、独活、木瓜、黄柏、苍术、槟榔、牛膝，服后葱汤催发通汗。外上菊花叶、芙蓉叶、雄黄、轻粉，共研以豆腐渣②敷贴患处，服上之法连施，疼痒尽除。止余破烂之处，换上金蟾散兑黄柏、枯矾、白芷，收痂而愈。

注论

下部为患，发即促至者，俱属毒邪。与寒湿互相凝滞肌肤为患，荣卫不得流通，邪淫毒湿逆结肉脉之故。施治之法，首重宣通流气发汗散寒为要，分别而治。莫远渗湿，必获奇效。

【阐释】

患脚胫湿毒一男，病初寒热往来、身寒无汗，脚及向上近小腿处漫延白粟状小疱，破烂后毒汁浸淫，疼痒，似脚气般难忍。用散表渗湿之剂内服（防风、防己、木通、麻黄、独活、木瓜、黄柏、苍术、槟榔、牛膝），服后用葱汤催发通汗（药后流汗）。外上菊花叶、芙蓉叶、雄黄、轻粉，共研以豆腐渣敷贴患处，疼痒尽除。破溃之处敷金蟾散兑黄柏、枯矾、白芷，收痂而愈。此例突发下部疮疡，俱属毒邪。寒湿互凝、邪淫毒湿逆结肉脉使荣卫不得流通，施治首重发汗散寒为要，兼之渗湿，疼痒尽除。

【校勘】

①原为"巳"，应为"己"。

②原为"磏"，应为"渣"。

【选注】

笔者注：豆腐渣，别名雪花菜。为制豆腐时，滤去浆汁后所剩下的渣滓。甘；微苦；平。归经：心；大肠经。功效：解毒；凉血。功效分类：解毒药，凉血止血药。主治：肠风便血；无名肿毒；疮疡湿烂；臁疮不愈。用法用量：①内服：炒黄，清茶调服9～15克。②外用：适量，涂敷。考证出自《本草纲目拾遗》。

【小结】

此例突发下部疮疡，属毒邪为患。寒湿互凝、邪淫毒湿逆结肉脉使荣卫不得流通，施治首重发汗散寒为要，兼之渗湿。何景才用散表渗湿之剂内服，服后用葱汤催发通汗。外上菊花叶、芙蓉叶、雄黄、轻粉，共研以豆腐渣敷贴患处，疼痒尽除，此法甚为精妙，虽古人早已有方有法示与后人，但用得如此得心应手者寥寥。

【原文】

〇三刘庄一张姓者，足背之证。溃烂紫灰，时染好肉，跗面焮肿兼暗不疼。治以服剂，紫苏、萆薢①、防己②、麻黄、牛膝、苍术、黄柏、独活、木瓜、槟榔、甘草，外用烫洗散风活血逐邪之法。上以蟾酥面、紫硇砂、石膏、章丹，以针挑刺患边之际，令出恶血，始不延染，毒气似乎消解之象，患处改上金蟾散兑龙骨、蜈蚣、白芷、石膏、甘草，伺毒已尽，换贴玉红膏，生肌缓愈。

注论

斯疾获效，尽在逐湿散风通经活络，兼刺患边，使毒而无旁染，故得效验。下部之疾，湿毒等证，用以上法，每得奇捷。虚实阴阳，温热汗散，临疾调用，莫远流气活络准定之法为要。

【阐释】

足背溃烂，疮面紫灰，并染及正常组织，脚面焮肿兼暗但不疼。用紫苏、萆薢、防己、麻黄、牛膝、苍术、黄柏、独活、木瓜、槟榔、甘草煎剂内服，同时外用散风活血逐邪之药烫洗，外敷蟾酥面、紫硇砂、石膏、章丹，并用针挑刺疮患边缘，令出恶血，截住毒邪延染势头和出路，患处敷金蟾散兑龙骨、蜈蚣、白芷、石膏、甘草，待肿消毒尽再换贴玉红膏生肌，诸症渐之告愈。下部湿毒等证之治疗大法：逐湿、散风、通经、活络。本例兼用针挑刺疮患边缘，使毒无扩散，内外治结合，故得捷效。

【校勘】

①原为"萆解"，应为"萆薢"。

②原为"已"，应为"己"。

【小结】

本例内外治结合治验，提示凡发生在身体下部之湿毒等证，应以逐湿、散风、通经、活络为治疗大法，同时可刺疮患的周边，截断湿毒旁染的路径，故得效验。

【原文】

○本族一家姐，腿胫骨前生疮，初似癣证，暴腐溃烂如手掌大，紫烂痒甚，汁水时流，肉渐宣肿。治用服以革①薢、木瓜、木通、麻黄、紫苏、黄柏、槟榔、当归、苍术、牛膝、防己②、独活，葱汤催见通汗，外以水银、苦参、黄柏、雄黄、轻粉、大枫子、蛇床、藜芦、陀僧、章丹，玉红膏调搽而瘥。

注论

下部为患，皮破溃烂，总因邪阴凝滞，气血运行不周，淫湿风邪伤于肤脉，故而暴发腐痒，时流汁水。投以活络流气之剂，宣解下部，疏通气血，每施必效。原法备录存以再用。

【阐释】

腿胫骨前生疮，初似癣证（疮和癣的区别，最关键的是癣能找到真菌，癣脱屑更些，其他症状比较接近），突发腐溃、紫烂、痒甚、渗汁水，肉渐宣肿。用萆薢、木瓜、木通、麻黄、紫苏、黄柏、槟榔、当归、苍术、牛膝、防己、独活煎剂，葱汤催服见通汗，疏通气血；用水银、苦参、黄柏、雄黄、轻粉、大枫子、蛇床、藜芦、陀僧、章丹和玉红膏调搽而愈。一般下部皮破溃烂之病因，多由淫湿风邪伤于肤脉，邪阴凝滞致气血不畅，这是活络流气之剂的适应症。

【校勘】

①原为"革"，应为"革"。

②原为"已"，应为"己"。

【选注】

《医宗金鉴》卷七十（摘）：活络流气饮，异名和中既济汤（组成）苍术、木瓜、羌活、附子（生）、山楂、独活、怀牛膝、麻黄各6克，黄柏、乌药、干姜、槟榔、枳壳各4.5克，甘草2.5克。（用法）上药十四味，以黑豆49粒，生姜3片，清水800毫升，煎至200毫升，过滤温服。药滓再加水600毫升，煎至减半服。（主治）青腿牙疳。牙龈肿痛，渐至溃烂出脓血，两腿青肿，形如云片，筋肉顽硬，步履艰难，或见四肢疼痛，浮肿。（加减）如牙疳盛，可减去附子、干姜，加胡黄连6克、龙胆草6克；如牙疳轻而腿疼重者，加肉桂6克；如寒热已退，可减去羌活、麻黄，加威灵仙6克、五加皮6克。

【小结】

本例腿胫骨前生疮治验，以活络流气之剂收功，其理在于：一般下部皮破溃烂之病因，多在淫湿风邪伤于肤脉，邪阴凝滞致气血不畅，投以活络流气之剂，宣解下部，疏通气血必效。

【原文】

〇阎庄子刘姓者，项生风粟之证。痒甚红紫，后渐浸淫，毒汁流染延及背胸，二便秘涩。内服当归、白芷、荆芥、防风、花粉、银花、连翘、野菊、生地、木通、川军、甘草节，洗以溻肿汤加防风、苦参、银花，外上当归、白芷、大黄、苦参、蛇床、雄黄、轻粉、陀僧、黄柏、甘草，黄腊熬香油膏，调涂患上，溃处作肿，浸流毒水甚多，痒止脓生，换上生肌药，兑黄连、黄柏、章丹，遂得渐效，肿消水止，毒散新生而愈。

注论

详参以上之患，大略总因脏腑素蓄积毒，膀胱久蕴湿热，上发颈项，溃后复受风淫，故而延开涣漫，若止一毒而无风湿淫之偏，万难旁染散大。

【阐释】

脖子前后长有粟状风疹，红紫、痒甚、毒汁浸染胸背，二便秘涩。此为脏腑蓄积毒邪，膀胱久蕴湿热所致。经内服当归、白芷、荆芥、防风、花粉、银花、连翘、野菊、生地、木通、川军、甘草节煎剂，并用溻肿汤加防风、苦参、银花外洗，患处外敷当归、白芷、大黄、苦参、蛇床、雄黄、轻粉、陀僧、黄柏、甘草，用黄腊熬制的香油膏。之后溃处作肿、渗出许多毒水、痒止脓生，遂用生肌药（兑黄连、黄柏、章丹）渐效，肿消、疮愈。疮疹凡有渗出、浸染胸背它处的，多有溃后复受风淫、湿淫的病史，因此疮疡的治疗过程应注意养生和护理，避免染及外邪增加病患痛楚和治疗的困难。

【小结】

本例治验为我们提供的临床经验是：疮疹凡有渗出、并向周边发展时，常与溃后复受风淫、湿淫有关，因此疮疡的治疗过程应提醒患者注意养生和护理，避免染及外邪增加痛楚、迁延病程，同时也给治疗带来困难。

【原文】

○大厂一梁姓男，腿胫湿毒之患，五六十日紫黯腐烂，痒甚则疼。两腿并发绵延过膝，黄汁时流，结痂薄浅，常时木胀微肿不热。治用牛膝、羌活、桑寄生、萆①薢、苍术、黄柏、麻黄、当归、熟地、炮姜、肉桂，服后酒押葱汤催见通汗，外以雄、柏、姜、芷、苦参、藜芦、山甲、狼毒、蛇床、油蜡熬膏调上，三四次后，热肿立发，疼痒即止，暗转红活，脓生而安。后以活血解毒之药，调涂玉红膏而愈。

注论

究其患之原生，未甚延漫，因经他医投以清解降消上服等法，渐次神衰懒食，患遂漫染，而致起立艰难被累，久迟归推证患，缠绵运穷，所观医者，临证施法，但当应以情理形色决之，方为确道。勿以病名为一定准路也。凡治诸疮之总理，肿证必令其消，不肿之证，必宜治令其肿。疼证必令其止，不疼之症必宜治令知疼。无汗之证必令见汗，汗多之证必宜治令速止。无脓之证必令见脓，脓多之证必宜治令稠少。其余红者热者亦皆其理，医者若无反此之能，证终不得应期效愈，余论是否，明者鉴焉。

【阐释】

两腿湿毒五六十日，紫黯腐烂，渗出黄汁，绵延过膝，痒甚则疼，结痂薄浅，木胀微肿不热。询病史，病之初并未漫延，是经他医用清解降消内外兼治等法后，症方渐重而缠绵。治用牛膝、羌活、桑寄生、萆薢、苍术、黄柏、麻黄、当归、熟地、炮姜、肉桂煎剂，服后酒押葱汤催见通汗，外敷雄、柏、姜、芷、苦参、藜芦、山甲、狼毒、蛇床等油蜡熬膏，热肿立发，疼痒即止，暗转红活，脓生而安。再用活血解毒之药调涂玉红膏，疮敛而愈。疮疡治疗的法则：肿证必令其消；不肿之证，必宜治令其肿；疼证必令其止；不疼之症必宜治令知疼；无汗之证必令见汗；汗多之证必宜治令速止；无脓之证必令见脓；脓多之证必宜治令稠少；其余红者热者的治疗也是此理，医生如果没有这种能力，很难有期待的疗效，是否如此，可在临床验证。

【校勘】

①原为"萆"，应为"萆"。

【小结】

何景才提出的疮疡治疗的法则，就是使病势反其道而行之，则必康复：肿证治令其消；不肿之证治令其肿；疼证治令其止；不疼之症治令知疼；无汗之证治令见汗；汗多之证治令速止；无脓之证治令见脓；脓多之证治令稠少；其余红热者治令其消，如此等等。只有具备这种能力的医生，才能驾驭疮疡治疗大法而获期待的疗效。这是很富有哲理的总结与概括，任何一种疾病的治愈都是一种从发生、发展至痊愈的过程，对于偏离这一病程的走向应通过治疗使之步入正常的发展变化轨道，疾病就会向好的方向即康复的方向进行。

【原文】

〇本族一女妇，腿胫湿淫之患，前面腐烂手掌大小，通肿胖大，毒汁浸流，旁生白粟，遂次延染，痒甚则疼。治服苏叶、独活、苍术、槟榔、防风、牛膝、黄柏、木通、萆①薢、麻黄、苦参、希莶，煎服见汗。遂以洗药归、芎、独活、白芷、银花、苏叶、菖蒲、防风、甘草，患渐消散，干结薄痂。换以雄、柏、军、草、白芷等面，油腊调涂而愈。

注论

以前痒毒湿淫各患，俱以汗散流气等法，服则速愈。汗散通表之法，不止施之风寒邪毒有功，瘙痒湿淫之疮，早用是法，犹且更效。故而内经云，汗之则诸疮已②，不但疡科内科等证多有不可施此法者也，或问之曰，诸疮既然汗之则已，何必用以温补攻托清降宣解乎。内经之说乃指，言初发表实之际，善明此理而用之者，定能重患移轻，轻证易愈，即便不效，而且无害。庸俗之辈，不精其理，反将此法施之于已溃败坏之证，患者服之，受其发散，不但不效，而且耗散真阴，反增虚怯，而致危亡。其咎归推先圣遗语不明，岐黄含冤，真是无地可诉。

【阐释】

小腿湿淫之患，溃疡有巴掌大并肿胀，渗出毒汁，延染周边，生白色粟疹，痒甚则疼。用苏叶、独活等12味煎服见汗。并以归、芎、独活、白芷、银花、苏叶、菖蒲、防风、甘草煎汤外洗，疮消结痂。再用油腊调涂雄、柏、军、草、白芷等面，渐愈。内经云，汗之则诸疮已，痒毒湿淫各患施治，俱以汗散流气等法，服则速愈，即是此理。汗散通表之法，不仅用于风寒邪毒有效，就是瘙痒湿淫之疮早用亦有效。有人问，诸疮既然汗之则已，为何还用温补攻托清降宣解法呢？原因很简单，内经之说是指疮疡初发表实时用汗法，定能重患移轻，轻证易愈，即便不效亦无害。庸俗之辈误将此法用于已溃败之证，不仅不效，而且耗散真阴，反使病情加重。庸医不求甚解反诬先圣遗语不明，可谓不忠、不孝、不仁、不义。

【校勘】

①原为"荤"，应为"革"。

②原为"巳"，应为"已"。

【选注】

笔者注：岐黄之术的黄指的是轩辕黄帝，岐是他的臣子岐伯。相传黄帝常与岐伯、雷公等臣子坐而论道，探讨医学问题，对疾病的病因、诊断以及治疗等原理设问作答，予以阐明，其中的很多内容都记载于《黄帝内经》这部医学著作中。后世出于对黄帝、岐伯的尊崇，遂将岐黄之术指代中医医术，并认为《黄帝内经》是中医药学理论的渊源、是最权威的中医经典著作。直至今天，中医从业者仍然遵从《黄帝内经》之论。

【小结】

本例小腿湿淫治验，溃疡肿胀，渗出毒汁，延染周边，痒甚则疼。用苏叶、独活等12味煎服见汗。并以归、芎等煎汤外洗。再用油腊调涂雄、柏、军、草、白芷等面而愈。痒毒湿淫各患施治，俱以汗散流气等法，服则速愈，即内经"汗之则诸疮已"之理。汗散通表之法，不仅用于风寒邪毒有效，就是瘙痒湿淫之疮早用亦有效。疮疡初起用汗法，定能重患移轻，轻证易愈，即便不效亦无害。如果对已溃败之证仍用汗法就会耗散真阴，加重病情。因此，在不应使用的时机即使用汗法也是误治。

【原文】

阴虚汇案 （五则）

〇丁庄子张相贤，左足小趾一证。次节溃孔大如杏仁，不甚深险，半载有余。伊原向在京城恒康炉房领东生易，在京延医屡治不效，归家约余视治。观其患势，微肿淡红，无脓少腐，气味腥燥，有时疼极夜由更甚，昼或轻缓，时常劳热，面色灰暗，隐含贼光，语音如常，脉微沉数。究其服过诸方，或多止疼活血，平肝舒筋等剂，始终未获一效。余忖其患，总关阴虚之甚，气血未便大亏，盖因素养丰足中和，未甚伤碍。治以烫洗活血之法，服用知柏地黄汤加牛膝、肉桂、鳖甲、枸杞，服之三四剂，患口上以养阴之药敷盖玉红膏，似无效验。余思其患虚久过甚，药不济力之故。复将原方双剂并用，连服四五次后，其患似觉十中减去二三之象，遂次屡投二十余剂，疼止神增。后将原方改用丸药服之二个月余，患口收痂，缓次而愈。

注论

形轻病重，夜疼昼安，患处淡红少热，气味腥燥，阴虚之证往往如此。前代多医未言疮科阴虚之理，余常叹之。伊在京省身居富号，频经多医未见毫效。总因尔医未细形状脉理之情，罔闻外科有阴虚为患之论，致使患者缠绵久累，险而失误。但愿后贤明者，于疮科阴虚证理之说宜加细辨，并有幸甚焉。

【阐释】

患者左足小趾次节溃烂有孔如杏仁大，半载有余，屡治不效。何景才接诊，审其患势，微肿淡红，无脓少腐，气味腥燥，疼痛夜甚昼轻，慢性病容，脉微沉数，属阴虚之患。治以烫洗活血之法，服用知柏地黄汤加牛膝、肉桂、鳖甲、枸杞三四剂，患处外敷养阴之药敷盖玉红膏，效不显，复将原方双剂并用，连服四五次后，效显现，遂屡投二十余剂，疼止神增。后将原方改用丸药服之二个月余，患口收痂，缓次而愈。阴虚之证多形轻病重，夜疼昼安，患处淡红少热，气味腥燥，正和此症之象，而且脉理亦符合。前代多医未言疮科阴虚之理，使得此案治疗险而失误。愿后世医家，重视疮科阴虚证理，并用之于临床。

【选注】

笔者注（摘）：黄水疮症。双下肢水疱。初起为红疹，迅即为水疱，蚕豆大小，疱内充满黄水，光亮透明，周有红晕、发痒。抓破后流黄黏水，水过处复生疱疹。以膝下踝部为多。诊：舌红，苔薄白，脉沉细数。此为风毒外袭，湿热下注，拟知柏地黄汤加减。

处方：知母、茯苓、山药、苍术、防风、黄柏各12克，生地、川牛膝、枣皮、荆芥、泽泻各10克，苡仁米24克，金银花15克，蒲公英20克，生甘草6克，3剂。4日后复诊，下肢未生新疱，部分水疱结痂，仍觉瘙痒，上方再进3剂，药尽病愈。

黄水疮系风热毒邪侵袭肌肤所致。然发于下肢者，每与湿邪有关。知柏地黄汤为滋阴降火而设，方中黄柏清热燥湿；茯苓、泽泻健脾利湿，且无恋邪之弊；加金银花、蒲公英清热解毒；荆芥、防风、甘草解毒疏风；川牛膝引药下行直达病所，中病即愈。此治验体会：辨证施治是中医的临床治疗原则。许多病证，虽然临床症状各异，但其机理则相同，故可采用同样的方药治疗。此即古人所谓："治病必求于本"，"异病同治"之意。知柏地黄汤首见于《医宗金鉴》，原方主治肾阴不足，阴虚火旺而致的骨蒸劳热、虚烦盗汗、腰脊酸痛、遗精等证。根据笔者临床体会。凡属肾阴亏虚而兼湿热内蕴者，无论何病，皆可用此方加减治疗，并无违反虚虚实实之诫。

【小结】

此病例属于失治，病程迁延半载有余，屡治不效。究其原因是医生对脉理和脉象研习不够，加之不清楚外科有阴虚为患之论，致使患者缠绵久累，险而失误。何景才将四诊深谙，对脉理掌握至真，确诊患者阴虚之证，用知柏地黄汤加味内服，当效不显时，果断加倍药量，增强滋阴之力，后为针对病程长遂改丸药继续服用两月有余至康复。如无成竹在胸的大医造诣，恐难有如此疗效。

【原文】

〇赵各庄马成龙之妇者，手拇①指证。初发皮内隐黑一点，次渐溃破黯干僵腐，疼连半身，午夜尤甚。不肿不红，不痒不热，其患类似调疽。治以六味地黄汤加归芍、乳没、肉桂、粟壳、甘草，外上紫霞膏兑硇砂、巴豆，服上之次疼止腐活，生阳成脓，后换玉红膏加鳖甲、乳香、血余灰涂上渐安而敛。

注论

阴虚火旺，津液枯涸，肾水受耗，荣卫虚燥，每发为疽。形小微肿，患口陷黯，腥腐少脓，疼彻②筋骨，昼轻夜重。如此之患，虽非逆证，亦多险恶。治以滋阴救燥之剂，补肾水而引命火归原，或可效验。

【阐释】

手拇指初发病变为皮内隐黑的一处小点，逐渐溃破，患处不肿不红、不痒不热、黯干僵腐，疼连半身，昼轻夜重，极似调疽。治以六味地黄汤（加归芍、乳没、肉桂、粟壳、甘草），外敷紫霞膏（兑硇砂、巴豆），遂疼止腐活，生阳成脓，后换玉红膏（加鳖甲、乳香、血余灰）涂敷，渐安疮敛。此症因阴虚火旺，津液枯涸，肾水受耗，荣卫虚燥而发，虽非逆证，亦多险恶。用滋阴救燥之剂，补肾水而引命火归原，是治病求本之策。

【校勘】

①原为"母"，应为"拇"。

②原为"辙"，应为"彻"。

【选注】

笔者注：调疽　病名。①指疔疮生于大指处者。出《证治准绳·外科》卷三。②指生于手指尖处之疔疮，见《疡科心得集》。蛇头疔又名调疽、天蛇、天蛇头、蛇眼丁、蛇头毒、蛇头指、指生天蛇、天蛇头毒、天蛇头疮、手指毒疮。指疔之一种。因其生于手指尖，肿起形似蛇头，故名。若漫肿无头者，又称天蛇毒；若症轻有头、呈明亮黄疱者，名水蛇头疔。初起症见指端麻痒、疼痛、焮红肿胀，肿势渐增，形如蛇头，若十日左右成脓，伴见恶寒发热等症，病甚者可筋烂骨腐。

（典型案例）患男，29岁，患蛇头疔在某医院治疗未见好转。痛苦面容，大拇指红肿约4厘米，其余4个指头肿约3.5厘米，手背掌肿，手指不有弯曲及漫延到肘肱关节处发烧疼痛剧烈难忍。几天几夜不能入睡，呻吟不止，患肢下垂时疼痛更甚，局部触痛有剧烈跳痛，伴有恶寒发热，头痛全身不适，口渴口干，便秘，苦不堪言，后采用无名拔毒散外用，拔出约100毫升脓液，疼痛大减，肿渐消，采用中医中药内服：公英，野菊，银花，天葵，甘草，川连，川柏，山栀，白菊，连召，花粉，云苓，黄芩，加减服药半月后，疼痛消失，红肿消退，全身症状悉除而愈。

【小结】

此症（似调疽）因阴虚火旺，津液枯涸，肾水受耗，荣卫虚燥而发，证亦险恶。用滋阴救燥之剂——六味地黄汤加味，补肾水而引命火归原，外用紫霞膏、玉红膏，渐安疮敛。

【原文】

〇小庄子张姓一妇者，腿腋阴虚之证。已溃数月之久，疮口陷沿其色淡红，旁聚一埂，脓稀时浸，将生管漏之状。夜疼过甚，面白神衰。治用六味地黄汤加芎、归、黄芪、乳、没、肉桂、粟壳、甘草，外上桃花散加轻粉、儿茶、雄柏（笔者注：雄黄、黄柏）、冰片，上服之次，夜疼遂止，疮口微觉效验之状，上服之法，连施未间，脓少埂消，次渐效愈收敛。

注论

观此久溃未瘥，形气衰羸，血脉渐亏阴虚之象，本此而增，故而夜疼过甚，非以六味加补之剂连投奏效，它法未便获验之速也。

【阐释】

腿腋已溃数月，疮口陷、色淡红，旁聚一埂，脓稀将生管漏，夜疼过甚，面白神衰，见血脉渐亏阴虚之象。用六味地黄汤（加芎、归、黄芪、乳、没、肉桂、粟壳、甘草），外敷桃花散（加轻粉、儿茶、雄柏、冰片），内外兼施之后，夜疼遂止，前方连施未间，脓少埂消，疮口收敛，渐愈。

【选注】

笔者注：近年来，六味地黄汤在皮肤病治疗中出现很多成功案例，现将粉刺和黄褐斑的治疗做一简介：粉刺是青春期常见的一种毛囊皮脂腺慢性炎症，与内分泌、皮脂腺活动和细菌感染有关。中医认为肺经血热是产生粉刺的主要病机，而肾中阴精的相对不足则为青年人产生粉刺的主要原因。用六味地黄汤加生地、黄芩、桑白皮、玄参治之。方中以六味为君，肾肝脾三阴并补而重在补肾阴，即"壮水之主以制阳光"；黄芩善清上焦之热，并具清热泻火之功，与生地合用能增强清热凉血之效，生地与玄参药性寒凉，具有清热凉血养阴生津之功，桑白皮能泻肺之有余之火，共为辅佐，从而消除肺经之血热，使粉刺痊愈。黄褐斑是发生在面部的一种色素沉着性皮肤病。本病系肾阴亏虚，虚火上炎于面部所致。治疗多采用滋肾阴、降虚火；对阴虚夹气滞血瘀者，在滋补肾阴同时，加行气化瘀之品。即用六味地黄汤为主，有瘀滞者加丹参、赤芍、香附、当归、桃仁、红花；肝郁气滞加柴胡、枳壳、白芍、郁金、菊花；阴虚明显加女贞子、枸杞、鳖甲。临床对50例女性患者对症治疗45天后，16例痊愈，21例显效，8例好转，5例无效，总有效率90%

【小结】

久溃未愈之腿腋疮疡，夜疼过甚，形气衰羸，已现血脉渐亏阴虚之象，非以六味加补之剂连投不能奏效。

【原文】

○松各庄周姓者一妇，拇①指一证。初系肿毒为患，因被他医刺开太早，无脓少汁，微浸瘀血少许，渐次闷肿，患口斜翻，毒汁稠黏，夜疼难忍，二十余日疼肿屡增。治以归芍地黄汤加川芎、肉桂、黄芪，服后外上桃花散、儿茶、冰片、麝香，盖以玉红膏，洗以溻肿汤加苦参、银花、防风、菖蒲、蜂房，夜疼即止，次见大脓，肿消神爽，渐得痊愈。

注论

其疾之由，初系平常之患，总因开刺太早，患遭残伤，气血暴泄，胬肉翻突，而致渐变阴虚之象。夜疼兼作，患口斜横，非以内服滋阴益水之法，止以外上之药，功岂能效。开刺之过害岂小哉，为医之道，开针之法，应有准则。开后见脓为上，若不见脓，或多紫血黑汁，反此者多凶少吉。

大凡疮疡溃后，患口圆正者，本属原气充足之兆，易治易愈。斜长歪陷者，多系遭医妄治之故，难治难愈。若是原溃之后患口便是斜歪陷之样者，必成管漏。更属难医难愈之证也。

【阐释】

拇指肿毒，开刺太早，无脓少汁，瘀血少许，之后出现闷肿、患口外翻、脓稠、夜疼，二十余日来症加重。用归芍地黄汤（加川芎、肉桂、黄芪）、外敷桃花散、儿茶、冰片、麝香，盖以玉红膏，同时用溻肿汤加苦参、银花、防风、菖蒲、蜂房外洗，夜疼即止，脓成、肿消，诸症轻精神爽，渐愈。本症本属一般病患，但开刺太早，使气血暴泄，胬肉外翻，渐现阴虚之象。此症警示后医：疮疡开刺有适应症，必须脓成开刺，过早有害。

疮疡溃后患口之形可判定预后转归之吉凶：圆正者属原气充足之兆，易治易愈；斜长歪陷属遭医妄治误治之形，难治难愈；如果溃后患口呈斜歪塌陷之形，提示可能有管漏，更属难治难愈。此临床所得可与后医共鉴。

【校勘】

①原为"母"，应为"拇"。

【小结】

疮疡开刺有适应症，医生必须熟练掌握。此例开刺过早，出现变症使病情恶化，病程迁延，增加患者痛苦和损失，同类情况在临床并不少见，应通过提高医疗水准和责任心来避免。本节给出疮疡溃后患口之形可判定预后转归之吉凶的方法，是极珍贵的临床经验，望后医能从中受益，造福病患。

【原文】

〇北务王姓一妇者，因产之后乳生一证。初肿之时，乳头似觉微溃，经久未愈，屡延他医，数投上敷等法未效。约余诊视，见其乳头微肿，似乎乳孔溃烂之状，有时微浸汁水，诊其六脉沉弱兼数，乳内夜疼难忍，昼始觉宽。忖其脉证之情，必属阴虚为患之象。拟方以归芍地黄汤加乳香、郁李仁、贝母、花粉，遂次见效。外以玉红膏兑黄柏、雄黄、鳖甲连投服剂渐而痊愈。

注论

阴虚之患，多居手足支指，又有见生妇人阴处、乳部者，大约亦不为出乎理外，再遇斯疾，莫可以定处究求。当以证势渺小、微脓、微肿、微红、微腥，脉沉弱数，夜疼昼缓之情而为定论。今存备录，以伺后贤参考。（杨景瑞识案）

【阐释】

产后乳头肿溃，经久未愈，屡延他医，多次使用外敷等法未效。何景才接诊，视其乳头微肿、乳孔溃烂、时浸汁水，六脉沉弱兼数，夜疼昼宽，属阴虚为患之象。用归芍地黄汤（加乳香、郁李仁、贝母、花粉）煎服、外敷玉红膏（兑黄柏、雄黄、鳖甲），连投数剂渐而痊愈。阴虚之疮患，多发生在手足指间，妇人又多发生在阴处、乳部者。其临床特征：病变范围较小、微脓、微肿、微红、微腥、脉沉弱数、夜疼昼宽。后医可在临床中参考验证。

【选注】

《症因脉治》卷二（摘）：归芍地黄汤（处方）生地、归身、白芍药、枸杞、丹皮、知母、人参、甘草、地骨皮。（功能主治）养血益气，滋阴清热。治血虚咳嗽，盗汗自汗，骨蒸潮热，五心烦热，舌红苔少，脉细数或弦数。（用法用量）水煎服。（方解）方中生地、当归滋阴养血，人参、甘草补脾益气，白芍、枸杞补肝敛阴，地骨皮、丹皮、知母清热除蒸。共奏养血益气，滋阴清热之功。

【小结】

如何判断阴虚之疮患？首先看发生在何处：阴虚之疮患多发生在手足指间，妇人又多发生在阴处、乳部；其次看其临床特征：病变范围较小、微脓、微肿、微红、微腥、脉沉弱数、夜疼昼宽。掌握以上两点有助诊断和用药。

【原文】

顽证汇案 (九则)

○小定福庄梁姓一男，腋下胕后生一核证。中有硬棱如骨，旁似蛄串之状，患孔之外嫩腐突胬，色微紫黯，刺割旁硬串处，瘀流甚多，移时冷定成坨。治以外上紫霞膏，兑番硇、干姜、肉桂，溃处渐觉缩束。次将硬核割通，内坚有声，割刮瘀凝不甚疼楚，复将原药加蟾酥丸面上之，刮割五六次后，顽腐渐减，似觉微脓之状，换上桃花散，加轻粉、枯矾、收胬散，渐收结痂而愈。

注论

忖斯如此顽患之获效，竟在刮割除瘀之功，瘀去坚除药力得施，证得效愈。医者若无变通施疗之法，概用蚀腐恶药，顽硬之患毫未消减，而好肉反被残伤。其理好比攻贼未克，良民受祸。若非如此割刺不甚疼苦之顽患，医当慎戒针刀，恐有伤损真气之咎。其理乃是礼敬君子，法治小人之义也。

【阐释】

腋下附后生有一核，中有硬棱如骨，旁似蚰串。核溃孔外有嫩腐胬肉，色微紫黯，刺割硬串处，渗出瘀流冷定成坨。用外敷紫霞膏（兑番硇、干姜、肉桂），溃处渐敛缩。然后将硬核刮割，虽割之有声但不甚疼痛，说明此为腐败瘀滞之物。再外敷原药加蟾酥丸，经刮割五六次后，顽腐清理已尽，渐有微脓。换敷桃花散（加轻粉、枯矾、收胬散），疮敛、结痂而愈。去顽腐瘀滞之物刮割之术最为有力，也可以避免蚀腐恶药损伤正常组织。

【选注】

《医方类聚》（摘）：桃花散（处方）腻滑石 120 克，赤石脂 3 克。（制法）上药为细末，入黄丹少许，如桃花色。（功能主治）生肌止痛。治一切疮口不收。（用法用量）每日上药一遍，上用膏药贴之。

《普济方》（摘）：桃花散（别名）桃花活血散（处方）寒水石 250 克（煅）、龙骨、虎骨、乌鱼骨各 30 克、白蔹、白石脂、赤石脂各 15 克、黄丹少许。（功能主治）生肌活血。治一切恶疮、金疮。（用法用量）上药加白及 15克，同为细末。干掺或调敷。

《疡科遗编》卷下：收胬散（组成）轻粉 1 钱，乌梅肉 3 钱（煅）。（主治）一切痈疽溃后，胬肉凸出。（用法用量）掺胬肉上，外用膏贴。（制备方法）上为细末。

《外科方外奇方》卷二：收胬散、收胬黑龙丹（处方）大熟地（切片，烘干，炒枯）1 两，乌梅肉（炒炭）3 钱。（制法）上为极细末。（功能主治）一切恶疮怪毒，或生于横肉筋窠之间，因挤脓用力太过，损伤气脉，以致胬肉突出，如梅如栗，翻花红赤，久不缩人。

【小结】

本节介绍的病例有两点治验：1. 疮患有胬肉增生者可外敷桃花散（加轻粉、枯矾、收胬散）。去顽腐瘀滞之物刮割之术最为有力，又可以避免蚀腐恶药损伤正常组织，但对医生的医术要求很高。

【原文】

○大厂海姓者一妇，手拇①指顽证。瘙②痒不休，紫红僵粟，隐含汁水，延染至腕，内结一处，顽肿微高，贼光黯亮，刺破稀脓，疼痒兼现。余以止痒上药罔效。究其原因，一年之先，生过疥疮，故而有此遗结之毒。复投陀僧、硫黄、火硝③、山甲、水银、大枫④、核桃肉，兑香油上搽二三次即愈。

注论

原系疥患留结为毒，故而色多紫黯，形露湿淫，病者不言其状恐难速效。疥者阴湿燥风，传染皮肤疲顽之患，大约筋骨肉脉无甚伤害。古人立法，而以硫黄、火硝⑤并用，其二药相反，每得速效。

【阐释】

患者一年之前生过疥疮，现在手拇指瘙痒不休，紫红僵粟，隐含汁水，并向腕部发展，疮患有一内结，肿微高、光黯亮、溃出稀脓，又疼又痒。外用止痒药未效，诊为原疥疮遗毒所致。再用陀僧、硫黄、火硝、山甲、水银、大枫、核桃肉兑香油外搽二三次即愈。疥疮是阴湿燥风传染皮肤引起的顽症，一般不会深入筋骨肉脉。此方中以硫黄、火硝二反药合用而有速效，亦是古人的医疗经验。

【校勘】

①原为"母"，应为"拇"。

②原为"骚"，应为"瘙"。

③原为"消"，应为"硝"。

④原为"风"，应为"枫"。

⑤原为"消"，应为"硝"。

【小结】

类似调疽的手指顽症患者，一年前曾有疥疮病史（提示询问病史应详尽），应该联系两种病的关系，疥疮是阴湿燥风传染皮肤引起，其遗毒会引起今日的手指顽症，这样的诊断之下的治疗目的性会更强。

【原文】

○郭庄子一马姓妇，槽骨之下颐颔①生疮，屡投多法不效，内有脆骨外包软腐嫩肉之状，刺破不疼，瘀血流定成坨，甚为疲顽难愈。治以紫霞膏、干姜、番硇砂、巴豆、金顶砒，上后作肿知疼，脆骨渐减，次见微脓，后换生肌散盖玉红膏，渐缓而愈。

注论

累见如此疲顽多患，投以上法，药性似无相远，总赖番紫硇砂称为首功，其性用于顽患不甚大疼，获验捷速。诸经本草未载其功用之奥，止于巴膏方内用贴顽毒有效之说，其余失于用世，不亦惜哉。

【阐释】

腮及下颌骨处生疮，各种治疗方法未效，疮患内有脆骨外包软腐嫩肉之状，即现在临床所说结缔组织增生并出现肉芽。刺破无痛觉，始终难以敛愈。用紫霞膏、干姜、番硇砂、巴豆、金顶等外敷后作肿知疼，结缔组织和肉芽渐消退，见微脓，再用生肌散盖玉红膏外敷，渐缓而愈。何景才对肉芽和结缔组织增生常用番紫硇砂，患处不甚大疼痛苦少，且捷效。诸经本草对番紫硇砂的此功用未能记载，有些遗憾，希望此案能引起同行的关注。

【校勘】

①原为"含"，应为"颔"。

【选注】

笔者注：硇砂：为氯化物硇砂族矿物硇砂的结晶体或人工制品。处方别名：硇砂、白硇砂、淡硇砂、岩硇砂、赤砂、黄砂、狄盐、气砂、狄砂、神砂、北庭砂、透骨将军、氯化铵矿石。混淆品：紫硇砂：为含有少量硫和锂的石盐晶体；红硇砂。

【小结】

本案例主要介绍番紫硇砂对于结缔组织增生和肉芽的治疗效果，临床上常常碰到由于结缔组织增生、肉芽组织增生引起的疮疡难以愈合的困难，认真研读何景才相关的治疗经验会有助于克服它们。

【原文】

〇贾各庄张永恭，腿胫内臁之证。初由湿淫受患，溃孔二三处，后至湿肿内空四五寸许，红嫩色淡渗流稀脓，似如泄脂。忖察现情，总系淫邪虚毒，互相兼染为患。治投渗湿活血之药罔效。复用鲫鱼肉捣烂兑桃花散，贴于患上，三四次后，色退肿消，空处平满，患口换贴玉红膏渐缓口敛而愈。

注论

每逢下部溃久失治，受以风湿邪淫，肿光放亮，微现红热，脓如米汤，内兼空陷，概系气血运行不周，邪伤肉脉瘀滞不散，如此顽患，最属缠绵。鲫鱼之性，舒散留瘀，拔毒却邪，确属得效，邪退瘀行，气血流通，阴无所附效若影响。

【阐释】

患者腿胫内臁即小腿内侧发生溃疡，该病由感受湿淫引起，开始有二三处溃破处，后来发展为湿肿，出现四五寸内空的脓肿，流出淡红色稀脓，如泄脂样。诊为淫邪虚毒兼染为患，但用渗湿活血之药未效。改用鲫鱼肉捣烂兑桃花散贴于溃处，如此三四次后，肿消、脓腔平满，换贴玉红膏收敛溃口而愈。发生在下肢的慢性溃疡，最易受到风湿邪淫所伤，出现气血运行不周、邪伤肉脉瘀滞不散之象：疮面肿亮、微热，脓如泄脂，疮内空陷，缠绵迁延。此例治验用鲫鱼之舒散留瘀、拔毒却邪之力，使气血流通，阴邪消除。

【选注】

笔者注：臁疮，病名。指生于小腿部之慢性溃疡。亦名裙边疮、烂腿。多因湿热下注，瘀血凝滞经络所致。常因局部破损、湿疹及虫咬等原因而诱发。本病生于小腿下三分之一处臁骨（胫骨）部位。症见初起痒痛红肿，破流脂水，甚则腐烂，皮肉灰暗，脓水清稀，久不收口。应以外治为主，用金黄膏掺九一丹外贴。久不收口者，用夹纸膏加缠缚法，或用细白砂糖撒满，胶布牢贴。如有急性继发感染者，宜清热利湿，用草薢渗湿汤。相当于下肢慢性溃疡。

【小结】

本例治验介绍腿胫内臁（即小腿内侧的溃疡）的特色治疗方法。对于慢性难治的小腿臁疮，何景才用鲫鱼肉捣烂兑桃花散贴于溃处之法，仅三四次治疗就达到肿消、空陷平满的奇效，再配合其他疗法一举收功。

【原文】

○双砌王经手背之证。初因刺伤，渐至腐烂延开，色紫兼暗，溃面如似蛆蛀之状，僵而白硬，干燥则疼。他医屡治未效。余以漏肿汤加苦参、蜂房、防风、银花、菖蒲、赤芍，烫洗之。次贴以芙蓉叶、菊花叶、雄黄、桃花散大麦粥调敷，六七日后，疼止黯退，溃面缩小，换用玉红膏，生皮收敛而愈。

注论

详参斯疾，总系阴阳驳杂，血燥虚阴顽疲之象。投以活血烫洗之剂，敷以养阴润燥止疼之药，故得速效。每逢溃久腐烂，血脉烂燥疼极之患，敷以芙蓉菊叶救燥止疼之法，屡得效验。

【阐释】

患者手背初因刺伤，渐至腐烂扩散，溃面色紫兼暗似蛆蛀状，僵硬，燥则疼，屡治未效。何景才接诊以漏肿汤（加苦参、蜂房、防风、银花、菖蒲、赤芍）烫洗。之后外敷芙蓉叶、菊花叶、雄黄、桃花散大麦粥，六七日后疼止、黯退、溃面缩小，换用玉红膏生皮收敛而愈。此例血燥虚阴溃久腐烂之症，经用活血烫洗之剂，敷以养阴润燥止疼之药，尤其贴芙蓉叶、菊叶救燥止疼之法，神奇而速效。

【选注】

笔者注：芙蓉叶即木芙蓉的叶片，夏秋二季剪下叶片晒干（多次复晒）存于干燥通风处。其有凉血、解毒、消肿、止疼的功效。可治痈疽焮肿、带状疱疹、烫伤、目赤肿痛、跌打损伤等。治肿毒可用芙蓉叶、苍耳等份，研末，蜂蜜调匀，涂患处。

【小结】

本例溃久腐烂疼极之症，经用活血烫洗之剂，敷以芙蓉叶、菊叶救燥止疼之法以获效，治法简便而速效。

【原文】

〇松各庄李姓妇，腕生穿骨疽于内关穴。经他医治之未效，患中胬肉花突，时疼彻①骨，旁多燥紫，不肿少热，其胬割去不疼，血流紫定，内有硬骨。治以桑火烘之，上以紫霞膏兑蟾酥丸、章丹，四五次后僵干而愈，其效甚为速愈之顺也。

注论

观此证之效速，俱在桑火之捷，寒阴凝滞之患，施以阳烈之法，非法之速药力岂能。

【阐释】

穿骨疽生于内关穴处，医治未效，疮疡中生胬肉，内有硬骨、疼甚、色暗、不肿少热，割胬不疼，血流定成紫块。可诊为寒阴凝滞之患，故用阳烈之法桑火烘之，同时外敷紫霞膏兑蟾酥丸、章丹，四五次后疮敛而愈。

【校勘】

①原为"辙"，应为"彻"。

【选注】

《疡医大全》（摘）：穿骨疽。申斗垣曰：脉骨疔，又名鱼脐疔，生于掌后横纹陷中，根行甚急。亦有生肘臂间者，红者为疽，黑者为疔，有红丝者是也。宜用针先针断红丝，后服追疔丸剂，外敷丝瓜叶膏。（《启玄》）王肯堂曰：又名穿骨疽，生于间使穴，在掌后横纹上三寸，两筋陷中。属包络经蕴热凝结而成。又曰：如溃穿骨缝，从臂外侧出脓者险。

【小结】

此例寒阴凝滞之患，用阳烈之法桑火烘之非常适宜，同时外敷紫霞膏兑蟾酥丸、章丹，四五次后疮敛而愈。为成功速效的案例。

【原文】

〇霍各庄安姓一妇者，瘤证，二十年余。始觉红紫疼热，肩梢①之患，腕难伸舒。治以周涂玉红膏兑蟾酥丸、肉桂，数日皮外虽腐，内坚仍旧，又贴千捶膏，兑硇砂拔破其内，出如粉渣②甚多，白黄杂色，后有膜皮之包，随次流出，上以灵药兑乳香、儿茶，贴玉红膏缓愈。

注论

顽证已久，暴变紫鲜红热，实乃郁久生阳之故，岂在治验之能。斯疾郁久生阳，成脓自溃，未经砭割刺灸，犹属病者万幸。若不待其自溃，妄行滥治，吉凶未可料知。病证有不治可愈治反受害者，即此缠绵久累，郁久生阳之候是也。

【阐释】

妇人肩部瘤证二十年余，现在开始有红紫疼热感，腕难伸舒，功能有障碍。用玉红膏（兑蟾酥丸、肉桂）外敷，几天后皮外虽腐但瘤体坚实依旧，再贴千捶膏（兑硇砂），拔出其内白黄色粉渣甚多，并有包膜随之流出，再敷以灵药（兑乳香、儿茶）、贴玉红膏渐愈。此类粉瘤或经手术切除，如有感染也可能成脓自溃，如不是开刺适应症时妄行开刺，会生变症。

【校勘】

①原为"稍"，应为"梢"。

②原为"楂"，应为"渣"。

【小结】

此例瘤症就是脂瘤又称粉瘤，是以皮肤间出现圆形质软的肿块，溃破后可见粉渣样物溢出为主要表现的肿瘤性疾病。《外科真诠·瘿瘤》云："先用线针于瘤头上针一分深。用手捻之，若是白浆便是粉瘤。"西医称之为皮脂腺囊肿。中医认为瘤体的成因是由于腠理津液滞聚，湿痰凝结所致。粉瘤好发于头面部、胸背部、臀部等处。肿块位于皮肤浅层内，呈半球状隆起，小者如豆粒，大者如柑橘，边界清楚，质地坚实，或有囊性感，张力较大，与皮肤粘连，不易分开，可以推动。在肿块表面皮肤常可见针头大开口，略带黑色，挤之有白色分泌物溢出，且有臭气。肿块生长缓慢，一般无自觉症状。但继发感染时则红、肿、热、痛，甚或形成脓肿，破溃后可自愈或形成瘘管。如果瘤体没有长在影响人体功能的地方一般不需治疗。对已染毒但未酿脓的脂瘤，可用金黄膏或玉露膏外敷。已形成脓肿时，应切开引流，清除皮脂和脓液，再用棉球蘸少量升丹或七三丹或稀释后的白降丹塞入腔内，化去包囊，待囊壁蚀尽后再用生肌药收口，愈合后不易复发。手术治疗最有效、最简单的方法是将脂瘤完整切除。本例病案已有合并感染，应该清热解毒抗感染的同时，待脓成切开排脓、引流，配合其他治疗至脓尽疮愈。

【原文】

○金庄刘姓者一友，腰中附脊生一顽核，初起柑大一枚，其患未发一年之前，便觉瘙痒兼木，忽则变发微红不热，有时心烦，后致顶头腐溃，色白如筋，脆硬如嵌，屡投诸药，旁肉红疼，证终未效。复上以炒巴豆、蟾酥丸面、干姜、肉桂、灵药，渐次硬化为腐，似有离活之象，遂次消化顽腐尽脱，内陷溃孔三四甚深，色白微红，又换桂敛生肌散盖玉红膏，数日口敛而瘥。

注论

顽证久累，诸药未愈，其情总属纯阴。理非如此，蚀药兼之姜桂，岂能立获奇验。

【阐释】

患者腰脊生有一核状物，开始只有柑子大，患者发病一年前，患处就曾有瘙痒麻木的感觉，有时心烦，微红不热，后来顶头腐溃，溃处白筋状、脆硬，边上有肉芽伴疼红，屡治未效。证属纯阴，非蚀药兼之姜桂不能获效。于是外敷炒巴豆、蟾酥丸面、干姜、肉桂、灵药，核状物渐腐溃、似离活之象，以后逐渐消化尽脱，溃孔陷入较深，色白微红，再换桂敛生肌散盖玉红膏，数日后口敛疮愈。

【小结】

此例治验为腰脊生一核状物，治疗很长时间未愈，即考虑其属纯阴症，用蚀药兼之姜桂，果立获奇效。

【原文】

○大厂本族一稚子，秃头疮证。但系有发之处，俱结灰白痂敛，露肉之际，腥污熟红，凝汁黏黄，时现疼痒，屡投诸法不效。余令洗透，将秃敛剃净，上以马蜂窝孔朝上入白矾末，火煅枯焦研面，兑铜花各等分，香油调涂上之二次，凝汁流尽疼痒渐止，改上香油熬黄腊为膏加白芷、大黄、苦参、胆草、雄黄、甘草，每用薄上，数日发生而愈。

注论

金鉴治秃疮法，有败铜散方，乃化铜旧罐，余令之意，总是借铜化浮结之余灰力，其用乃原质并存，胜其铜罐数倍，又胜铜绿之暴烈，用此不甚大疼，每获定效，性柔力强，功超群外。

【阐释】

少儿秃头疮证。凡是有头发的地方都覆盖一层灰白色的疮痂，露肉的地方有一层黏黏糊糊的猩红色的东西，渗出黏黄的分泌物，又疼又痒，各种治疗均不效。何景才嘱患者洗净头，将头上的毛发和分泌物统统剃掉。外敷药（马蜂窝眼朝上填入白矾末，火煅枯焦研面，兑铜花（笔者注：乃化铜旧罐）各等分，香油调膏）二次，分泌物流尽疼痒渐止，换敷香油熬黄腊膏（加白芷、大黄、苦参、胆草、雄黄、甘草），每天换一次药，薄涂即可，数日可见新发长出遂愈。

【选注】

笔者注：《医宗金鉴》中治蟮拱头法，有败铜散方，乃化铜旧罐。考，银锅子，即今之"坩埚"，李时珍《本草纲目》土部写作"甘锅"，为新增条目。释名：销金银锅，作外用药。银锅子即化铜罐子，明陈实功《外科正宗》（1617）用败铜散治蟮拱头，败铜散系用化铜旧罐子为末所制。陈文曰："治蟮拱头已破后脓水不干，愈之又发，久不收口。用化铜旧罐为末，洗净患上，香油调搽。"

【小结】

此例治验是古为今用推陈出新的极好范例，何景才治少儿秃头疮症首先将局部（头疮部）清洗干净、剃掉毛发及各种分泌物，在相对洁净的环境中药物可发挥最有效的治疗效果。在外用药中将古人使用有效的化铜旧罐结合，达到治愈的目的。

【原文】

败症汇案 （十六则，附损伤）

〇大厂马全喜妇人，患肠痔七八年。初因产后得疾，每经数日，肛脱坠出或便血不休，后至日愈犯重，二便时常不通，渐至每日如是犯之，自晨至午不能收回，大肠脱出状若鸡卵，紫黯溃孔。诊其六脉沉短兼弱，无神，面黄胖肿。忖其为患，久累气虚过甚，拟以成方用补中益气汤，重用升麻、五味子，减麦冬加郁李仁、羌活、炙粟壳、白芍、石决明，煎服二三剂后，随次泄下红黄恶露几次，多致盆许，肠收不坠，二便得通，立获效验，日渐强壮。余将原方改为丸用，加槐花、章丹、朱砂为衣，调理月余而愈。

注论

想斯证之久迟，屡增渐犯，大约荣卫虚羸太过，实为怯患。投以加味补中益气之剂，立获奇效。服补剂而反作泄者，总系清阳之气得升，浊阴之积故降也，升麻提阳明清气上升，柴胡引少阳清气上升，参术补气，归芍补血，五味子收敛气血，陈皮行气滞，郁李、粟壳、羌活滋阴止痛，黄芪、甘草解毒助中，决明消管却毒，槐花引阳明为导，法虽应证，不意功效捷速，灾除难满，真是命数所关，以显先贤遗方之妙。

二便时常不通者，其理乃系气滞于中，即名后重。总因病迟久累，荣卫过虚，以致阳不能升，阴不得降之故。吴仪洛曰，重用升麻，便反得通，即指以上虚久中滞，二便不通之理也。

内外两科门虽各异，其理统一，虚补实泄，表实宜散，里实宜清，气充则精旺，血足则神旺，正旺邪自除，本利则道生矣。

【阐释】

妇女怀孕期间由于腹压升高，活动力相对不足，所以多有痔疮发生，而在产后大多都能痊愈或症状消失。但此例产后七八年非但没有治愈，肛脱坠出或便血不休，后至日愈加重，二便时常不通，并伴有脱肛，诊其六脉沉短兼弱，无神，面黄胖肿。诊为气虚过甚，拟以成方用补中益气汤，重用升麻、五味子，减麦冬加郁李仁、羌活、炙粟壳、白芍、石决明，煎服二三剂后，接连泄下红黄恶露数次多致盆许，然肠收不坠，二便得通，立获效验，日渐强壮。将原方改丸用，加槐花、章丹、朱砂为衣，巩固治疗，月余而愈。痔疮一症，主要是由于肺胃大肠之火导致湿热下注而引发。如果湿热除尽，自然肠收不坠，二便得通，诸症平息。本例患者服补剂而反泄，其理在于清阳之气得升，浊阴之积故降也，升麻提阳明清气上升，柴胡引少阳清气上升，参术补气，归芍补血，五味子收敛气血，陈皮行气滞，郁李、粟壳、羌活滋阴止痛，黄芪、甘草解毒助中，决明治小肠五淋，槐花清肝泻火，大量泄下的恶露带走体内湿热，而现捷速功效。

【小结】

本例治验是以治疗痔疮为目的，却出现了由于服药后接连泄下红黄恶露数次多致盆许的妇科状况，使得痔疮得愈。就像俗话讲的：歪打正着。看起来似乎难以理解，实际上中医各科门类虽各异，其生理病理的道理是相通的：虚补实泄，表实宜散，里实宜清，气充则精旺，血足则神旺，正旺邪自除，本利则道生。全身的脏腑经络的病理变化无不遵从这些原理。因此，中医治病是治疗生病的人，人的身体阴平阳秘，各个脏腑系统自然健康和谐，心平气和精神清爽。

【原文】

〇小务王振声妇者，锁骨之前生疽。初如粟米小疱，溃则浸①烂，全不知疼，肌肤遂死，好肉边际又起白膜，即又干死如顽皮状，旁肿坚硬，紫硬突僵，日渐染大，内无七恶相现，形状势若常人。观此顽恶之患，外形甚属凶险，初治以刀割其顽腐，致深毫无疼苦，上以紫霞膏不知疼痛，次加斑蝥②、巴豆、金顶砒，一宿顽腐边际微知疼拘，察其旁肉燃肿硬漫。余意此因药毒过甚，恐伤咽喉，即以解毒等药洗去其毒，旁涂蟾酥锭③面，兑当归、甘草以消余毒。次日疮毒微消，患内白膜似有微败之状，顽肉虽似僵硬，只有水湿不干之样。余忖斯患虽顽，恐其恶毒之药连施难当。悟思硇砂之性可以施用，即将紫番硇砂，兑干姜蟾酥丸面，上于顽硬肉上，盖以玉红膏，内服山甲、鹿角霜，乳牛牙、芎、归、蛇退，是夜黄水荡流甚多，疮边顽腐似有离活不染之状，即又割其顽腐，微见鲜血，又上前法，黄水流败，内始知疼，复将原药兑以血竭、肉桂、乳香之半，方见顽腐皆软，边有微黏之脓，后至上之疼甚，改以灵药兑血竭、冰片、石膏、海贝④，盖玉红膏，换服补中汤剂，次后肌平缓愈。

〇又杨希增之母膝盖之外，阳陵泉穴生一阴患。势若前证，无异外上之法，仍用硇砂兑蟾酥丸等法，贴以千捶膏，渐觉毒水荡流，伺顽腐离活，以刀割除，后仍用前证之法服上，亦得缓愈。

注论

观此以前二证，用以恶毒之药为医已久。从未经施已失，而得逆中求顺，皆赖巴豆、斑蝥②、金砒之引领，硇砂之功效也。理通则必验，用当则病除，医当留意焉。《良方集腋⑤》云，硇砂之功，性含阳毒之精，秉阴毒之气，消结破坚，无出其左者。但用之际，因疮而施，勿可混妄施投，意外之患，施以意外之法，以恶毒敌邪阴，坏疮上坏药，若非得失之中，留意参情恻理，如此之证，岂能久居阳世，粗心失治其非冤死。

【参阅】

谢蕙庭著《良方集腋⑤》巴膏方内代言硇砂之妙用

【阐释】

1. 锁骨前生疽，开始起小疱如粟米，溃烂无痛感，正常组织先起白膜后又干死如顽皮，肿硬紫僵，且向周边扩散，但全身状况若常人。开始用刀割其顽腐毫无痛苦，外敷紫霞膏也不知疼痛，后加斑蝥、巴豆、金顶砒才有微疼，周边出现焮肿硬漫。为了防止药毒过甚伤咽喉，于是用解毒等药外洗驱毒，再用蟾酥锭面（兑当归、甘草）外涂消余毒。第二天疮毒微消、白膜似有微败之象，但顽肉仍潮湿僵硬。于是将紫番硇砂（兑干姜蟾酥丸面）外敷顽硬肉上并盖玉红膏，内服山甲、鹿角霜等味，当天夜里即有大量黄水渗出，顽腐似有松动，随之割其顽腐微见鲜血，再用前面用的外用药，渗出物增多并有痛感。原药兑入血竭、肉桂、乳香，顽腐皆软、出现微黏之脓，疼感增加，遂改用灵药（兑血竭、冰片、石膏、海贝）盖玉红膏，另服补中汤剂，遂肌平缓愈。

2. 阳陵泉穴处生一阴疮，症状同上例，治疗仍用硇砂兑蟾酥丸等治法，贴千捶膏，渐有毒水渗出，等顽腐离活即可以刀割除，再用灵药（兑血竭、冰片、石膏、海贝）盖玉红膏，另服补中汤剂，逐渐康复。

以上二证均使用有毒之药治疗，而未有失。逆中求顺的经验所得就是：遣方用药必熟谙药理，理通则必验，用当则病除。硇砂之功，消结破坚。但用之际，因疮而施，坏疮上坏药，但使用中要慎之又慎。

【校勘】

①原为"侵"，应为"浸"。

②原为"班毛"，应为"斑蝥"。

③原为"定"，应为"锭"。

④原为"𤴐"，应为"贝"。

⑤原为"液"，应为"脓"。

【选注】

笔者注：《良方集腋》医方著作。二卷。（又有四卷本）。又名《良方集腋合璧》。清·谢元庆编集。刊于 1842 年。本书是民间验方汇编，全书分为头面、耳目、口鼻齿舌等 32 门，集录约 400 余方，选方颇精。现存十余种清刻本。

【小结】

使用有毒之药治疗阴疮，而不伤正不害身，是逆中求顺的治疗经验。能有这样高超技艺的医生，遣方用药必熟谙药理，理通则必验，用当则病除。因疮而施，坏疮上坏药，但使用中要慎之又慎。硇砂之功在于消结破坚，但体虚无积热者及孕妇是忌服的。同理，很多治疗效果极好的药物同时也有毒性，要扬长避短，学医者应记住"练方用圆"的道理，在学习阶段（练方阶段）苦读药学专著，熟练掌握药理药性，将来在临床中（用圆阶段）才能如调兵遣将般用好诸药，在治疗中信手拈来所需之材，做到药到病除。

【原文】

○金庄金姓者一稚儿，腿膝之证。初由挫闪为患，类似鹤膝风状，不得曲舒隐肿疼痛。经过他医作以错骨缝治，拉扯力揉，证犹更甚。后致溃孔二三，粉浆时流，形气衰败，而成劳怯。余用阳和解凝汤连服，外以牛胶蒸法，桑木炭烘贴，千捶膏服剂二十余次，患渐消减，脓稠缓愈。

注论

蹾闪挫碰，跌扑磕拉，筋骨接节未受重伤，当时未觉现然，日久渐次疼热，漫肿无头，皮色不变，不论四肢肩背，环跳等处，皆为附骨之患，即系不内外因之证，若作损伤治法，揉拉扯捏，致使患内残伤，宽染好肉，溃后多成怯证，成劳危亡，为医之罪何逃。

跌扑损伤分论有四时跌、暴肿，焮热、疼痛者，血脉肉分受伤也，治宜汗散、活瘀、烫洗、敷贴等法。跌扑或致高坠，有无伤痕、未见多血，其重甚则昏迷不醒，谵语气粗，必因瘀血留积脏腑之情，治宜活瘀降下，疏通内瘀，见效之次，神清气爽，知疼觉弱，再另更方，益气止疼，必获效验。跌碰之时，动转不移，微肿色常者，骨节错落，筋伤扭转也，治宜揉捏正骨，舒筋活血等法。受伤之时，微觉疼痛，犹可步履，日渐漫肿，皮色如常，屡增疼楚者，俱属贴筋附骨，不内外因阴疽之患。若遇无知浅辈，作以错离骨缝治之，揉捏扯拉致使轻证转重，坏中又坏，失治无救，实属为医不精，以命演手贪功妄治，弥天之罪，久岂能逃。

【阐释】

一少儿开始因外伤挫闪，出现鹤膝风样的病状，腿有隐肿疼痛不能曲伸。他医认为错骨缝，治以拉扯力揉使病情加重。致腿部出现二三处溃孔并流出粉浆，全身形气衰败成劳怯之症。何景才接诊后用阳和解凝汤连服，加用牛胶蒸法、桑木炭烘、贴千捶膏，病情渐减，脓稠缓愈。显然这是因附骨之患被误诊为错骨缝，经他医手法外治成劳怯之症的。

跌扑蹾闪挫碰等，如果没造成骨与关节损伤，一般不会有功能的障碍。

外伤后渐渐出现疼热、漫肿无头、皮色不变，尤其在四肢肩背，环跳等处时，一般都是附骨疽，如果误诊为损伤作手法治疗，常致使患者残伤、阴疽扩散以致成怯证，这显然属于医生的责任事故。跌扑损伤是血脉肉分受伤，治宜汗散、活瘀、烫洗、敷贴等法。如跌扑或高处坠落，虽无伤痕、出血不多，但重甚昏迷不醒、谵语、气粗者，多因内脏出血瘀积体内，治宜活血降下、疏通内瘀，见效后全身情况转危为安可另更方，益气止疼会收到好的治疗效果。如跌碰致骨节错落，筋伤扭转，治宜揉捏正骨，舒筋活血等法。再如受伤后微觉疼痛，症状不重，但渐渐漫肿，皮色如常，疼痛渐增，应考虑是不内外因所引发的阴疽，按阴疽内外兼治，早日确诊有助于早日康复。尤其要防止误诊误治，避免给患者造成除本病以外的二次伤害。

【选注】

《中医辞典》：牛胶蒸法，治疗技术名。为促进疮口愈口的一种方法。出《外科大成》卷一。多用于疮口久顽不敛者。其法取牛皮胶一块，水熬稀稠得宜，摊厚纸上，用时剪一块敷贴疮口，次用厚味浓醋煮软布二块，乘热罨（音 yǎn，覆盖之意）胶纸上，稍温即换另一块，使热气渐渐蒸透，则疮痒脓出，再用贯众二两，煎汤热洗，去胶纸，以生肌膏药敷贴之。每日如此蒸洗一次，直至脓尽疮干愈合为度。

【小结】

本例误诊误治的教训深刻，因外伤挫闪他医认为错骨缝，治以拉扯力揉使病情加重，使本来的阴疽之症加重，以致全身形气衰败成劳怯之症。正确得当治疗来自正确的诊断，正确的诊断来自对人体的脏腑器官的了解和认识，这些都需要系统的教育和学习。现在社会上的各种各样的非正规的医疗机构都在做着只有医疗机构才有资质做的医疗服务，借以牟利，对广大病患的安全构成极大威胁。患者能够选择的最安全的途径，就是去正规的医疗机构享受医疗服务。

【原文】

〇北务本族一男，腋疽溃久，患口淡红，脓稀如水，微热多疼。

治服托里定疼汤，加黄芪、青皮、人参、甘草，疼止神清①，次后缓于调治，疮口陷暗色紫兼热，污水淋沥，换服十全大补汤，加故纸、枸杞、决明、胡桃肉、胡黄连，污水渐止，精神爽健气血畅和，证虽无妨，原因中误调治，疮口终未收敛，经年有余方愈。

注论

腋下之患，经属厥阴，多系险证。急于治疗犹恐有变，岂容中误致归顽败之候，托里定疼、十全大补等法系乃古人立法，屡施得效，溃后诸虚，随证加治，法不二更。

【阐释】

腋疽溃久已成慢性病症，溃口淡红、脓稀如水、微热多疼。用托里定疼汤（加黄芪、青皮、人参、甘草），疼止神清好转，患者既不再坚持治疗。于是疮口陷、色暗紫兼热、渗出很多，病情出现反复。于是换服十全大补汤（加故纸、枸杞、决明、胡桃肉、胡黄连），渗出减少，症轻、神爽，但由于中途误于调治，失去了最佳的治愈时机，所以疮口难敛，经过一年多才愈。腋下经属厥阴，此处阴疽多险。此例中病患不能遵从医嘱坚持治疗，几成顽败之症，此时用托里定疼、十全大补等法系乃古人立法，随证加治，诚为最佳选择。

【校勘】

①原为"精"，应为"清"。

【选注】

《医宗金鉴》外科卷下（摘）：腋疽（方歌）腋疽初起若核形，肝恚脾忧气血凝，漫肿坚硬宜蒜灸，日久红热溃先疼。（注）此证一名米疽，又名疚疽。发于胳肢窝正中，初起之时，其形如核。由肝、脾二经忧思恚怒，气结血滞而成。临床可见，漫肿坚硬，皮色如常，日久将溃，色红微热疼痛也。初宜艾壮隔蒜片灸法，内服柴胡清肝汤加乌药消之；虚弱之人，宜服香贝养荣汤，外用乌龙膏敷之。早治或有全消者，迟则脓成，宜服托里透脓汤；脓胀痛者，针之；脓出痛减，随患者虚实补之。其余内外治法，俱按痈疽溃疡门。此证初终，内外治法，禁用寒凉。中年易愈，衰老难痊。

【小结】

早诊断、早治疗，省钱、省力、少受罪可以说是每个病人的不二选择。

但有的患者往往图一时轻松放弃或延误治疗，给自己带来痛苦。本例患者，腋下阴疽，经属厥阴，多系险证。中途缓于调治，导致病情迁延一年有余，幸亏遇到名医何景才，否则病情发展难料。托里定疼、十全大补等法系乃古人立法，在此例治疗中大显身手。

【原文】

○丁庄子张孔贤先生一幼孙，痘后头发疮疖。患陷脓稀兼腥，作泻冷瓣，形气衰羸，将至垂危。治以服用故纸、肉桂、附子、枸杞、人参、泽泻①、山萸、山药、白术、炙芪、炙草，引加姜枣连服四次，泄止神清②，腥秽全减，外以乳香、肉桂、白芷、轻粉、龙骨、人参、章丹，油腊化膏调上，渐愈。

注论

痘后发疖，系属先天胎原蕴毒，患居脑髓，故发于头，脓如稀脂，腥而多秽，形气败衰，虚羸之象，显而已见。但遇斯患，急以参、术、桂、附、姜、草、枸杞、故纸，佐以滋补命门之剂，必获奇验。庸俗浅见之医，而以此证疑为毒热，投以清解之药，气血遭其克伐，立见危亡，而误赤子，绝人遗脉，冤之极矣。按，痘证自汉时始兴，上古原无此证，概因天地纯朴，故无是患。晋朝钱仲阳，深明痘科之奥，后医或以寒热阴阳，互为纷论，惟痘后余毒，多阴无阳，贤者勿以斯患虚烧烦渴为疑也。虚烧者，阴血虚而生蒸热，烦渴者，肾水竭而至咽干。

【参阅】

钱乙字仲阳，著《小儿直诀》③

【阐释】

幼儿痘后头发疮疖，患处陷有稀腥脓液，腹泻冷瓣，身体衰羸，病势垂危。用故纸、肉桂等11味，姜枣为引连服四次，泄止神清，分泌物减，外敷乳香、肉桂、白芷、轻粉、龙骨、人参、章丹，油腊化膏调上，渐愈。本例属胎毒未尽发于头部，脓稀腥秽，形气败衰，虚赢之证。用参、术、桂、附等滋补命门，必能获效。庸浅之医常将此证疑为毒热，投以清解之药攻伐，致气血损伤病情加重甚至危亡。痘后余毒，多阴无阳，患者出现发烧烦渴也属于虚烧，阴血虚而生蒸热，烦渴是肾水竭而造成的咽干，只有滋阴补肾、滋补命门才能治愈。

【校勘】

①原为"泄"，应为"泻"。

②原为"精"，应为"清"。

③《小儿直诀》即《小儿药证直诀》，详解请见选注。

【选注】

《外科大成》卷四：痘后痈。痘痈发于收靥之后，由毒瓦斯留藏于经络虚处，或关节动处，轻者止生结核肿疖，甚者头项胸背尽皆流注，难医。由实热者，用赤芍、甘草节、连翘、桔梗之类，上引升麻、葛根，下引槟榔、牛膝，更助以贝母、忍冬、栝蒌、白芷，寒热加芩、柏，散瘀加苏木、红花，便闭加大黄，气血虚者，身凉不渴，慎用苦寒，反伤中气，兼服保元汤为要，外用马齿苋杵汁、猪脂、石蜜米，共熬成膏涂之。或天麻子肉，捣松香末为膏贴之，脓者针之，溃者海巴儿掺之，干用油调。射干黏子汤。治痘疹后、痈疽疮毒：鼠黏子（二钱）、射干、升麻、甘草（各五分）水一钟，煎六分服。

《中医词典》：钱乙（约1032~1113）北宋儿科学家。字仲阳。祖籍钱塘（今浙江杭州），至其曾祖时北迁，定居于郓（今山东东平）。父钱颖，善医，东游海上不返。幼年由姑母收养，成年后从姑父吕氏学医，为方不拘泥于古法，时出新意。尤精通《本草》诸书，详辨阙误。临证以擅长儿科病闻名。元丰（1078~1085）年间至京师因治愈长公主之女疾，授翰林医学。又以黄土汤治愈皇子瘛疭病，而擢为太医丞，赐金紫。后因病辞退。钱氏专业儿科六十年，积累了丰富的临证经验，对一些常见小儿病如惊风、吐泻、咳嗽、天花、麻疹等的诊断、预后及治疗，均有进一步的发展。又根据小儿病理特点，总结出以五脏为纲的儿科辨证方法及治疗上柔润的原则。其学术见解，对中医儿科学以至整个中医基础理论的发展影响很大。钱氏善于化裁古方和创制新方，如治痘疹初起的升麻葛根汤，治小儿心热的导赤散，治脾胃虚弱、消化不良的异功散，以及治肾阴不足的六味地黄丸等在临床上均有较好的疗效，为后世医家所推崇和应用。其理论、临床经验及医案，经阎孝忠加以整理而成《小儿药证直诀》三卷（约1114年）。

【小结】

本例胎毒未尽发于头部治验，成功之处在于恪守"痘后余毒，多阴无阳"之治则，即使患者出现发烧烦渴也是由于肾水枯竭的虚烧造成的，绝不可用清解之药攻伐，反致气血损伤病情加重甚至危亡。而应果断使用参、术、桂、附等滋补命门，必能获效。

【原文】

○贾各庄朱姓一友，骨槽风证。患生已久，牙紧隐胀，孔流秽污，形神消瘦，腮坚闷肿，颐下高突一处，大如梅李，微热紫黯，面色萎黄，势现败象。治投以荆、防、独、芷、芎、归、姜、桂、麻黄、寄生、熟地、炙草，引用酒艾煎服，发见重汗，三四剂后，高突之处溃出秽脓，诸因悉退，牙渐宽缓。余忖此疽久累之疾，决难速愈。令其温室静养，间以桑炭烘法，逐日施之，后渐阳气倍增，缓次脱出骱①骨四块，陆续气血充足，口敛方瘥。

注论

骨槽风患，乃系阳经之分，受以风寒时邪，致生阴证。若在初发见标之际，治宜速用汗散温和之剂，或可消愈。迟则寒阴凝伤血脉筋骨之分，必致溃后变生多骨。虽有异珍，难获速愈。法宜阳和之剂，兼之温暖静养，多骨或可渐出，多骨不出，终无效敛之日。但愿后贤高明，勿用蚀腐克伐等法，免使肉脉筋骨复被残伤，以促患者危亡久累也。

【阐释】

患者骨槽风证已久，牙关隐胀，腮肿，颐下高突梅李大，微热紫黯，溃处流污，精神差，色萎黄。用荆、防、独、后芷等12味酒艾为引煎服，见重汗。经服三四剂，颐下高突处溃脓，诸症悉退。何景才认为，此疽是慢性病患难速愈，必须温室静养，用桑炭烘法，每日不断，等阳气倍增，病自有转机。果然，疮渐愈，并排出四块死骨后疮口敛愈，诸症告退，气血充足而康复。骨槽风属阳经受以风寒时邪而生之阴证。如果刚刚发病有表证时即速用汗散温和之剂，或可消愈。治疗不及时则寒阴凝伤血脉筋骨之分，必致溃后变生多骨（死骨），多难获愈。此时即应该用阳和之剂，辅以温暖静养，死骨或可排出，否则极难封口。警示后医不可用蚀腐克伐等法，那样会使肉脉筋骨二次被残伤，不仅更难治愈甚或危及生命。

【校勘】

①骫（wěi），古同"骩（骪）"。字义：（1）骨弯曲。（2）后多作"委"。屈曲貌。（3）后多作"委"。枉曲。（4）后多作"委"。积聚。（5）后多作"委"。委派。参见"骫任"。（6）"萎"的古字。萎死。此处意为坏死的骨头（本病案中称为溃后变生多骨）。

【选注】

《重楼玉钥》卷上曰："凡骨槽风者，初起牙骨及腮内疼痛，不红不肿，惟连及脸骨者，是骨槽风也。"

笔者注：骨槽风病在牙槽骨，以牙槽骨腐坏，甚或有死骨形成为其特征。证见耳前腮颊之间红肿、疼痛，溃口流脓，脓中带有腐骨，日久难愈。又称穿腮毒、附骨、穿珠。相当于颌骨骨髓炎。临床上，以发于下颌骨为多见。多因平素对牙齿保护不周，牙齿龋蚀，风火邪毒，乘机侵入，循经上灼，邪毒较盛，深袭筋骨，结聚牙槽骨中，遂致牙槽骨受损，腐坏成脓，穿腮而出。若素体虚弱，或久病不愈，余毒未清，气血损耗，肌败骨腐，则溃口难敛，形成瘘管。此外，颌骨受伤折断，瘀血不行，气血失和，邪毒侵袭，也可引致本病。临床根据病情的急缓，病程长短，邪正的偏胜而分为两型：1. 邪热炽盛型。多发生于下颌骨。初起下颌骨疼痛，逐渐加剧，多个牙齿松动，不敢咬物，咬则疼痛剧烈，患侧腮颊红肿焮热，并可穿溃流脓，溃后症状虽可略减轻，但溃口不易愈合，口唇有麻木感。全身可有憎寒壮热，头痛，口臭，便秘，舌红苔黄或黄腻，脉弦数等症状。治疗宜祛风散火，清热解毒，用清阳散火汤加僵蚕。方中荆芥、防风、白芷升散风邪、牛蒡子、白蒺藜、升麻疏风散热；黄芩、石膏、连翘清热解毒；当归活血和血，甘草调和诸药；僵蚕搜风散结。热盛者用黄连解毒汤合仙方活命饮加减。外治：①吹药：牙龈红肿、疼痛，可吹敷冰硼散。②敷药：腮颊红肿，外敷清凉膏。③切开：颌面部红肿已有脓液者，应切开排脓，并放置引流，脓净诸症自减。

2. 气血亏虚型。溃口日久不愈，流脓清稀，有腐骨形成，从溃口露出。全身有微热，头昏目眩，精神困倦，食少，舌淡苔白，脉细弱等症状。证候分析：素体虚弱或久病，正不胜邪，气血损伤，邪毒滞留，邪毒不断腐蚀，故疮口难愈；内有死骨，脓液清稀；骨槽腐败，故齿无依靠，以至最后脱落。气血不足，则见头昏、目眩、精神困倦等症状。治宜补养气血，托毒外出，用中和汤，方中人参、黄芪、白术、当归、白芍、大枣、甘草、川芎补气补血、培元扶正，白芷、桔梗排脓，川芎、当归和血活血，肉桂、生姜温中。若阴寒太过，见脉象沉细，形寒肢冷，酸楚隐痛，面色白少华，神志倦怠者，用阳和汤。方中以熟地、鹿角胶以补血，麻黄、白芥子、肉桂、炮姜辛温祛散阴寒之邪，以温阳散寒敛疮。外治：①敷药：外敷阳和解凝膏，以解毒散结，补托排脓，祛除腐骨，敛口止痛。亦可用真君妙贴散敷肿处。②切开：切开溃口，刮除腐骨，钳取死骨。③拔牙：对无法保留的牙齿，予以拔除以防后患。

【小结】

本例患者慢性骨槽风证之治验，何景才用荆、防、独、后芷等 12 味酒艾为引煎服，见重汗。他认为，此疽是慢性病患，难以速愈，必须温室静养，用桑炭烘法，每日不断，增加阳气，病自有转机。依此法治疗，果然，疮内排出四块死骨后敛愈，诸症告退，气血充足而康复。如果碰到庸医滥用蚀腐克伐等法，会使肉脉筋骨二次被残伤，病患会惨遭祸殃。

【原文】

○芦庄李二先生女，患小肠痈证。身皮甲错①一月有余，小腹胀疼，原因产后留瘀为患。后至不能起立，脐突二寸有余，高耸寸许，色紫亮黯，顶露白顽腐肉之状，治投以重用薏苡仁、栝蒌仁、桃仁，加陈皮、归尾、木通、川芎，外敷肿处以蟾酥锭②面，兑当归、乳香、白芷，服涂之次，汁水自脐时流不止，泻下黑块甚多，黏而内硬，似乎血块积久之象，三四日后，脐突之处，渐变白腐微脓，神清③气爽，饮食遂增，脐腹亦消，后渐痊愈。

注论

内痈之证，本属外科，古医辨脉查疾，立有定法。今之受证之家不明医理，患虽现然，自尚未晓，渐至垂危，或方知觉，势已迟矣。此患若非脐突肚肿，始未知为肠痈也。余投以薏苡汤加用芎、归、木通，果得利下血积秽污之物，遂获效验，实乃无意偶逢之功也，备录方案以予再用。

【阐释】

一妇患小肠痈一月有余，其自产后留瘀而起病，身皮甲错，小腹胀疼，后至起身困难，脐部突起二寸余，色紫亮黯，顶部有白色顽腐。重用薏苡仁、栝蒌仁、桃仁（加陈皮、归尾、木通、川芎），肿处外敷蟾酥锭面（兑当归、乳香、白芷），药后汁水自脐部渗流并泻下黏而内硬的黑块甚多，三四天后，脐突处现白腐微脓，肿消，症轻，食增，渐日痊愈。小肠痈属外科内痈之证，患者渐至垂危才就诊，因出现脐突肚肿才确诊为肠痈也。经用薏苡汤加用芎、归、木通，利下血积秽污之物，遂获效验。

【校勘】

①原为"身皮甲锉"，应为"身皮甲错"。形容皮肤粗糙、干燥、角化过度，故外观皮肤褐色，如鳞状，通常是体内有气滞血瘀的一种外候。

②原为"定"，应为"锭"。

③原为"精"，应为"清"。

【选注】

《医宗金鉴》外科卷下：大小肠痈（方歌）大小肠痈因湿热，气滞瘀血注肠中，初服大黄行瘀滞，脓成薏苡牡丹平。（注）此二证俱由湿热气滞，凝结而成。或努力瘀血，或产后败瘀蓄积，流注于大肠、小肠之中。初起发热恶风自汗，身皮甲错，关元、天枢二穴隐痛微肿，按之腹内急痛，大肠痈多大便坠肿，小肠痈多小水涩滞，脉俱迟紧，此时痈脓未成，宜大黄汤下之；瘀血利尽，若小水闭涩，仍宜大黄汤加琥珀末、木通利之自效，若痈成日久不溃，身皮甲错，内无积聚，腹急腹痛，身无热而脉数者，系肠内阴冷，不能为脓，宜薏苡附子散主之；若脉见洪数，肚脐高突，腹痛胀满不食，动转侧身则有水声，便淋刺痛者，痈脓已成，宜薏苡汤主之；腹濡而痛，少腹急胀，时时下脓者，毒未解也，宜丹皮汤治之；如脓从脐出，腹胀不除，饮食减少，面白神劳，此属气血俱虚，宜八珍汤加牡丹皮、肉桂、黄芪、五味子敛而补之。患者转身动作，宜徐缓而勿惊，慎之。如耽延日久，因循失治，以致毒攻内藏，腹痛牵阴，肠胃受伤，或致阴器紫黑腐烂，色败无脓，每流污水，衾帏多臭，烦躁不止，身热嗌干，俱属逆证。

《中医词典》：肠痈。病名。痈疽之发肠部者。出《素问·厥论》。多因饮食失节，暴怒忧思，跌扑奔走，使肠胃部运化功能失职，湿热邪毒内壅于肠而发。《外科正宗》卷三："肠痈者，皆湿热瘀血流于小肠而成也。由来有三：男子暴急奔走，以致肠胃传送不能舒利，败血浊气壅遏而成者一也；妇人产后，体虚多卧，未经起坐，又或坐草（胎产）艰难，用力太过，育后失逐败瘀，以致败血停积肠胃，结滞而成者二也；饥饱劳伤，担负重物，致伤肠胃，又或醉饱房劳，过伤精力，或生冷并进，……气血凝滞而成者三也。"《金匮要略》："肠痈者，少腹肿痞，按之即痛，如淋，小便自调，时时发热，自汗出，复恶寒，其脉迟紧者脓未成，可下之，当有血；脉洪数者，脓已成，不可下也，大黄牡丹皮汤主之"。治宜活血化瘀解毒之剂。若初起小腹疼痛，脉芤数者，可用大黄汤轻下之。若肠痈已溃脓者，则疼痛淋沥不已，治宜托而补之，可选用七贤汤内服。由于痈生肠而部位不同，又有大肠痈、小肠痈、直肠痈之别。包括有急性阑尾炎、阑尾周围脓肿等。证治参见有关各条。若肠痈向外穿破腹壁者，治同痈疽之内外治法。若传统治疗或保守疗法难于取效，而脓将成并有形成溃脓之势者，则应手术治疗。

【小结】

此例小肠痈，因产后败瘀蓄积，流注于小肠之中而发。小肠痈属外科内痈之证，患者拖延至病情重危才就诊，幸而出现脐突肚肿才确诊为肠痈而被救治，经用薏苡汤加用芎、归、木通，利下血积秽污之物，使之转危获愈。

【原文】

○夏庄王六腹疽，溃久成漏，数月缠绵不愈，出虫三四条，细而甚长，气血羸败，食少面黄，自度难救。约余施治，用十全大补汤，减川芎加杜仲、枸杞、白及、故纸数剂，每清晨以川椒水饮服，外法用木香、续断、附子做饼，逐日灸之，日渐大效，愈后八九个月，伊因不戒郁怒，恣食腥发，詈骂长幼，复犯而亡。

注论

每逢诸虚之患，勿论其阴败异形，但是脉证不足，神气衰微，即以提补之法为要。虚甚者，与肾命并滋。圣人云，君子固本，本利而道生也。阴险之患，溃久不愈，而成败证。脓汁漓沥延迟不瘥，每用花椒水逐日饮之，或可得获其效，勿可轻而忽之。度其证之原情，难免不无冤遣孽报，证愈累脱，犹然不知悔悟，仍行恣肆詈骂尊幼，而致复发夭亡，生异患者是此可当悟之。

【阐释】

患者腹疽溃久成漏，缠绵数月不愈，溃处出虫，气血羸败，自感病情危重求助何氏。何景才接诊，用十全大补汤（减川芎加杜仲、枸杞、白及、故纸）数剂，每天清晨以川椒水饮服，逐日隔饼（木香、续断、附子做饼）灸，渐效，愈后八九个月患者不戒郁怒、恣食腥发、詈骂长幼，旧病复发而亡。本例腹疽乃阴险之患，溃久不愈成败证。何景才用花椒水令患者逐日饮之而获其效。"人恶人怕天不怕"，该患者恣肆詈骂尊幼，难免不无冤遣孽报，所以复发夭亡，人们即认为天谴报应。不论是健康的人还是患病者，良好的心态和自制力是抵御外邪的天然屏障，如果失去它，人的健康就会时时处于危险之中。

【选注】

《证治准绳·疡医》：小腹疽。《鬼遗》云：冲疽，发小腹疼痛而振寒热，四日，五日变色可刺。不刺及导引，出脓毒不治。五十余日死。或问：脐下发疽何如？曰：此即小腹痈，脐下一寸五分为气海，二寸为丹田，三寸为关元，皆属任脉，由七情不和所致。急服活命饮、紫金丹、夺命丹。壮实者，一粒金丹、八阵散下之；老弱者，黄木香散、内补十宣散、十全大补汤选用。若溃而低陷，脓水清稀，或溃烂久不敛者死。或问：一人年十九，患疽于小腹之左，数月坚块如石，寒热间作，饮食减少，渐至羸何如？曰：是名缓疽，属足太阴经积热所致。由医不得法，邪正相持耳，投以紫金丹、活命饮，间服十全大补汤，半月而愈。

《医宗金鉴》外科卷下：少腹疽（方歌）少腹疽生脐下边，证由七情火郁缠，高肿红疼牵背易，漫硬陷腐水脓难。（注）此证由七情火痈而生。每发于气海、丹田、关元三穴。气海在脐下一寸五分，丹田在脐下二寸，关元在脐下三寸，皆属任脉经。此三穴或一穴发肿，即为少腹疽。高肿红活，疼痛牵背，易溃稠脓者易治；若漫肿坚硬，绵溃腐烂，脓稀如水者难治。凡遇此证初起，急用艾灸肿顶，七壮至三七壮，以痛痒通彻为度，宜服仙方活命饮。气实之人，大渴便秘者，宜服内疏黄连汤通利之；老弱之人，宜服内补十宣散，令其速溃，若溃迟恐透内膜。外治法同痈疽肿疡、溃疡门。

【小结】

本例腹疽溃久成漏治验，缠绵数月不愈，溃处出虫，气血羸败。何景才接诊，用十全大补汤加味数剂、每天清晨以川椒水饮服、逐日隔饼（木香、续断、附子做饼）灸而愈。愈后八九个月患者不戒郁怒、恣食腥发、詈骂长幼，旧病复发而亡。人言：大德必寿。若人性丑陋、乏善，甚至作恶多端，难免冤遭孽报。须知：良好的道德修养，是人体抵御外邪的天然屏障。

【原文】

〇夏垫左姓一坤道，乳证溃久，居期一年之外，屡更多医，终未获验。延余视治，旁肿坚硬，皮色熟红，患陷隐疼，内肉残淡，脓泄腥秽。察其气色，不甚衰败。确情总因他医累投清解消毒之剂，外上俱以蚀腐等药，而致内受克伐，外遭残耗。余以香贝养荣汤，连投二剂未待外上之药，患旁兼消，色转红活，疮口缩小，脓稠神爽，遂敷玉红膏盖生肌药，数日痊愈。其证愈期之速，真属意料之未及矣。

注论

斯患之原情，盖由郁气结滞，致生毒肿，溃后失于滋补之道，复用妄蚀伐耗等药，渐至气血两虚，缠绵不愈。香贝养荣补荣卫兼解郁滞，大约得益总以香附子之力，济助八珍而获速验也。时珍曰，香附子得参术则补气，得归芍则补血，得川芎、苍术总解诸郁，得茯苓则交济心肾，乃气郁之总司，女科之要药也。

【参阅】

李时珍字濒湖，著《本草纲目》

【阐释】

一妇人因乳房症破溃年余，屡更多医，终未获效。何景才接诊，见旁肿坚硬，色熟红，患陷隐疼残淡，脓泄腥秽，全身状况尚可。疮患系他医累投清解消毒之剂，外敷蚀腐等药，攻伐太过而致残耗。遂用香贝养荣汤连投二剂，即见肿消、色转红活、疮缩、脓稠、神爽，再用玉红膏盖生肌药，数日痊愈，真乃奇效。探究病因，盖由郁气结滞致生毒肿，溃后又失于滋补，他医用妄蚀伐耗等药更雪上加霜，渐成气血两虚缠绵之症。香贝养荣汤有补荣卫兼解郁滞的功效，主要赖香附子之力：香附子得参术则补气，得归芍则补血，得川芎、苍术总解诸郁，得茯苓则交济心肾，乃气郁之总司，女科之要药也，可据病情灵活运用。

【选注】

笔者注：《本草纲目》香附条所治之病证就有 40 多种，书中的配伍有 13 种之多，如：得参、术则补气，得归、地则补血，得木香则流滞和中，得檀香则理气醒脾，得沉香则升降诸气，得川芎、苍术则总解诸郁，得栀子、黄连则能降火热，得茯神则交济心肾，得茴香、破故纸则引气归元，得厚朴、半夏则决壅消胀，得紫苏、葱白则解散郁气，得三棱、莪术则消磨积块，得艾叶则治血气、暖子宫。

【小结】

乳证溃久，患病年余，经多医诊治未效，其理不言自明：屡换医方、他医累投清解消毒之剂，外敷蚀腐等药，攻伐太过而致残耗是此病延治误治的重要原因。何景才用香贝养荣汤连投二剂就已显效，再加外敷之法即愈。此例治验再次提示各位病患：看医生就要看明白的医生，哪怕他在穷乡僻壤。

【原文】

附损伤

〇金庄郭七，火枪作去左手四指，初伤之时，心神闷乱，坐卧不宁，甚为险恶，方觉疼楚。余以葱白切碎，用砂杓炒热转换贴熨疼即立止。复以汤剂乳没、归芍、生地、黄芪、炙粟壳、银花、陈皮、郁李仁、甘草煎服，决无疼苦。次用益元散止住烦渴。手腕周敷花粉五钱，赤白芷、姜黄各一钱，干研末，名为截血丹，兑陈小粉凉水调圈，恶血亦止。患处上贴玉红膏，兑米壳、郁李仁面，益伤止痛。过五六日，面白神怯，将原服之汤加茯神、五味子，精神健盛，早晚加以骨碎补、自然铜、土鳖虫、续断、龟板、麝香、蜜腊为丸，每服三钱，八九日后脓汁渐生，遂次瘀腐脱落，至六十日余，败筋脱落，敛口而安，始终未甚疼苦。

注论

每逢暴伤金刃等患，首重止疼，葱熨之法最称妙效。其次服剂，兼加活血益荣之药，以防将愈之风为要。郁李仁、粟壳内服外上最为止疼之圣药。川白占可称外科金伤之首功，明者宜留意焉。

【阐释】

火枪打断左手四指伤，伤者心神不宁、痛楚。切碎葱白用砂杓炒热转换贴熨患处疼即立止。用乳没、归芍、生地、黄芪、炙粟壳、银花、陈皮、郁李仁、甘草煎服，痛苦渐轻。再用益元散止烦渴，另将花粉五钱，赤白芷、姜黄各一钱，干研末（名为截血丹）兑陈小粉凉水调敷手腕周围，可止血。患处敷玉红膏（兑米壳、郁李仁面）益伤止痛。患者出现面白神怯时，将汤剂加茯神、五味子。再用骨碎补、自然铜、土鳖虫、续断、龟板、麝香、蜜腊为丸，早晚各服三钱。八九日后脓生、瘀腐脱落，已无痛苦，两月余敛口而安。暴伤金疮首重止疼，葱熨之法简便、无害、效捷。兼加活血益荣之内服药，郁李仁、粟壳内服外用均为止疼圣药。川白占敛疮、生肌、止痛，是外科金伤的首选药。

【选注】

笔者注：白占是蜂蜡的处方别名，性微温，味甘，具有收涩、敛疮、生肌、止痛、调理之功效。外用于溃疡不敛，臁疮糜烂，创伤，烧、烫伤。

【小结】

此例外科金伤治验，何景才在药物使用中的几点绝招是对中医临床的重要贡献：切碎葱白用砂杓炒热，转换贴熨伤处止疼；郁李仁、粟壳内服外用止疼；川白占敛疮、生肌、止痛。望后世医生在临床中体验。

【原文】

〇又金姓一小儿，粥烫之证。头面臂手肤烂延开，甚属凶险，治以冷水喷其前胸之法，遂服益元散加乳香、大黄、当归，次日得安。外以玉红膏加粟壳、黄芩、大黄，遍涂伤处，数日之次，收痂渐愈。

注论

汤烫火烧，暴伤之患，量投以上之法，万无一①失，胜强他药。

【阐释】

小儿热粥烫伤，伤处肤烂向周边扩展，及时用冷水喷其前胸降温（以防暴热攻心，伤及内脏），速服益元散加乳香、大黄、当归，次日得安。外敷玉红膏加粟壳、黄芩、大黄，遍涂伤处，数日之后伤处收痂敛愈。

【校勘】

①原为"遗"，应为"一"。

【小结】

小儿热粥烫伤在日常生活中十分常见，此治验简便速效值得推广。有小儿的家庭可备用益元散、玉红膏，以及乳香、大黄、当归、粟壳、黄芩等末，防患于未然。

【原文】

〇本乡彭玉成，钢镐刨伤足背一证，深入至骨，三四日后伤口陷沿，不疼无脓，聊觉宣肿，锈涩微麻，心悸惊搐，形似风痉之状。治以南星、防风、干姜、龙骨、白芷、天麻、甘草为末，麻油调上伤口，次后微脓渐见，麻涩遂解。次即知疼，肿消悸止，伤口收束，换涂玉红膏，兑肉桂、乳香敛口痊愈。

注论

观斯伤患之状，总属伤后受以外风，故有以上之象，情形似乎多险。试投以前散风益伤之药，获效犹属更速。其理总仗①南星、防风功力之胜，古方治破伤风痉用此二药，名为玉真散，每投有效。刘完素增加白附子、白芷、羌活、天麻，犹属神验。余今试投所敷之法，其性无甚相远，亦得效验，再逢是患，勿失此法。

【参阅】

刘完素宋时明医，河间府人，后医皆称刘河间，著《原病式》②

【阐释】

患者足背被钢镐刨伤，深入至骨，三四天后伤口向深部扩散，不疼、无脓、宣肿、微麻、心悸、惊搐，似有风痉之状。将南星、防风、干姜、龙骨、白芷、天麻、甘草为末，用麻油调敷伤口，渐见微脓，麻涩渐缓，知疼、肿消、悸止，束口，换敷玉红膏（兑肉桂、乳香）敛口痊愈。伤后受外风而现风痉之状，多险。用散风益伤之药，常获速效。古方治破伤风痉以南星、防风二药为主，名为玉真散，每投有效。刘完素又增加白附子、白芷、羌活、天麻诸药，疗效更佳。何景才采用的外敷之法，药性机理与此基本一致，临床遇此类病患均可采用此法。

【校勘】

①原为"杖"，应为"仗"。

②原为"《原病式》"，应为"《素问玄机原病式》"。作者刘完素，字守真，河间（今河北省河间县）人，故后世又称其为刘河间。大约生活在北宋末年至金朝建立初期，即宋徽宗大观四年（1110）至金章宗承安五年（1200）之间，是金元时期的著名医家，为后世所称金元四大家中的第一位医家。著有《素问玄机原病式》、《宣明论方》、《素问病机气宜保命集》、《三消论》等。

【选注】

《外科正宗》：玉真散（组成）天南星、防风、白芷、天麻、羌活、白附子各等分（各6克）。（用法）上为末，每服二钱，热酒一盅调服，更敷患处。若牙关紧闭，腰背反张者，每次服三钱，用热童便送服，虽内有瘀血亦愈。至于昏死，心腹尚温者，连进二服，亦可保全。若治疯犬咬伤，要用漱口水洗净，搽伤处亦效。（现代用法：为细末，过筛，混匀，每服3克，用热酒或童便调服；外用适量，敷患处）（方歌）玉真散治破伤风，牙关紧急反张弓，星麻白附羌防芷，外敷内服一方通。（主治）破伤风。牙关紧急，口撮唇紧，身体强直，角弓反张，甚则咬牙缩舌。（功用）祛风化痰，定搐止痉。（病机）风毒之邪，侵入破伤之处，深达经脉。《素问玄机原病式》"大法破伤风宜以辛热治风之药，开冲结滞，荣卫宣通而愈。"古代和现代中医治疗破伤风皆强调得汗为度。另据药理研究，本方有抗惊厥作用。（方解）君白附子天南星祛风化痰，定痛止痉；臣羌活防风白芷协助主药疏散经络中之风邪，导邪外出；佐天麻协助主药熄风解痉；使热酒童便行气血疏通经络，各药合用，使风散搐定，诸症可图缓解。（运用）1.本方为治疗破伤风的常用方。临床根据其病史，以牙关紧急，身体强直，角弓反张为证治要点。2.本方祛风化痰之功较强，而解痉稍逊，临床每与止痉散合用，以增加解痉之效。（注意事项）本方药性偏于温燥，易于耗气伤津，破伤风而见津气两虚者不宜使用。白附子、天南星等均为有毒之品，用量宜慎，孕妇忌用。

笔者注：现代医学用破伤风抗毒素预防和治疗破伤风。已出现破伤风或其可疑症状时，应在进行外科处理及其他疗法的同时，及时使用破伤风抗毒素治疗。开放性外伤（特别是创口深、污染严重者）有感染破伤风的危险时，应及时进行预防。凡已接受过破伤风类毒素免疫注射者，应在受伤后再注射1针类毒素加强免疫，不必注射抗毒素；未接受过类毒素免疫或免疫史不清者，须注射抗毒素预防，但也应同时开始类毒素预防注射，以获得持久免疫。

【小结】

伤后受外风而现风痉之状，多险。现代医学中广泛使用破伤风抗毒素用于预防和治疗破伤风。已出现破伤风或其可疑症状时，应在进行外科处理及其他疗法的同时，及时使用抗毒素治疗。开放性外伤（特别是创口深、污染严重者）有感染破伤风的危险时，应及时进行预防。本例足背钢镐刨伤，深入至骨，而且污染严重，如果有条件首先应注射破伤风抗毒素。同时可进行中医治疗：将南星、防风、干姜、龙骨、白芷、天麻、甘草为末，用麻油调敷伤口、敷玉红膏、敷服玉真散等法，治疗越早越好。

【原文】

○彭玉成，后五年次因被仇人刀砍①，伤②腿内股，六七日后伤口始未知疼，小腹起一疙瘩，忽增疼引半身，小便赤涩，四肢微麻，饮食减少，脉见浮紧，肚腹有时胀满，大约情由总系亡血出多，邪风隐现之故。治以冲和膏，倍紫荆皮加南星、草乌，葱汁调敷，周旁只留伤口一条，内服四物汤加乳没、粟壳、白芷、防风、南星、天麻、秦艽、木通、滑石、甘草，服后一宿之次，肿归伤口高起，冒出凉气多时，小便得通，疼痛立止，精神遂爽，伤处换涂玉红膏加肉桂、乳香，渐敛而愈。

注论

古医云，治风先治血，血行风自灭之理，实称致道，然而宜当随其上下次寒热之情，加法施疗，方为活达。

【阐释】

患者腿被刀砍伤内股六七日，始终不知疼，后小腹起一疙瘩，疼引半身，小便赤涩，四肢微麻，饮食减少，脉见浮紧，肚腹时胀，此系亡血过多、风证隐现。用冲和膏（倍用紫荆皮加南星、草乌）葱汁调敷，只留出一条伤口与外界相通。内服四物汤（加乳没等11味），一宿之后伤口高起，冒出凉气，小便得通，疼止，神爽，换敷玉红膏（加肉桂、乳香），渐敛而愈。本例治验验证了"治风先治血，血行风自灭"之理。但在个案中还应根据病情变化加减化裁。

【校勘】

①原为"坎"，应为"砍"。

②原为"肠"，应为"伤"。

【小结】

本例治验用冲和膏（倍用紫荆皮加南星、草乌）葱汁调敷以活血化瘀，内服四物汤（加乳没等 11 味）以补血活血，使金伤渐敛而愈，是"治风先治血，血行风自灭"治则应用的成功案例，后医在使用中应注意临证加减化裁。

【原文】

〇后店王姓一女，被烧一证。伊因在京庸工，夜被臭煤毒熏落床，通臂着火许久，救苏之次，全臂内外俱已烧焦。至家数日之久，延余视治。似有微汁，上以玉红膏敷涂，内服乳香黄芪汤，次后僵腐脱尽，见骨缺肉之处，大小三四孔，虽属渐次得效，止于换药之时疼苦难忍，余将玉红膏内兑罂①粟壳同熬再上，便则疼缓。半年之次，渐而得愈，未更是法。因而每治腐尽新生之疮，上药疼痛，俱以粟壳兑熬，皆可止疼得安。

注论

罂①粟壳施治暴伤，以致外科内服外敷皆能止痛有效。内服汤剂，必应蜜炙去净余子，否则有伤生命之害，医当慎悟。

【阐释】

患者全臂烧伤，内外俱已烧焦。至家数日后何景才接诊，疮面似有微汁，外敷玉红膏、内服乳香黄芪汤，药后僵腐脱尽，有缺肉之处三四孔，换药之时疼苦难忍，遂将玉红膏（内兑罂粟壳同熬）敷之疼缓。半年之后渐而得愈，从未变方更法。为了缓解换药疼痛，都用粟壳兑熬外敷。粟壳施治暴伤，无论内服外敷皆能止痛。应注意内服汤剂，必应蜜炙去净余子，否则会伤及生命，医生应重视。

【校勘】

①原为"英粟壳"，应为"罂粟壳"。

【选注】

笔者注：罂粟壳又称米壳、御米壳、粟壳、鸦片烟果果、大烟葫芦、烟斗斗等。罂粟壳是罂粟的成熟干燥果壳，呈椭圆形或瓶状卵形，外表面黄白色、浅棕色至淡紫色，气味清香，略苦，可入药。具有敛肺止咳、涩肠、定疼的功效。可用于止疼和治疗久咳、久泻、久痢、脱肛等。罂粟壳中含有吗啡、可待因、蒂巴因、那可汀等鸦片中所含有的成分，虽含量较鸦片小，但久服亦有成瘾性。因此，罂粟壳被列入麻醉药品管理的范围予以管制。

【小结】

此例全臂烧伤，内外组织俱已烧焦之重症，何景才在半年内将其治愈，真可谓奇迹。通过外敷玉红膏、内服乳香黄芪汤，药后僵腐脱尽，换药之时疼苦难忍，遂将玉红膏（内兑罂粟壳同熬）敷之缓解疼痛。在没有现代麻醉技术和药物的条件下，为3度以上烧伤成功换药并治愈，是由于何景才科学地使用了罂粟壳为患者止疼。但罂粟壳中含有吗啡、可待因、蒂巴因、那可汀等鸦片中所含有的成分，虽含量较鸦片小，但久服亦有成瘾性。因此，罂粟壳被列入麻醉药品管理的范围予以管制。所以在临床使用时应注意用量和用法，严格掌握。

【原文】

○邻居孙姓一稚儿，因其素有痞积内证，经专医刺手食指后，至数日偶而触破，原刺之处血流不止，腥而兼燥。治投凉血宁神之法不止，又施四物汤加鬘炭、黑栀、五味子、乌梅、龙骨涩敛等剂，外上血余灰终未得效。延迟四五日矣，患者目直神离，面灰油暗，形容似鬼，难以起立，阖家啼泣，仍来乞求，余因万出无法，推之不却，误中将护心散加雄黄与之以为搪塞而矣，其家将此灌服，下喉其血立止，连服三四次，神增气壮，数日强愈。

注论

以前此患之情，总为金伤之后，患口已然将敛，偶因触犯，血不止之候，虽然误投之法，确巧误应其证。证虽偶效，理实难明，伺贤者再遇斯患，仍试此药，果能再效，究其致理，赐立确论。

【阐释】

幼儿血流不止症治验。一幼儿素有痞积证，刺手食指治疗数日后，偶触原刺之处即血流不止，血腥兼燥。用凉血宁神之法止不住，又用四物汤加鬃炭、黑栀、五味子、乌梅、龙骨涩敛等剂，外敷血余灰仍未止住。四五日后患者目直神离，重病容，难以起立，全家啼泣求助何景才。推之不却，误将护心散加雄黄与之以为搪塞而矣，谁知此药灌下，其血立止，再连服三四次，精神立增，数日强愈。

此症治愈有些偶然，机理也难以明确。望后医同仁在临床中再遇此症可试用此药，如能再效，可探明其理，为中医的治疗学和药物学增加财富。

【选注】

《外科正宗》卷一：护心散。（组成）真豆粉30克、乳香（净末）9克、朱砂3克、甘草（末）3克，（用法）上共研极细。每服6克，白滚汤调服，早晚二次。（功用）护心解毒。（主治）疮毒内攻，口干烦躁，恶心呕吐。

《医学心悟》卷六：护心散。（药物组成）远志肉（去心，甘草水泡，炒）1两5钱，绿豆粉2两，甘草（炒）5钱，明乳香（箬上炒）2两，辰砂（研细，水飞）2钱。（主治）井口疽、胁痛、肚痈、穿骨疽、鱼口、臀痈。（制备方法）上为细末。（用法用量）每服3钱，开水送下。

【小结】

本例小儿出血性疾患治验，竟是由于何景才在患者全家啼泣求助下推之不却，误将护心散加雄黄与之以为搪塞之后意外取得的。幸甚！患儿从死神手中逃离。幸甚！何景才前辈，竟在不经意间为此难症找到出路，抑或可能为后医治疗血小板减少引起的凝血机能障碍发现了一条新路（当然还需要临床实践的明鉴）。何景才前辈在乡间僻壤中静静耕耘、默默留守，为祖国医学留下这样的瑰宝。我们永远崇尚他的大医风范，用我们的努力为他的这份财富增添光彩，为更多的病患解除病痛。

附　　录

高桂林与《释勘评注外科明隐集》

高桂林 1923 年 3 月 29 日生于北京市海淀镇，1943 年考入华北国医学院，1947 年毕业后即在院附属门诊部工作。1949 年新中国成立后，百业待兴，他经过国家考核成为第一批领有中央人民政府卫生部部证（中医师证书）的中医师，获得开业资格，自后即开业行医。由于解放初期医务人员缺乏，根据政府的安排，他在开业行医的同时还要负责北京大学和海淀相关地段的卫生医疗和防疫工作。1950 年他参加了由国家卫生部举办的中医进修学校，进一步系统学习了现代医学知识。1953 年，他响应政府"个体医务工作者要走集体化道路"的号召，参加了北京骡马市众康诊所的工作，1955 年参加北京中医学会门诊部工作至退休。后来该门诊部相继改名为：北京市护国寺中医门诊部、北京市西城区中医医院、北京中国医药大学附属护国寺中医医院。1983 年他退休，时任该院主任医师。

他在华北国医学院寒窗四年，潜心研读岐黄、张仲景、李时珍及历代医家医籍经典，从中汲取祖国医学的甘露。向施今墨等恩师和前辈学习医学本领，尤其是学习各医家之医学理念，毕业时师长和同窗对其这样评价："按他的天质是很聪敏，按他的念书是很用功。每逢研究一种学术他必须彻底追求，现在他对于中西医药病理已经深切的认识。希望他继续研究下去，将来的前途是相当光明的。"

1956 年他在北京积水潭医院南四病区开展中医治疗传染性肝炎的临床科研，挽救了很多当时在南四病区住院的重症肝炎患者的生命，开中医在西医大型综合医院进行中西医结合临床科研之先河。他在治愈大量肝炎患者的同时也积累了中医治疗肝炎的经验，并在研读中医经典《外科明隐集》的基础上，大胆提出"肝炎就是长在肝上的疮"的观点，并研制出"银败煎"作为治疗肝炎的基本方剂，经过临床的大量实践，证明其疗效可靠稳定，后来"银败煎"改名为"十九煎液"，成为当时的北京市护国寺中医门诊部的协定处方，沿用至今。在从事中医内科临床工作的同时，他还兼任全国人大常委会、地质部、华侨事务委员会、解放军残废军人疗养院等机构和部分领导同志的会诊工作，不仅医疗水平高而且认真负责值得信赖，因此得到广大干部和患者的信任和尊敬，具有很高的声望，同时还为北京中医学院、北京中医学校培养了一批中医专门人才。

"文革"中有12年零3个月他被剥夺了在原来医院行医的权力，但他在广阔天地里却一天也没闲着，除了在家接诊，还有许多病人需要出诊，那时真是环境变了，几乎啥都变了，但是他的生活的习惯没有变，那就是：不吸烟、不喝酒、不在外面吃饭、出门骑车。十几年中他共为十多万人次诊病和免费治疗。他还有一句名言：个人的灾难是蕴于民族的灾难之中的，他说，许多人回忆"文革"这场动乱和灾难，可能个人的痛苦会很深，但是当你从国家和民族遭遇的苦难去看待它时，我们个人的不幸还算得了什么？这就是他的胸襟和气魄，真可谓明德惟馨，令后人景仰。

20世纪60年代，他在护国寺中医医院工作期间，为了临床教学和研究，曾多方寻找《外科明隐集》，后得知北京图书馆存有此书，但只能馆内阅读不能借出。于是就和自己的学生利用周末（那时每周只有周日一天休息）历经3个寒暑在北京图书馆全文抄录，并结合临床对本书的治疗思想等进行了探索，为该书句读、补评、加注，也取得一些科研成果。"文革"之中大部分抄本被付之一炬，许多临床的辑录和病案也消失在"文革"的动乱中。"文革"之后师生们依靠回忆和整理，复原了其中的大部分成果。家父在晚年，边回忆边继续结合现代中医的临床发展继续总结和研究。他说：《外科明隐集》讲的是外科疮疡的病，背后是中医的大道理，是有实践经验的大夫才能写出来的书，通俗实用才更显高深。晚年的他虽然自己完成阐释、校勘，评注外科明隐集的工作已力所不能及，但还是嘱咐我要做完这件事。《释勘评注外科明隐集》的完成，一是了却家父的遗愿，二是把我在家父教诲下学到的知识融合我从医经历中的所得，为祖国医学的发展添点微薄之力，巩固好中医的这片天地。

家父悬壶济世六十载，所见所闻、所作所为、所思所想，都是珍贵的经验和总结。他身后留下了《高桂林医案医话经验方》（高振英. 学苑出版社，2008）和数十万字的医疗经验和读书授课笔记，为祖国医学留下了一笔宝贵的遗产，他嘱咐我们子女要很好地总结和发扬。在病重期间他还为北京西城中医医院建院院庆撰写论文，关心自己所在医院和中医事业的发展。在他生命的最后时刻还教导我们：每当看到现在医患关系不和谐甚至很紧张时，心里总是很忧心，我们中医药传统中有一大笔财富是讲医德和医患关系的，那其中的道理讲得头头是道，明明白白。那是中华民族的美德和大智慧，医患关系的和谐是社会和谐的重要内容，要努力去挖掘和发扬光大才好。

什么人可以做医生？如何能成为个好医生？何景才先生在《外科明隐集序》中写道："医者，义也。义者乃系合乎全体大用之理也。为医之道宜当深求远鉴穷追尽性，非是草率苟论之事也。古者选医择人而用，非老诚谙练、仁德、素著精明豁达者不可任。"一席话，讲清医生必是仁义为民、追求真理、认真求实之士方可为之。家父常以这些话勉励我们后辈学医者。"不为良相，但为良医"，曾经是中国知识分子自动从医的座右铭。家父特别给我讲了"练方用圆"之理，鼓励我学医阶段要勤奋、刻苦、一丝不苟，因为"习医之道关乎性命，多有不易之处。有才须得有功，有专须得有悟，有才无功不能近道，有专无悟不能成名。"他以何景才先生的这些至理名言教育我要认真读书学医，医术无涯，一辈子也只是学个皮毛而已。如果不把"练方"学规矩阶段把握好，荒芜了学业，一生忙忙碌碌也只是个庸医。只有打下好基础，把中医的经典吃透，融会贯通，才能在临床工作中得心应手，达到"用圆"的境界。

为医之道若能明彻儒理，深读医书，认真实践，即可成为良医，不仅可以奉献社会以更多的才智，也可以使自己的生活更加睿智和圆满。

家父高桂林不仅把我带入杏林，走上悬壶济世之路，也把更丰厚的人生财富传给我们这一代，我已从《外科明隐集》中深深地感觉到它的存在和厚重。我也想通过这本书与更多的中医的传承者分享这丰厚的文化遗产。这无疑也是家父高桂林最希望看到的。

高振英

2013 年 8 月

后　记

　　《释勘评注外科明隐集》的写作开始于 2011 年元旦之后，原计划 2012 年 9 月在家父去世 6 周年的时候完成，但由于家母年事已高，身体时好时坏的，需要我们兄弟姊妹四人倒班照顾，心老是静不下来难以动笔。后来学苑出版社陈辉主任从科研机构中帮我找来《外科明隐集》影印的原稿，为本书解决了一些疑难的问题，也推动了写作的进程。因为当年（20 世纪 60 年代）家父带学生抄录原书时，只有纸和笔，没有现在这样的录音录像设备，更没有复印机可用，所以抄录的原稿时间久了有些模糊了，再去图书馆核对工作量太大，难度也很大，所以陈主任真是雪中送炭，为保证本书的质量起了重要作用。转眼到了 2013 年，我计划 5 月份交稿，谁知屋漏偏逢连阴雨，5 月 2 号我夫人脚踝骨折，好容易一个月能拆石膏试着踩地，我就能得到解放了，可 6 月 7 号我又得了带状疱疹，什么事都不能干，疮患之处火烧火燎，昼夜不分地折磨人，每天就是傻呆呆地望着蓝天白云，啥也不想啥也不做，一种无欲状态才是最舒服的。两个月的病程内外兼治，中西医结合，真是把我的聪明才智和周围的资源人脉全动员起来，才最终剿灭这场病患。8 月 11 号我的针刚打完，就开始进入写作。由于天热，我尽量在早上 5 点开始写，到 10 点左右基本完成当日的计划。8 月 31 号午夜，最后一笔落下。因为次日清晨我就要去墓地为家父祭奠，在佛山他老人家的灵前告诉他书已完稿的好消息，这是他心心念念的事。家父生前总是这样教导我：人最大的幸福就是有事做，有自己喜欢做的事做，如果能做好更是快乐无比。想到这些话就不由得记起我 1970 年 2 月 11 号作为北京支援甘肃医务人员中的一员离京时那番感人场面：北京站西去列车的窗口，不少人泪流满面，因为要西出阳关，家长舍不得孩子支边去受苦，同学们也不知此番离京，何时才能返乡。可是我就像是没心没肺似的还挺高兴，因为就要工作了，自己可以在临床大显身手了，那是梦寐以求的呀！这种心态可能就是家父教育的结果。这种心态伴我走过千山万水，经历多个工作单位（人家说一个人一般最多要换7个单位，我已经超过这一般水平），但无论怎样变化，中医的本色和本行没有丢，而且会伴我一直走下去，因为我爱祖国医学，就像爱我的祖国、我的家人一样，朴实无华爱得很彻底，我真诚地期望中医事业发扬光大，为天下人造福。秋天是丰收的季节，《释勘评注外科明隐集》即将付梓，我把它献给每一位热爱中医并关注它发展的朋友。

书成，蒙师姐钱文燕教授、伊广谦老师惠赐序文，丹青妙笔，实为拙笔提携增色，特此顿首拜谢！

最后，我想对我的家人和我的师兄黄润章、学苑出版社陈辉社长和编辑老师，以及一切关心我的亲朋好友深深地说声"谢谢"，正是由于他们的关心和支持，才使本书能够付梓问世。

高振英

2014 年 12 月 7 日